UNDERSTANDING THE HUMAN FOOT

An Illustrated Guide to Form and Function for Practitioners With Introductory Assessments and Corrective Exercises

발의 움직임에 대한 체계적인 접근

인간의 발

발의 형태와 기능에 대한 일러스트 가이드: 평가 및 교정운동 포함

JAMES EARLS

이수연

번역서『한 손에 잡히는 표면해부학』

민앤민의원 강남점 부원장

분당제생병원 가정의학과 전공의

고려대학교구로병원 수련의

고려대학교의과대학 의학전문대학원 졸

한국과학기술원 화학과 졸

Hansol

Translated by Hansol Medical

Printed in Korea

인간의 발: 발의 움직임에 대한 체계적인 접근

발의 형태와 기능에 대한 일러스트 가이드: 평가 및 교정운동 포함

2024년 3월 30일 발행

저 자 JAMES EARLS

역 자 이수연

발행처 한솔의학(Hansol medical Publish)

주 소 서울시 마포구 월드컵북로 64-1 1층

전 화 02-325-6788, 3144-6788

정 가 33,000원

ISBN 979-11-89657-54-3

* 낙장이나 파본된 책은 교환하여 드립니다.

UNDERSTANDING THE HUMAN FOOT

An Illustrated Guide to Form and Function for Practitioners With Introductory Assessments and Corrective Exercises

발의 움직임에 대한 체계적인 접근

인간의 발

발의 형태와 기능에 대한 일러스트 가이드: 평가 및 교정운동 포함

JAMES EARLS

이 수 연

번역서『한 손에 잡히는 표면해부학』

민앤민의원 강남점 부원장

분당제생병원 가정의학과 전공의

고려대학교구로병원 수련의

고려대학교의과대학 의학전문대학원 졸

한국과학기술원 화학과 졸

Hansol

정수(精髓)에 이르다

철학자와 농사꾼은
각자의 역할이 있음을 알아야 하며
새로운 사고방식을 싹트게 하기 위해
그 정수에 이르러야 한다
닐 퍼트(밴드 Rush의 드러머, 1952–2020)

Contents

감사의 글

이 책은 힘들었던 지난 2020년에 집필되었다. 그 길고 어두운 해에 전 세계적으로 많은 변화가 있었고, 많은 깊은 반성, 애도, 상실의 순간이 있었지만 희망과 새로운 가능성의 순간들도 있었다. 지역사회의 힘, 소통의 힘, 연결에 대한 많은 미담들을 들을 수 있었으며, 이 중요한 교훈들을 우리가 다시 세상 속에 나아갈 때 간직하기를 희망한다.

우리 대부분은 주변 사람들의 소중함을 깨달았겠지만, 한 명의 아이를 기르기 위해 온 마을이 필요하듯, 한 권의 책을 쓰기 위해 온 마을이 필요했다.

열린 마음과 솔직한 의견들로 도움을 준 Owen Lewis(초안 작업으로 많은 고생을 했다), Mark Parfitt-Jones, Lauri Nemetz, Holly Clemons에게 사랑과 감사의 뜻을 전한다.

Lotus Publishing의 담당 팀, 특히 나의 끊임없는 수정과 편집을 참을성 있게 받아준 Jon과Amanda, 감사합니다!

나 자신도 책에 대한 생각 정리가 제대로 되어 있지 않던 프로젝트의 기획 초기 단계부터 제 9장을 선뜻 맡아준 Lucy Wintle에게도 특별히 감사를 드린다.

그리고 물론, 책을 쓰며 길을 잃었을 때마다 나를 끄집어 내 다시 빛으로 인도해준, 나의 친절하고 참을성 있고 지지적인 아내 Liza 에게도 감사를 전한다 – 나를 끄집어 내 줘서 고마워.

끝으로, 독자들에게 바라는 점으로 마무리 하겠다- 우리는 모두 살면서 선택의 기로에 서게 된다. 좋은 선택을 해 이 소중한 세상을 더 좋게 만들어 갔으면 좋겠다.

2021 5월
James Earls 런던에서

서문

이 훌륭한 신간에 서문을 쓰는 영광을 허락한 James에게 감사의 인사를 전한다. 다른 서문을 부탁 받았을 때와 마찬가지로 처음에는 몇 시간 안에 글을 써내야 한다는 생각에 부담스러웠지만 책을 읽다 보니 페이지를 넘길 때마다 훌륭한 내용에 매료되어 책을 손에서 놓을 수 없었고 온전히 내 지적 즐거움을 위해 한장한장 다 읽게 되었다.

서문을 부탁 받지 않았더라도-기능적 측면에서의 인체 탐구라는 우리의 공통분야에서 보여준 저자의 지난 행보에 대한 나의 존경심 때문만은 아니라-이 책을 나의 개인적인 "반드시 읽어야 할 책" 목록에 넣고자 한다. 생체의 신비에 대해 흥미가 있는 다른 모든 이들도 그렇게 하기를 강력히 권한다. 누구나 살면서 몇 번은 본인이나 주변의 중요한 사람들, 가족, 혹은 환자의 발에 관련된 건강문제에 직면하게 될 가능성이 높다.

만약 내가 미래에 인체의 한 부분만 공부할 시간을 몇 년 확보할 수 있다면, 지금까지는 몇 가지 후보들이 있었다. 하지만 이 책의 신나는 여정에 푹 빠진 후로는, 적어도 James Earl의 호기심 지향 기능적 관점에서는 인간의 발만큼 매력적인 부분은 없을 것이라는 데에 의심의 여지가 없다.

독자들은 이 훌륭한 책을 펼치기에 앞서 같은 딜레마를 직면할 준비를 해야 할 것이다. 평소에 늘 그러하듯 여기저기에 있는 멋진 그림들과 그 설명들, 소제목과 각 장 말미의 정리를 훑으며 필요한 부분들을 찾아 읽으려 할 것이다. 하지만 그렇게 하다 보면 어느새 이 책 자체에 집중하게 될 것이고 작가가 인체의 가장 원초적인 부분과 몸 전체가 어떻게 작동하는지 깊게 이해하기 위해 떠나는 여정에 동참하도록 유혹당할 것이다.

이 책에는 여러 흥미로운 부분들이 있으나, 우리의 호모사피엔스 조상들이 수렵, 채집 생활에 적응하는 과정과 발이 밀접한 관계가 있음을 진화론적 관점에서 풀어낸 부분보다 눈길을 끄는 대목은 없을 것이다. 작가의 운동 지도자로서의 국제적 명성을 바탕으로 그려진 이러한 접근은, 발을 고립된 한 부분이 아닌 몸의 다른 부분들과 근근막 띠들로 연결되어있는 부분으로 보며 근골격계 해부학에 대한 기능적인 고찰로 이어지고 있다.

중요한 전작이라 할 수 있는 '걷기 위해 태어나다2020'에서 저자는 걷기와 뛰기의 예술에대한 영감을 불어넣어주는 여정에 당신을 초대할 것이다. 나에게 그 것은 물고기가 수영을 다시 배우고 새가 나는 것을 다시 배우되 더 우아하고 정제된 방향으로 즐기게 된 것과 같이 신선한 느낌을 주었다. 그 것만으로 충분하지 않다면 이 책의 중반부에서 발 건강을 향상시키기 위한 특별한 치료법과 운동법 같은 실용적인 조언들을 만나볼 수 있다. 이 부분은 따라 하기 쉽고 이해하기 쉽게 아주 잘 설명되어 있다.

그리고 이제 나는 이 재미있는 책을 계속-대충 훑어 보지 않고 자세히-읽는 것과 당장 신발을 벗고 마당으로 나가 마지막 장에 실려있는 운동들을 따라 하는 것 중 뭘 먼저 할지 행복한 고민을 하고 있다.

친애하는 James, 저의 지적 호기심과 감각적 경험들을 깊게 충족시켜 주시고 이렇게 행복한 고민을 선사해 주심에 큰 감사를 드립니다.

2021년 6월

Robert Schleip

서문

James Earls 은 학자이자 신사이다. 그리고 그 학문의 수준은 이 책을 계열을 불문하고 모든 진지한 치료사들의 서가에 절대적으로 필요한 책으로 만들었다. 인체가 실제 어떻게 움직이는지 포괄적으로 이해하고자 하는 모든 이들을 위한 책이다.

해부학 적으로 발은 무엇인가? 다른 유인원의 발과 인간의 발이 다른 점은 무엇인가? 동물의 왕국에서 인간의 발만이 갖는 특별함은 무엇인가? 소위 말하는 수렵과 채집을 위해 먹이를 찾아 이동하는데 필요한 열량을 최소화하는 방향으로 우리의 발모양이 발달했을까? 걷는다는 것은 단지 넘어지지 않는 것 일까 그보다는 더 품격 있는 것일까? 내 발은 유전적으로 결정된 것일까 아니면 외부 요인으로 모양이 바뀔 수 있을까? 내가 달리는 자세는 발에 이로울까 해로울까? 그리고 맙소사 신발! 신발은 왜 이렇게 어려울까?

James 는 이 모든 질문들에 대해 독특하고 통합적인 견지에서 답하고 있다. 뿐만 아니라 우리 자신의 발에 대한 문제를 해결하는데 필요한 정보 또한 제공하고 있다.

그는 비교해부학, 진화해부학, 기능해부학, 근막해부학, 그냥 해부학, 근육의 힘과 작용, 형태학, 세포역학을 한대 엮어 이 모든 요소들이 결합해 우리 몸의 가장 영향력 있는 부분에 어떻게 영향을 주고 받는지 보여주고 있다.

독자들은 그의 철두철미한 연구들로 인해 지루하면 어떡하나 하는 걱정은 할 필요가 없다. James는 그 이상의 저자이다. 그의 상냥한 유머감각, 명쾌한 예시, 알기 쉬운 그림들이 있어 읽기 즐거울 것이다.

나는 이 책을 즐겁게 읽었으며, 다시 읽어도 즐겁게 읽을 것 같다. 왜냐하면 이 책의 살아있는 지식들은 모두 내가 흡수하고자 하는 중요한 실제 움직임과 해부학적 보고로 가득하기 때문이다. 나의 생체역학적 삶뿐만 아니라 내 환자들의 생체역학적 삶 또한 향상시켜 줄 것이다.

그러니 페이지를 넘겨 신사이자 학자인 내 친구 James Earls과 함께 여행을 떠나보자. 바로 입장 바꿔 "서서"생각하게 될 것이다.

2021년 6월

David Lesondak

미국 펜실베니아 피츠버그대학병원 통합의료센터

역자서문

9년차 의사이자 15년차 취미 발레인이자 18년차 하이힐 마니아인 내가 '인간의 발'을 번역하지 않을 이유가 있을까? 목차를 읽어보자마자 이건 나를 위한 책이라는 확신이 들었고 기꺼이 번역 의뢰를 수락하였다.

'인간의 발'은 인간이 왜 지금과 같은 발을 갖게 되었고 어떻게 사용하고 있으며 어떻게 사용해야 하는지, 그야말로 발의 모든 것을 담은 양서라고 할 수 있다. 통증, 재활, 외과계열 선생님들에게 가장 도움이 될 책이며, 운동선수, 운동지도자, 물리치료사, 신발디자이너, 아니면 그저 호기심 많고 지식에 목마른 이들까지, 다양한 분야의 사람들에게 유용한 내용들이 가득 담겨있다.

해부학 명칭은 최대한 한자어보다 한글로 이루어진 신(新)용어를 사용하였으며 원문에 충실 하되 매끄럽게 읽히도록 고심하여 의역한 부분이 많다. 특히 저자의 끔찍하게 재미없는 영국식 농담은 어떻게든 한국어로도 의미가 통하도록 노력하였으나 도저히 살릴 수 없는 경우에는 빼버렸다.

끝으로 믿고 번역을 맡겨준 한솔의학과 한국어 번역본 출간을 허락해준 원저자와 출판사, 존경하는 김경숙 원장님께 감사의 인사를 전하고 싶다.

2023년

이수연

의학전문서적번역가

INTRODUCTION

여는말(Introduction)

이 책의 등대가 되어준 Dudley J Morton의 말을 빌리자면 〈인간의 발〉은 "인류가 직립보행을 하게 된 과정을 생물역학적으로 풀어낸 책"이다. 아마도 진화학에 관련된 내용들이 화석 발견과, 다양한 힘줄굴(tendon tunnel)과 뼈돌기(bony bumps)에 대한 분석에 초점이 맞춰져 있고, 아니면 그저 "해부학 운명론"때문일 것이다. Morton은 발의 진화가 *호모사피엔스*라는 종착치로 향하는 첫 걸음이라고 믿었다.

호모사피엔스를 규정하는 해부학적 특징에는 머리뼈의 모양과 크기, 척추의 굽이, 골반의 정렬 등 여러 가지가 있다. 하지만 가장 특징적인 것을 하나만 꼽자면 턱이다. *호모사피엔스*의 아래턱 융기(턱의 튀어나온 부분을 칭하는 어색한 해부학적 표현)가 왜 생겼는지 정확히 알 수는 없지만, 어째서 한정된 몸의 자원을 소모해 가며 특별한 기능도 없이 뼈를 자라게 했는지에 대한 이론들은 상당히 많다.

이 책은 턱에 관한 책이 아니며 오히려 몸의 반대쪽 끝인 -다리 끝에 달려 자주 무시 받곤 하는-발에 대한 책이다. 발은 아래턱 융기처럼 인간 고유의 특징은 아니며 많은 동물들이 같은 모양과 개수의 뼈, 인대, 근육을 가지고 있다. 하지만 우리가 진화하면서 발을 구성하는 조직의 일부가 어떤 방향, 아마도 한 발로 설수 있어 에너지 효율적으로 움직일 수 있는 방향으로 변했을 것이다.

두 발로 서고 보폭이 커지면서 절약한 열량이, 곰곰이 생각할 때 만지는 것 외에는 특별한 목적이 없는 뼈구조를 만드는데 필요한 잉여 에너지가 되었다.

만약 딱딱한 해부학이나 생물역학 교과서를 한 권 더 읽게 되었다는 생각에 당황하여 턱을 긁거나 만지작거리는 것으로 끝날까 봐 걱정이라면, 부디 심호흡을 하고 턱근육에 힘을 빼길 바란다. 나의 목적은, 그리고 아마도 의무는 이 여정을 최대한 편하게 만드는 것이다. 해부학을 배우는 것이 당황스럽다는 것을 알고 있다. 해부학 단어는 모호하고 길며 같은 구조물을 책마다 다르게 부르고, 뼈 하나에 대한 설명도 길고 복잡한데 정작 그 설명만으로는 뼈의 위치, 목적, 기능을 겨우 추측만 할 수 있는 정도이다.

이 책을 쓰며 이런 당황스러운 부분을 최소화 하려 노력했다. 해부학적 언어에는 지극한 아름다움(지극한 짜증스러움 또한 있음은 인정하는 바이나, 일단 긍정적인 면에 집중하도록 하자)이 있으며 독자와 함께 용어 너머의 뜻과 원리를 파악하고자 한다. 어떤 구조물을 칭할 때 다양한 명칭이 쓰이는 경우, 가능한 그 모든 명칭을 나열하려 했으며, 각기 다른 명칭들의 이유와 장점 또한 설명하려 노력했다. 하지만 무엇보다도, 나는 이 책이 해부학을 설명하여-통상적이고 딱딱한 묘사의 반복에 그치는 것이 아니라- 실질적 도움이 되기를 바랬다.

해부학 수업과 책에 대한 나의 기억은 그렇게 좋지만은 않다. 나뿐만 아니라 많은 독자들도 그럴 것이다. 그 대부분은 학생들을 시험에 통과시키기 위해 같은 내용과 그림을 주입하는 목적으로 만들어지며 운이 따라준다면 실생활에서도 쓰이기를 기원하는 정도이다.

〈인간의 발〉은 30년 전의 내가 배웠었으면 하는 방식으로 해부학을 가르치고자 하는 시도이다. 발은 무엇이며 그 쓰임은 무엇인가? 하는 큰 그림에서부터 시작할 것이다. 그리고 나서 발이 어떤 원리로 움직이는지, 그 모든 골치 아프고 크기는 작지만 긴 이름을 가진 구조물들의 역할과 발 안에서의 기능에 대해 알아 볼 것이다.

숲을 먼저 보고 나무를 봤다가 다시 숲으로 돌아올 것이다. 나는 전체를 이해한다면 부분부분들은 더 쉽게 이해 할 수 있다고 생각한다. 조각그림을 맞출 때, 최종 그림이 뭔지 알고 있다면 더 쉬워지는 것처럼 말이다. 조각 하나하나의 홈, 윤곽, 색깔을 연구해 각각의 자리를 찾는 것 보다 맞는 자리를 찾아 끼워 넣는 편이 낫다.

발에 대해 논하려면 많은–인체의 전체 뼈 개수의 1/4에 해당하는 26개의 발 뼈, 수백 개의 근육, 인대, 힘줄에 의해 움직이는 33개의 관절에 대한–설명과 그림들이 필요하다. 하지만 그건 중요하지 않다.

뭐, 조금은 중요할 수도 있다. 전혀 중요하지 않았으면 이 책을 쓸 필요도 없었을 테니까. 하지만 그림과 구조물들의 이름을 나열할 수 있다고 해서 각각의 구조물들의 의미를 이해하고 있는 것은 아니며, 그 차이에서 살아있는 지식의 힘이 발휘된다.

대부분의 독자들의 경제적 여건과 집중력을 감안하면 이 책을 완벽히 이해하는 것은 어려울 것이다.

25년 전, 바디워크(bodywork)를 향상시키고자 고군분투하며 고객들의 몸을 해석하려 노력했다. 어려운 해부학교과서를 읽었고 많은 교육과정을 이수했으나 방대한 문헌들과 내가 당면하는 궁금점을 정리해준 자료들은 그리 많지 않았다.

언어 장벽도 있었지만 곁에 두고 참고할 만한 책 한 권이 없었다. 이것저것 알아보며–어떤 걸 찾아야 하는지도 모르면서–책, DVD, 비디오(인터넷이 지금처럼 발전하기 전이었다)를 잔뜩 샀지만 너무 어렵거나 너무 가벼웠다. 결국, 도서관에서 꽤 많은 자료들을 찾아본 결과, 무언가 빠져있음을 알 수 있었다. 입문서와 난해한 학술서는 있었지만 그 중간의 것이 없었다. 나는 이 책이 그 중간의 것이 되어주길 바라며, 기본 해부학에서 한 단계 올라서서 명료함과 자신감을 가지고 전체 그림을 관망하기를 바란다.

Morton은 발에 있는 수많은 구조물들을 나열하기 보다는, 발의 복합적인 특징을 유려하게 서술하곤 하였다. *"움직이는 부분의 다중성, 많은 관절의 동시다발적 움직임, 각 부분에서의 힘의 크기와 방향의 끊임없는 변화, (역학적인 ,혹은 다른)부수적 요인들에 관한 다양한 작용 법칙들이, 방향역학적 연구를 규정하는 무한히 세부적인 복잡성을 만든다."*

Morton은 그 복잡성을 찬양하면서도 우리에게 사전경고를 하고 있다. 공부해야 하는 발의 다양한 움직임, 역할, 상호작용이 동시에 일어나므로 이를 줄 글로 설명하기는 어렵다. 그래서 흐름상 왔다갔다하며 가끔 정신 없긴 하겠지만 결국 끝에 가서는 그 가치가 충분할 것이다.

이 책이 읽는 이로 하여금 발의 경이로움에 감사하는 데에, 또 발의 기능을 이해하기 위해 필요한 시각적, 언어적 용어들을 습득하는데 도움이 되길 바란다.

CHAPTER 1

인간의 발(The human foot)

개론

먼저 두 영웅을 소개하며 이 책을 시작한다: 인간의 발과 Dudley Joy Morton 박사 (1884~1960)이다. 미국 메릴랜드 볼티모어에서 태어난 Morton은 펜실베니아 Hahnemann 대학에서 전공의 과정을 마쳤으며 20세기 미국의학의 최고 권위자가 되었다. 그의 명성의 가장 큰 이유는 비교해부학을 기반으로 한 백과사전과도 같은 발에 대한 지식이다. 다윈의 '종의 기원 '이 출판된 1859년으로부터 25년 뒤, Morton 박사는 성장 중이던 진화 과학의 지식들을 빠르게 수집하기 시작했다.

그렇게 자주 언급되지 않기는 하지만, 발은 인체의 특징적인 부분 중 하나이다. Morton에 따르면, 우리의 발은 "직립보행으로 인한 중력 스트레스에 대응해 매우 특별한 방향으로 개조되어 왔으며 그 섬세한 특징들에는 마치 시각에 대한 포괄적 연구에서 안구의 특화된 조직에 기울이는 만큼의 깊은 관심이 요구된다."

우리가 깊은 관심을 기울이고 있는 만큼, Wood Jones를 인용함으로써 보여준 Morton의 신념은 이 책에서 계속 언급될 것이다-잃어버린 고리를 성공적으로 찾아낸다면, 머리뼈, 치아, 정강이 보다 훨씬 더 중요한 발은 원숭이와 인간을 구분 짓는 특징이 될 것이다. 발의 진화 과정 안에서 찾아낸 잃어버린 고리가 미래의 고생물학자들에게 온전한 선물이 될 것이다 ."

발의 진화적 변화는 중력과 새로운 관계를 정립해야 하는 육지생활과 직립보행에 적응하기 시작함과 동시에 나타났다. 중력에 수직인 축을 갖는 새로운 형태의 보행은 여러 면에서 효율적이었다-열량이 유일한 재화나 다름없던 시절에 열량을 아낌으로써 효율성이 증대되었다. 간단한 수학이다: 적은 열량을 소모하고 효율적인 열량의 이용을 찾을 수 있게 됨으로써 잉여 열량이 재분배될 수 있었다. 그 잉여 열량으로 우리의 조상들은 더 멀리 이주할 수 있었으며 아프리카 대륙 전역과 더 먼 곳까지 퍼져 나가게 되었다.

물론, 직립보행에는 다른 이점도 있다-등이 더 이상 하늘을 향하고 있지 않게 되어 정오의 직사광선에 노출되는 체표면적이 줄었으며, 손은 자유로워져 도구를 만들고 쓸 수 있게 되었고, 수풀 보다 눈의 위치가 높아지면서 세상을 바라보는 시야가 달라졌다. 그 밖에도 많은 이점들이 두 발 보행으로의 진화를 촉발했다고 주장하고 있지만, 나는 인간이 지금의 해부학적 모습이 된 것은 이 모든 이점들이 긴밀히 상호작용하여 온 결과라고 생각한다. 위에 나열된 각각의 이점들은 열량 소모에 긍정적인 효과들이 있다-체온 유지가 용이해 지며 대사 에너지 손실이 줄었으며, 도구를 쓰면서 채집과 식량의 가공의 효율이 증대되었고, 외부 세계에 대한 시야가 좋아지면서 사냥이 편해졌고 더 중요한 건 포식자의 접근을 일찍 알아채게 되었다(개체가 다른 식물 혹은 동물의 열량으로 바뀌는 것을 예방하는 것이 그 종(種)의 성공을 점치는데 가장 중요한 요인일 것이다!). 축적된 잉여 열량은 발달하는데 큰 에너지가 필요한 조직, 이를테면 우리 조상들의 큰 두뇌가 만들어 지는데 쓰였을 것이다.

하지만 인간의 진화는 그렇게 단순하게 설명할 수 없다. 매주 새로운 고생물학, 유전학 발견들로 인해 진화에 대한 설명은 다시 쓰이고 있으며 위의 문단보다는 복잡할 가치도 있다. 하지만 이번 주의 최신 지견도 다음 주면 낡은 지식이 될 것이고 이 책의 지면도 한정되어 있다. 한 걸음 마다 이루어지는 "끊임 없이 변하는 힘의 크기와 방향"을 다루고 발이 가진 "부분의 복합성"에 대해 진정으로 이해하고자 한다면 여기서 알아볼 발의 의미는 큰 맥락 안에서 이해되어야 할 것이다.

Morton에게도, 그리고 이 책에서도, 인간의 발은 우리가 어디서 왔는지, 어디로 갈 수 있는지, 그리고 지금 어디를 향해 가고 있는지 보여주는 중요한 육체적, 은유적 지표이다.

발은 이동, 표현, 구속, 서투름을 상징하는 어휘로 쓰인다–어떤 여정을 시작할 때 '한 발을 내딛다'라고 하며, 마음에 모자람이 없음을 만족(滿足, 발이 가득하다), 빠른 발전을 '장족(長足)의 발전'이라고 한다. 등산 중 앞에 가던 사람이 실족(失足)해 벼랑에 떨어진다면 우리는 '발이 얼어 붙었을' 것이다. 영화에서는 주인공이 범죄 조직에 '발을 담갔다'가 뉘우치고 '발을 뺀다'. 교회 장례식 후에 관을 옮길 때는 부활을 염원하기 위해 발 쪽이 먼저 나오도록 한다. 하지만 성직자들의 경우에는 반대로 머리부터 나오도록 하여 그 영혼이 돌아와 신도들을 살피라는 의미를 담는다.

관에 들어가기 전까지, 우리는 다른 어떤 신체 부위보다도 발을 함부로 쓰고 무시해왔다. 우리는 춤추고, 운동하고, 수 마일을 걸을 때에도 발을 괴롭히기 위해 신발이라 불리는 각종 고문기구를 발명했다. 발은 그야말로 인체에서의 신데렐라나 다름없다. 우리는 발을 구두(유리로 만들어졌든 다른 재료로 만들어졌든)에 쑤셔 넣으며, 심지어 무용수들은 발가락 끝으로 서는 훈련을 한다. 하지만 이렇게 발이 역사의 전반에 걸쳐 얽매이고, 갇히고, 함부로 대해졌었지만, 숭배의 대상이 되어온 것도 사실이다.

드가의 발레리나, 보티첼리의 비너스, 미켈란젤로의 조각에서 보여지는 발의 유려한 곡선은 감탄의 대상이 된다. 250,000개의 땀샘에도 불구하고, 아니 어쩌면 거기서 분비되는 페로몬 때문에 발은 가장 보편적인 성적 페티시의 대상이며, 시대에 따라 다양한 체형과 체격이 선호될 때에도 꾸준히 매력 발산의 도구가 되어왔다.

발의 자연적인 곡선의 우아함과 매력과는 정반대로, 평발은 불공평하게도, 좋지 않은, 위험한, 약한, 심지어 "다름"의 상징이 되었다. 이는 역사 전반에 걸쳐 나타나며 평발을 마녀의 앞잡이인 판(Pan, 상체는 사람이고 하체는 염소인 상상 속의 괴물, 역주)의 특징, 짧고 휜 다리와 함께 나치가 유태인을 가려내는 기준, 그리고 18~19세기에는 아프리카나 아시아의 "원시적"문화의 결정적 특징이라고 여겨졌다. 스코틀랜드에서는 새해 첫손님으로 평발인 사람이 오는 것을 나쁜 징조로 여겼다. 사실, 평발의 유일한 장점은 대부분의 나라에서 군 면제를 받는다는 것 뿐이다('평발의 겁쟁이 병역 기피자'라고 낙인 찍힐 위험도 감수해야 하지만 말이다).

슬프게도, 이 많은 편견들이 아직 우리의 언어와 문화에 자리잡고 있으며 심지어 의학에서도 마찬가지이다. 아직 평발을 정규 분포를 따르는 정상 발 모양 중 하나로 보기보다는 병적인 발로 인식한다. 삶의 많은 다른 부문에서 그러하듯, 당신이 무엇을 가졌는지 보다는 그것을 어떻게 사용하는지가 더 중요하다. 유난히 편평한 발과 너무 높은 아치의 발 모두, 발에게 요구되는 모든 역할을 수행할 수 있다. 그 역할들이 무엇인지 알아야 할 것이다.

인간의 발의 복합성에 대해 제대로 이해하려면, 발이 가동되는 환경에 대해 먼저 이해해야 한다. 신발 선택의 그 환경의 단면일 뿐이며, 발은 끊임없이 변하는 중력, 지면과의 작용반작용, 운동량의 영역 안에서 움직인다. 이러한 힘의 환경은 대부분의 해부학자료가 다뤄지는 독립되고 힘의 작용이 없는 세계와는 다르기에, Morton의 간헐적 안내를 받아 발의 모양, 기능, 환경에 대해 알아갈 것이다.

이름을 아는 것과 실제 아는 것

위대한 물리학자 Robert Feynman는 무언가의 이름을 아는 것과 실제 아는 것은 다르다고 말했다- "당신의 어떤 새의 이름을 알 수 있지만, 그 새에 관한 다른 것은 하나도 모를 수도 있다…그러니 새를 관찰하며 새가 무엇을 하는지 관찰하라. 그게 진짜 아는 것이다"

왜 뼈가 그런 모양인지, 왜 근섬유의 모양이 다 다르며 인대의 길이와 굵기가 다양한지 생각해 본적이 있는가? 다음 장부터 이런 간단하지만 대답하기는 까다로운 질문들을 다룰 예정이다. 무언가를 알기 위해서는- 좀 더 정확하게 말하면 이해하기 위해서는 - 미시적, 거시적 관점 모두에서 다루어야 한다. 어떤 부분의 위치와 기능을 알지 못한다면 그저 이름만 아는 것이다. 반대로, 너무 거시적으로만 본다면 실질적으로 필요한 세세한 부분들을 놓칠 것이다.

인간의 발 시스템을 이해하려면 각각의 장에서 세부적인 부분으로 초점을 확대하고 발이 작동하는 더 넓은 맥락으로 확대해야 한다. 이번 장과 다음 장에서는 큰 그림으로 전반적인 내용을 다룰 것이다.

발, 중력, 그리고 정렬

해부학 교육이-미시적 부분에서나 거시적 부분에서나-잘못된 방향으로 이루어지고 있다는 생각을 예전부터 해왔다. 세부 사항들을 배운 다음에야 기능에 대해 이해하고자 한다. 나의 경험상 어떤 복잡한 체계이든지 먼저 개괄적으로 파악해야 나중에 이해하기 쉽다. 발의 전체 기능-그 기능이 무엇이고, 왜 그런 기능을 하고 어떤 힘들이 관여하는지에 대해 살펴 보는 것부터 시작하고자 한다.

기능에 관해 알기 위해 힘(forces)에 대해 배울 것이고, 발이 그 힘을 어떻게 처리하는지 알기 위해 필요한 약간의 해부학을 배우는 것이기 때문에 학습 과정은 정확히 선형적이지 않을 것이다. 슬프게도, 기능해부학은 자음, 모음처럼 단순 암기로 배울 수 없다. 특히 3~5장까지의 뼈와 연조직에 대한 일부 내용들은 발 이외의 다른 영역까지 확장되는 것처럼 보이겠지만, 나중에 가서 보면 전체적인 그림과 복합성을 이해하기 위해 꼭 필요했음을 알게 될 것이다. 다소 생소한 영역인 조직 형성에 대한 배경지식에 약간의 시간을 할애하면 발뿐만 아니라 몸의 다른 부분의 해부학을 이해하는데 도움이 될 것이다.

발은 밀도와 강도가 제 각각인 다양한 종류의 조직으로 이루어져 있어 생물역학 공부를 시작하기에는 가장 어려운 부위가 아닐까 싶다. 다행히도, 조직의 배열뿐만 아니라 해부학적 구조와 기능을 설명하는 언어에도 논리는 숨어있다. 우리 대부분에게 그 언어는 외국어이고, 헷갈리고, 당혹스럽지만 형태와 기능이 어떻게 긴밀히 연관되어 있는지 큰 그림이 그려진다면 훨씬 덜 할 것이라고 본다. 기능과 해부가 하나로 보이기 시작한다면 부분의 합을 넘어선 전체를 더 쉽게 이해하게 될 것이다.

가장 먼저 대답해야 할 질문 중 하나는 "왜 그렇게 직립보행을 가지고 난리냐?"일 것이다. 이에 대한 답은 엉덩이와 무릎을 구부리고 걷는 침팬지의 보행을 따라 해보면 쉽게 얻을 수 있다. 수직으로 서서 걷는 것이 얼마나 효과적인지 바로 느낄 수 있기 때문이다. 그렇게 몇 발자국만 느릿느릿 걸어보면 팔다리를 구부린 상태를 유지하는 것이 허벅지와 허리 근육에 가해지는 부하를 증가시켜 더 많은 에너지가 필요하다는 것을 알게 될 것이다. 굽힌 팔다리가 미치는 영향을 측정하기 위해 Abitbol

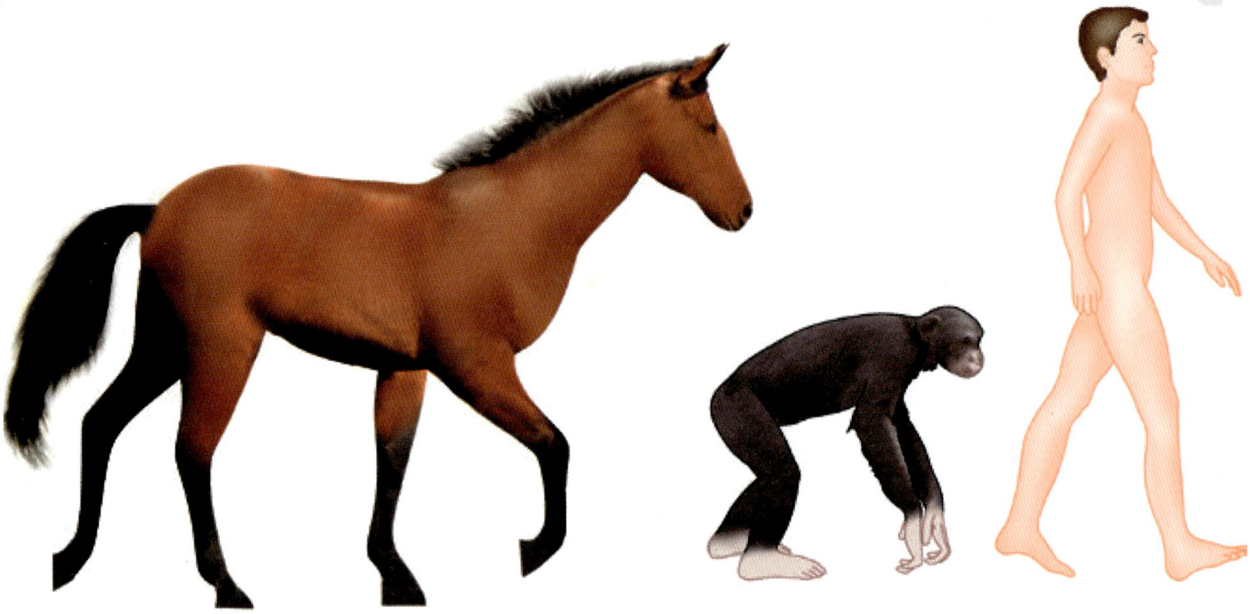

그림 1.1 인간의 직립 두발보행을 위해서 발, 골반, 척추, 머리 등 여러 부위의 해부학적 변화가 필요했다. 어떠한 종(種)의 발의 역할은 그 종의 보행전략과 몸의 다른 부분의 능력과도 연관된다. 인간의 발은 몇 가지 독특한 능력을 가지게 되었지만 몇 가지 능력은 잃게 되었으며 그 능력의 대부분은 몸의 다른 부분, 주로 엉덩이가 대신하게 되었다.

(1988)은 개, 어린이, 성인이 똑바로 누웠을 때, 두 발로 서있을 때, 두 발로 걸을 때, 네 발로 서있을 때, 네 발로 기어갈 때 소비되는 에너지 차이를 비교하였다. Abitbol은 개의 경우 누웠을 때와 섰을 때의 에너지 요구량 차이가 크지만 인간의 경우 그렇지 않다는 것을 발견하였다. 인간이 중력에 수직으로 선 자세는 누워 있을 때와 비교해 그렇게 많은 에너지를 요구하지 않는다. 인간의 경우 네 발로 걸을 때 팔다리를 굽혀야 하고 무게중심이 앞으로 쏠려 가장 큰 에너지 소비 증가폭을 보였다.

Abitbol의 실험을 포함한 많은 실험들이 인간의 네발 기립과 네발 보행이 대사 측면에서 비효율적임을 입증했다. 무릎을 쫙 펴고 골반을 편 인간의 특징적인 자세는 S자 모양의 척추가 머리뼈의 무게중심을 받치고 몸 전체의 무게중심은 두 발 사이의 지면에 위치하도록 한다. 이 차이가 네발 보행-지탱하는 팔다리의 관절은 구부리고 무거운 머리와 턱이 앞으로 쏠려있는 자세-과의 에너지 격차를 만든다(그림 1.1 참고).

직립으로의 이행을 위해서 인간의 발은 진화할 필요가 있었다. 네 발 보행이 에너지 면에서는 비효율적이지만 팔다리를 굽히고 있으므로 충격 흡수면에서는 유리하다. 여러 변수들을 충족시키는 최적의 비율을 찾는 것이 자연의 섭리이며 이 경우에는 충격 흡수와 열량 소모가 변수일 것이다. 팔다리는 인간을 지탱하면서 앞으로 나가게 해야 함과 동시에 매 걸음마다 발생하는 충격력도 조절해야 한다. 네 발 보행에서의 지면과 엉덩이 혹은 어깨 사이에 있는 모든 관절이 이루는 각도가 연조직이 충격력을 흡수해 분산시키도록 한다(그림 1.1, 1.2). 어떤 면에서는 효율적이지만(이 내용은 5장에서 자세히 다루겠다) 역시 대사면에서는 비효율적이다. 호모사피엔스의 다리를 편 상태의 보행에서는 발목과 무릎의 굽힘이 거의 없고, 발꿈치가 땅에 놓이게 함으로써 발이 대부분의 충격을 흡수하게 된다.

다리를 편 상태로 걸으면 지면과 무게중심 사이에 위치한 굽힌 관절의 개수가 적어진다. 지면과 무게중심 사이에 있는 관절들의 각도, 혹은 굽힌 관절의 개수 증가는

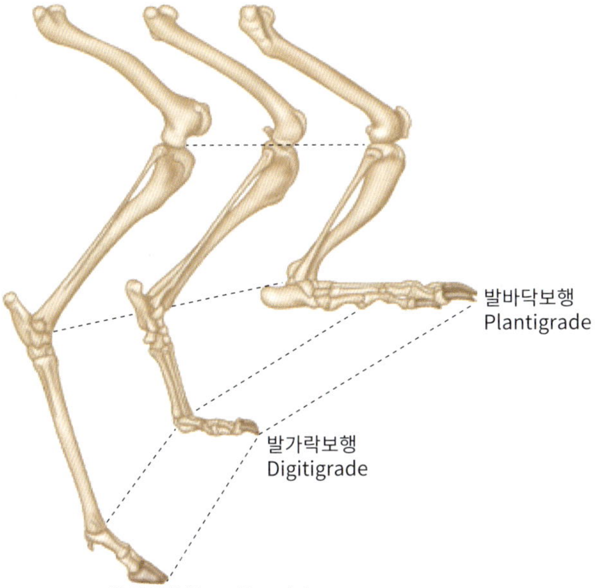

그림 1.2 **다양한 사족보행 동물들의 앞발**. 모든 네발짐승은 앞발의 특정 면을 바닥에 디디며 걷는다. 발톱으로 걷는 동물들은 발톱이 발달해 발굽이 되었으며 발가락으로 걷는 동물들은 발가락의 여러 면을 이용해 걷는다. 인간을 포함해 발바닥으로 걷는 동물들은 발 전체를 디디며 걷고 주로 발꿈치 뼈로 지면을 박차며 걷는다.

그 관절들을 움직이는 근육들에 과부하를 준다. 인간은 뼈를 수직으로 쌓아 올리는 전략으로 발뒤꿈치를 디딜 때 연조직에 가해지는 힘이 재분배되어 골격에 전달되도록 하였다. 근육보다 밀도와 경도가 더 큰 뼈가 반동력(reaction forces)의 상당 부분을 흡수하는 작용이 인간이 무릎과 엉덩이를 굽히고 걷는 침팬지 보다 같은 열량으로 두 배나 더 멀리 갈 수 있는 요인 중의 하나이다. 이러한 효율성의 차이는 달리는 경우 줄어든다. 달릴 때는 팔다리를 굽히는 자세를 취하고 침팬지가 너클 보행(knuckle walking) 할 때와 비슷한 정도로 대사를 소모하기 때문이다(Foster 外 2013, Pontzer 2017).

충격 흡수, 동력 생산, 지탱

네 발로 걷는 동물은 보행 중 팔다리를 비슷하게 사용하는 것처럼 보이지만, 뛰고 착지할 때는 완전 다르다. 뛸 때 뒷다리에 더 큰 힘이 요구되며 앞다리는 착지할 때의 충격을 흡수한다(그림 1.3 참고). 여기에는 몇 가지 이유가 있는데 가장 명백한 것은 몸을 뒤에서 앞으로 미는 것이 반대로 앞에서 뒤로 당기는 것보다 쉽기 때문이며 이는 역시 해부학적 구조 때문이다. 뒷다리는 상대적으로 깊고 안정적인 엉덩관절을 통해 몸통뼈대(axial skeleton)와 연결되어 있다. 이와 달리 앞다리는 근육에 매

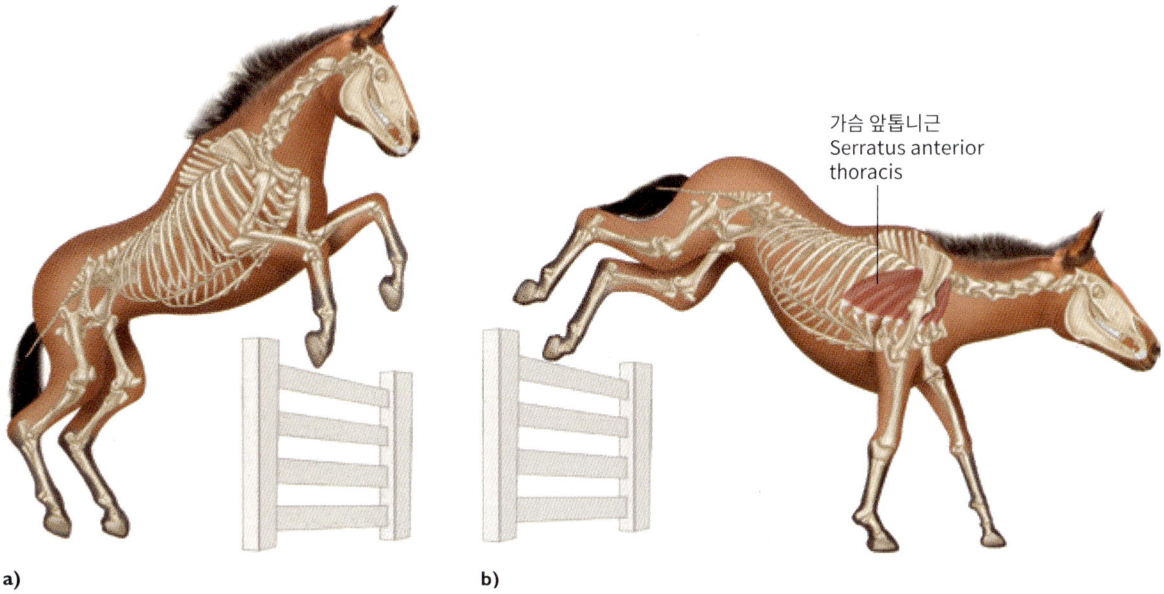

그림 1.3 a) 네발 동물의 뒷다리는 몸통뼈대와 안정적으로 연결되어 있어 다리의 힘이 몸통에 효율적으로 전달된다. b)인간의 앞톱니근에 해당하는 말의 근육이 앞다리에 마치 연조직으로 이루어진 마구를 채운 것 같은 효과를 줘 착지할 때 충격력의 대부분이 근근막에 흡수되도록 한다.

달려 몸통에 붙어 있으며, 이 근육들이 착지할 때의 충격을 흡수하는 연조직 완충제 역할을 한다.

말의 해부학적 구조가 인간의 해부학적 구조와 너무 동떨어져 보일 수 있으나 인간의 발이 얼마나 천재적으로 '디자인'되어 네발 동물의 뒷다리와 앞다리 역할을 동시에 수행하고 있는지 설명하는 데에는 좋은 참고자료가 될 것이다. 발은 추진력을 얻기 위한 안정적인 발굽 역할을 함과 동시에 착지할 때의 충격도 흡수하기 때문이다. 발을 이루는 조직들이 모여 "단단한 지렛대"와 "유연한 접합부"역할을 얼마나 적절한 시점에 해내고 있는지 설명하는 것이 이 책의 주된 목표이다.

우리의 발은 몸의 스위스 군용 칼과 같다. 아름답게 디자인되어 군더더기가 없으며 여러 기능이 탑재되어 있다. 인간의 발은 충격을 흡수하고 안정성을 유지할 수 있는 해부학적 구조로 발달하였으며 다른 유인원들의 발과 기능적으로, 해부학적으로 차이를 보이게 되었다. 이 차이들 중 가장 분명한 것은 큰 발꿈치, 모아진 엄지발가락, 전체적으로 아치를 이루는 구조이다. 각각의 특징들의 어떤 점이 좋은 지는 앞으로 하나하나 알아갈 테지만, 전체적으로 발을 몸의 다른 부분의 연장선 상에서 생각하는 것이 중요하다.

조직, 기관, 팔다리 그 어떤 해부학적 구조물도 독립적으로 작동하지는 않는다. 항상 몸의 다른 부분, 기관계, 환경과 상호작용한다. 특히 발은 마지막에 언급한 환경과 많은 상호작용을 한다. 발은 몸에서 가장 많이 외부 환경과 접촉하는 지점이며 조정, 균형, 지지, 운동을 위한 촉각 정보를 받아들이는 가장 중요한 관문이다.

신체 구조와 상충되는 여러 필요 조건을 위해서는 복합적인 공학적 해결책이 필요하다. 그러므로 발에 그렇게 많은 감각 신경, 뼈, 관절, 인대, 근육이 있다는 것이 그리 놀랍지 않다. 어떠한 기능에 필요한 역학적 요구들이 항상 다른 기능에도 도움이 되는 것은 아니지만, 다행히도 생물의 신비는 늘 보완책을 찾아내어 상충하는 요구를 중재시키는 법이다. 예를 들어, 지지와 균형을 위해서는 발의 폭이 넓고 엄지발가락이 유연한 것이 유리하지만 정면으로 똑바로 걸을 때에는 발가락, 발목, 무릎, 엉덩이 관절이 직선상에 놓일수록 효율적이다. 서 있을 때 두 발로, 걸을 때 한 발로 균형을 잡기 위해서는 가동성이 좋은 발이 유리하지만, 발꿈치를 디딜 때와 발가락을 박찰 때는 튼튼하고 꽉 찬 구조의 발이 더 좋다. 여기서 다시 충격력 흡수와 안정성의 딜레마에 빠진다. 발에 요구되는 가동성은 지지, 균형, 전반적인 안정성에 대한 필요와 관계가 있다. 인간은 상대적으로 높고 곧아 휘청거리는 몸을 두 개의 좁은 접촉면으로 지탱해야 한다. 인간

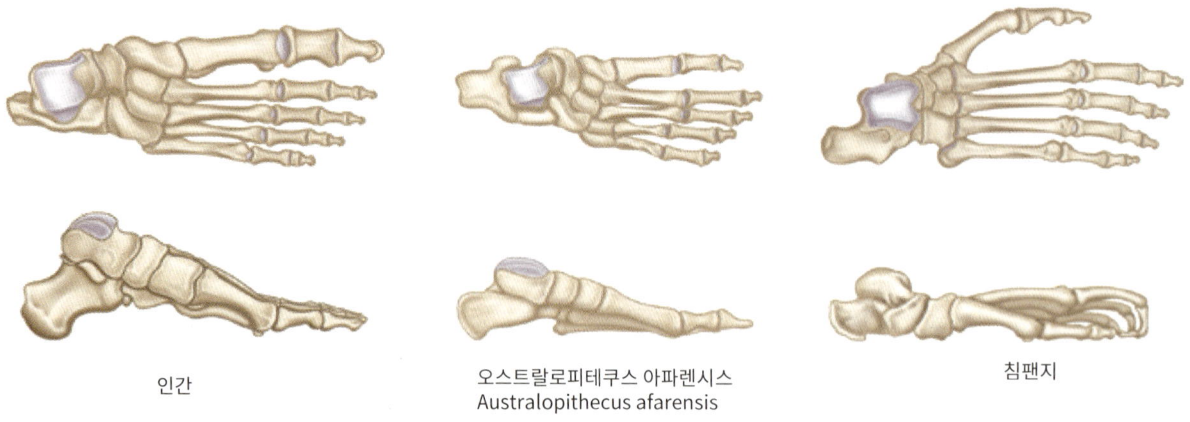

그림 1.4 인간의 발은 인간의 보행에 적합하도록 여러 부분에서 변화가 필요했다. 엄지발가락은 다른 발가락 쪽으로 모아져 보행 중에 발가락, 벌목, 무릎, 엉덩이 관절이 최대한 일직선상에 놓이게 되었고 뒤꿈치뼈는 뒤쪽으로 뻗어 나와 서있을 때 더 큰 안정성과 지지력을 확보하였다. 오스트랄로피테쿠스 아파렌시스와 침팬지의 발은 비교를 위해 함께 보여주었으며 다음 장에서 더 자세히 다룰 것이다.

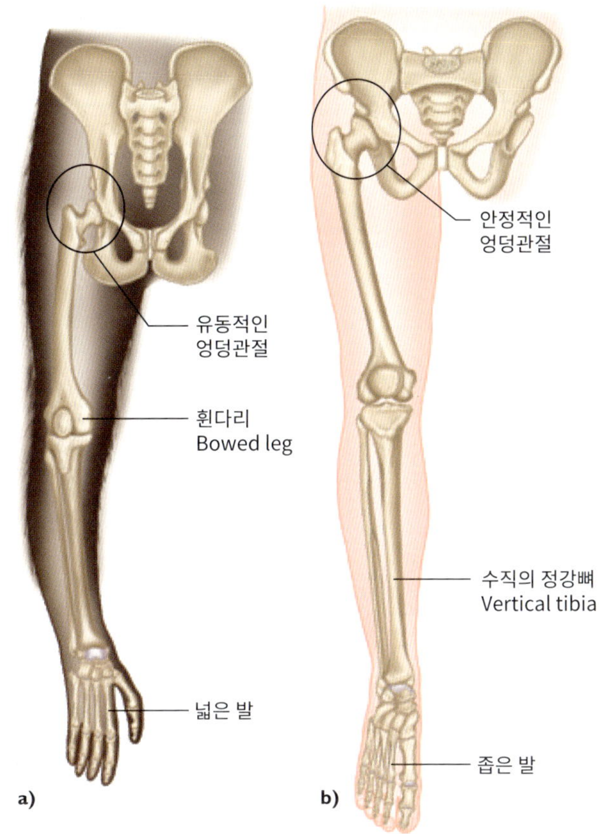

그림 1.5 침팬지의 넓은 발바닥은 넓은 지지 면적을 제공하지만 고관절의 해부학적 구조는 그렇지 않다. 인간의 경우 반대로, 발바닥이 좁지만 고관절이 안정적이다.

은 동물들과 마찬가지로 앞으로 나아갈 때 발의 앞쪽으로부터 받쳐주는 힘을 받지만 뒤에서 반대 방향의 힘으로 무게중심을 잡아 줄 꼬리가 없다. 꼬리가 없는 것을 보상하기 위해, 뒤꿈치가 약간 길어져 뒤쪽으로 뻗어있게 발달하였다(그림 1.4). 발꿈치뼈 몸통이 커져 발꿈치를 디딜 때의 충격을 더 잘 흡수하게 되었고, 발꿈치 뼈의 둥근 바닥 모양이 발목부터 발가락 관절까지 앞쪽으로 굴려준 다음 발가락을 박차도록 도와준다(이와 관련된 운동량에 대해서는 나중에 자세히 다루도록 하겠다).

대부분 동물이 엉덩관절과 어깨관절의 수직 아래에 발을 두어 균형을 잡는다. 다른 영장류는 인간에 비해 넓은 발을 가지고 있으므로 인간은 좁은 접촉 면적뿐만 아니라 좁은 발 넓이에 대한 보상도 필요하다. 이를 위해 인간의 발은 보행 중 발의 앞쪽에 무게가 실릴 때 뼈들이 약간 옆으로 펼쳐지도록 만들어졌다. 발이 펼쳐지는 것은 관절에 유동성을 높이며, 위에서 언급한 충격 흡수의 효과도 있다. 뼈들이 지형에 맞게 밀착되게 하고 힘이 연조직 내로 고르게 분산되게 하는 것은 발의 "유연한 접합부"로서의 역할에 해당한다.

다른 동물들에서는 발이 수행하는 몇 가지 기능을(그림 1.2. 참고) 인간에게서는 몸의 다른 부분이 대신 수행하게 되었다. 바깥쪽으로 벌어진 강력한 엄지발가락이 있는 넓적한 침팬지의 발은 인간의 발보다 더 큰 지지력과 제어력을 갖는다. 하지만 인간의 경우 보행에 필요한 바깥쪽의 안정성을 발 대신 엉덩이가 대신 확보해 준다(그림 1.5. 참고). 골반을 회전시켜 볼기근육이 바깥쪽을 향하게 되므로, 엉덩이는 모아져 무게중심을 발바닥의 지면 부착 부위 쪽으로 보낼 수 있다. 넙다리뼈는 엉덩이 관절에서부터 정강뼈 상단부까지 안쪽으로 모이는 각을 형성하며 이를 도와준다. 보행의 시작 단계에서 발은, 특히 발의 앞쪽은 펼쳐져서 지지하는 힘에 보탬이 된다.

충격흡수, 뼈 VS 연조직

중력과 정렬이 신체에 미치는 영향을 이해하려면, 신체 각 조직의 역할과 특성을 이해해야 한다. 위에서 다루었듯이, 관절이 구부러지면 근육의 사용을 증가시키므로, 우리 몸은 합리적으로 수직으로 "쌓아 올려져" 자연스럽게 건축적 지지대 역할을 하게 하였다. 하지만 어린이들이 가지고 노는 블럭만큼 뼈가 안정적이지는 않다. 인간의 뼈는 여러 방향으로 구부러진 매끄러운(smooth) 표면과 미끄러운(slick) 연골로 덮여 있으며 윤활액으로 차 있는 관절공간으로 서로 분리되어 있다. 골격계는 근육의 수축하고 늘리는 힘으로 지지되어야 한다. 그러므로 체중이 실릴 때 각각의 뼈들이 이웃한 뼈들과 가까이, 같은 선상에 있어야 에너지 소모를 줄일 수 있다.

1892에 처음 제안된 Wolff의 법칙에 따르면(3장 참고) – 다른 대부분의 조직들처럼, 뼈는 가해지는 힘에 영향을 받아 끊임없이 재구성되며 변하는 조직이다. 뼈가 재구성되는 원리는 복잡하며 아직 완전 밝혀지지 않았지만 3장에서는 뼈가 어떻게 무기질과 유기질의 비율을 알맞게 조절해 안정적이면서도 충격에는 적절히 휘고 압축될 수 있는 효율적인 무게와 구성을 유지하는지 알아볼 것이다.

뼈는 단단하다고만 생각하기 쉽지만, 구부러질 수 있기 때문에 충격을 흡수한다(Lieberman 1997, van Wingerden 外 1993). 뼈는 기능해부학적인 면에서 많은 역할을 하고 있지만 몸의 안정감과 힘의 전달 측면(사실 제일 중요한)에서도 따로 다뤄질 필요가 있다. 뼈의 기능은 모양과 위치에 따라 다양하기 때문에 어떤 뼈를 독립적으로 분석하거나 이해할 수는 없다.

달리기 중 지면을 박차는 패턴을 비교하면 뼈가 충격 흡수의 역할을 얼마나 잘 수행하고 있는지 이해할 수 있다. 달릴 때 발이 지면과 가장 먼저 접촉한다는 사실은 최근 유행한 "맨발 달리기"의 인기에 힘입어 주목받게 되었다. 달릴 때 발의 앞쪽 혹은 중간 부위로 착지하는 것이 효율이 높고 부상의 위험이 적다는 이유로 많은 사람에 의해 권장되어 왔다. 그러나 이 방법은 뒤꿈치를 디딜 때 충격을 흡수하는 뼈의 역할을 연조직이 대신하게 할 뿐이라는 비판을 받아왔다. 발꿈치뼈보다 앞에 위치한 부분으로 착지하면 발목 관절에서 발생하는 "굽힘"을 연조직이 더 많이 제어해야 한다. 결과적으로, 맨발로 달릴 때는 관절들을 굽히면서 발가락 보행을 하는 것처럼 뛰게 된다(그림. 1.2 참고).

이렇게 쌓아 올려진 뼈들은 연조직이 받는 압박을 줄여준다. 달릴 때의 앞꿈치 주법 대 뒤꿈치 주법의 득과 실에 대해서는 다양한 연구 결과가 있다. 많은 리뷰 논문이 최적의 달리기 자세에 대해 결론을 내리지 못하고 있으며, 대부분 달리는 사람의 편의와 효율에 따라 선택하는 게 제일 좋다고 말하고 있다. 기억해야 할 점은 주법이 바뀌면 몸이 충격력을 소화하는 방식도 바뀌게 되며 그 변화에 적응하는 능력은 사람마다 다르다는 것이다. 적응하는 능력을 제한하는 요인에는 골격의 모양, 연조직의 강도와 경도 등이 있다. 어쨌거나 우리는 모두 해부학적으로 조금씩 다르기 때문이다.

달리기에서와 마찬가지로, 걷기에서도 발 앞쪽을 먼저 디디는 것을 옹호하는 의견도 되풀이되는 주제이다. 앞꿈치로 걷기는 요즘도 자주 화두에 오르며 그 방법을 설명하는 영상도 유튜브에서 볼 수 있지만 생각보다 예전에 만들어진 이론이다. Morton은 〈인간의 움직임과 몸의 형태〉에서 앞꿈치를 먼저 디디며 걷는 것은 "유인원 문화"에서 찾아볼 수 없다고 분명히 밝힘으로써 앞꿈치 걷기 이론을 한 마디로 일축하고 있다. 뒤꿈치로 걷기는 현대적인 신발을 위하여 "발명"된 게 아니라는 것이다. 푹신한 신발을 계속 착용하면 반복적인 마찰로 인해 생기는 굳은살이 제공하는 자연적인 보호 효과는 줄어든다.

"맨발 달리기"와 "앞꿈치로 걷기" 두 가지 방법을 모두 소개함으로써 독자들로 하여금 편협하다는 오해를 받지 않고자 하였다. 나는 기능해부학을 복합적으로 접근해서 다뤄야 하며 "국룰"이란 건 존재하지 않는다고 믿는다. 내 바람은 각각의 조직과 그 기능에 대한 해부학을 바탕으로 새로운 진단과 치료 전략이 개발되는 것이며, 이미 그렇게 하고 있는 독자들이 더 폭넓은 이해와 적용을 하게 되는 것이다.

효율성과 지구력

움직임의 전략에는 두 가지 중요한 측면이 있다–효율성(이동하는데 소모되는 열량)과 지구력(같은 열량으로 이동할 수 있는 거리)이 그것이다. Morton과 다른 많은 연구자들은 효율성을 높이는 방향으로 진화했을 것이라고 보았다. Daniel Lieberman 교수와 동료들이 지구력의 역학에 관한, 특히 달리기와 열량 섭취를 늘리기 위한 새로운 사냥 전략 연구를 발표한 것은 비교적 최근의 일이다.

지구력은 효율성과 연관되어 있다. 어떠한 개체의 움직이는 전략이 더 효율적이라면 그 개체는 더 멀리 갈 수 있

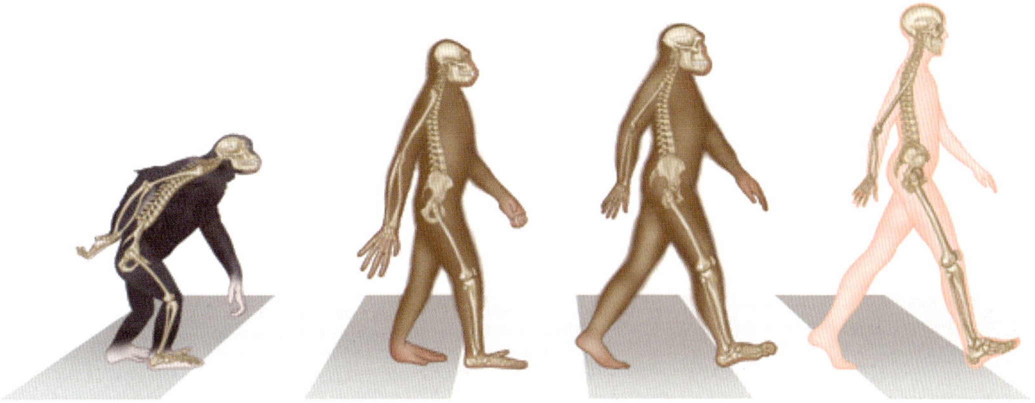

그림 1.6 **네 종의 보폭 길이를 비교하기 위한 그림.** 흑백의 얼룩말 무늬(횡단보도 같은) 한 칸은, 1미터를 뜻 한다. 비틀즈 앨범 커버 사진 같은 이 그림은 전체적으로 체형이 어떻게 변화했고 그 변화가 보폭의 길이와 어떤 관련이 있는지 보여준다. 그 변화들은 다음과 같다.

1. 척추가 S자모양으로 발달하고 그 중심축이 머리뼈의 중앙을 관통한다.
2. 팔의 길이가 짧아지고 다리의 길이가 길어졌다.
3. 엉덩뼈가 바깥쪽을 바라보게 되었고 그에 걸맞게 볼기 근육이 단순히 골반을 펴는 것뿐만 아니라 벌리는 역할도 하도록 변하였다.
4. 오스트랄로피테쿠스와 인간을 거치며 궁둥뼈결절이 얼마나 뒤쪽으로 오게 되었는지 주목할 필요가 있다. 그렇게 되면서 똑 바로 섰을 때 골반을 펴는 넙다리뒤 근육의 지렛대 힘이 강해지도록 도왔다. 침팬지가 네발로 섰을 때를 상상해보면 궁둥뼈결절은 뒤를 향할 것이고 몸통이 중력에 반하기 위해 앞으로 숙여질 것이다.

위에 묘사된 이족보행을 위한 해부학적 변화들은 다른 서적에서도 찾아볼 수 있지만 Morton이 가장 중요하다고 생각한 발의 변화를 다룬 자료는 거의 없었다. 똑 바로 서 있는 자세, 다리를 펴고 걷기, 멀리 떨어진 먹잇감을 사냥하는 데 필요한 요구 사항을 충족하기 위해 호모 사피엔스는 발달된 발이 필요했다 (출처: Pontzer 2017.)

을 것이다. 하지만 지구력은 산소 소비, 젖산 피로, 체온, 호흡 조절과 같은 대사활동과도 연관이 있다. 해부학적 관점에서는 다양한 이동 전략에 따라 다른 발의 역할을 보여주는 독특한 지표들이 있다. Lieberman은 발이 걸을 때는 견고한 축 역할에 가깝고 달릴 때는 용수철에 가깝다고 주장했으며, 인간의 진화에 있어서 꽤 최근까지도 탄력성이 있어 용수철처럼 사용되는 발로의 진화는 관찰되지 않았었다고 한다.

걸을 때 발의 탄성력을 온전히 사용하지는 않는다고 해도, 발의 엎치는(pronation) 능력은 분명히 걸을 때 이득으로 작용한다. 발이 열리면 발바닥으로 뭔가를 움켜잡을 수 있으며 뼈 사이가 약간 벌어져 있으면 연조직과 그 주변의 구조물들이 같이 압박받게 된다. 조직 긴장도의 변화는 역학적 환경에 대한 고유감각 정보를 수용하는데 있어 중요한 요소이기 때문에 비록 Lieberman이 걸을 때 용수철 기능이 약하다고 강조하였지만, 발의 엎침은 여전히 보행에 있어서 필수적인 요소이다.

그림 1.6은 각각의 해부학적 변화들이 어떻게 길고 곧은 다리로 걷는 것을 가능하게 했는지 한눈에 보여준다. 다리가 길어지면서 보폭이 길어졌고 더 적은 발자국 수로 같은 거리를 걸을 수 있게 되었다. 하지만 긴 보폭은 오직 뻗는 발의 뒤꿈치가 땅에 먼저 닿아야지만 가능하다.

보폭은 따라오는 뒷다리의 움직임과도 연관 있다. 긴 보폭은 발가락, 무릎, 엉덩이, 척추를 펴는 힘으로 뒷다리의 뒤꿈치가 들어 올려져야 가능하다. 위에 표시된 다른 종들도 두 발로 걸을 수는 있지만, 위에서 언급한 조건들에 적어도 하나 이상의 해부학적 혹은 구조적 제약이 있어 보폭이 인간보다 작다. 관절의 정렬과 가동 범위들이 모두 갖춰져 인간의 긴 보폭이 가능하다.

지면 반발력과 운동량

긴 보폭을 위한 뒤꿈치로 딛기는 인간에게는 자연스럽고 정상적인 방법이지만 다른 종에서는 거의 찾아볼 수 없는 독특한 구조를 가지고 있기 때문에 발꿈치를 더 보호하기 위해 뼈, 피부, 피하지방의 변화 또한 필요했다. 발꿈치뼈는 중력뿐만 아니라 발을 통해 전달되는 지면으로부터 받는 반발력과 몸의 중량을 지탱하고 이동을 돕기 위해 다리와 발에 걸리는 부담 또한 견뎌야 한다. 이 힘들(중력, 지면의 반발력, 운동량)의 연속적인 상호작용을 시각화하는 것은 발의 반응에 대한 이해를 위해 필요하지만, 이렇게 제한된 2차원상에서 구현해 내야 하므로 쉽지 않을 것이다.

우리의 뒤꿈치에는 효율적인 움직임을 돕는 몇 가지 충격 완화 장치가 있다. 일부 충격력은 처음에 단단하고 두꺼운 뒤꿈치 지방 패드에 흡수된 다음 뼈로 전달된다. 지방 패드는 외부 환경에 의해 즉시 두꺼워지는 피부층에 의해 한 번 더 보호받는다. 날씨가 따뜻해지면 따뜻하고, 밀폐되어 있고 상대적으로 발을 더 보호해 주는 겨울용 신발을 신다가 가벼운 여름용 샌들로 바꾸거나, 정원이나 해변에서는 심지어 맨발로 다니기도 한다. 여름 날씨에서 며칠만 있으면 발이 약간 부드러울 수 있지만, 발바닥 피부는 재빨리 적응하여 굳은살을 만들어 내 증가한 중력(gravity), 지면 반발력(ground reaction force, GRF), 운동량(Momentum), 이 세 가지 힘을 받는 부위를 보호한다.

세 가지 힘 중 중력은 크기와 방향이 모두 일정하기 때문에 가장 간단하지만, 다른 두 힘(GRF, 운동량)은 이 두 가지 측정값 모두에서 크기와 방향이 계속 변화한다. 옆걸음을 할 때나 뒤로 걸을 때의 힘들도 생각해 볼 수는 있겠지만, 여기서는 일단 앞으로 걸을 때의 힘만을 고려하겠다 (하지만 앞으로 걷는 경우를 먼저 이해하면 옆으로 움직일 때나 뒤로 움직일 때의 힘을 분석하는 데에도 도움이 될 것이다).

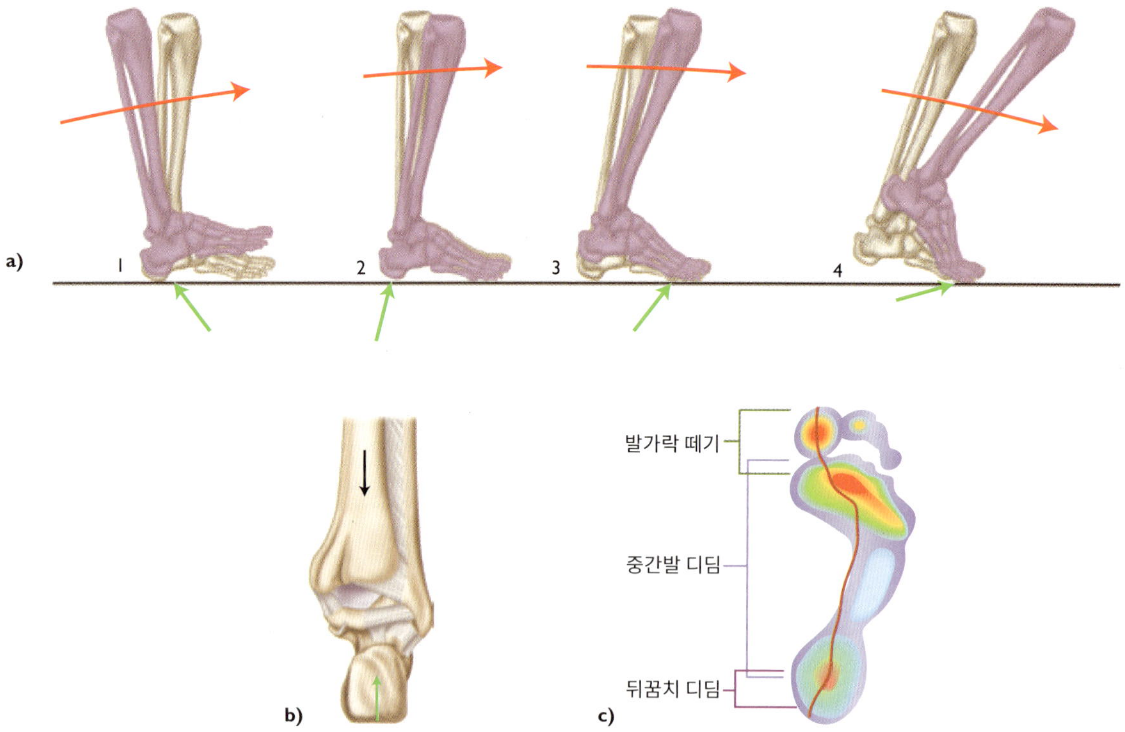

그림 1.7 a) 보행 단계에 따라 달라지는GRF(초록색 화살표)의 방향. b) 발꿈치뼈와 목말뼈에서 일어나는 약간의 완충이 중력, GRF, 운동량 안에서 반대되는 힘들 사이의 상쇄를 유발하여 발의 다른 부분들과 발목 구조들의 반응을 상대적으로 예측 가능하게 한다. c)압력판 검사-뒤꿈치 디딤, 중간 디딤, 발가락 떼기, 세 지점이 표시된다.

세 가지 힘 중 두 번째 힘인 GRF는 접촉면에 가해지는 힘과 그 각도에 따라 변하기 때문에 조절하기 어렵다. 반발력은 발의 어느 면으로 지면을 접촉하든 인지되는 느낌으로-예를 들어 뒤꿈치로 땅을 치면 반대로 땅이 발을 미는 것처럼 느껴진다-그 정도는 지면의 특성에 따라 달라진다. 반발력에 의해 발생하는 진동은 발과 몸의 기계수용체(mechanoreceptors)가 감지하는 중요한 정보이며 그 정보로 몸의 반응을 조절하게 된다.

GRF는 몸과 땅의 접촉에 대한 반동이므로 뒤꿈치에서 발가락을 지나는 보행 과정에서 계속 바뀐다(그림 1.7a). 아래를 향하는 힘인 중력과 운동량 그리고 위를 향하는 힘인 뼈의 완충력은 지면에 수직 방향이 아니다. 뼈 사이의 상쇄는(그림 1.7b) 관통하는 힘들의 흐름에 대한 반응으로서 뼈가 특정 방향으로 움직이는 경향을 만든다. 힘, 뼈, 연조직 사이의 관계 때문에 Morton이 보행을 "상호작용"이라고 설명한 것이다. 뼈의 모양, 지면 접촉 각도, 움직이는 방향, 근수축 등 고려해야 하는 변수들이 많다.

압력판 검사(그림 1.7c)는 발이 어떻게 지면과 상호작용하는지 시각화하는데 자주 활용된다. 압력판 검사는 보행 분석의 유용한 도구이지만 해석하는 사람이 보행 중 발에서 일어나는 사건과 압력에 대해 이해하지 못한다면 잘못 판독될 여지가 있다. 언뜻 보면 단순한 발자국 그림처럼 생긴 검사 결과지는 뒤꿈치 디딤, 중간 디딤, 발가락 떼기로 이루어진 한 걸음이 끝난 다음에 그려진다.[4] 뒤꿈치 디딤과 중간발 디딤 때 비교적 넓은 영역에서 높은 압력을 받는다는 것을 확인할 수 있다. 뒤꿈치 디딤은 위에서 언급했듯이 충돌이 발생하는 부위이고 여러 조직들에 의해 충격이 흡수되므로 쉽게 이해할 수 있다. 발가락을 뗄 때의 압력이 높은 이유는 뒤꿈치가 들리고 발가락은 펴지면서 땅에 닿아있는 발의 면적이 좁아지기 때문이다.

발의 엎침(pronation)은 지면에 접촉해 체중을 실어 앞으로 나아갈 때 일어나며 다각도에서 충격을 흡수한다. 하지만 발은 엎침 하면서 바깥쪽으로 열리게 되므로 발가락을 뗄 때와 발이 땅을 뒤로 밀 때 관여하는 힘들을 잡아줄 안정성을 위해서는 반대되는 작용도 필요하다.

보행의 단계에 따른 압력의 변화는 발의 안정성 변화를 의미하기도 한다. 위에서 언급했듯이, 발은 뒤침(supinated) 상태에서는 안정적으로 단단한 지렛대 역할을 하고 엎침 가동성이 좋아진다. 두 힘의 정점(뒤꿈치 디딤과 발가락 뗌)과 관련된 힘들을 다루려면 발을 뒤침을 이용해 안정적 기반과 단단한 지렛대 역할을 하도록 하는 게 유리할 것이다. 보행 중 체중이 지탱하는 발에 실리면서, 반대 발은 앞으로 뻗어지기 때문에 한 지점만 땅에 닿아있게 된다. 발을 엎어서 여는 것은 발의 가동성을 극대화하고 발의 가로 폭을 (약간이나마) 넓혀 반대 다리를 앞으로 뻗을 때의 안정성을 확보한다.

다리를 앞으로 뻗을 때 가동성 있는 발을 통해 앞으로 나아가는 추진력이 생긴다. 각각의 보행단계에서, 뒤꿈치 디딤부터 발가락 떼기까지, 발은 하나의 연속적인 곡면을 이룬다. 발목 관절, 발꿈치, 발 볼, 발가락 관절이 소위 말하는 '흔들지레(rockers)'를 이루며(그림 1.9, 2장 참고) 우리의 몸을 앞으로 밀어준다. 관절의 매끄러운 표면과 직선에 가까운 정렬이 연조직의 적절한 반응을 가능하게 하며 근육이 해야 하는 일은 되도록 최소화한다. 이상적인 발, 이상적인 환경, 이상적인 운동량이 갖춰지면 발은 거의 무동력으로 움직일 수 있다.

연조직과 뼈의 흔들지레(rockers)

흔히하는 오해가 발가락 떼기에서 측정되는 높은 압력이(그림 1.7c 참고) 발바닥쪽굽힘근(plantar flexor)과 발가락 굽힘근(toe flexor)들이 땅을 밀면서 몸을 앞으로 밀어 내기 때문이라는 것이다. 어느 정도는 맞는 말이지만, 미는 힘이 증가한다는 것은 지면에 닿는 면적이 감소한다는 뜻이고(그래서 체중이 고루 분산되지 못하고) 발가락은 펴지고 발바닥조직은 늘어나면서 여러 탄력 조직에 긴장을 유발한다. 이 책에서 나는 일반적으로 많이 쓰이는 용어인 "발가락 밀기"대신 "발가락 떼기"를 사용하고 있는데, 발가락을 미는 것은 능동적 움직임이기 때문이다. 수의적으로 근육의 수축을 통한 밀기는 기본적인 보행에서는 필요하지 않으며, 빨리 걷거나 경사면을 올라갈 때처럼 필요한 경우에 활용할 수 있는 능력 중 하나이다. 발의 복합성을 이해하기 위해서는 발의 조직과 힘에 대한 반응을 맥락 안에서 다뤄야 할 것이다.

보행에 관여하는 다양한 힘들이 균형을 잡아야 하는 곳에 있는 변수들, 예를 들어 식물 섭생, 암석의 종류, 흙의 상태, 고도, 방향, 위도, 경도 등이 모두 환경일 것이다. 발은 뼈, 연조직, 환경적 요인들의 영향 안에서 움직여야 하며 마치 생태계처럼 장기적, 단기적인 환경의 변화에 맞춰 뼈 뿐만 아니라 연조직(피부 포함)도 재형성된다.

이러한 복합적인 상호작용에 대해서는 앞으로 더 깊게 알아갈 테지만, 그 전에 각각의 역할에 대해 조망해볼 필요가 있다. 이 책의 말미에서는 다시 먼 발치에 서서 그 모든 요인들이 얼마나 조화롭고 아름답게 서로 영향을 주고 받는지를 큰 그림으로 볼 수 있을 것이다.

해부학 교과서에서는 보행에 대해 집중적인 근육의 수축을 통해 뒤꿈치를 디딜 때부터 발가락 떼기까지의 추진력을 얻는다는 식으로 설명한다. 근육의 움직임에 대한 이해를 돕기 위해 Morton은 근육들이 마치 휠체어를 움직이는 것과 같이 움직인다고 설명했다: 바퀴를 일부러 앞으로 밀어야 할 때도 있지만 너무 세게 굴렸을 때나 내리막에서는 바퀴를 뒤로 잡아당겨야 한다. 만약 경사가 딱 적당하고 휠체어가 이미 움직이고 있다면 편안히 앉아서 손잡이를 슬쩍슬쩍 건드려 방향만 잡아주면 된다. Morton의 비유에서도 모든 해부학 교과서에 실려 있는 것과 같은 앞으로 나아가기 위한 근육의 집중적인 수축을 설명하고 있다. 하지만 근육이 뒤로 당기는 힘을 줘 운동량을 줄이거나 방향을 틀어야 할 때를 제외하면 순조롭게 걷고 있는 상황에서는 방향을 조금씩 잡아주는 최소한의 노력만으로도 앞으로 나아간다.

휠체어를 타고 갈 때 밀기, 끌기 방향 전환을 본능적으로 조절하듯이 우리의 근육도 움직일 때 비슷한 일을 한다. 움직이는 동안 근육들을 하나하나 의식하며 조절하는 사람(그게 가능한지는 모르겠지만)은 매우 드물 것이다. 인간은 자연적으로 오르막에서는 앞으로 밀고 내리막에서는 감속하도록 몸을 조절한다. 양의 운동량은 움직임을 만들어 내고(정방향) 음의 운동량은 감속을(주로 한쪽으로 치우친)을 만드는데 두 경우 모두 중력과 경사를 이겨낼 근육의 수의적인 수축이 필요하다.

편평하고 고른 지면 위에서 평균적인 속도로 걸을 때, 우리는 효과적인 전진을 위해 운동량을 활용하며 앞방향의 추진력은 주로 앞뒤세로면 상에 놓여있는 관절에 의해 얻어진다. 인간의 엄지발가락은 나머지 발가락들 쪽으로 모아져 있어 다른 관절과 함께 같은 앞뒤세로면 상에 놓이게 된다. 인간과 다른 유인원의 발에 실리는 체중

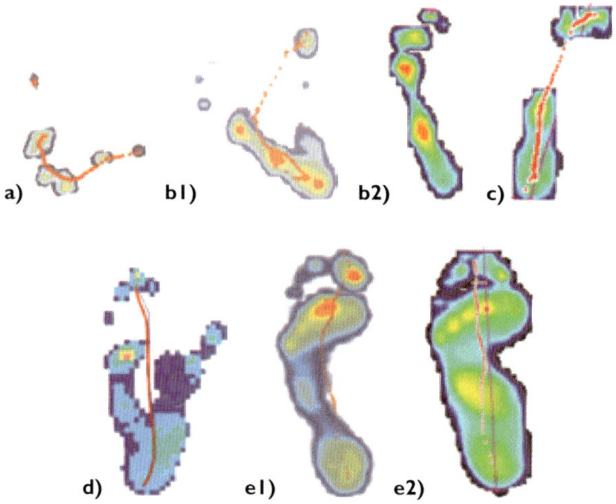

그림 1.8 긴팔원숭이(a), 보노보 (b),오랑우탄 (c), 고릴라 (d), 인간 (e1), 평발인 인간(e2)의 발바닥 압력 지도(빨간색이 높은 압력, 파란색이 낮은 압력) 긴팔 원숭이의 무게중심의 이동경로 (빨간색 선)를 보면 벌어져 있는 엄지발가락이 뒤꿈치 보다 먼저 바닥에 닿는다. 보노보의 발은 바깥쪽으로 많이 뒤집힌 경향이 있으나 (b1)간혹 안쪽으로 말리기도 한다 (b2). 오랑우탄(c)과 고릴라(d)의 경우 상대적으로 경로가 앞뒤로 직선에 가깝긴 하지만 뒤꿈치 디딤 혹은 발가락 떼기에서 최고 압력을 보이고 있지는 않다. 아치가 살아 있는 인간발의 압력지도는 (e1)중간-바깥-중간의 압력 이동경로를 보이는 반면, 평발의 경우는 좀더 직선에 가까운 경로를 보이다(e2). 지면이 아닌 검사판과의 접촉을 측정하였기 때문에 실제보다 발 안쪽이 들린 것처럼 보인다는 것을 참고해야 한다(출처: Crompton,Vereecke, and Thorpe 2008.)

을 비교해 보면(그림 1.8), 인간의 경우가 더 고르게 체중이 실리고 다리가 상대적으로 곧기 때문에 근육에 가해지는 부담이 적다는 것을 알 수 있다. 다른 유인원들은 발을 내려놓고 들때 엉덩관절과 무릎을 더 많이 굽히며 보폭이 짧고 이동 시에 더 많은 에너지가 소모된다.

엄지발가락이 모이면서 발이 유선형으로 변하였고 이 새로운 정렬 덕분에 발, 골반, 몸통이 소위 말하는 발 흔들지레 위에서 똑바로 굴러갈 수 있게 되었다.(그림 1.9). 이 비교적 둥근 표면이 보행 중 운동량과 정방향을 유지하는 데 도움을 준다. 뒤꿈치 디딤 직후 뒤꿈치 굴림이 일어나면서 발꿈치에만 있던 지면과의 접촉이 발의 전체로 넘어간다. 발 앞꿈치 접촉이 운동량을 발목으로 전달해 목말뼈 머리 위를 "굴러가" 앞꿈치 흔들지레 위에 놓이고 뒤꿈치가 들리기 시작해 발가락을 펼 준비가 된다.

지난 수년간 걷는 속도가 보행 효율에 미치는 영향에 대한 많은 연구가 이루어졌으며, 그 결과들은 우리가 이미 느끼고 있는 바와 정확히 일치하다–개인이 편하다고 느끼는 속도보다 느리거나 빠르면 더 쉽게 피로감을 느낀다 (그림 1.10). 걸을 때 충분히 빠르지 않으면 보행을 유지하기 위해 근육이 더 많은 일을 해야 한다. 비슷하게, 속도를 올려야 할 때도 근육이 더 많은 일을 해야 한다. Morton의 휠체어로 돌아가보면, 보행 속도가 "딱 적당할 때" 흔들지레 위에서 굴러가는 것이 수월하며 근육은 그저 방향을 살짝 잡아주면 된다. 우리 각자에게 관절의 매끄러운 표면을 최대한 잘 활용하면서 많은 탄력 섬유를 이용해 운동량을 재활용하는 일종의 최적점이 있는

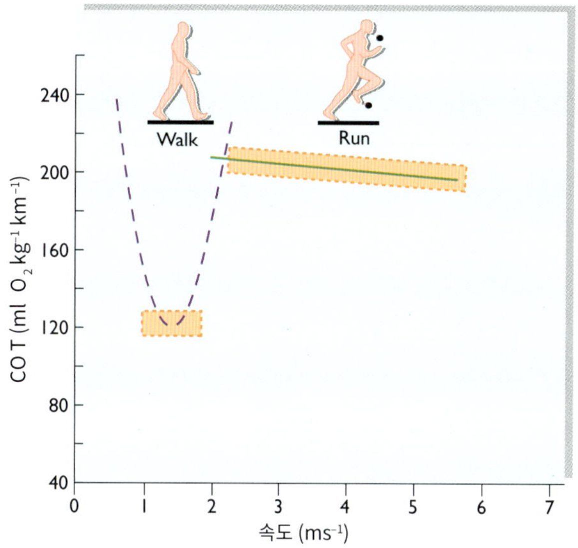

그림 1.10 이동 비용 (cost of transport, COT)은 킬로미터 당 소모되는 산소량 (O_2)으로 계산한다. 보행의 효율성은 이동 속도에 크게 좌우된다. 천천히 걷거나 빨리 걸으면 산소 소모가 급격히 증가한다. 달릴 때의 효율성은 직선의 그래프로 나타낼 수 있을 만큼 이동거리 당 소모되는 열량면에서는 이동속도에 크게 영향을 받지 않는다. (출처: Bramble, Lieberman 2004)

것으로 보이며, 이와 관련된 연구들에 대한 내용은 나중에 다루도록 하겠다.

보행 중에 발생하는 운동량이 앞 방향만 있는 건 아님을 기억해야 한다. 몸이 흔들지레를 타고 가면서 약간의 상/하 움직임이 발생한다. 수직 방향의 진동은 보행자의 체중이 발걸음마다 위아래로 움직이는 것처럼 보여 에너지의 낭비라고 생각할 수 있으나, 수평으로 똑바로 걸을 때 수직 진동을 감소시키거나 아예 없애버리면, 대사량이 오히려 증가한다는 것을 알아냈다. 보행 속도처럼 진폭도 "딱 적당한"정도가 있는 것이다. 수직 방향의 움직

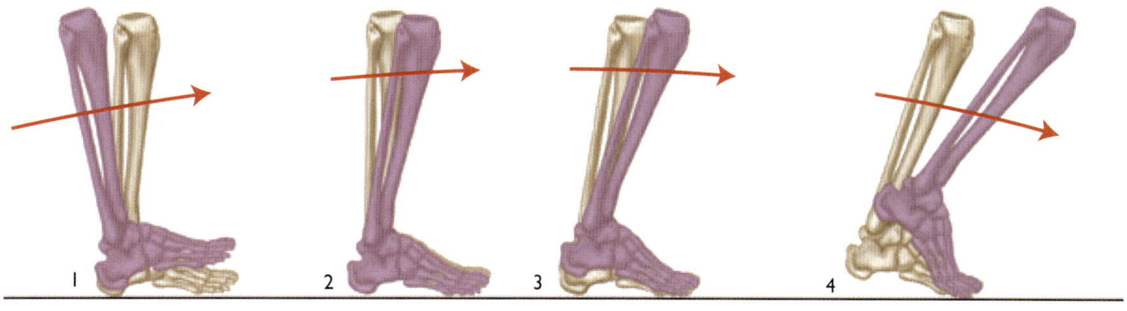

그림 1.9 보행 과정을 측면에서 바라 봤을 때의 뼈와 관절의 모습. 뒤꿈치를 디딜 때부터 발가락을 떼기까지 뒤꿈치, 발목, 앞꿈치, 발가락으로 이어지는 소위 네 개의 구–흔들지레를 거친다.

임을 아예 없애 버리면 에너지 소모가 늘어나고 진폭을 일부러 더 늘려 버리면 역시 에너지 소모가 늘어난다.

앞서 발가락을 뗄 때 발이 견고한 지렛대 역할을 한다고 언급하였으나, 발은 앞 방향의 추진력만 조정하는 것이 아니며 중력에 거슬러 체중을 들어 올리는 역할도 한다. 이것이 발바닥 압력 검사에서 살펴봐야 하는 또 다른 역학이다(그림. 1.8 참고). 발가락을 뗄 때 안정적인 발은, 몸이 위아래로 움직일 때 발생하는 에너지의 일부를 연조직에 저장했다가 효율성을 최적화하는 방향으로 다시 이용한다.

반대 쪽 발을 앞으로 뻗는 운동량이 뒷발에 있는 마지막 두 개의 흔들지레(rockers) 쪽으로 몸통을 당긴다. 그림 1.11은 한 보행주기 동안 순서대로 일어나는 일들을 보여주고 있다. 왼발을 앞으로 뻗으면 이에 대응해 오른발의 뒤꿈치가 들리고 발가락이 펴진다. 옆에서 보면, 오른발의 발바닥 굽힘근이 수축하는 것처럼 보일 수 있지만 사실 반드시 그럴 필요는 없다. 왼다리가 앞으로 나가면 편평하게 놓여 있던 오른발도 안정성을 높이는 방향으로 적절히 반응할 수 밖에 없고, 뒤침된 발이 몸을 약간 들어올리면서 발가락을 뗄 때 발생하는 힘들을 조절하는 데 필요한 높이를 확보해 준다.

인간이 중력 방향과 일치하는 골격과 곧은 다리를 이용한 효율적인 보행전략을 택하긴 하였으나, 뼈 끼리 서로 상충되는 경우가 흔하고, 뼈의 표면은 주로 마찰이 없어 그 자체로는 안정적이지 않다. 그래서 수직 방향의 힘은 관절들이 너무 요동치지 않도록 어느 정도 안정될 필요가 있다. 상충되는 정도는 또 다른 '딱 적당한'의 문제로 귀결된다. 각각의 관절은 충격력을 분산시키기 위해 어느 정도 움직여 줘야 하지만, 지나치면 연조직에 너무 큰 충격을 전달하게 된다. 앞에서 손마디로 걷는 네발 동물들을 예로 들어 관절의 각이 커지면 이동에 필요한 에너지가 증가한다고 설명하였다. 관절의 움직임이 너무 커지면 근육의 움직임 또한 커지고, 반대로 관절의 움직임이 너무 작으면 연조직의 효율성이 감소한다.

관절의 각도를 딱 알맞게 조절하면 대부분의 힘은 뼈로 전달되고 일부 힘은 연조직으로 분산된다. 연조직은 관절의 변화에 반응해 늘어나기 때문에 충격을 흡수할 수 있다. 뒤꿈치를 디딜 때 조금씩 어긋나는 뼈들을 잡아주기 위해 주변 근육과 아교질 조직–힘줄과 다양한 깊이의 근막(근육속막, 근육다발막, 근육바깥막, 그림 1.13 참

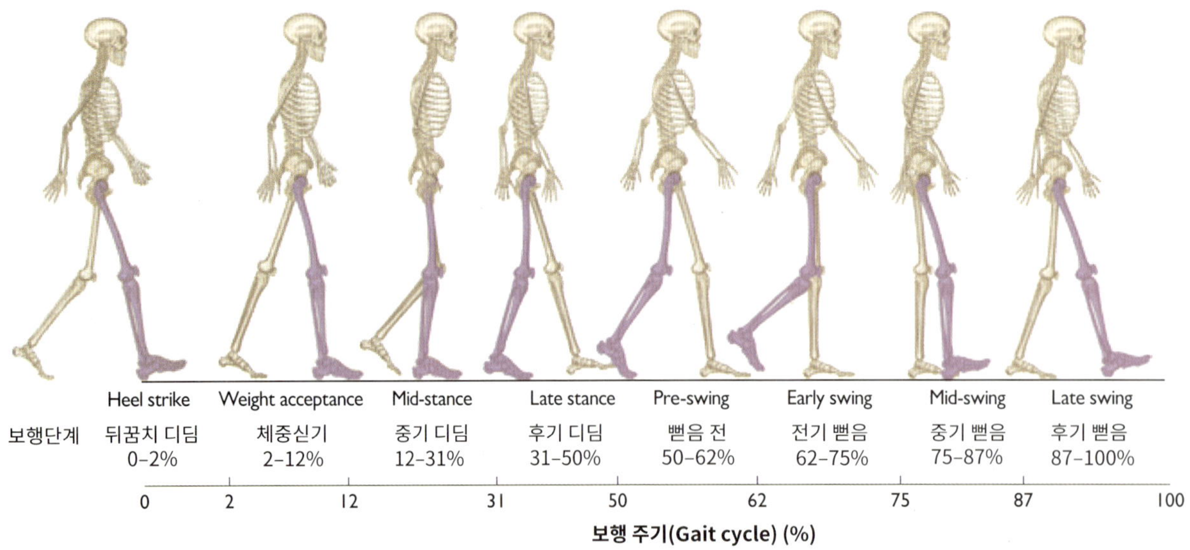

그림 1.11 보행은 크게 디딤과 뻗음의 두 단계로 나뉜다. 디딤 단계에서는 발꿈치 닿기(0%)부터 발가락 떼기(62%)까지 네 개의 흔들지레를 거치며 몸을 앞으로 나아가게 한다. 발가락을 뗀 다음에는 다리를 앞으로 뻗으며 다음의 뒤꿈치 디딤(62%~100%)을 준비하며 같은 주기가 반복되며 걷는 것이다.

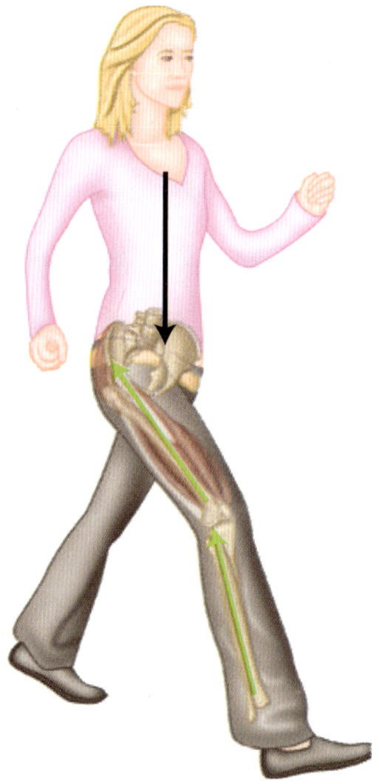

그림 1.12 관절들이 적절한 각을 이루면 운동량, GRF, 중력의 일부를 연조직 안으로 분산 시킨다. 주변 근육이 긴장해 관절들이 과하게 구부러지는 것을 방지하며 아교섬유가 전반적인 효율성을 높이는 역할을 한다. 만약 관절이 모두 펴진 상태라면, 뼈가 모든 힘을 감당해야 하며 관절이 너무 많이 구부러지면 연조직에 가해지는 부담이 늘어날 것이다. "딱 좋은" 정도의 상충작용으로 인해 각각의 조직이 적당한 힘을 나누어 갖는다.

고)이 계속 제 역할을 해줘야 한다. 아교섬유는 늘어나고 근육은 팽팽히 잡아주면서 충격흡수를 도와주고, 바닥이 몸을 위로 튕겨주기 위한 탄성력이 실리며 에너지를 효율적으로 쓰기 위한 다른 작용들도 가능하게 한다(이에 관련된 자세한 역학은 5장에서 다룬다).

빠르게 걷기를 해본 적이 있다면 무릎과 골반이 약간 구부러지며 뒤꿈치를 디딜 때는 충격력에 의해 두 관절이 좀 더 굽혀진다는 것을 알 것이다(그림 1.12). 이는 그림 1.11에서도 볼 수 있다. 체중이 앞 다리에 실리면서 앞다리 관절들이 좀 더 구부러진다. 굽혀진, 혹은 약간 축이 어긋난 이 자세가 힘에 대한 관절의 반응을 촉발하며, 이 반응은 연조직에 의해 조절된다. 이른바 잠겨있던 골반과 무릎이 풀리는 원리는, 발에서 일어나는 발꿈치뼈와 목말뼈 사이에 일어나는 상쇄작용–뒤꿈치를 디딜 때 뒤침 상태인 견고한 발을 열어 체중을 실을 수 있는 유연한 상태로 전환–과 비슷하다(그림 1.7b 참고). 잠긴 발을 열어 발이 지표면에 밀착하여 충격을 흡수하도록 한 다음에는, 다시 발을 압축하여 견고하게 만들어 발가락을 뗄 때 추진력을 얻을 수 있게 해야 한다.

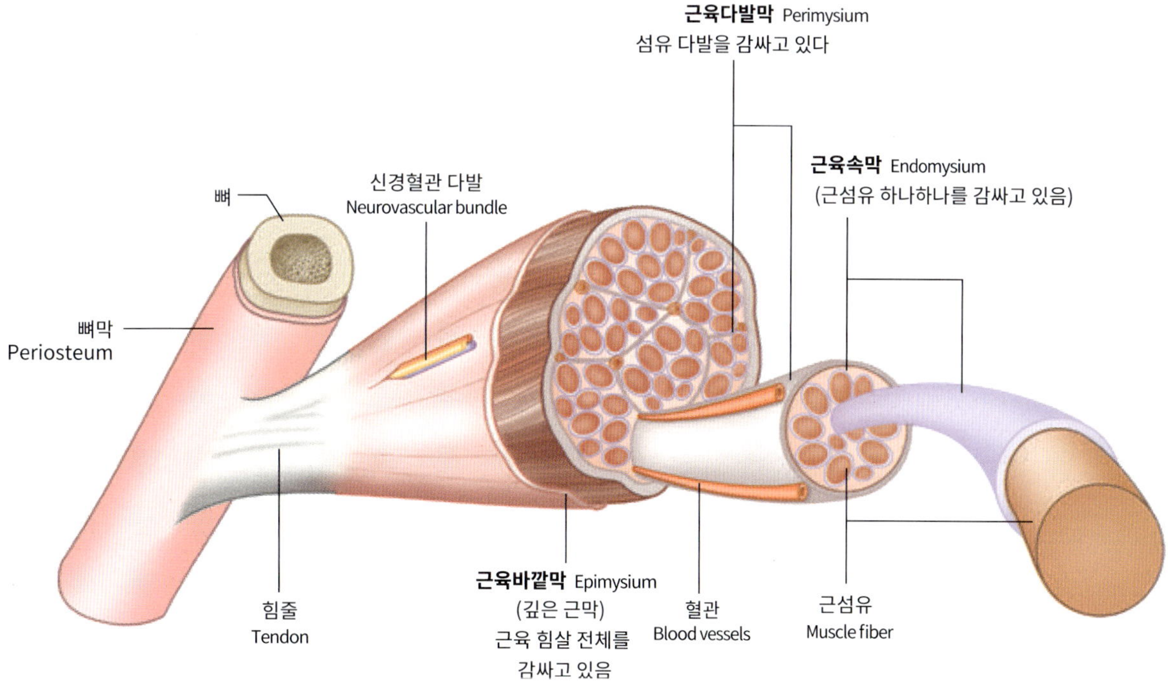

그림 1.13 근골격계는 다양한 밀도와 강도를 갖는 여러 조직들로 구성되어 있다. 질기고 높은 밀도의 조직으로 이루어진 뼈는 상대적으로 견고한 틀의 역할을 하며 거기에 부착된 다른 조직들이 외력을 견딜 수 있게 버팀목이 된다.

지금까지의 이야기

우리가 걷기라고 부르는 믿기 힘들 정도로 효율적인 이동 방식을 위해 인간 발의 구조와 기능은 반드시 필요하다. 해부학을 통합적으로 이해하는데 도움이 되므로 보행에 대한 분석은 반복적으로 다뤄질 예정이다. 지금까지, 몇 개의 크고 보편적인 주제–중력, 골격의 변화, 다리를 편 상태로 발꿈치를 디뎌 "흔들지레"에 몸을 실음으로써 앞 방향의 운동량을 보존하는 법, 그 운동량(사방에서 전달되는)을 잘 이용하여 근육의 수의적 운동을 줄이는 법–에 대해 알아보았다.

움직이는 동안의 에너지 사용에 있어서 조직에 따른 불평등이 존재한다. 기본적인 해부학에서 배웠듯이, 뼈의 주된 기능 중 하나는 지탱하는 역할이다. 뼈는 상대적으로 안정적인 구조물이며 힘을 받으면 약간 휠 수 있으나 인체 내부에서 기둥 역할을 해줘야 한다. 내부 기둥들은 인대에 의해 서로 연결되어 있다. 미끌거리는 표면을 가진 뼈들은 인대 덕분에 제 위치에 있을 수 있다. 인대는 뼈와 함께 한 번 형성되면 에너지 효율적인 고정된 구조를 제공하며 수축하는 근육과 대비를 이룬다.

지금까지 다룬 내용과 관련하여 앞으로 이어지는 장에서 다룰 내용들은 에너지 재활용 능력에 관한 것이다. 신체 활동에 필요한 에너지는 대부분 근육의 움직임에의해 소모되지만(걷는 속도에 따른 효율에서 다룬 내용, 그림 1.10 참고), 뼈와 인대 같은 다른 조직과 근육을 감싸고 지지하고 있는 아교섬유는 낭비되는 에너지를 최소화 하는 역할을 한다(그림 1.13). 일련의 "근육막"들은 근육섬유를 위한 포장이라고 생각하면 된다; 근육을 담고 있으며 모양을 유지시켜주고 방향을 잡아주며 수축하는 힘을 전달하고 몸과 중력, GRF, 충격력 사이에서 발생하는 에너지의 일부를 축적해 움직임을 돕는데 재사용한다.

어떠한 조직의 지지력은 그 조직의 경도–구부림에 저항하는 정도–에 의해 일부 결정된다. 뼈는 언급된 조직들 중 가장 높은 경도를 지니므로 인간이 형태를 유지하는데 필요한 고유의 안정성의 대부분을 담당하며 충격력의 상당부분을 흡수하는 역할을 한다. 충격력이 몸을 타고 전달 될 때는 GRF의 각도, 관절의 각도, 무게중심, 관절 고유의 능력 같은 몇 가지 요인들에 영향을 받는다. (이 과정에 대해 설명이 더 필요하면 2020년 출판된 〈걷기 위해 태어나다(Born to Walk)〉를 참고하길 바란다).

위에서 언급하였듯이, 뒤꿈치를 디딜 때 모든 관절들이 잠겨버려도 안되고 요동쳐도 안 된다. 관절마다 자연스러운 정도의 "접힘(folding)"이 필요하며 이에 영향을 미치는 요인들에는 관절의 구조, 주변 뼈의 정렬, 관절면의 고랑과 관절 표면의 특성 등이 있다. 관절의 표면은 인대에 의해 한데 묶여 있으며, 이 인대들에 의해 뼈들이 움직일 때 이웃한 뼈와 이루는 각도가 결정된다. 뼈의 움직임은 근육의 반응을 통해 제어되고 이 근육의 움직임이 에너지 소모 정도를 좌우한다.

비효율적인 보행 방식은 느리게 혹은 빠르게 걸음으로써, 가속 혹은 감속함으로써, 뼈와 연조직 사이의 부정렬을 유발 시킴으로써 더 많은 에너지를 소모하게 만들어 인위적으로 만들 수 있다. 발가락을 떼는 자세를 정면에서 바라보면, 발가락, 발목, 무릎, 엉덩이가 어떻게 앞 방향으로 나아가는 추진력을 처리하기 위해 정렬되어 있는지 알 수 있다(그림 1.14 참고). 이러한 각 관절 사이에는 상호 보완하는 정렬을 이루고 있으며 그중 하나라도 어긋나면 다른 관절들의 에너지 흐름에도 영향을 미친다.

완전체나 통합적인 구조로서의 발

개별적인 구조와 역학에 대해 다루려면 결국 또 해부로 귀결된다. 해부학은 실제로는 더 복잡함이 분명한 사안들을 쉽게 이해할 수 있게 해준다. 대부분 발에 세 개, 혹은 네 개의 아치[5] –가쪽 세로아치(lateral longitudinal arch), 안쪽 세로아치(medial longitudinal arch),

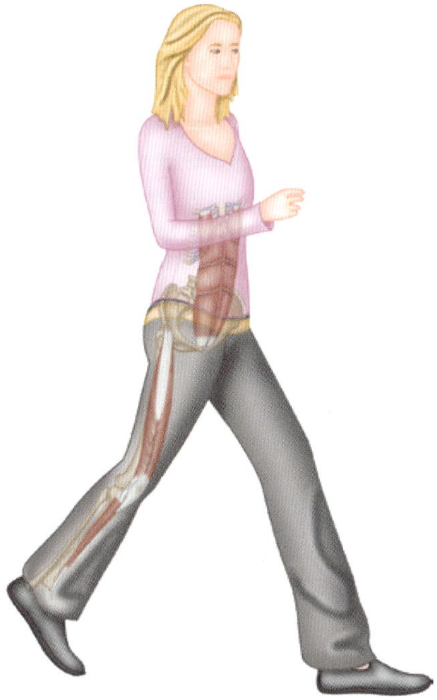

그림 1.14 발가락을 뗄 때 발의 견고한 지렛대 자세는 관절들과 주변 연조직들을 정렬시킨다. 발가락, 발목, 엉덩이, 척추는 모두 펴지며 주변 연조직들은 긴장하여 뒷다리를 앞으로 뻗을 준비를 한다.

몸쪽 가로아치(proximal transverse arch), 먼쪽 가로아치(distal transverse arch) –가 존재한다고 배웠을 것이다. 이 용어들이 유용하긴 하나 Morton이 기능적 기관으로 바라본 통합적 의미의 발을 제대로 설명해주지는 못한다.

발의 첫 번째 수용 관문은 근막계이며 이 연조직은 기계수용체 연결망에서 오는 자극에 반응한다. Morton의 휠체어 비유에 따르면, 근육의 긴장도는 조직의 경도 변화를 통한 미세조정 운동에 의해 조절된다. 근육은 조직망을 통해 "놓아주기"혹은 "당기기"(편심성 혹은 동심성 수축)로 긴장도를 조절한다. 수용관문은 근력의 변화이며 이는 가해지는 부하의 정도에 따라 증감할 수 있다. 그 다음 아교섬유질 내에 변화가 일어나고, 마지막으로, 뼈 자체가 반복되어 가해지는 힘에 의해 변형된다.

Morton은 발이 "생물학적 완전체"일 수 있도록 하는 고유한 특성이 있다고 보았다. Morton는 발이 인간의 움직임을 위해 중력에 반하여 디자인된 특수 기관이며, 이는 X선 상에서 보여지는 잔기둥 무늬에 잘 드러나 있다

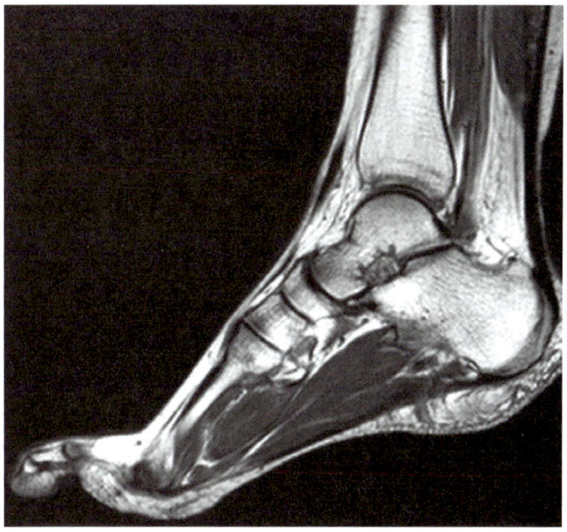

그림 1.15 발이 "생물학적 완전체"임은 뼈들 사이에 잔기둥 무늬가 연결되는 것을 보면 단적으로 알 수 있다. 각각의 뼈들은 독립된 구조물이지만, 움직이는 동안 하나의 구조단위로서 함께 움직이며 힘을 조절한다.

고 생각했다(그림 1.15).

잔기둥(골소주, trabeculae)은, 3장에서 자세히 다루겠지만, 뼈로 이루어진 내부 골조이며 체중 부하를 줄여 주고 뼈의 전반적인 강도를 올려준다. 뼈모세포로 이루어진 잔기둥 구조는 압력을 받는 부위에 형성된다. 내부 골조가 이루는 잔기둥 모양은 각각의 뼈에 전달 되는 힘의 방향을 보여주는 증거가 된다. X선 사진에서 가장 흥미로운 것은 하나의 뼈에 있는 잔기둥의 방향이 다음 뼈에서도 이어진다는 것이다.

기능적 통일성은 놀라울 정도일 때가 있다. 부분부분으로 공부하는 해부학이 때로는 현실에서의 온전한 해부학과 동떨어진 경우가 있다.

발을 하나의 기관으로 보는 Morton의 견해는 오늘날 Aberdeen 대학 해부학과 J. McKenzie교수로부터 지지를 얻고 있다. McKenzie가 1955년에 출판한 논문은 발을 아치들의 모임으로 보기보다는 반구형(half dome)으로 보는 Ellis (1889)와 Jones (1944)의 논문을 언급하고 있다. British Medical Journal 에 투고한 논문에서 McKenzie는 "대부분의 학생들이 분명히, 그리고 불행하게도, 인간이 오직 세로 방향의 아치만을 사용하여 보

행한다는 터무니없는 사상을 주입 받는…"다는 사실에 대해 한탄한다(1069 p).

이 보다는 좀 더 격식 있는 말투로, 반구형 이론은 최근 다시 British Journal of Sports Medicine (McKeon 外, 2014)에서 재조명된다. 이 논문은 한 발 더 나아가 뼈의 건축적 배열에 따른 연조직의 통합을 보여주고 있다. McKeon와 동료들은 발을 통합적으로 접근하여 이해하기 위해 "발의 핵심 체계"전반을 위한 일련의 하위체계를 제시하다. 그리고 발의 "기관"을 세 개의 하위체계로 분류하며 이 후의 논문 내용을 구성하는데 이용하였다:

- 수동적(Passive) 하위체계: 아치를 이루는 뼈(발의 반구), 발바닥 근막, 인대
- 능동적(Active) 하위체계: 발의 내재근 (부분의 안정성을 담당), 발의 외재근(전반적인 움직임을 담당)
- 신경(Neural) 하위체계: 국소적, 근육힘줄 수용체, 인대 수용체(발바닥근막 포함), 발바닥 피부 수용체

많은 조직들이 에너지 효율을 위해서뿐만 아니라 다른 많은 역할도 수행하고 있음을 앞서 언급하였다. 수동적 하위체계는 능동적 하위체계 보다는 더 적은 대사 에너지를 소비하며, 능동적 하위체계는 자세와 고유감각에 대한 반응 정보를 다양한 수용체를 통해 실시간으로 끊임 없이 받아들인다. 수용체들은 관절의 안과 주변, 아교섬유질 안에 분포하며, 긴장과 고유감각을 감지하여 다시 몸의 반응을 능동적 하위체계를 통해 전달하도록 하는 영역이다.

세 개의 하위체계는 몸의 견고한 뼈대와 지지하는 띠, 기계수용기를 통해 전해지는 감각에 대한 반응으로 뼈를 당겨 모으거나 흐트러뜨리는 미세조정 장치와 같은 근육으로 비춰질 것이다. 비록 우리는 이들을 개별적으로 묘사하지만, 이들 위계조직은 동시에 함께 움직이며, 어떤 한 하위체계가 다른 하위체계보다 중요하거나 독립되어 있다고 할 수 없다. 각 하위 체계는 각자 역할이 있으며 구분하여 그 특성을 설명할 수는 있으나, 제대로 이해하기 위해서는 그들이 상호작용하고 있음을 알아야 한다.

정리

인간의 발 모양의 변화는 많은 이점, 특히 이동에 필요한 에너지를 줄여주는 효과를 가져왔다. 이 효율성 향상에는 한 쪽 발의 뒤꿈치 디딤과 반대쪽 발이 발가락을 떼는 위치가 앞뒤로 비슷한 선상에 위치하며 보폭이 길어진 것이 크게 기여하였다. 진화적 필요에 의해 다른 뼈와 관절, 특히 골반과 척추의 모양과 기능이 수직에 가깝고 안정적이게 변하는 동안 대부분의 충격 흡수 역할은 발이 담당하게 되었다.

발의 뒤침(단단한 지렛대로 잠겨있는)과 엎침(유연한 접합부로 열려있는)은 호모 사피엔스의 독특한 능력으로 효율적인 보행에 필수적이다. 이 두 상태를 오가는 능력은 그림 1.7c, 1.8의 지면 반발력을 통해 설명된다. 뒤꿈치를 디디고 나서, 그리고 발가락을 떼기 전에 발생하는 두 개의 힘의 정점은 단단한 지렛대의 위치와 관련 있다.

기능 해부학은 정말이지 형태, 힘, 조직의 특성이 한대 모이는 접점이다. 받는 힘에 대한 조직의 반응은 그 조직의 물질적 특성에 따라 다르다. 형태가 미치는 영향에 대해 이해하기 위해, 중력, GRF, 운동량이 구조에 어떻게 실리는지 봐야 한다. 힘을 이해하는 것은 형태의 영향과 조직의 성질에 대한 감을 잡는데 도움을 준다. 형태를 볼 줄 아는 것은 힘의 전달을 시각화하는데 도움을 주며. 힘의 전달은 조직의 특성과 형태에 따라 달라진다.

이어지는 장에서는 독자들의 이해를 돕기 위해 발의 "무한히 상세한 복잡성"에 대해 풀어 설명하고 다시 집대성하기도 하면서 그 특성들을 소개할 것이다.

CHAPTER 2

발의 진화와 진화중인 발(Evolution and the evolving foot)

인간이 지금과 같은 보행을 하게 된
궁극적인 이유는 자명하다….
적은 에너지 소모이다.
인간이 두 발 보행을 하게 된 과정은
생물역학의 언어로 쓰인 역사와 같다.
–Dudley J. Morton, 〈인간의 발과 운동〉의 저자

개론

이번 장에서는 유용한 만큼 복잡한 현대 진화론을 대략적으로 소개하고, 고(古)인류학[1] 기본 지식과 용어들에 대해 알아보는 것이 목적이다. 진화의 원리를 파악하면 종들 간의 기능적 유사점과 차이점을 이해할 수 있다. 또한, 시간의 흐름에 따른 인간의 발 변화 과정을 살펴보면 뼈 모양의 차이를 비교할 수 있게 되고, 발을 이해하기 위해 진화론을 이해하는 것이 큰 도움이 될 것이다. 이 책의 목적은 과학만능주의를 전도하는 것이 아니라, 단지 과학에 기반한 이론을 통해 해부학적 구조와 변화를 이해하기 위한 도움을 주는 것이다. 그러므로 진화론을 꼭 믿지 않아도 상관 없으며 단지 해부학적 구조와 변화를 이해하기 위해 과학에 기반한 이론의 도움을 받고자 하는 것이다. 그러다 보면 대초의 발이 탄생한 배경과 지금과 같은 발로 진화하게 된 환경적, 유전적 기전에 대해 알 수 있다.

진화론을 다루는 자료를 보다 보면 흥미로운 만큼 당혹스러울 때가 있다. 난해한 언어로 가득하고, 거의 매주 새로운 종이 소개되거나 재지정되는 등 끊임없이 변화하는 등장인물들의 목록과 그 모든 사안들에 대해 여러 의견이 갈리기 대문이다. 이 책에서는 가능한 한 혼란스럽거나 논란의 여지가 있는 부분을 배제할 예정이며, 궁극적인 목표는 구조의 함의를 탐구하고 비교해부학과 생태학을 소개하는 것이다.

이번 장에서는 기존의 편견, 특히 인간 예외론과 자연을 바라보는 전반적인 시각을 전환하기 위한 내용을 다룬다.

종들간의 많은 해부학적 변이들은 Hox 유전자의 상호작용에 의해 조절된다. 우리는 어떻게 다른 종들간에 뼈가 용도 변경되는 건지 알아볼 것이지만 주된 계획은 다른 과(科, family)사이의 차이를 파악하는 것이다. 인간과 다른 동물들 사이의 해부학적 관계를 알아가며 우리가 얼마나 주위의 자연과 긴밀하게 연결되어 있는지 느낄 수 있었으면 좋겠다.

이번 장은 우리의 발이 어디에서 왔으며, 다른 동물의 발과 어떤 점이 유사하고 다르며 왜 특별한가? 에 대한 답변이라고 볼 수 있겠다.

1 고인류학이란 화석이나 문화 유산 같은 다양한 자료들을 근거로 현생 인류의 진화적 기원을 연구하는 학문이다.

> 진정한 삶은
> 작은 변화로부터 시작된다.
> – 레오 톨스토이(러시아의 작가)

시간에 따른 변화

우리는 주로 "진화된"이라는 표현을 더 좋고, 우월하고, 고도로 발달했다는 의미로 사용하는 반면, "진화"는 시간에 따를 변화 정도로만 사용하고 우열의 느낌과는 구분 짓는다. 진화는 보통 더 나은 방향의, 더 정제된 형태로의 진보로서 어느 정도는 수직적인 자연의 계층구조(" 존재의 사다리" , 그림 2.1)로 우리들의 사고방식에 고착되어 있다. 현대에 와서는 많은 사람들이 진화를 전통적인 사다리보다는 하나의 원을 이루고 있는 "생명의 나무들"로 인식하고 있다.

어떤 종이 변화하고 진화하는 속도에 대해서는 많은 오해가 있다. 사람들의 인식 속에 있는 그 속도의 범위는 변화들이 조금씩 누적될 정도로 느림부터 시작해 갑자기 돌연변이가 발생한 어느 순간 정도의 빠름까지 다양하다. 사실 변화는 복잡한 변수들의 변동에 따라서 다양한 속도로 일어날 수 있다. 예를 들어, 새의 종에 대한 최신 연구(Grant & Grant 2008)는 개체 수, 무리간의 상호작용, 기후, 생태학적 요인들이 모두 집단 내에서 어떤 특징은 강화, 선택되고 어떤 특징이 약화될 지에 대해 어떻게 영향을 미치는지 보여주고 있다.

종의 유전적 변이는 자연적으로 일어나며 하나의 형질이 긍정적 효과를 발휘해 그 집단 안에 정착하는 속도는 여러 요인에 영향을 받는다. 진화적 추진력이 느릴 거라는 다윈의 예상과 다르게 Rosemary Grant와 Peter Grant(Grant & Grant, 1993)의 연구는 일상적인 기후 변동이 한 세대 안에서도 변화를 불러일으킬 수 있다는 것을 보여준다.

Grant의 이 훌륭한 연구는 그 유명한 갈라파고스 제도의 Daphne Major 섬에 1973년부터 매년 6개월씩을 체류하며 이루어졌는데, 갈라파고스 핀치새에 대한 장기 추적 연구를 포함해 방대한 내용을 담고있다. Grants는

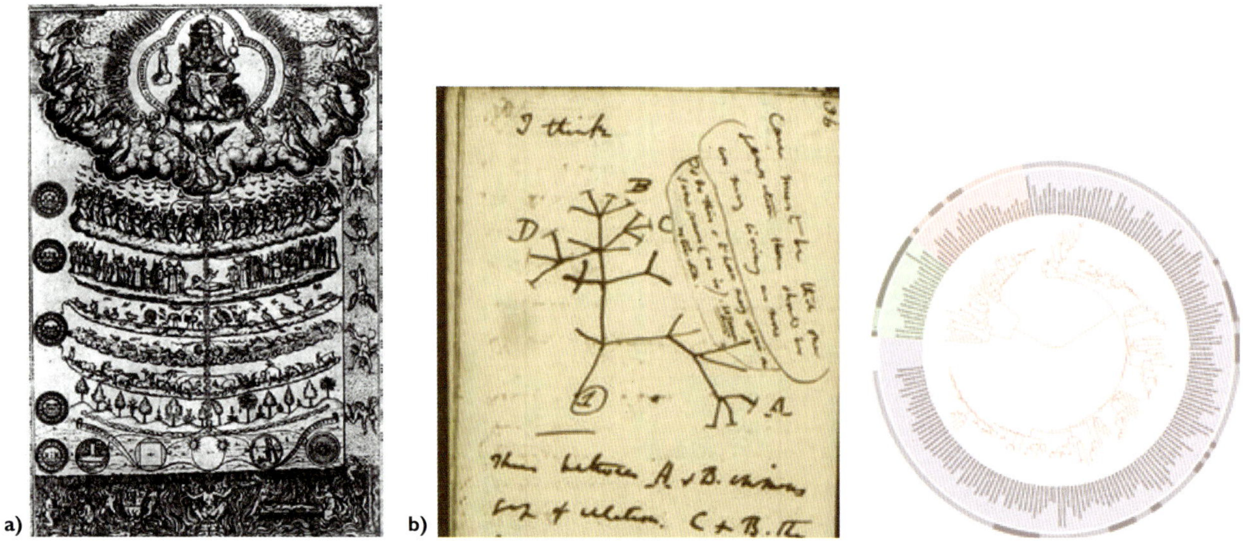

그림 2.1 자연계는 수 천 년에 걸쳐 다양한 방식으로 묘사되어 왔다. 아리스토텔레스의 "존재의 사다리"와 다윈의 나무 둘 다 수직적이고 질서정연한 듯한 인상을 준다. 근래에 들어서는 자연계를 원형의 배열로 나타내는 것을 선호한다. 여전히 진화적 관계를 시각화 하긴 하지만 여러 종들을 좀 더 동등한 위치로 바라본다.

갈라파고스 핀치의 부리 크기와 모양이 그 해의 강수량에 따라 현저하게 바뀐다는 것을 발견하였다. 물의 양이 늘어나면 식목의 성장에 영향을 주고 새의 먹이 공급에도 영향을 미친다. 열매 유형(크고 단단하거나 작고 부드럽거나)의 다양성으로 인해 핀치가 먹을 수 있는 열매의 종류도 부리의 형태에 따라 극단으로 갈린다. 예를 들어, 작은 부리를 가진 핀치는 크고 견고한 열매를 먹을 수 없어 작은 열매의 부족현상이 초래된다. 높은 강수량이 몇 년간 유지되어 열매가 풍부해지면 작은 부리의 새들은 덩치 큰 새들보다 우위를 점하게 되고 빠르게 더 많은 열량을 소모할 수 있게 된다.

한 세대 만에 이루어지는 핀치들의 변화는 4억 2천만년 전부터 거의 모양이 비슷한 상어들의 경우와 대조된다. 지질학적인 시간을 이해하기 어려운 경우가 많고, 글로 그 시간 개념을 표현하는 것 역시 어려운데, 포유류는 2억 5천만 년 전 즈음에 출현하였으며, 유인원이 원숭이로부터 갈라져 나온 것은 그로부터 2억 2천만 년 후이고, 6백만 혹은 7백만 년 전에는 침팬지와 인간이 공통의 조상을 가지고 있었다. 상어가 존재해 온 시간의 2% 미만의 시간 안에, 인간은 침팬지 비슷한 모습에서 지금의 모습으로 진화하였다. 상어가 긴 시간 동안 놀랍도록 같은 모습을 유지할 수 있었던 비결은 규칙적인 자기관리가 아니라 주변 생태계가 비슷하게 유지되었기 때문이다.

생태계는 종의 형태 변화에 지대한 영향을 미친다. 특정 어떤 종이 성공하는 틈새시장에는 기후 변화, 먹이 접근성, 다른 종들과의 경쟁을 포함한 많은 요인이 영향을 미친다(그림 2.2). 덩치 큰 포식자의 등장은 피식자를 나무로 숨게 만들었을 것이며, 나뭇가지의 크기가 가지 사이를 이동하는 동물들에 영향을 미쳤을 것이다. 가벼운 종들은 높이 있는 가지를 이용해 주로 움직이고 무거운 종들은 바닥에 가까운 두꺼운 가지들을 이용했을 것이다. 몸무게는 생존에 필요한 먹이 섭취량을 결정하고 배설량과 재생산율에도 영향을 미침으로써 종의 진화 속도에도 영향을 준다.

인간 발의 진화 역사를 보면
마치 자동차가 진보해온 발전 과정을
보는 것과 같다.
인간의 발과 자동차 모두,
조악한 초기 모델에서부터 개선되어
기능적으로 향상되었으며
우리가 최신 모델에 얼마나 익숙해 졌는지를 생각하면
그 발전은 더 인상적으로 다가온다.

–Morton, 인간의 발, 1935

진화를 촉발하는 요인은 많지만 상어의 꾸준한 외형과 핀치의 급격한 변화를 보면 알 수 있듯이, 기후의 급격한 변화가 주요인이다. 정확히는 알 수 없지만, 인간을 똑바로 서게 만든 것도 기후 변화일 것이다. 일반적으로 교과서에서는 인류가 중신세 중후기(530만 년~1600만 년 전)에 조상으로부터 갈라져 나왔다고 하는데, 그 시대를 구분 짓는 특징이 급격한 기후 변화이며 유인원 같은 영장류가 서식하던 지역의 삼림 면적이 줄어들었다.

삼림 면적이 줄고 초원이 늘어나면서 나무 위에서 생활하는 종들에게 새로운 위기가 닥쳤다. 먹이, 다른 무리로부터의 보호, 포식자로부터의 안전을 제공하던 나뭇잎의 위장 효과가 줄어들자 바로 선 자세로의 진화가 도움이 되었을 것으로 추측된다. 바로 선 자세는 이동의 의무로부터 손을 자유롭게 하여 우리의 조상들이 도구와 무기를 옮기고 다룰 수 있게 되었다. 그뿐만 아니라 똑바로 서면 한낮의 태양에 좁은 정수리 부분만이 노출되어 체온을 유지하는 데 드는 대사 에너지가 감소하였다(다른 짐승들은 휴식을 취하는 한낮에도 사냥을 할 수 있는 가능성을 열어주었다.) 눈이 전보다 높이 위치하게 되어 사냥하고 다른 포식자를 조기에 발견하기에 용이한 시야를 열어주었다. 그리고 물론, 두 발 보행은 에너지가 많이 들지 않기 때문에 다른 일상 활동의 비중이 늘어났다(그림 2.3). 나아가 행동반경이 넓어지면서 특정 지역의 변

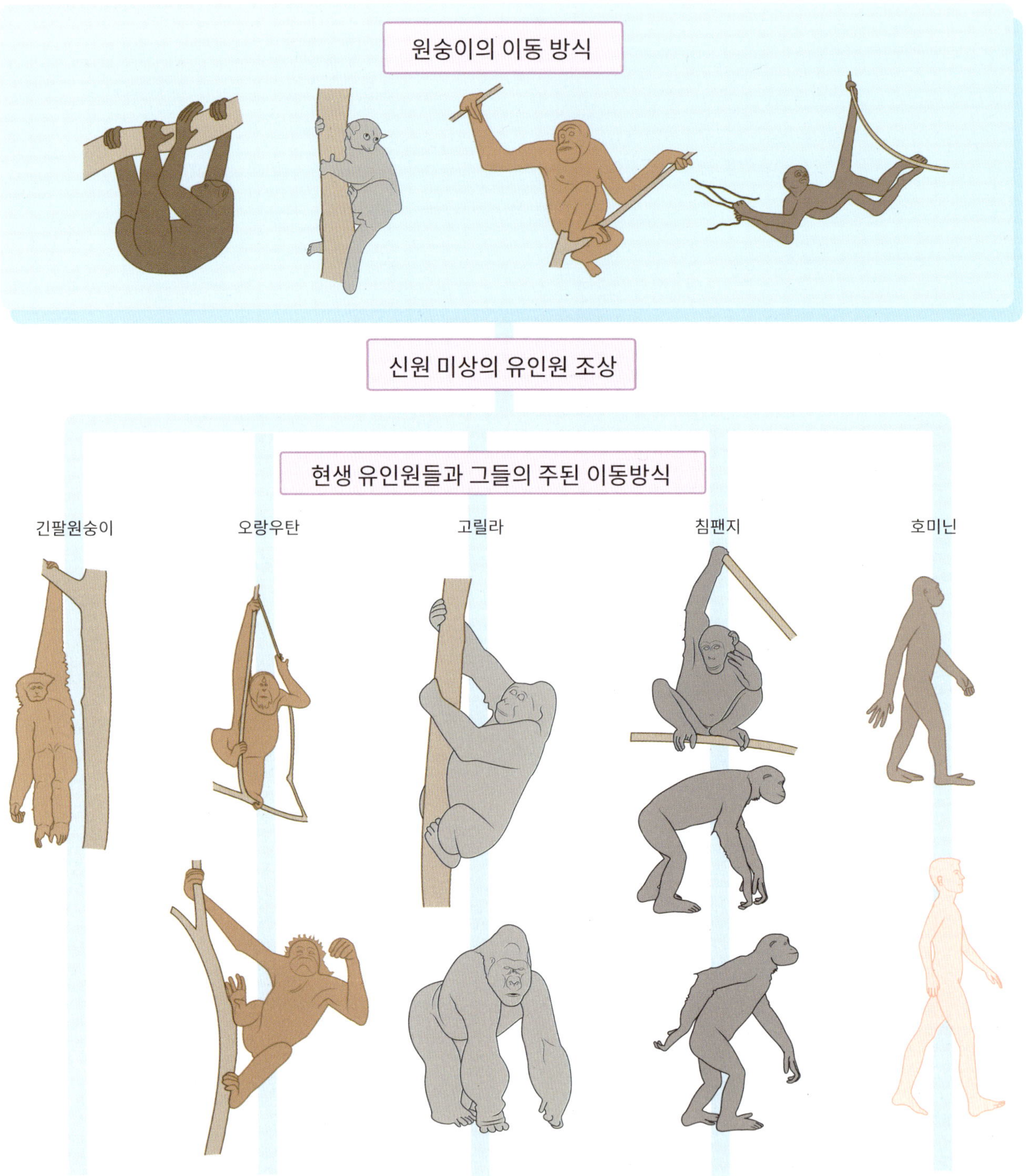

그림 2.2 원숭이들은 주로 나무 위에서 생활하는 전략을 택했다 (위쪽 파란 상자 안). 나뭇가지 위나 아래를 걷거나, 오르거나, 뛰어 넘거나, 양팔로 번갈아 매달리며 건너거나, 대롱대롱 매달렸다. 이동 방법, 해부학적 구조, 생태계 사이의 복합적인 상호작용을 통해 각각의 유인원(긴팔원숭이, 오랑우탄, 고릴라, 침팬지, 인간)은 각자 고유의 움직임에 특화되어 진화하였다. 각 종의 보행과 자세를 한 가지라고 규정할 수는 없으나 긴팔원숭이는 양팔로 번갈아 매달리며 건너고, 오랑우탄은 팔을 이용해 머리 위의 나뭇가지들을 잡고 올라가고 좀 더 튼튼한 아래 가지들 위를 걸어 다닌다. 더 적은 시간을 나무 위에서 생활하는 침팬지와 고릴라는 둘 다 지상 이동의 초기 형태로서 손가락관절로 걷도록 진화하였다. 오직 인간만이 똑바로 선 자세를 유지하며 걷는다. 다른 유인원들도 두 다리로 서로 걸을 수는 있으나 구부정한 골반과 무릎 때문에 더 많은 노력이 필요하다. 각 종의 해부학적 구조는 그들의 이동 방식에 맞춰 특화되어 있으며 움직이는 방식은 뼈의 모양, 정렬, 크기를 통해 해석될 수 있다.

화에 덜 취약해졌다. 그 지역이 더 이상 살기 좋지 않다면 쉽게 쉽게 이사할 수 있게 된 것이다.

지상 생활로의 전환은 아마도 한 번에 갑자기 일어나지는 않았을 것이다. 나무는 여전히 이전과 같은 혜택을 아낌없이 주었지만, 접근성과 풍부함이 바뀐 것뿐이다. 호미닌(분류학상 인간의 조상으로 분류되는 종족)과 같은 선상에 있는 많은 종이 다른 유인원들과 현생 인류로

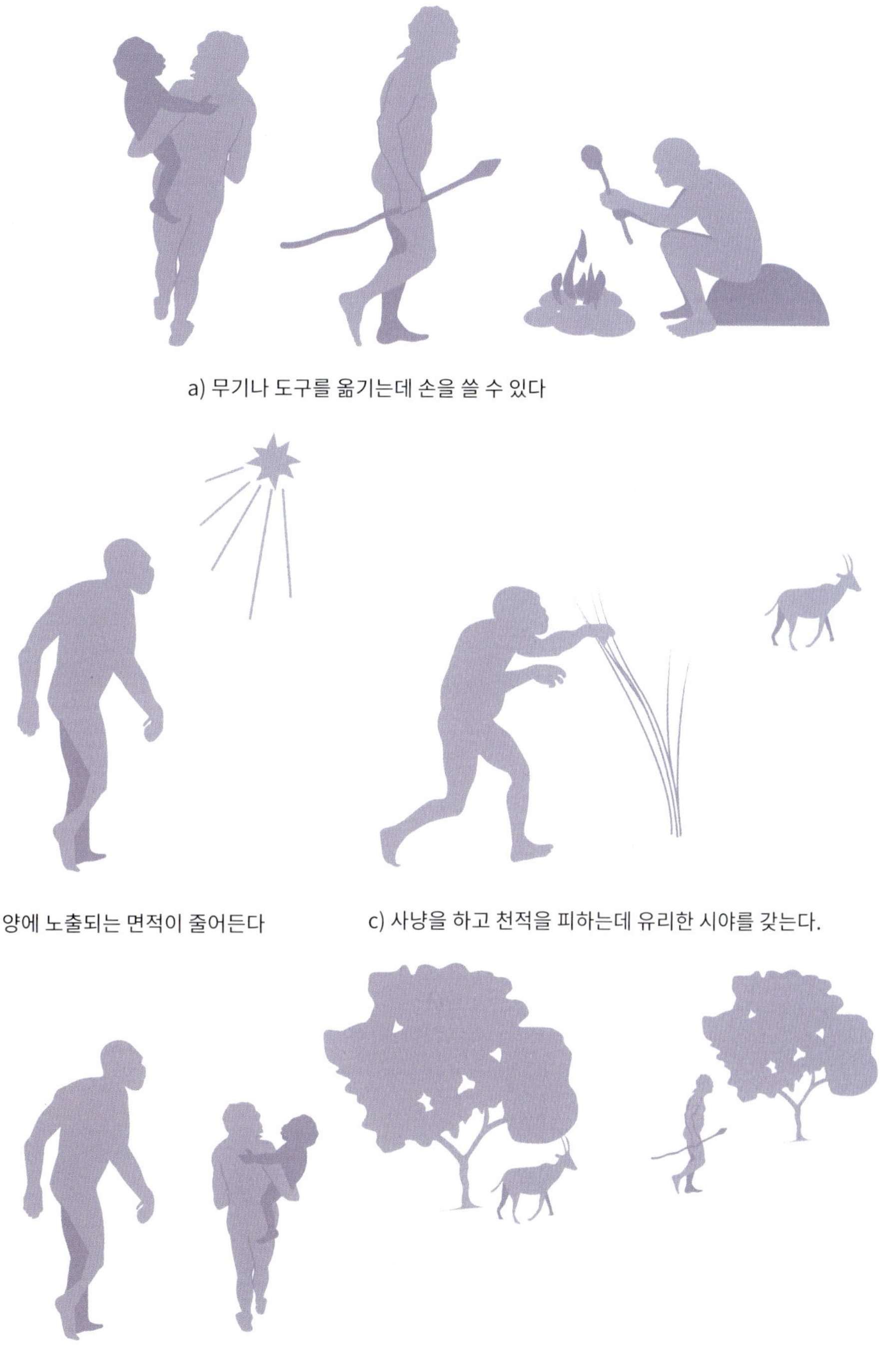

a) 무기나 도구를 옮기는데 손을 쓸 수 있다

b) 태양에 노출되는 면적이 줄어든다

c) 사냥을 하고 천적을 피하는데 유리한 시야를 갖는다.

d) 식량을 찾아 이동하기 편해졌다

그림 2.3 두 발 보행으로의 진화를 촉발시켰다고 여겨지는 많은 이점들. 이 중 특정한 하나의 촉발 요인에 의해서가 아니라 여러 이점들이 선순환을 통해 인간이 바로선 자세를 취하는 비중을 계속 늘렸다고 보고 있다 (출처: Fleagle 2013.)

분리되는 과정에 존재한다. 화석을 증거로 드는 가장 유력한 가설은, 인류의 해부학적 구조가 나무에 대한 의존도가 줄고 두 발로 서는 게 편해지면서 나무 위 생활보다는 지상 중심 생활에 맞도록 점진적으로 변화하였다는 것이다.

구조와 기능

종을 정의하는데 다양한 기준이 있을 수 있으나 우리는 기능적인 목적에 초점을 맞춰 새로운 환경에 적응하며 발생한 구조의 변화를 주로 그 기준으로 삼는다. 구조는 *크기*와 *형태* 두 가지 특성의 조합으로 정의될 수 있다. 위에서 보았듯이, 크기는 개체가 어떠한 생태계에 걸맞는지 결정하는데 중요한 역할을 한다. 가느다란 위쪽 가지들은 무거운 체중을 견디지 못할 것이고, 작은 부리의 크기는 먹을 수 있는 씨앗을 크기를 제한할 것이다. 구조의 또 다른 측면인 형태는, 우리의 구조적인 특징이 어떠한 환경적인 틈새시장을 선점하는데 적합한지 판별해준다.

형태는 생물학에서 중요하며, 형태의 변화가 생물이 움직이는 방식과 능력에 대한 정보를 제공하지만, 다른 종들 간에 측정법이 달라질 수 있다는 점에서 크기보다는 분명한 기준이 되기 어렵다. 같은 종 안에서도 형태는 환경, 나이, 발달과정에 따라 다양할 수 있으며, 종을 정의할 때 형태의 다양성이 그 기준이 되기도 한다. 변이들을 비교할 때 마주하는 이러한 고민은 스코틀랜드의 척척박사 D'Arcy Wentworth Thompson(1860~1948)이 처음 개발한 방법을 사용한 수학적 분석법을 통해 일부 해결될 수 있다.

그의 원저인 On Growth and Form에서 Thompson은 데카르트 좌표상에서 고정된 기준점들을 잡아 그에 대응하는 기준점들과 비교 분석함으로써 형태를 비교할 수 있고, 그럼으로써 다양한 변형 또한 정량화할 수 있다고 주장하였다(그림 2.4). 다행히 Thompson이 처음 이 연구를 발표한 20세기초 이후 컴퓨터의 성능이 엄청나게 발전하였다. 오늘날의 컴퓨터는 더 많은 양의 3차원 정보를 처리할 수 있으며 형태 변이에 대한 상세한 통계분석을 제공한다. 기하학적 형태분석이라고 알려진 이

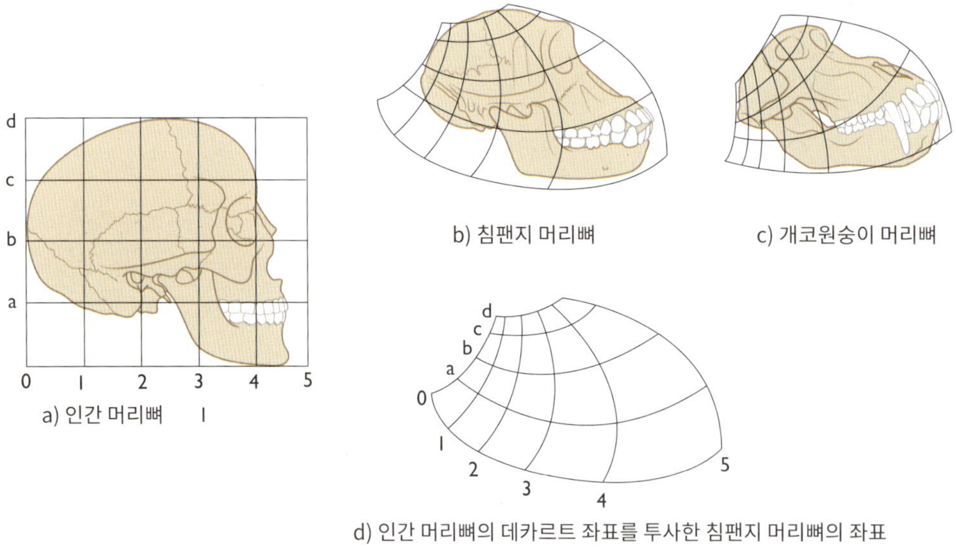

그림 2.4 크기와 방향 변수를 없애면 형태라는 변수만이 남는다. 대상 간의 모양을 비교 대조하기 위해 여기서는 성인 인간의 머리뼈(a)를 기준으로 기준점들을 데카르트 좌표 위에 찍고 다른 종들 침팬지(b), 개코원숭이(c)의 기준점들의 위치와 비교한다. 분석 결과는 (d)와 같으며 시각적, 수학적인 비교와 실질적인 차이를 보여준다. 예를 들어, 침팬지는 뇌부분이 작고 턱 부분은 크다는 것을 볼 수 있다 (출처: Thompson 1968.)

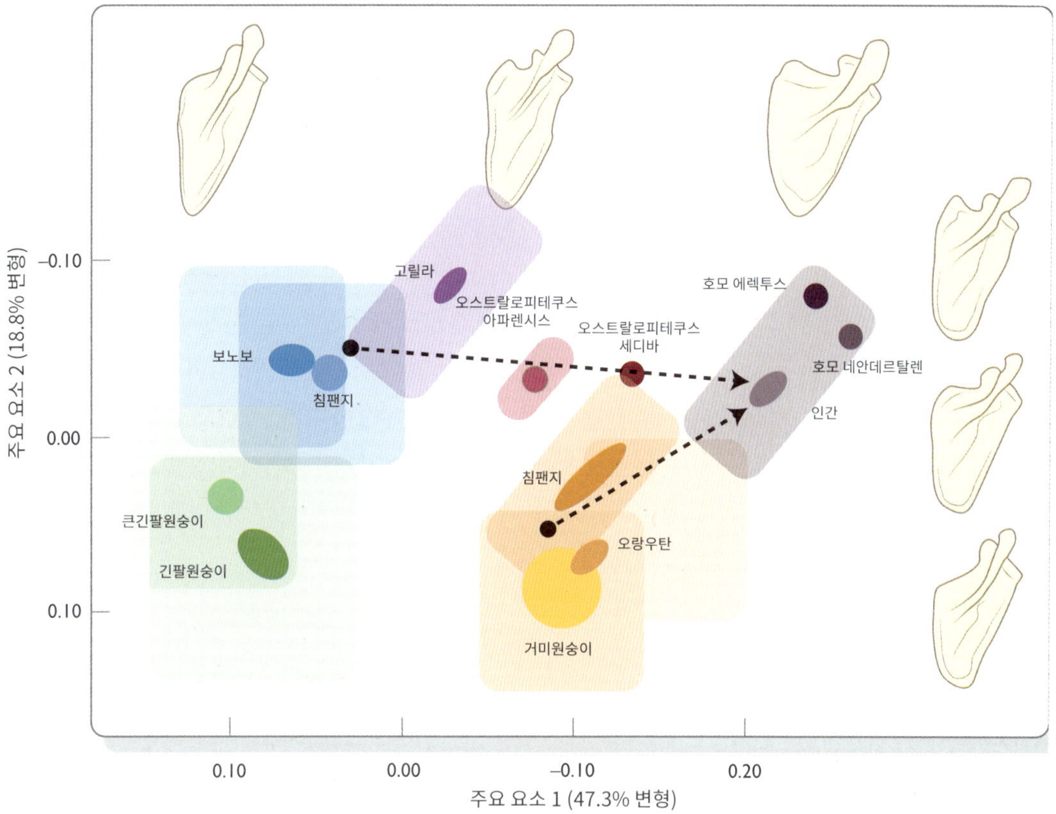

그림 2.5 수학적 비교가 가능 하려면, 종들간 날개뼈(scapulae)의 기준점들을 대상으로 기하학적 형태분석이 이루어져야 한다. 결과를 보면 형태의 변화가 크게 두 개의 축–날개뼈 가지의 각도(주요 요소 1, 변이의 47.3%를 담당)와 가시위오목의 끝 (주요 요소 2, 변이의 18.8%를 담당)을 따라서 이루어졌음을 알 수 있다. 그래프를 보면 종과 생활방식에 따라 강한 연관성을 보이며 묶여 있음을 알 수 있다. 나무 위에서 생활하는 종일수록 그래프의 아래 왼쪽에 위치하며 땅에서 생활하는 종일수록 위 오른쪽에 위치한다. 각각의 색깔은 개별 분석 대상을 의미하는데, 진한 색으로 칠해진 타원은 중간값의 90% 신뢰구간, 옅은 색으로 칠해진 타원은 분석 대상의 90% 신뢰구간에 해당한다. (출처: Young 외, 2015.)

"형태와 기능"의 수학적 측정은 연구자들로 하여금 미상의 종의 뼈를 식별하는데 도움을 주고 있으며 종과 기능적 변이에 대한 새로운 시각을 제시하였다.

그림 2.5은 발이 아닌 날개뼈의 경우이긴 하지만, 하나의 뼈가 종과 이동 방식에 따라 얼마나 다를 수 있는지 보여주는 좋은 예이다. 날개뼈에 관한 연구는 Thompson이 제안한 방법과 비슷한 방식으로 진행되었으며, 수학적인 비교를 통해 종들간 변이의 대부분이 그림 2.5에서 보이는 바와 같이 크게 두 방향으로 이루어졌다는 것을 증명하였다. 변화의 방향은 "주요 요소"[2]라고 하는 그래프의 축을 따라 표기되어 있다. X 축[3]은 날개뼈가시 각도의 변이를 나타낸다. 맨 위 왼쪽 날개뼈의 관절오목이 얼마나 위를 향하고 있고 맨 오른쪽 날개뼈의 관절오목이 바깥쪽을 향하고 있는지 주목하길 바란다. 가시위오목 경계의 차이는 y축[4]을 따라 표시되었다. 오른쪽 아래에 위치한 날개뼈는 가시위근을 위한 공간이 넓지 않으나, 날개뼈 윗부분의 오목은 더 발달되어(더 많은 근육량을 의미)있다.

날개뼈 형태의 분석은 수학기반 접근법의 많은 이점을 보여준다. 표를 보면 각각의 종마다 분석 대상이 된 여러

2 주요 요소 분석은 복잡하며 쓰는 용어들도 이해하기 어렵다. 주요 요소는 단순하게 말하면 변화가 일어나는 방향이라고 할 수 있다.

3 나도 고등학교 수학을 대부분 까먹기는 했지만, X축은 가로 축이다.

4 y 축은 세로축이다.

개체들이 색깔로 칠해져 있다. 종들이 좌표 상에 분포하고 있는 정도를 보면 종 안에 모양이 얼마나 다양한지뿐만 아니라 종들간에 얼마나 차이가 있는지도 볼 수 있다. 특히 침팬지와 고릴라의 경우, 겹치는 영역이 있음에도 불구하고 평균적인 형태(짙은 색으로 칠한 부분)는 꽤 동떨어져 있음을 확인할 수 있다. 이 연구는 신원 미상의 뼈가 어떤 종인지 식별하는데 도움을 줄 것이다.

기하학적 형태분석의 많은 장점 중 하나는 측정할 때 개입하는 선입견을 배제할 수 있다는 것이다. 신원 미상 뼈의 기준점들이 분석 대상이 될 수 있으며 그 위치가 위의 그래프에서와 같이 표시될 수 있다. 형태의 유사성으로 알고자 하는 뼈의 종을 가늠할 수도 있고, 시간에 따른 점진적인 형태 변화로 다른 종간의 진화적 관계를 유추하는 데 도움이 된다.

이 장을 시작할 때 얘기하였듯이, 우리는 진화는 곧 진보이며 그 정점에 서 있는 인간을 향해 나아가는 것으로 생각하는 경향이 있다. 우리의 조상과 비교해봤을 때 인간이 더 잘나거나 못난 것은 아니다. 그저 다를 뿐이다. 그림 2.5 그래프의 오른쪽 윗부분에는 호모 네안데르탈렌시스, 호모 에르가스테르라는 두 멸종된 종이 표시되어 있다. 형태 변화는 우상향하고 있으나 호모사피엔스는 그 왼쪽 끝에 동떨어져 있다. 우리의 날개뼈가 덜 진화한 것일까? 아니다. 우리는 단지 다른 환경에서 다른 방향의 진화가 필요했던 것뿐이다.

Daniel Lieberman 교수가 발의 진화를 둘러싼 논쟁이 너무 걷기에만 초점이 맞춰져 있다고 지적했다시피, 발은 보행뿐 아니라 다른 많은 역할을 수행한다. 발은 우리가 돌고, 쪼그려 앉고, 기고, 밀고, 당기고, 건너뛰고, 점프하고, 착지하고, 달리는–Lieberman에게는 제일 중요한–능력에 관여한다. 대부분의 진화적 논의들이 나무를 타는 짐승과 두발 짐승의 양자 구도로 이루어지고 있지만 실제 세계에서는 환경적, 기능적인 필요가 그렇게 분명히 구분되지 않는다.

인간의 발을 진화의 전형으로 보는 시각이 있지만 사실 그렇지 않다. 인간의 발이 여러 필요 때문에 훌륭하게 적응하긴 하였으나 기어오르기에 이상적이지는 않으며 싸우는 데 특화되지도 않았고 장거리 달리기에 완벽하지도 않다. 대신 발은 그 기능들을 할 수는 있다. 레오나르도 다빈치의 유명한 말처럼, 인간의 발은 "공학의 걸작이자 예술 작품"이지만 인간 우월주의의 유혹에 굴복하여서는 안 될 것이다. 인간은 다른 비슷한 동물들보다 더 진화하거나 덜 진화한 것이 아니라 변화의 과정을 통해 지금까지 생존한 것이며 여전히 변화하고 있는 주체이다.

중력 안에서의 진화

따지고 보면 인간이 두 발 보행을 하는 유일한 생명체는 아니다. 새, 캥거루, 심지어 침팬지도 필요할 때는 두 발로 걷는다. 하지만 많은 중요한 차이점이 있다.

문학에서는 인간을 유일한 "*절대 발바닥 두발 동물*" (obligate plantigrade biped)이라고 한다. 도대체 그게 무슨 뜻일까?

절대 두발보행을 두 발로 걷는 것이 인간의 주된 보행 방식이란 뜻으로 볼 수도 있겠다. 우리는 네 개의 팔다리를 모두 이용해 걸을 수 있지만 그러지 않는 것을 택하였으며 그 이유는 앞의 장에 다루었다시피 에너지 비효율적이고 힘들며 더 크게 움직여야 하기 때문이다. 다른 네발로 이동하는 영장류들도 가끔 두발로 이동할 때가 있으나 (이를 *선택적 두 발 보행*이라고 한다) 그것이 1지망이 아닐뿐더러 효율적인 선택도 아니다.

새는 두 발로 깡총거리기는 하나 발바닥을 내려 놓지는 않으며 뒤꿈치(인간으로 따지면 발꿈치뼈)가 땅에 닿지 않고, 1장에서 다뤘던 굴러가는 방식이 아니라 튀어 오르는 방식으로 이동한다. 캥거루 같은 큰 발 동물(macropods)은 발바닥을 이용해 걷고 뒤꿈치를 사용하긴 하나 제5의 팔다리나 다름없는 크고 근육질인 꼬리의 도움을 받는 방식이다.

인류 두 발 보행의 진화에 관한 기원과 촉발 요인에 대해 많은 논의가 있으며, 누군가 진화 자료의 복잡한 내용들을 조사하고자 한다면 마음의 준비가 필요하다. 화석에 대한 명확하고 자세한 분석을 그 위치와 기능적 해석을 확신에 차서 설명하는 많은 논문이 있다. 하지만, 경쟁 학술지에는 비슷한 정밀함과 같은 정도의 확신에 차서 반대의 의견을 밝히는 논문들이 한두 개는 꼭 있다. 이런 상황이 흔하므로, 언론이나 대중매체에 단순화되어 보도되는 내용들에 현혹되기 쉽다. 그런 발표들은 최초의 두 발 보행 조상을 찾고 싶은 우리의 욕망에서 비롯되지만, 그 연구들이 얼마나 불안정한지에 대해서는 충분한 설명을 제공하고 있지 않다.

화석인류학은 매우 적은 개수의 화석자료(그림 2.6)를 대상으로 하는 신생 과학 분야이다. 대부분의 화석자료들은 작은 발뼈를 포함하고 있지 않으며, 이미 발견된 화석들에 대한 해석 또한 적은 표본 개수 때문에 제한적이고 복원 또한 쉽지 않아(나중에 알아보겠지만), 가끔은 비실험적 가설에 의존해야 한다(DeSilva 外 2018). 때문에 슬프게도, 두 발 보행의 발달을 둘러싼 논쟁이때때로 진화론의 신뢰성을 떨어뜨리는 증거로서 사용되기도 하지만, 이는 과학적 절차를 너무 단순하게 이해해서 그런 것이다. 신생 과학 분야는 근거, 분석 방법, 다수의 문헌이 축적되어 진지한 토론의 대상이 되기까지 시간이 필요하다.

진화론은 자주 "학설"에 불과하다는 얘기를 듣지만 학설의 제일 중요한 면은 그것이 검증 가능하다는 것이다. 누구든지 학설에 기반한 가설을 세울 수 있으며 그것을 증명하거나 기각할 실험을 설계하고 연구할 수 있다. 아직까지, 이 "학설"을 기각할 만한 결정적인 증거는 없었다. 물론, 연구 방법들도 정교해지고 새로운 발견들도 이루어지면서 발전하고 있기는 하지만 시간에 따른 변화에 대한 역학적 기반은 다윈과 월리스(영국의 박물학자) 이래로 크게 발전이 없는 것이 사실이다.

Neil Shubin 교수는 어류와 양서류의 사이의 생물인 Tiktaalik roseae(그림 2.7)의 발견에 진화론의 예측 능력을 적용했다. '당신 안의 물고기'에서 Shubin은, 몇 개 되지않는 화석으로 부터 어떻게 어류에서 양서류로 전환되었는지 설명하고 있다. 그는 3억 7천5백만 년 전에 양서류가 등장하였다고 보고 그 시대의 지질학적 기록을 확인하기 시작하였다. 그는 물에서 뭍으로의 진화적 도

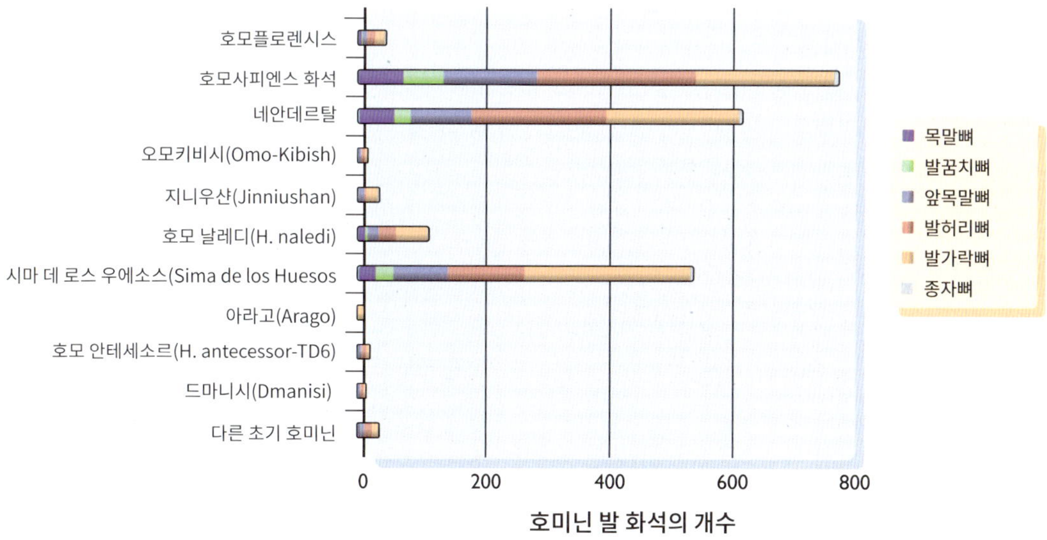

그림 2.6 절대적인 개수만 봤을 때, 호모사피엔스의 것이라고 여겨지는 발 화석의 개수는 매우 적다(출처: Pablos 2015.)

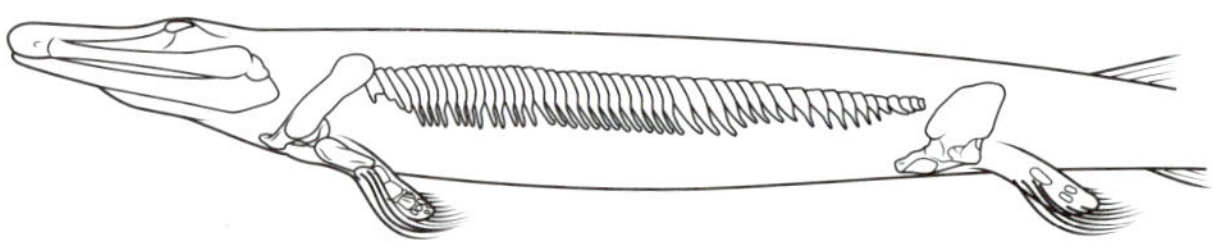

그림 2.7 3억 7천 5백만년전, Tiktaalik roseae은 최초의 양서류로서 바다보다 육지에서 더 오랜 시간을 생활했음을 보여주는 여러 특성을 갖고 있다. 납작한 머리, 목뼈, 육지에서 몸을 지탱할 수 있도록 발달된 지느러미가 그 특성이다(출처: Shubin 외 2014.)

약을 부추긴 적절한 기후 조건에 해당하는 시기의 암반을 찾아다녔다. 몇 개의 후보지가 추려졌으며 그 중 캐나다의 Ellesmere섬을 몇 차례 방문한 끝에 Tiktaalik roseae를 발견하였다.

Tiktaalik으로 알려진 이 생물의 화석은 주로 어류(비늘과 아가미가 있음)로 분류되지만, 납작한 머리, 목뼈, 발달된 지느러미뼈는 그것이 중력의 영향 아래 있었음을, 즉, 물 밖으로 나온 최초의 종임을 뒷받침하는 근거가 된다. 스스로를 부력보다는 중력을 이기기 위해 해부학적 구조의 변화가 필요하였고, 머리를 가누고 물이 아닌 땅을 밀어내며 몸을 앞으로 나아갈 수 있게 하였다. 하지만 Tiktaalik는 스스로 진화의 모델이 되었을 뿐만 아니라 다음의 간단한 세 가지 과정을 통해 과학적 방법을 진화론에 적용한 사례가 되었다.

1. 궁금증이 생긴다. 화석 연구에 소위 "잃어버린 고리" 혹은 "과도기 종"이라고 불리는 빈틈이 발견된다. 과도기 종의 화석을 발견하는 것이 가능한가?
2. 가설을 설정한다. 빈틈에 해당하는 과도기 종의 화석이 그 시대의 지층에서 발견될 것이라는 가설을 설정한다.
3. 가설을 증명한다. 적절한 지역을 탐색함으로써 가설을 입증하며, 이 경우에는 옳은 것으로 증명되었다.

형태의 변화

다윈의 진화론이 지금까지 이어오기까지 많은 징검다리를 거쳤는데 그중 하나가 생물을 종(種, species), 속(屬, genus), 과(科, family)로 나누기 시작한 것이다. 스웨덴의 동물학자 린네(Carl Linnaeus, 1707~1778)는 겉으로 보이는 특성들을 기준으로 동물과 식물을 분류하였다. 린네는 다양한 경험과 많은 정보를 취합하여 평생에 걸쳐 분류 체계를 정교하게 만들었으며 생물의 분류와 명명에 있어서 중요한 기반을 다졌다.

해부학적 특성으로 종을 정의하는 것은 1940년대에 Ernest Mayr가 처음 도입한 생물학적 종이라는 개념으로 대체되었다. Mayr는 종을 번식 가능/불가능한 무리를 기준으로 정의해야 한다고 제안하였다. 그러나 번식력으로 구분하는 이 방법에도 무성생식, 이종교배, 이미 멸종한 종에 대해서는 입증할 수 없다는 등의 많은 문제가 있다.

라이거(ligers)나 존키(zonkeys)[5]와 같은 많은 이종교배 동물이 다른 비슷한 종들끼리 교배할 수 있음을 보여주는 산 증인이다. 이종교배가 가능함이 받아들여지면서 인류의 기원에 대한 연구에 복잡함이 배가되었다. 한때는 호모사피엔스에서부터 가계도를 따라 똑바로 거슬러 가면 인류와 다른 유인원 사이의 공통 조상에 이를 것이라는 희망이 있었다. 하지만 실제 가계도는 여러 선들이 교차하고 가지를 치고 종들이 이동하여 다시 교류하며 이어지는 그물망과 같다(그림 2.13).

매체에서 흥미롭게 소개되는 관련 논문의 개수와 주목받는 정도와는 대조적으로, 원시인류 화석은 아주 드물게 발견된다. 그 때문에 화석의 기능적 해석과 종의 식별은 어려우며 자주 뜨거운 논쟁의 대상이 된다(그래서 많은 논문이 나오는 것이다). 기존의(그리고 고루한) 목록을 작성하고 각각의 발견을 차례대로 연구하는 관습을 따르기보다, 중요한 기능상의 차이점(그리고 열정적인 연구자들은 원한다면 참고문헌이나 자료에서 연구할 내용들을 더 찾을 수 있다)을 강조하기 위해 여러 비교가 이

5 라이거는 수컷 자사와 암컷 호랑이의 교배종이며 존키는 얼룩말과 다른 말 종류의 교배종이다.

루어진다. 발 화석 역학에 대한 미묘한 논의들은 이 책의 취지를 생각하면 꼭 필요하지는 않지만, 진화의 원리를 둘러싼 오해들이 많기 때문에 해부학적 변화의 기전에 대해 어느 정도 안다면 유용할 것이다

위에서 언급하였듯이, 이종교배가 종간의 진화적 분기점이라고 인식되는 경향이 여전히 있다. 우리가 침팬지 혹은 지금의 침팬지와 아주 유사한 해부 구조를 가지는 무언가로부터 발전했다는 생각도 통용된다. 하지만 유전적, 화석학적 증거들에 따르면 사실은, 우리는 공통의 조상이 있긴 했으나 침팬지(그들의 친척을 보노보를 포함)와 인간 같이 식사를 한 6백만 년 전 이후로 둘 다 변화하였다는 것이다.

다른 유인원뿐만 아니라 나머지 모든 척추동물과도 공통된 조상이 있다는 사실은 동일한 해부학적 구조에 의해 명확히 드러난다. 모든 척추동물은 유사한 공통의 구조를 가지며, 각자 다른 진화의 역사를 거쳐 각각의 종으로 탈바꿈한 것이다. 손과 발의 뼈 정렬(그림 2.8)이 공통된 구조의 증거가 되며, 이는 비교해부학의 아버지인, Vicr d'Azyr(1748~1794)와 Sir Richard Owen (1804~1892, 대영박물관 설립자)에 의해 처음 발표되었다.

Neil Shubin(Tiktaalik를 발견한 사람)은 그의 최근 저서 〈Some Assembly Required 〉(2020)에서 진화적 변화에 대한 최신지견을 훌륭하게 요약하고 있다. Shubin은 다윈의〈종의 기원〉 (1859) 출판 직후에, 많은 사람들이 한쪽 날개만 가지거나 부리가 일부만 발달한 동물이 자연에서 생존한다는 것을 상상할 수 없기 때문에 생물이 오랜 시간에 걸쳐 점진적으로 진화한다는 Darwin의 생각에 반박하였다 말하고 있다. Shubin에 따르면 Darwin은 〈종의 기원 6판〉(1876)에서 그의 주장에 반대하는 의견에 대한 답으로 다섯 개의 중요한 단어를 추가하며 다음과 같이 수정하였다. "그러한 자연선택은 중요한 해부학적 구조물들의 초기[6] 단계를 설명하지 못한다. 이 문제는 어떤 특징에서 벗어나는 것과 밀접한 관계가 있으며 주로 *기능의 변화*(change in function)와 동반된다."

다윈은 유기체가 새로운 구조로 변하는 것은 드문 일이며 기존의 것을 용도에 맞게 수정한다는 것을 분명히 보여주었다. 어류의 부레는 양서류의 허파가 되었고 어류의 아가미활은 결과적으로 인간의 턱, 가운데 귀, 목구멍, 후두가 되었다. 이런 종류의 해부학적 용도변경은 모든 종이 척추동물의 원형에서부터 진화했기 때문에 가능하다. 지금도 관찰되는 여러 다른 종의 배아들 사이의 유사성(그림 2.9)을 그 근거로 들 수 있으며 다른 종들간의 차이는 고작 20세기 후반의 반세기 동안 연구된 유전학적 기전을 통해 발생한다.

Darwin의 사후에 꽤 오랜 시간이 지나 해부학적 변화의 배후에 숨은 힘이 존재한다는 것이 밝혀졌다. 유전 이론에서의 새로운 발견과 현대 유전학이 빠르게 적용되면서 진화에 대한 이해의 지평이 넓어지고 발전하였다. 비록 여전히 화석 인류학과 함께이긴 하지만, DNA 연구는 여전히 신생 과학 분야이며 여러 중요한 발견을 이루어 왔다. 그중 형태분석에 있어서 가장 중요한 것은 호메오박스 유전자(homeobox gene)의 발견일 것이다.

게놈 전체는 몸의 건설을 위한 설계도를 제공하며, 유전자는 건축 재료에 대한 암호를 제공하고 세포가 어떤 단백질을 합성해야 하는지 알려준다. 호메오박스 유전자는 단백질 합성의 시점을 알려주므로 팔다리의 위치와 같은 생체의 전체적인 형태를 결정한다. 호메오박스 유전자의 한 종류인 혹스 유전자(Hox gene)는 몸의 구조가 올바른 위치에서 발달할 수 있도록 조절한다. 팔다리뼈의 기본적인 배열을 보면 종들 간에 차이가 거의 없다는 것을 알 수 있다. 전체적인 틀은 유지가 되지만 종에 따라 상대적인 형태와 크기는 다 다르다(그림 2.8).

팔다리는 상단부(윗팔/넙다리), 중반부(아래팔/종아리),

6 초기(Incipient)는 "이제 막 시작된"이란 뜻이다. "무미건조한(insipid)"과 헷갈려서는 안 된다. Darwin의 학설은 결코 무미건조하지 않다.

말단부(손/발)의 세 부분으로 나뉘어 각 부분을 할당받은 Hox유전자에 의해 발달한다. DNA 가닥의 구조는 꼬여있기 때문에 꼬인 정도로 인해 단백질 표현 유전자 스위치의 위치가 바뀌기 쉽다. 단백질 스위치가 옮겨지면 신호를 보내는 시점이 바뀌고 그에 따라 뼈의 위치, 형태, 크기 또한 변하게 된다. 고슴도치(Sonic hedgehog)는 Hox 유전자가 손가락의 개수와 다지증(polydactyly)[7]을 결정짓는 요인임을 보여주는 좋은 예이다. 고슴도치의 유전자를 연구한 결과, 관련된 유전자 자체의 돌연변이가 아니라 유전자 스위치가 활성화되는 시간과 기간이 관건임을 알아내었다.

고슴도치의 유전자가 심장이나 척수를 포함한 다른 많은 장기의 발달에도 관여하긴 하지만, 팔다리의 분화에 관여하는 돌연변이는 팔다리의 발달에만 영향을 미친다.

7 원래의 손가락이나 발가락의 개수 보다 많은 상태

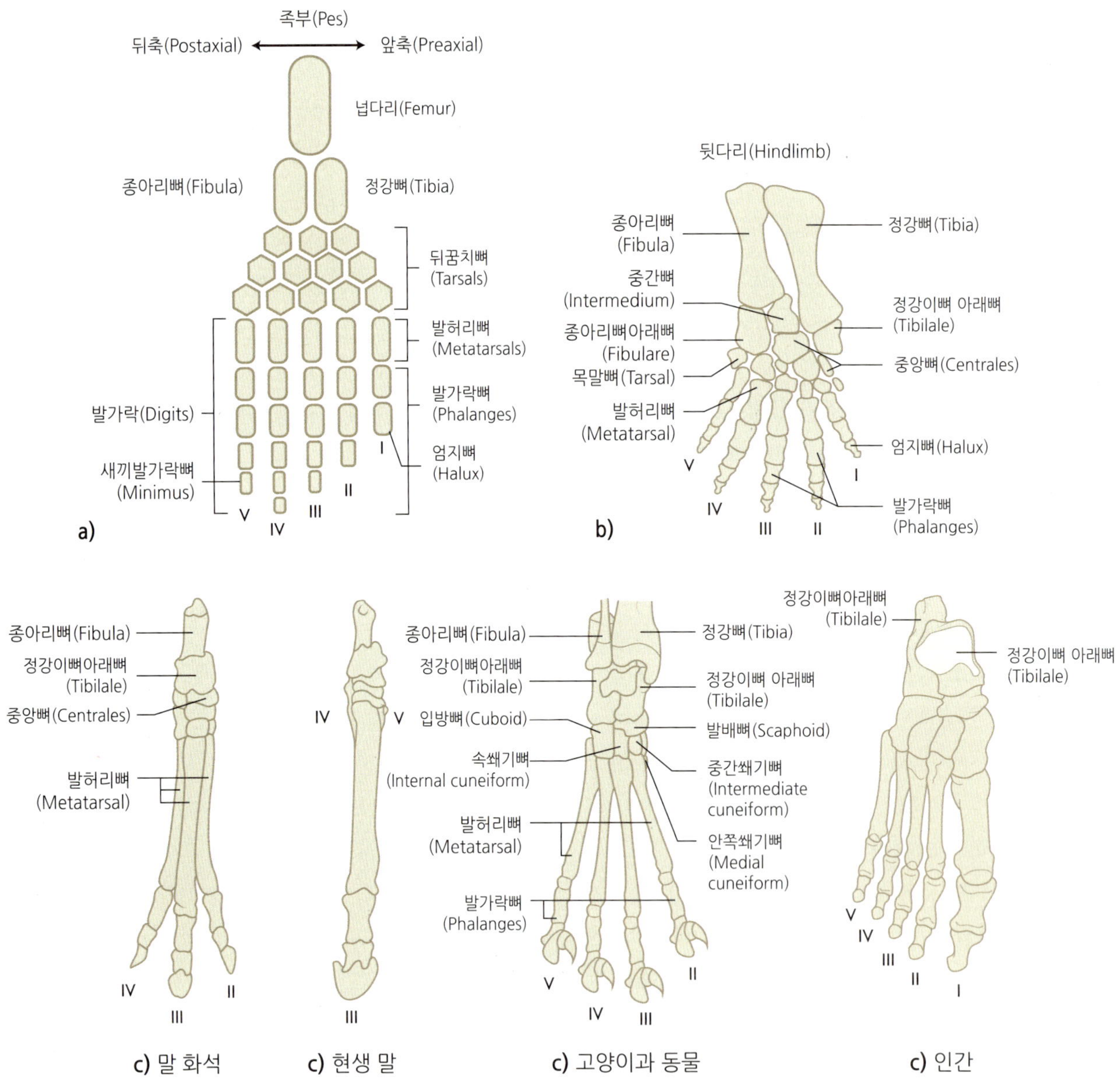

그림 2.8 발의 기본적인 형태(a & b)는 다양한 종들의 발에 있는 뼈 배열에서도 쉽게 알아볼 수 있다(c~f). 말 화석과 오늘날의 말 사이에 발허리뼈 IV와II가 없어지고(c & d), 육식 고양이과 동물의 발허리뼈는 길어지고 분리되었으며(e), 현생 인류의 발뼈가 지금과 같은 형태인 것을 보면(f) 큰 틀은 어느 정도 유지되면서도 종별로 특화되어 왔음을 볼 수 있다.

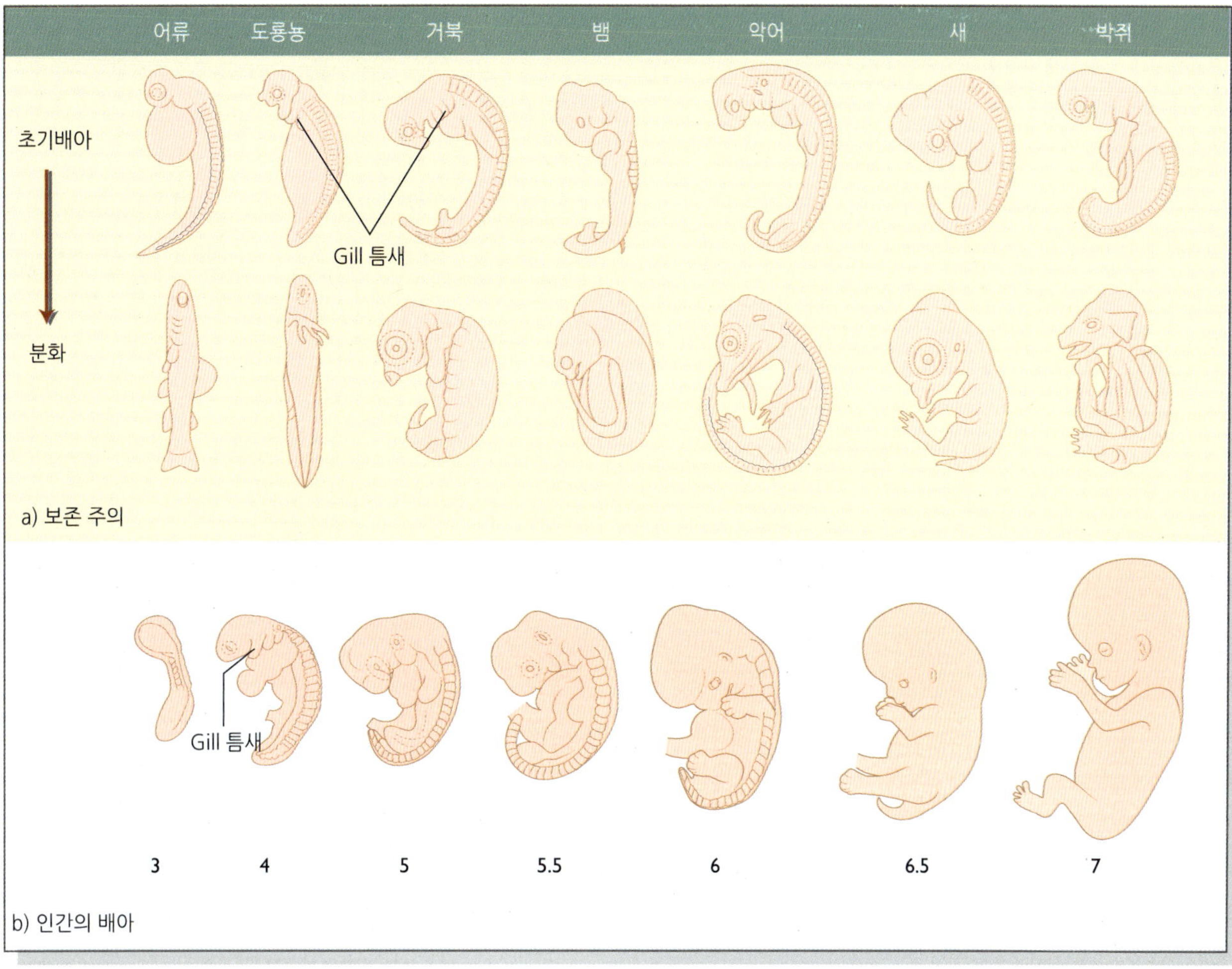

그림 2.9 많은 종들이 분화가 일어나기 전인 배아 발생단계 초기에는 비슷한 모습을 보인다. 이는 세 개의 아가미 활에서 특히 잘 관찰되는데, 자궁 안에서 성장하면서 성체일 때의 형태에 따라 용도가 변하게 되며 인간의 경우 턱, 가운데 귀, 목구멍, 후두로 분화된다.

Shubin은 우리가 고슴도치의 유전자를 마치 하나의 보일러실로 집 전체를 데우는 중앙난방시스템으로만 생각한다고 지적하였다.

전체 유전자를 꺼버리면, 뱀의 발생에서 그러하듯이 팔다리의 모든 성장이 멈춰버린다. 대부분의 경우 유전자는 활성상태에 머무르나 DNA 염기서열에 위치한 유전자 스위치에 의해 설정이 바뀌며, 이 스위치는 마치 각 방에 설치된 온도 조절 장치처럼 특정 단백질의 합성을 조정한다.

유전자 스위치를 켜고 끄는 것과 미세조정을 통해 뼈 각각의 성장을 조절하는 데에는 여러 가지 이점이 있다. 개략적인 몸의 건설 계획(그림 2.9의 보편적 배아의 형태)은 세대를 거듭해도 계속 유지가 되면서 종마다의 특징은 단백질 스위치의 미세조정을 통해 만들어 지는 것이다. 그리고 대부분의 돌연변이는 주로 한 부분에 국한되어(다지증의 경우에서와 마찬가지로) 있다는 점이 중요하다. 비록 다윈은 알지 못하였으나 Hox 유전자의 배열이 원래의 구조를 수정하는 기전이며 우리가 왜 유인원(침팬지의 경우 96%), 고양이(90%), 심지어 바나나(60%)와 유전자의 상당 부분이 일치하지만, 그 형태는 많이 다른지를 어느 정도 설명해준다. 생물의 형태는 유전 암호에 의해서만 결정되는 것이 아니라, 단백질 합성을 유도하는 유전 암호가 켜지는 시간에 의해서도 결정된다.

화석 자료와 증거

Tiktaalik(혹은 다른 비슷한 양서류)의 등장으로 인해 동물계가 중력의 영향을 받는 환경에 처음 놓이게 되었다. Morton은 중력이 인간 발 형태의 진화 방향에 가장 중요한 요소라고 생각하였으며 나무 생활에서 지상 생활로의 이행기의 발이 어떻게 생겼을지 과감히 예측하였다(그림 2.10a). 1935년의 Morton에게는 아주 적은 수의 화석 자료밖에 없었기 때문에, 그가 알지도 못했던 이행기 종의 해부 구조를 상상하였다.

Morton은 이행기 발이 *모자이크*(mosaic) 특성을 지닐 것이라 가정하였다. 즉, 움켜쥘 수 있는 발의 특성과 두발 보행에 필요한 새로운 특성을 함께 가지고 있다는 것이다. 물체를 잡을 수 있는 유인원의 발이 이행기 발의 형태에 대한 대략적인 단서를 주고 엄지발가락이 물건을 쥘 때 덜 사용되면서 똑바르고 긴 보폭을 위해 다른 발가락들과 평행에 가까워졌다고 보았다. Morton의 사후 남아프리카 Sterkfontein의 동굴에서 화석이 발굴되면서 그가 옳았음이 밝혀졌다. 흔히 "작은 발(Little Foot)"이라고 불리는 화석의 목말뼈, 발배뼈, 중간쐐기뼈, 첫 번째 발허리뼈는 1980년에 처음 발견되었으나 박물관의 엉뚱한 보관 상자에 잘못 분류되어 있다가 1994년이 되어서야 고인류학자 Ronald Clarke에 의해 제대로 식별되었다. Clarke는 화석이 호미닌의 것임을 알아보았고 화석이 발견된 장소를 다시 찾아 상당히 온전한 골격을 발굴할 수 있었으며, 그것이 오스트랄로피테쿠스 아프리카누스(Australopithecus africanus)라는 종의 화석임을 알아내었다(그림 2.10 b, 2.11).

"작은 발"과 다른 종들은 종종 하나로 묶이긴 하지만 "잃어버린 고리"에 해당하는 잡종은 없으며 슬프게도, 악어와 오리의 공통된 조상인 혼종 "악오리(crocoducks)[8]" 또한 상상 속에서나 존재한다. 하지만 인류가 시간의 흐름에 따라 적응하며 변화해 왔음을 보여주는 화석자료는 충분히 있다. "작은 발"화석은 선대의(조상으로부터 물려받은) 특성과 파생된(새로이 발달한) 특성을 모두 가지고 있다. 다른 발가락과 마주 댈 수 있는 엄지발가

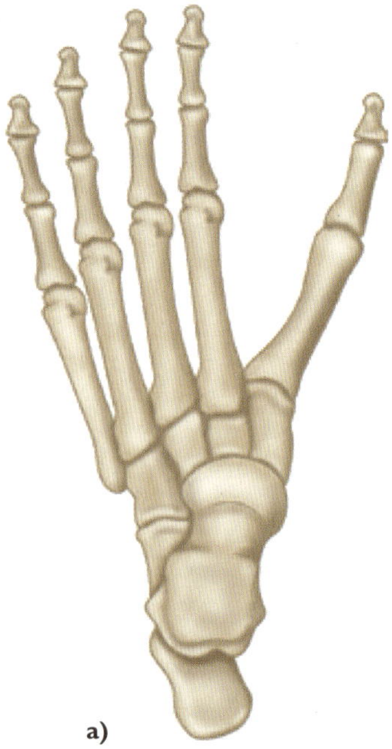

a)

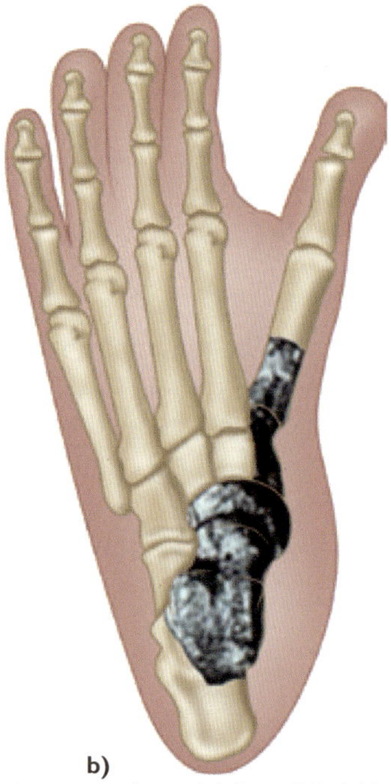

b)

그림 2.10 a) Morton이 1935년에 그린 "전(前)인류 발 추정도"(hypothetical prehymen foot)를 보면 나무에서 생활하는 종과 지상보행을 하는 종에 걸친 특성이 들어나 있다. b)"작은 발"의 복원도를 보면 Morton의 예상과 일치한다. 화석의 종은 3백 60만년전에 활동했던 오스트랄로피테쿠스 아프리카누스로 분류된다.

8 악오리"를 검색해보며 잠깐의 즐거운 시간을 가졌기를 바란다. 진화를 둘러싼 논쟁들에 대해 더 자세히 알고 싶다면 Jerry Coyne의 훌륭한 저서인〈왜 진화가 진짜인가〉(2014)를 추천한다.

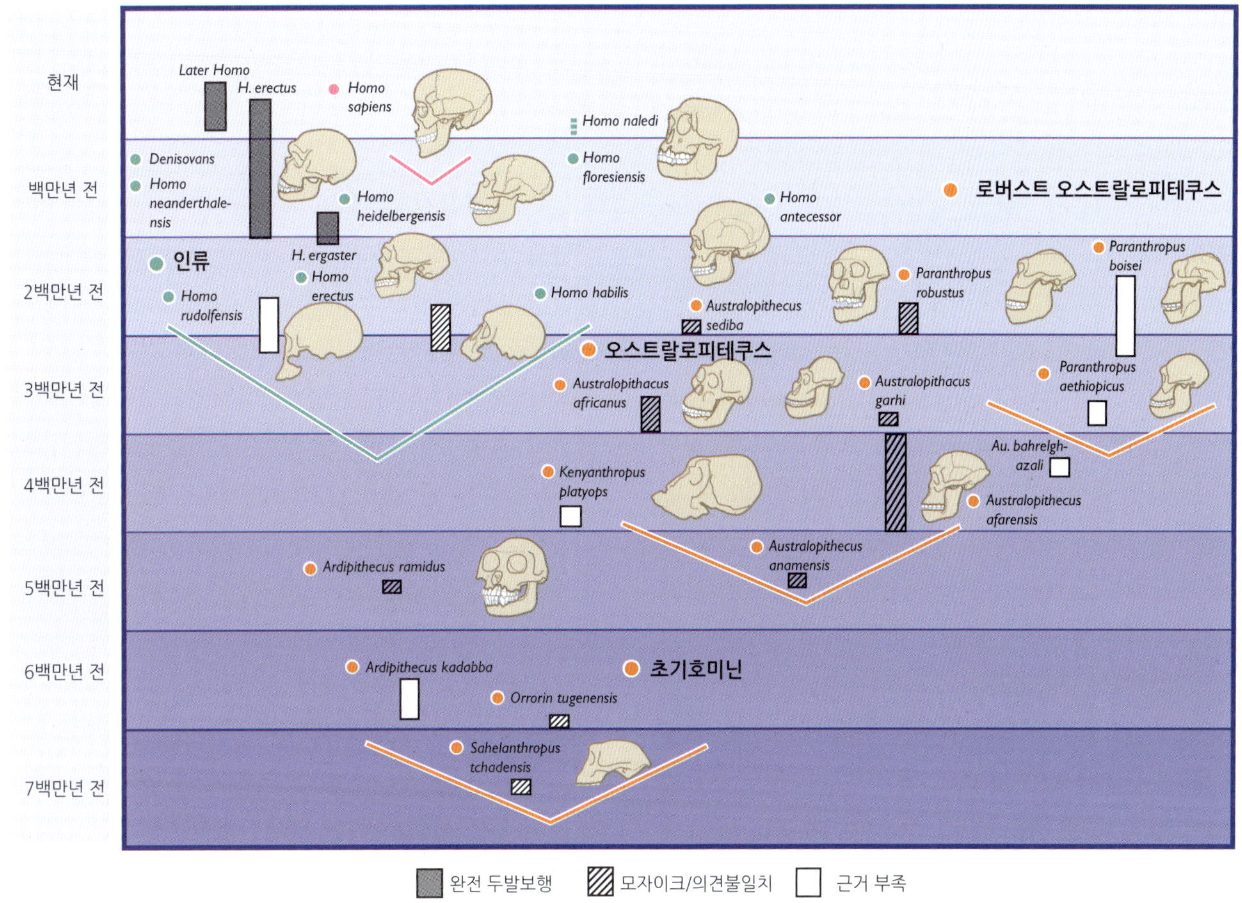

그림 2.11 두발보행은 호모과(Homo family)의 특징인 두개골의 크기 증가와 턱 크기의 감소와 관계가 있다.

락을 가지고 있으나, 엄지와 발꿈치뼈가 이전의 종들보다 튼튼하다. 이렇게 혼합된 특성들로 인해 "작은 발"을 이행기 종의 화석[9]으로 볼 수 있는 것이다.

앞에서 언급하였듯이, 진화가 직선적인 과정을 통해 이루어진다는 개념을 갖기 쉽지만, 실제로는 그렇지 않다. 하나의 조상에서 현대의 발로 하나둘씩 변한 것처럼 얘기하는 설명은 솔깃하긴 하지만 여러 이유로 불가능하다. 가장 중요한 이유는 화석 근거의 부족이다(그림 2.6 참고).

일반적인 생각과는 다르게 화석은 쉽게 형성되는 것이 아니며, 남은 뼈가 아니라 조직이 있던 자리에 대신 존재하는 광물질이다. 광물질이 뼈를 대체하기 적절한 조건이 형성되어야 하며 뼈는 시체를 먹는 동물, 침식, 이동에 의해 흩어지지 않고 그 자리에 있어야 한다. 어디를 발굴하고 다양한 다른 종류의 파편들을 구분해야 한다는 면에서 "작은 발"의 경우에도 그랬던 것처럼, 화석을 발견하고 식별하는 것 역시 어려운 일이다.

힘들게 화석을 발견한 후에는 연대를 파악하고, 분류하고, 재건하고, 해석해야 한다는 어려움이 남아있다. 다행히도 신뢰할 만한 연도 측정 방법들은 이미 있으므로 화석이 어느 종에 해당하는 지, 뼈의 여러 덩이, 돌출, 홈의 기능에 대한 해석을 둘러싼 흥미로운 논쟁에 연구의 초점이 맞춰진다. 뼈의 특성들은 연조직 부착 부위, 변형 방향에 대한 정보를 어느 정도 제공할 수 있지만(제3장

9 각각의 종들이 선조들의 특성을 가짐과 동시에 다른 종들과 구분 지어지는 새로운 특성을 가지고 있다는 점에서 넓게 보면 이행기 종이라고도 볼 수 있지만 말이다.

참고), 대부분을 추측에 의존하는 비 정밀과학 분야이다(DeSilva 外 2018). 예를 들어, 1장에서 언급했던 뒤꿈치를 디딜 때의 충격 흡수를 위해 튼튼한 발꿈치뼈가 발달했다는 학설은 일반적으로 받아들여지기는 하지만 아직 제대로 검증된 적은 없다(Holowka & Lieberman 2018).

그림 2.11의 연대표는 최신 정보에 의해 끊임없이 업데이트되긴 하지만, *Australopithecus africanus*("작은 발"의 주인공)와 *Australopithecus afarensi*가 둘 다 "Y"자의 분기점에 위치하는 것은 확실하다. 초기 두 발 보행 종이었을 가능성이 있는, *Sahelanthropus tchadensis, Ardipithecus kadabba, Ardipithecus ramidus*는 *Australopithecine* 종으로부터 갈라져 나온 것으로 보인다. 도표의 왼쪽 가지가 호모과(Homo family)의 변천을 보여주는 동안, 오른쪽 가지는 천5백만 년 전~2천만 년 전쯤 사라진 것으로 추정되는 몸집이 큰 *Australopithecines*의 일종인 *Paranthropus*의 자취를 보여준다.

"Y"자의 교차점에 위치한Australopithecines는 인간 진화 역사의 또 다른 전환점을 대표한다. 두 주류 종인 *afarensis*와 *africanus*는 발과 전체적인 몸의 형태가 다르다. 이 둘보다 조금 더 최근 종인 *Australopithecus africanus*[10]는 Clarke와 Tobias(1995)에 의해 복원된 종으로 Homo과와 더 직접적으로 연결되어있다고 자주 언급되는데, Morton이라면 그 주장을 지지했을 것이 확실하다.

Clarke와 Tobias는 어쩌면 Morton의 그림에서 영감을 받거나 무의식적으로 영향을 받았을지도 모르나, 최근에 이루어진 복원에서 "작은발"[11]이 더 모아진 첫 번째 발허리뼈를 갖고 있었으며 처음 생각보다 훨씬 더 효율적인 두 발 보행을 했을거라고 말해준다(DeSilva 外 2018).

주관과 편향은 그 특유의 싸움과 경쟁이 일상인 여러 학파와 고인류학계에 혼란을 야기할 수 있다. 위에서 언급했던 형태 개략학적 분석(geometric morphometric analysis)과 같은 수학적인 분석 결과를 근거로 들면 논쟁에서 감정을 어느 정도 배제할 수 있을 것이다. 발꿈치뼈와 목말뼈(그림 2.12) 표본으로도 이 분석이 시행된 적 있으며 둘 다 *Australopithecus afarensis*의 뼈로 판명되었고 현대 인류의 뼈와 유사하다는 결과가 얻어졌다(DeSilva 外 2018, Sorrentino 外 2020).

대부분의 *Australopithecus afarensis* 화석들은 동아프리카, 특히 이름 자체가 아파렌시스의 고향임을 보여주는 Afar(에티오피아의 지역)에서 발굴된다. 아마도 모든 화석을 통틀어 가장 유명한 화석인 "루시[12]"도 바로 이 종에 속한다. 1974년 Donald Johanson이 발견하고 비틀즈의 노래에서 이름을 따 명명한 루시는 골격의 40%가 보존되어 초기 호미닌의 이동 방식에 대한 많은 정보를 제공해 주었다.[13] Tiktaalik처럼 루시 역시 이행기의 종으로서 선대의(조상으로부터 물려받은) 나무위 생활에 부합하는 해부구조와 파생된(새로이 발달한) 지상운동에 가까운 특성이 섞여 있다(그림 2.12).

걸어야 뛸 수 있다

초기 호미닌(hominins)은 5~7백만 년 전부터 직립을 시사하는 특성을 보이기 시작하였다. 이러한 특성에는

10 A. africanus는 백70만 년 전~2백만 년 전 사이에 존재했을 것으로 보지만, 화석 기록상으로는 그보다 1백만 년 앞서(3천9백만 년 전~2천9백만 년 전) 자취를 감추었다.

11 자료 번호 StW 573(StW는 화석이 발견된 최초의 장소인 남아프리카 Sterkfontein 의 약자)에 의해 공식적으로 확인되었다.

12 그림 2.13b의 그래프에 있는 자료 번호 A.L. 288-1가 루시이다. 이 자료 번호는 루시가 에티오피아 Afar 지역에서 발견되었음을 보여준다.

13 저녁 약속 자리에서 사람들을 지루하게 만들고 싶다면 대화 주제로 다음의 내용을 추천한다. 호미닌(hominin)은 인간, 침팬지, 인간과 침팬지의 공통조상을, 호미나(hominae)는 고릴라를, 호미니드(hominid)는 오랑우탄을 포함하는 개념이며 오직 호미노이드(hominoidea)만이 긴팔원숭이까지 포함시켜 유인원을 아우르는 용어이다. 하지만 당혹스럽게도 관행적으로 다르게 분류하는 경우도 있기 때문에 그렇게 논쟁할 가치가 있는 주제는 아니다. .

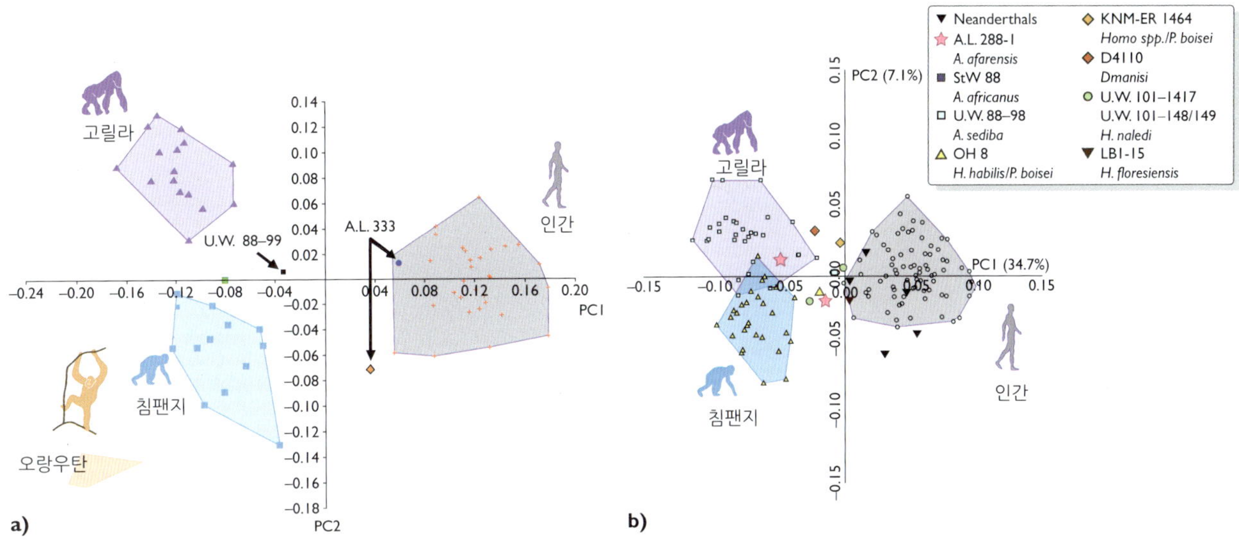

그림 2.12 발꿈치뼈(a, 출처: DeSilva 外 2018)와 목말뼈(b, 출처: Sorrentino 外 2020)에 대한 기하형태 계량학적 분석. 두 좌표 모두 현대 인류와 다른 유인원 발의 뼈 사이에 형태적 차이가 있음을 보여주지만 현대 인류와Australopithecus afarensis (A.L. 333,A.L. 288–1) 표본의 차이는 그보다 덜함을 보여주고 있다.

가운데 위치한 큰구멍(대후두공,foramen magnum), 다리(lower limb)의 변화, 척추 굽이(lumbar curve)의 발달 등이 있으며 이들 모두 열량 효율적으로 긴 보폭을 위한 특징이다. 그 당시의 지상에서의 생활이 나무 위에서의 생활을 완전 대체하지는 않았을 것이다. 안전, 먹이, 휴식을 위해서 나무에 오르는 능력이 여전히 어느 정도는 유지되다가, *Homo erectus* (대략 2백만 년 전)에 와서야 본격적이고 절대적인 두 발 보행 종의 특성-둥글고 발달한 뒤꿈치, 반구형의 발 흔들지레(locking domed foot), 모아진 엄지발가락(adducted big toe)-이 나타나기 시작했다.

장거리 이동을 가능케 한 해부학적 변화에 의해 효율적인 보행이 가능해졌기 때문에, 50만 년 전 즈음 초기 호모(Homo)의 적어도 적어도 한 무리 이상이 유럽에 도달했다는 것이 그리 놀랍지 않다. 이 무리(들)은 우리가 지금은 *Neanderthal*이라고 알고 있는 종과 그보다 좀 덜 알려진 *Denisovan*이라는종으로 발전했다. 몇몇 종들은 아프리카에 남아 적어도 세 구역 이상에 흩어져 생존하며 현대 인류로의 해부학적인 진화를 계속하였다. 이 구역들에서는 모두 화석 자료가 발견되며 서로 꽤 멀리 떨어져 있으므로(모로코, 남아프리카, 동아프리카, 그림 2.13), 초기 종들이 대륙 바깥으로 이주하고 난 다음인 30만 년 전 아프리카에서 호모사피엔스가 등장했다고 볼 수 있다(Galway–Witham & Stringer 2018). 지금은 여러 유전학 연구들을 통해 아프리카에서 나와 중앙아시아와 유럽에 유입된 *Homo sapiens*가 그곳에 이미 정착하고 있던 *Neanderthal, Denisovan*과 교배하였다는 사실이 밝혀졌다.

Lieberman은 2004년에 Dennis Bramble과 공동 저자로 발표한 영향력 있는 논문에서 걷기보다는 달리기가 오늘날 인류의 해부를 완성한 핵심이었다고 자세히 설명하며 주장하고 있다. Bramble과 Lieberman은 달리기를 감당하기 위해 이루어진 여러 골격 변화가 효율적인 보행에는 필수적이지 않다고 주장하였다. 그러한 골격 변화에는 긴 허리, 더 발달한 뒤통수뼈융기, 그리고 우리의 관심 영역인 발에서는 더욱 현저한 변화들-짧아진 발가락, 길어진 뒤꿈치, 높아진 아치-가 있다.

Lieberman(2014)과 Holowka 外(2018)는 이러한 특성들이 달리기를 위해 필요한 것이지, 경제적인 걷기를 위해

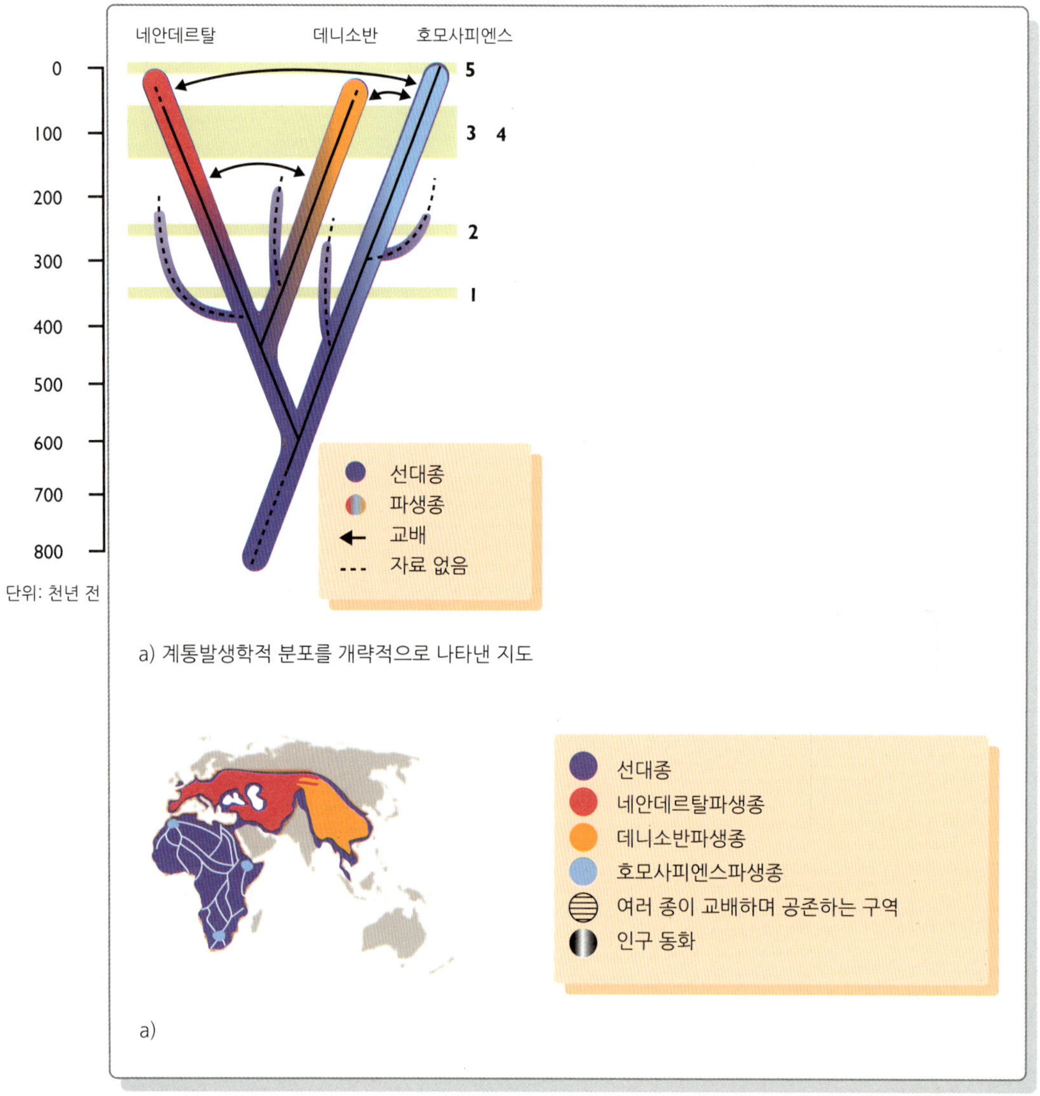

그림 2.13 a) 최근 발견에 의하며 아프리카에 남은 인간의 조상들은 적어도 두 갈래로 나뉜다고 한다. 초기 갈래는 유럽, 중동, 아시아 일부 지역으로 진출해 Neanderthal과 Denisovan으로 알려진 두 무리가 되었다. 이 둘은 30만년전 아프리카의 여러 지역에서 번성한, 해부학적으로 현대 인류에 해당하는 종과 교배하였다. b) 약 2십5만년전 아프리카의 현대 인류, 유럽 전역의 Neanderthal, 아시아의 Denisovan의 대략적인 분포도. (출처: Galway-Witham & Stringer 2018.)

서는 필수적이지 않다고 주장하였다. 효율적으로 오래 달리는 능력이 사냥의 새로운 지평을 열어주며 최소한의 열량을 소비해 추가적인 열량을 확보할 수 있게 되었음은 정설로 받아들여진다. Lieberman의 연구는 Chris McDougall의 책 〈달리기 위해 태어나다〉를 통해 유명해졌으며, 수행 능력과 건강 측면에 있어서 장거리 달리기와 “맨발(barefoot)”지지자들에게 지대한 영향을 미쳤다. “맨발”달리기의 인기와 함께 맨발로 다양한 강도, 방향, 과제를 수행하는 “기능 훈련”분야도 함께 성장하게 되었다.

“기능적 움직임”을 옹호하는 많은 사람은 그들이 얼마나 해부학적 진화 유산을 잘 반영하여 운동에 접근하고 있는지 자랑하는 것을 좋아한다. 인간의 골격은 침팬지, *Australopithecine*, 그림 2.14의 현대 인류와 비교했을 때 많은 차이점도 보이고 유사성도 보이며 진화해 오며 효율적인 달리기와 걷기를 위한 특성들을 발달시키긴 했으나, 이러한 특성들이 우리가 나무에 오르고 나무 사이를 건너가지 못하도록 방해하지는 않는다. 우리의 운동 기능은 해부구조에 반영되어 있다. 진화적 변화는 한 번에 일어나지 않기 때문에 Lieberman이 주목하였듯이, 골격의 변화를 나무 생활을 위한 것과 지상 생활을 위한 것 둘로만 나누어 분류할 수는 없다. 사실은 그림 2.5의 날개뼈(scapulae)의 경우에서도 그러하듯이, 진화는 점진적으로, 다양한 정도로 이루어진다. 우리의 해부학적 구조가 땅에서의 이동에 특화되는 동안 과거 나무에서 생활할 때의 해부학적 구조도 일부 유지되었다.

Homo erectus 화석은 긴 허리, 발달한 균형감각을 위한 큰 반원형의 귓구멍, 무거워진 머리를 안정시켜 주는 목덜미 인대를 가진 종을 대표하며, 이러한 특성은 긴 보폭과 일상적이고 효율적인 두발 지상 보행을 의미한다. 진화 중인 종들은 다른 곳에 더 많은 에너지가 필요했기 때문에 움직임이 효율적이어야 했다. 몸과 뇌의 크기가 증가했으며 임신기간과 성체가 되기까지의 기간이 길어졌다(Aiello & Wells 2002). 약간의 열량이라도 아껴 여기에 필요한 에너지를 조달하기 위해 여러 해부학적 변화들이 채택되었으며, 물론 이러한 변화들의 진짜 순서는 존재하지 않는다. 효율적인 움직임이 먼저 발달하기 시작해 증가한 대사 요구량을 충족시키거나, 대사 요구가 이동방식 변화의 필요성을 촉구한 게 아닌, 세대를 거듭하며 이 둘이 점차 함께 발달했을 가능성이 크다.

*Homo erectus*가 길고 곧은 다리로 걷기 전에 그에 맞는 형태적인 변화가 먼저 일어났을 것이고, 거기에는 발의 변화도 포함되었을 것이다. 발가락을 떼기 위한 발가락 펴기 증가와 뒤꿈치 디딤을 위한 둥글고 강한 발꿈치뼈가 긴 보폭을 가능하게 하였다(Holowka & Lieber

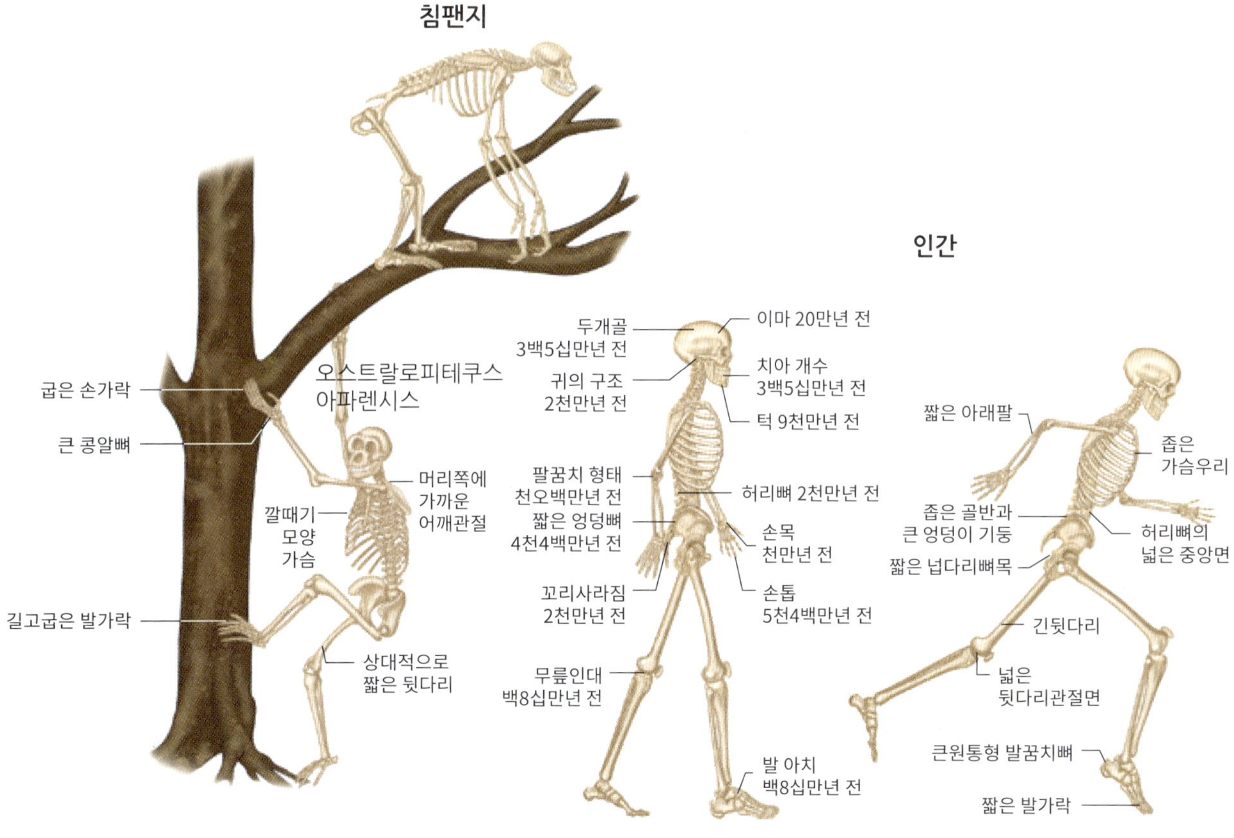

그림 2.14 마지막 공통조상(last common ancestor, LCA)이 누구인지는 알 수 없지만, 침팬지와 매우 유사할 것으로 추측하고 있다. Australopithecus afarensis는 여러 호미닌 중 하나로 LCA와 현대 인류의 중간 종이다. 더 효율적인 보행에서 나아가 달릴 수 있기까지 다양한 단계의 골격변화가 이루어졌다. 현대 인류를 향한 주된 변화는 Homo ergaster와 Homo erectus의 번성과 함께 2백만년 전쯤 이루어진 것으로 추측되며, 장거리 달리기를 가능케 하는 결정적 변화와 함께 일어났다. 해부학적으로 현생 인류는 2~30만년전까지 진화해온 것으로 본다. (출처: Fleagle 2013.)

man 2018, Webber & Raichlen 2016). 발가락을 떼는 데 걸리는 시간이 길어지면서 뻗는 다리를 더 멀리 앞으로 뻗어 다리를 편 상태로 뒤꿈치를 땅에 디딜 수 있게 되었다.

그림 1.6을 각각의 종들의 관절 각도를 비교하며 다시 보자. 초기의 종들은 모두 보폭이 좁으며 *Australo pithecus*(4백5십만 년 전~백9십만 년 전)는 어느 정도의 발가락 펴짐을 보여주고 있긴 하지만 해부학적 현대인류가 되어서야 발가락, 무릎, 고관절, 척추에 이르는 전체적인 관절이 펴진 정도가 증가했음을 보여주고 있다.

발꿈치 디딤(heel strike)과 발가락 떼기(toe-off)는 우리가 그림 1.8에서 보았던 힘의 정점과 연관 있으며 발의 중간 부분에는 아주 작은 압력만 가해지게 된다. 다른 유인원 종들은 모두 어느 정도의 높은 압력이 중간 발에 가해지며 이는 그들의 중간 발의 유연성과 발꿈치를 디디고 발가락을 펴는 능력이 좋지 않음을 보여준다. 침팬지, 보노보, 고릴라가 걷는 것을 보면 발이 거의 평발에 가까움을 알 수 있다. 4장에서 다루겠지만, 나무에서 주로 생활하는 종들의 발가락 뼈는 아래쪽으로 굽어있기 때문에 발가락을 펴는 것이 제한적이다. 아래쪽으로 굽은 발가락 덕분에 물체를 잡을 수 있으나 편평한 지면 위를 걸을 때 발가락이 펴지는 것을 방해하므로 형태가 기능적 능력을 결정하는 좋은 예시가 되어준다.

현대 인류의 발뼈는 돔 모양의 아치를 이루고 있지만, 정확히 언제 이렇게 되었는지는 불명확하다.

Laetoli의 유명한 발자국 유적[14]은 루시와 같은 종인 *Australopithecus afarensis*의 것임이 거의 확실한데, 현대 인류와 거의 흡사한 정도의 발꿈치 디딤과 발가락 떼기 능력이 있었으며 초기 발 아치의 모습을 보여준다고 할 수 있다. 하지만 몇몇 연구자들은 중간발 압력의 부재는 단지 뒤꿈치 디딤에서 발가락 떼기로 넘어가는 중에 발이 뻣뻣하다는 것을 뜻할 뿐이며, 높은 아치의 존재와는 무관한, 적어도 두 가지 이상의 다른 기전으로 얻어질 수 있는 필요에 의한 발의 경직(foot stiffens)이라고 주장한다(Sorrentino 外 2020). 화석 자료가 충분하지 않기 때문에 양쪽의 주장 모두 확실하지는 않다.

발이 "단단한 지렛대(rigid lever)"가 되도록 안정화 시키는 원리에 대해서는 나중의 장들에서 더 자세히 다룰 예정이지만 닫힌 형태와 닫힌 힘의 조합으로 요약할 수 있다. 발을 통한 자연스러운 움직임에 의해 뼈들이 밀집구조를 이루며 닫힌 형태가 되며, 건축적으로 뼈가 아치형 반구를 이루도록 정렬한다. 이는 발을 감싸고 있는 연조직이 팽팽해지며 뼈를 서로 당겨 지지하는 닫힌 힘과는 다르다. 여기에 관여하는 연조직에는 발 내부에 존재하는, 흔히 말하는 내재근뿐만 아니라 다리 근육으로 더 잘 알려진 외재근도 관여한다.

닫힌 형태(form closure)와 닫힌 힘(force closure)이라는 두 기전은 둘 다 걷는 보폭이 길어야 효과적으로 작동할 수 있다. 앞으로 다루겠지만 발의 뒤침은 아랫다리의 회전에 의해 이루어지며 긴 보폭은 뼈가 닫힌 형태로 변하게 하는 회전을 제공한다. 발꿈치를 디디는 능력 역시 뒷발의 발가락 관절이 펴져야 발휘될 수 있다. 발가락이 펴짐으로써 바닥 면의 연조직이 단단해지게 발을 전반적으로 견고하게 해주고 1장에서 다루었던 발목뼈 중간 분리를 예방하기 위한 들어올리는 효과, 즉 닫힌 힘을 가능하게 한다.

Lieberman는 그의 인간 진화에 대한 지구력 달리기 이론을 뒷받침하기 위해 더욱 최근에 발달하였고 효율적인 걷기에는 굳이 필요하지 않는 두 가지 특성, 짧은 발가락과 높은 아치를 들었다. 높은 아치와 아치를 지지하는 연조직으로 이루어진 발은 오직 달릴 때에만 용수철처럼 작용하며, 달릴 때는 걸을 때보다 발의 아치를 더욱 비틀기 때문에 연조직에 더 많은 변형이 가해진다. 연조직은

14 탄자니아에서 발견된 두 발 보행 발자국 유적은, 3백 7십만년 된 굳어진 화산재 속에서 발견되었다.

그래서 그 힘을 축적했다 앞 방향으로의 추진력으로 활용하게 되는데, 이러한 기전은 걷는 동안에는 거의 작동하지 않으며 관련된 힘이 적기 때문에 그렇다.

달릴 때는 발을 통해 전달되는 더 큰 지면 반발력은 몸이 발 위를 넘어가고 발가락 관절이 펴지면서 발가락굽힘근(toe flexors)에 의해 일부 조절된다. 발가락이 짧아질수록 위와 관련된 힘을 조절하는 데 필요한 일의 양이 줄어든다(Rolian外 2009). 발가락의 길이와 아치의 높이라는 두 특성 모두 걸을 때의 부담을 덜어주지는 않지만, 달릴 때의 에너지 소모는 줄여준다.

Holowka와 Lieberman (2018)는 운동방식에 따라 다른 발의 역할과 모양을 토대로 발의 진화 과정을 세 단계로 정리할 수 있었다(그림 2.15). 그 정리에 따르면 우리는 엄지발가락이 벌어지고 발가락이 기다란 *Ardipithecus*을 거쳐 엄지발가락은 모아졌으나 여전히 발가락은 긴 *Australopithecines*을 통해 짧은 발가락과 높은 아치가 특징적인 *Homo* lineage 계통에 이르렀다는 것이다.

탄력 있는 아치의 발달은 이동에 드는 에너지를 줄여주었으며 사냥 활동의 새 지평을 열어주었다. 초기 *Homo*의 구조적인, 따라서 기능적인 변화는 우리가 거대해진 뇌를 먹여 살리는 쪽으로 에너지를 재배치할 수 있게 한

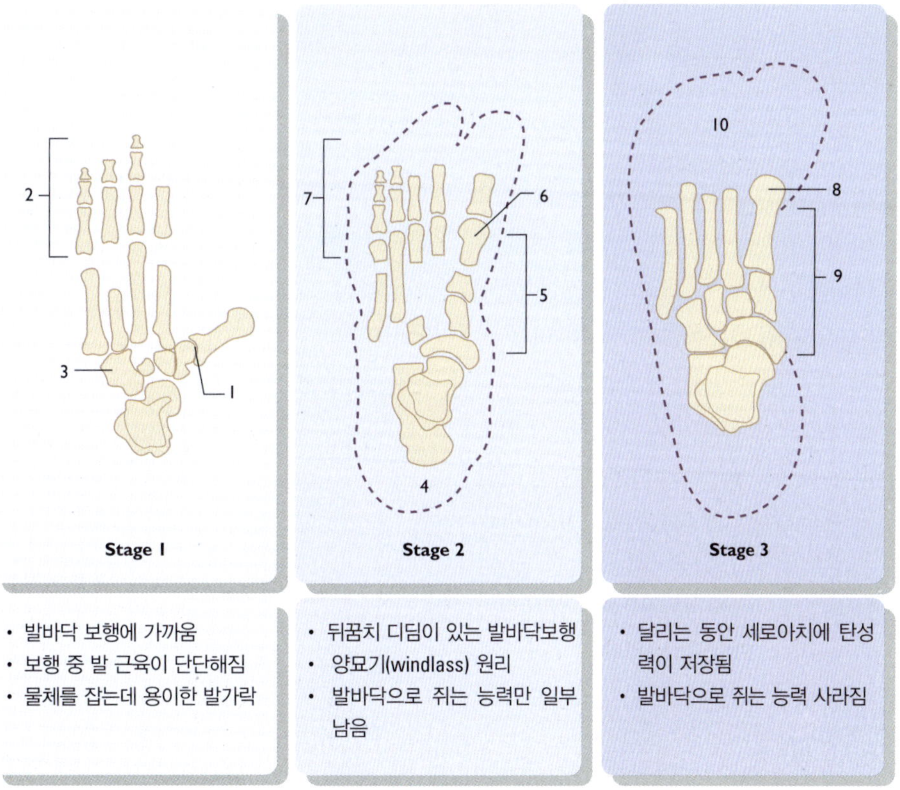

그림 2.15 Holowka와 Lieberman (2018)에 의해 제안된 발의 진화의 세 주요 단계. 그림에 있는 발의 주인들인 종은 예시로서 들어진 것이며, 단계마다 기준에 부합하는 종들은 여럿 있다.

1단계: Ardipithecus ramidus는 엄지발가락이 벌어져있어 다른 발가락과 마주 댈 수 있고(1), 발가락의 길이가 길며(2), 발의 중간 부분이 길다(3).

2단계: Australopithecus afarensis는 뒤꿈치를 딛기 시작했으며(4), 중간 세로아치가 낮고(5), 엄지발가락은 약간 벌어져 있고(6), 발가락의 길이가 길다(7). 점선은 Laetoli 유적의 발자국이다.

3 단계: Homo habilis와 erectus의 엄지발가락은 완전히 모아져 있으며(8), 중간 세로아치가 인간과 흡사하고 (9) 케냐 Ileret의 발자국 유적에 의하면(점선), 발가락이 짧다.

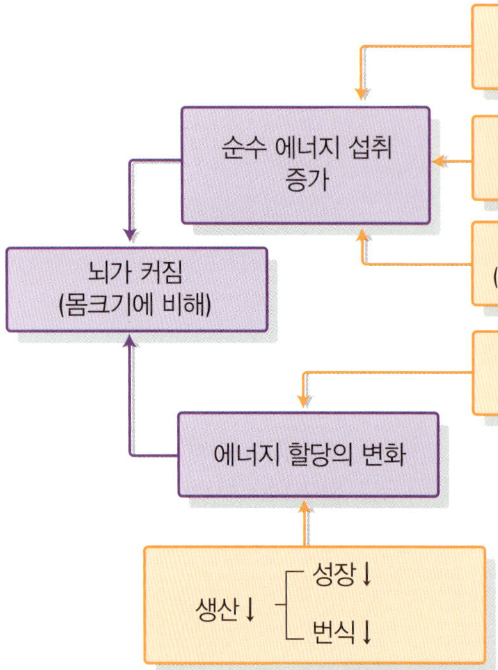

그림 2.16 뇌 크기의 증가와 연관된 여러 해부학적, 지각적 변화들 (출처: Navarette 外 2011)

여러 요인 중 하나일 뿐이다. 느려진 삶의 속도(성장하고 생식하기 까지의 속도를 말하는 것이지 소파에 누워 빈둥거린다는 뜻이 아니다!), 양질의 규칙적인 음식 섭취, 협력할 수 있는 무리를 이룬 것들이 모두 몸에 비해 큰 뇌를 발달하게 하는 선순환이 일어나도록 하였다[15](그림 2.16, Navarrete 外 2011). 뇌의 크기를 증가시키기 위한 자원의 재배치는 꽤나 빠른 속도로 연쇄적인 몸의 형태 변화를 가져왔고, 각각의 변화는 그것을 특성으로 갖는 각각의 종이 되었으며 그중 몇 가지만 예를 들면 *Homo habilis, Homo erectus, Homo heidelbergensis, Homo naledi* 등이 있다.

반구형의 탄력 있는 발의 발달에 필수적인 형태 변화의 순서에 대해서는 아직 논란이 있다. Morton은 발허리뼈의 회전을(1935), (4장 참고), 다른 학자들은 발 앞쪽의 바깥쪽이 길어지면서 발허리뼈가 엄지를 향하게 된 것을 (Kidd, O'Higgins, Oxnard 1996), 또 다른 학자들은 엄지발가락이 발의 나머지 부분을 향해 모이도록 목말밑 축이 틀어진 것이 먼저라고 주장하였다. 어떠한 변화가 먼저이든지 간에 발의 전체적인 구조는 반구형의, 엄지발가락이 모인, 발허리뼈 머리가 비교적 가지런한, 신축성 있는 아치가 되었으며 그에 알맞게 다리뼈도 변하였다.

영장류의 목말뼈를 감싸고 있는 복사뼈와 비교해 보면 인간의 다리가 바깥쪽으로 돌아가 있음을 알 수 있다(그림 2.17). 두 개의 복사뼈가 다리뼈에서 뻗어 나와 발의 목말뼈를 둘러싸고 있으며 움직임을 조절하며, 목말뼈와 정강이뼈와 종아리뼈의 기능적 관계에 대해서는 이어지는 장에서 다룰 예정이다. 이 세 개의 뼈들의 긴밀한 관계를 보면, 하나의 방향이나 정렬만 바뀌어도 다른 뼈들 또한 바뀐다는 것을 알 수 있다. 정강이뼈가 바깥쪽을 향해 비틀려 있다면 위의 변화들(모아진 엄지발가락, 발허리뼈의 비틀림, 길어진 발날)이 요구되었을 것이며 발가락들이 땅에 밀착하게 되었을 것이다. 변화의 시작에 있

15 코끼리와 고래의 뇌가 인간의 뇌보다 큰 것을 보면 뇌의 절대적 크기는 그렇게 중요하지 않다. 코끼리와 고래의 뇌는 대뇌가 차지하는 비중이 작고 인간의 뇌는 이 비중이 커 몸에 비해 뇌가 크다는 것을 의미한다. 뇌 영역의 모양과 비율 또한 인지능력을 좌우하는 중요 변수이다. 크기가 전부는 아닌 것이다.

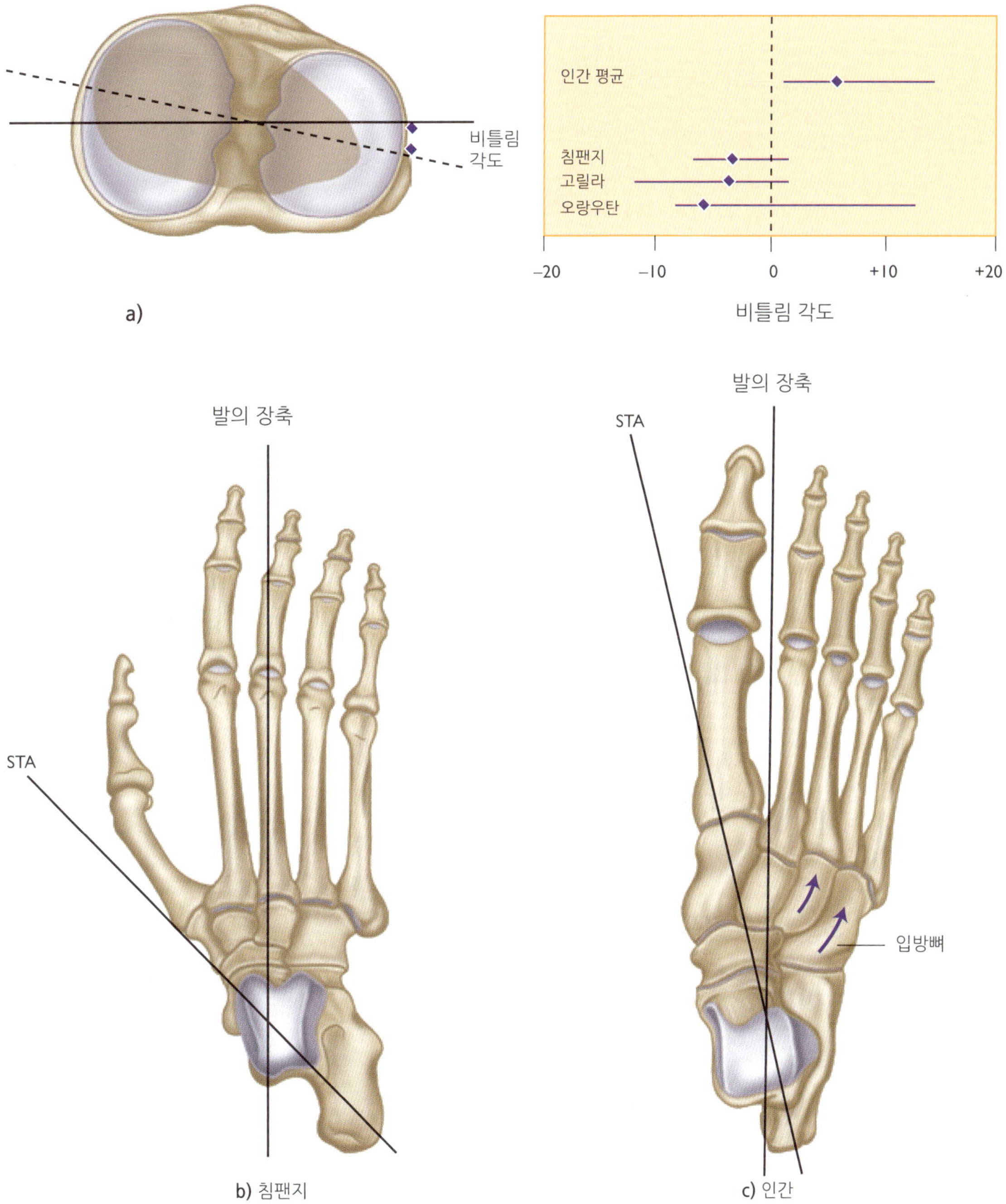

그림 2.17 (a) 정강이뼈 비틀림은 넙다리뼈 관절융기(실선)와 두 복사뼈 사이의 각도의 차이를 비교하여 측정할 수 있다. 도표를 보면 침팬지, 고릴라, 오랑우탄은 모두 안쪽으로 비틀림이 일어나는데 반해 인간은 바깥쪽으로 비틀림이 일어난다(b,c). 인간과 일반적인 유인원의 발을 직접 비교하면 인간의 발에서 엄지발가락이 모아져 있고 발목뼈의 가로폭이 넓으며 목말밑관절의 정렬이 다름을 알 수 있다. 유인원일 때 발 쪽을 향하고 있던 엄지발가락의 밑면이 현생 인류에 와서는 비틀려서 지면을 향하게 되었음을 볼 수 있다.

는 첫 뼈를 찾아내는 것은 욕심나는 일이겠지만, 어느 한 곳이 변했든지 발의 다른 구조들이 받는 힘이 변하면서 발 전체가 적응한 결과라고 보는 것이 맞겠다. 만약 우리의 보행에 용수철 효과가 발달하지 않았다면 지금쯤 어떻게 되었을까? 하는 궁금증이 남기는 한다.

정리

지금까지 쌓인 증거들은 이 장의 시작에서 얘기한 Morton의 예측에 부합한다고 볼 수 있다. 직립 보행은 이동 시의 에너지 소모를 줄여 주며, 움직이는 전략의 변화는 골격의 변화와 화석 자료에 반영되어 있다. 그 형태의 변화는 생태계와 얽혀있어, 어떠한 종류의 환경 변화든 인간에게는 일종의 틈새시장이 되어 무한궤도의 되먹임 회로를 통해 진화하도록 한다. 하지만 진화가 진보는 아니며 틈새 환경에 알맞게 변화, 적응한 것이라고 보는 게 맞다.

우리는 크게 세 가지 질문–우리의 발이 어디에서 왔으며, 왜 다른 동물의 발과 유사하고 어떤 점이 독특한지– 와 함께 이번 장을 시작하였다. 우리가 어떻게 땅에 첫발을 내딛게 되었는지, 그리고 오랜 시간 동안 신체 변화를 축적해 온 과정에 대해서도 알아보았다. 같은 척추동물에서 갈라져 나와 인간의 발은 처음에는 직립 보행하면서, 그다음에는 달리는 데 특화되면서도 여전히 서고, 기어오르고, 싸우고, 밀고 당기는 능력을 유지하는 독특한 방식으로 환경에 적응하였다.

Morton이 말한 "어떻게 인간이 직립보행을 하게 되었는지는 생체역학의 언어로 쓰여진 역시이다"를 우리는 "'형태'의 언어"라고 수정할 수 있을 것이다. 형태 연구의 새로운 방법 덕분에 분석에서 발생하는 편향을 없앨 수 있었다. 그리고 생체역학을 이해하기 위해 형태가 무엇을 할 수 있고 없는지 보는 시각을 장착함으로써 형태의 언어를 이해하는 것이 무엇인지 알게 되었다.

해부학 공부는 곧 형태를 공부하는 것이므로 비교해부학은 이번 장에서만 다뤄지지 않고 앞으로도 계속 다뤄질 예정이다. 형태가 담고 있는 함축과 이동에 관련된 힘들을 이해하는 것은 이 책의 주요 목표이며 다음 장에서도 계속 다뤄질 주제이기도 하다.

CHAPTER 3

뼈의 형태(The Shape of Bone)

내 몸은 내가 살아가는 모습이며
내 모습은 곧 내가 사는 방식이다
–라켈 웰치 (미국의 배우)

개론

지금까지 우리는 발을 이해하기 위해 발 뼈들의 많은 역할, 그리고 그 형태가 우리의 보행에 어떠한 영향을 미쳤는지 알아보았다. 몸을 움직이기 위해서는 기본적으로 어느 정도의 견고함이 요구된다. 무척추동물은 견고함을 위해 다양한 전략들이 필요하지만, 척추동물의 경우 뼈를 형성함으로써 견고함의 문제를 해결하고 있다. 뼈는 몸의 장력 균형(tensegral balance)을 유지하는 중요한 역할을 하고 있으며, 지속적 감시를 통해 그 형태를 재구성하는 복잡한 역할 또한 하고 있다.

뼈는 두 단계를 통해 형태가 결정되는데 첫 단계는 진화(혹은 계통발생적, phylogeny)로서 유전과 Hox 유전자 배열에 의해 뼈의 일반적인 개수, 위치가 결정된다. 척추동물의 전체적인 골격은 지난 5억년간 비교적 큰 변화 없이 유지되었다(Gould 1989, Carter & Beaupré이 2001에 인용). 그림 2.9에서 보았듯이 큰 틀은 유지하면서 각각의 종이 처한 환경에 맞게 새로운 운동전략을 택함으로써 골격이 적응하고, 바뀌고, 용도가 변경되었다.[1] 출생 후에는 유전된 뼈의 모양이 전체 운동능력에 영향을 미치고 미세조정 시스템이 존재하여 뼈가 위치한 곳의 환경 안에서 수행해야 하는 운동에 맞게 스스로 모양을 바꾼다. 이 두 번째 단계 덕분에 진화적으로 결정된 설계도가 수정되고 개선된다(개체발생적, ontogeny).

이번 장에서는 뼈의 존재론적 진화에 대해 탐구할 것이다. 일생에 걸쳐 몸에게 부과되는 기능적, 역학적 요구가 여러 조직들 사이의 복잡한 상호작용을 불러일으킨다. 뼈 조직의 경우에는 되먹임 회로가 존재하여 특화된 세포들이 뼈에 가해지는 부하를 감지하고 뼈를 유지하기 위해 바로 재건하도록 세포를 자극한다.

이 실시간 건설체계는 뼈를 계속, 비록 느린 속도이긴 하지만, 힘의 압박에 대한 대응으로서 형태를 재건축한다. 이것은 컴퓨터를 자동 업데이트 모드로 설정해 새 운영체계가 나올 때마다 다운로드 하는 것과 비슷하다. 전원을 켜놓고 처리용량만 충분하다면 알아서 돌아간다. 우리의 뼈도 비슷한데 대신 적절한 영양공급과 움직임 자극이 필요하다.

뼈조직은 역학적 환경 아래 놓여 있으며 뼈와 뼈 사이의

1 형태, 기능, 골격, 유전적 적응 사이의 관계에 대한 개론은 Neil Shubin의 〈Some Assembly Required〉 (One World 2020)에 잘 정리되어 있다.

상호작용이 있음은 X선 사진이 잘 보여주고 있다(그림 1.15 참고). 기둥모양은 뼈들이 단순한 집합이 아닌, 일련의 아치들을 이루는 하나의 시스템으로서 실존하는 힘의 전달을 보여주고 있다. 몸이 어떻게 스스로를 만들어내고 구성하는지 특히 이런 책에서 다루는 일은 흔치 않으므로 4장에서 발의 뼈에 대해 자세히 알아보기 전에 일반적인 뼈의 형성과 모양에 대한 복합성에 대해 짚고 넘어가려고 한다.

긴장(tension)과 압박(compression)이 장력체계를 정의하는 힘이며 뼈의 모양에 관여하는 주된 힘이다. 뼈는 역학적인 환경을 감지할 수 있으며 거기에 알맞은 형태로 스스로 변화한다. 뼈의 기계수용능력은 조직에 일관된 변형을 일으켜 세포 활성화를 유발함으로써 뼈에 필요한 가벼움, 유연성, 강도 사이의 접점을 조정하는 자가구성 시스템을 가동시킨다.

이번 장에서는 외력을 감지하고 분배하여 거기에 적절히 반응하는 몸의 능력을 장력조합의 개념(이에 대해서는 Solórzano 2020에 잘 정리되어 있음)을 통해 다룰 것이다. 이번 장 전반을 통해 몸이 장력을 버티고 뼈를 지지하기 위해 뼈의 견고한 조직과 수축력 있는 연조직 사이의 복잡한 상호작용을 어떻게 이용하는지 알아볼 것이다. 뼈는 당기는 힘과 압박하는 힘 사이에서 끊임없이 균형을 유지하는 가운데 근육과 인대가 부착되어 있을 수 있는 견고함을 제공함으로써 뼈의 형태를 결정하는 역학의 지주(支柱) 역할을 한다.

뼈의 스스로 변하는 능력

뼈를 흔히 잘 변하지 않는 구조물이라고 생각하지만 그런 편협한 관점으로 보아서는 안 된다. 제대로 이해하기 위해서는 뼈의 구조, 특성, 필요조건 사이의 관계에 대해 파악하여야 한다. 그 필요조건에는 움직임이 가능하도록 하는 안정성을 보강하는 능력, 보호의 역할(뼈 자체와 여러 다른 연조직들), 그리고 몸을 움직일 때 받게 되는 다양한 외력-장력, 압박, 엇갈림, 휨, 비틀림-을 조정하는 능력이 있다(그림 3.1). 뼈는 충분한 유연성도 필요한데 위의 힘들 일부를 흡수함과 동시에 움직임의 구조적 역학 역시 견뎌야 하기 때문이다.

뼈는 스스로를 변형시킴으로써 운동으로 인해 발생하는 힘에 순응하며, 뼈를 구성하는 세포들은 반복되는 힘의 환경 변화를 감지한다. 이 동력학적 특성이 뼈를 전반적인 힘의 환경 안에서 스스로의 구조를 구성하며, 변형이 뼈를 통해 전달되면서 -운동(movement)-변형(strain)-반응(response)-형성/재형성(build/remodel)-운동-변형-반응의 끊임없는 되먹임 회로를 형성한다.

순수한 압박이나 장력만을 재현해 내는 것은 어려우며 뼈는 주로 휘는 힘을 받게 된다. 휘는 힘은 한쪽에는 장력을, 다른 한쪽에는 압박을 발생시키며 이 힘들이 뼈 안의 세포들이 뼈의 형태를 변형시키도록 유도한다(그림 3.1). 그러나 긴 뼈에 가해지는 휘는 힘은 취약한 부분을 발생시켜 위험할 수 있다. 한번 어떤 구조물이 휘기 시작하면 더 휘는 방향으로 힘이 실리게 된다. 그렇다고 휨에 대한 취약점을 보완하기 위해 뼈가 아예 휘지 않도록 만들어진다면 휘는 힘이 조금만 가해져도 툭 하고 쉽게 깨져버릴 것이다. 때로는 어느 정도의 유연함도 필요하다.

그 무거운 뼈를 만들고 짊어지고 다니는데 에너지를 소모할 가치가 있을 만큼, 뼈는 치밀하고 매력적인 물질임은 틀림 없다. 발생 과정에서 우리의 몸은 너무 많은 에너지를 소모하지 않으면서도 어느 정도 충분한 양의 재료를 사용해 튼튼한 뼈를 만들어 어쩌면 상충할 수 있는 요구들 사이에서 가장 이상적인 균형을 찾아낸다. 다행히, 앞으로 다루겠지만 자연의 신비는 이 어려운 문제를 해결하기 위해 다방면으로 해법을 제시하고 있다.

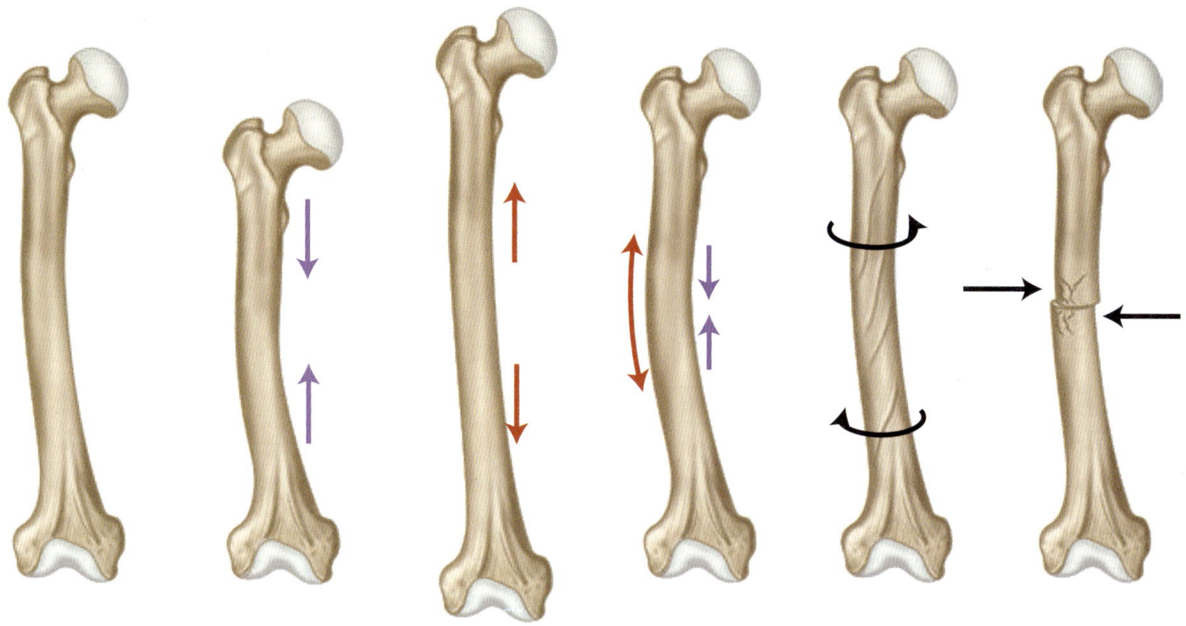

그림 3.1 위의 힘들이 단독으로 작용하는 일은 없다고 봐도 무방하나 각각을 정의해 둘 필요는 있다. 압박과 장력은 반대되는 힘이며 전자는 조직 사이의 거리를 좁게 하고 후자는 멀게 한다. 대부분의 뼈는 어느 정도의 휘는 힘을 받는데 한쪽에는 압박을, 다른 한쪽은 장력을 받는다. 비틀림은 꼬임 혹은 회전력에 의해 생긴다. 어긋남은 조직에 두 반대방향의 힘이 가해짐으로써 발생한다.

다른 역할을 위한 다른 소재 –겉질뼈와 해면뼈

뼈는 강하고 촘촘한 겉면과 얽히고 설킨 그물 같은 내부, 크게 두 부분으로 나뉜다(그림 3.2). 겉질뼈(cortical bone) 혹은 치밀뼈(compact bone)로 알려진 이 뼈의 겉층은 밀도 높고 상대적으로 단단하며 강하다(그림 3.4참고). 하지만 치밀하기 때문에 무거워 뼈 무게의 80% 정도를 차지한다. 대신 뼈의 내부는 해면뼈, 갯솜뼈 혹은 잔기둥뼈로 불리는 가벼운 구조로 되어 있다. 이 내부 구조는 상대적으로 약해서 뼈가 힘을 받으면 약간 휘어질 수 있도록 해 쉽게 부러지지 않게 해준다.

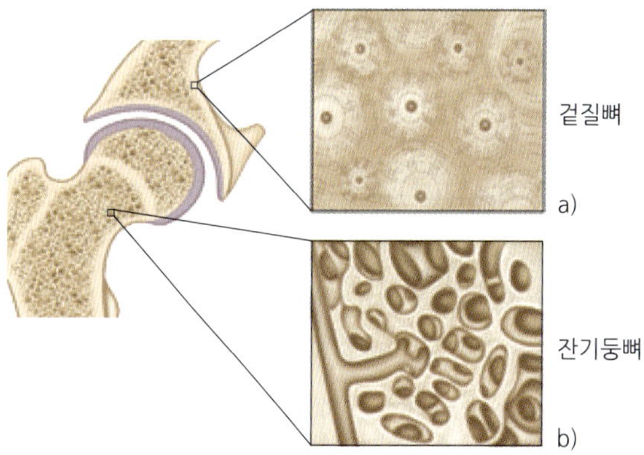

그림 3.2 a) 겉질뼈는 밀도가 높고(뼈 무게의 약 80%를 차지) 매끄럽다. 겉질뼈의 뼈막에는 다양한 연조직들이 부착된다. b) 해면뼈 혹은 잔기둥뼈(trabeculae: 라틴어로 “작은 기둥”)는 긴 뼈의 내부 지지대 역할을 하며 뼈를 보강함과 동시에 성긴 구조로 뼈 전체 무게를 가볍게 만든다.

용어 정리

응력(stress)과 변형률(strain)을 짚고 넘어가고자 한다. 생소한 단어라고 해도 걱정할 필요는 없다. 여러 장에 걸쳐 다양한 관점에서 다뤄질 것이고 각 장을 통해 개념을 잡아나가다 보면 결국에는 이해하게 될 것이다. 아래 각각의 정의를 써두었지만 쉽게 말하면 응력은 가해지는 것이고 변형률은 감지되는 것이다.

응력 = 힘을 표면 넓이로 나눈 것. 혹은 단위 면적에 가해지는 힘의 크기

변형률 = 구조물의 반응. 길이와 부피의 변화로 측정할 수 있다.

일반적으로, 응력이 장력을 유발한다면 길이가 늘어나고 압박을 유발한다면 대상의 밀도에 변화가 생긴다.

실제 사례를 예로 들면,

나무로 된 마루바닥 위를 굽이 없는 신발을 신고 걸어 갈 때와 하이힐을 신고 걸어갈 때의 차이를 생각해보자. 하이힐은 걸음마다 뒤꿈치 디디는 소리가 날 것이고 굽이 없는 신발은 소리가 나지 않을 것이다. 두 경우 모두 신발 전체에 실리는 체중은 같지만 하이힐을 신으면 좁은 면적에 체중이 집중된다. 이것이 응력을 힘(질량 x 중력가속도)을 면적(플랫슈즈 vs 하이힐)으로 나눠서 구하는 이유이다.

예를 들어 굽의 단면이 $1cm^2$인 하이힐과 굽의 단면이 $3.5cm^2$인 단화를 비교해보면, 단화의 경우 힘을 분배할 면적이 35배 넓다는 뜻이다.
다시 말하면, 하이힐의 경우 마루바닥이 받는 부하가 35배가 된다는 뜻이다.

물론, 새롭고 더 복잡한 수학이 포함된 많은 계산법들이 있겠지만 위의 내용은 대부분의 생물역학에서 활용 가능하다. 지금 우리에게 중요한 것은 수학이 아니라 응력과 변형의 원리이다

뼈마다 겉질, 속질의 고유 비율과 배열이 있으며 이는 그 뼈에 가해지는 부하와 긴장에 따라 다르다. 겉질뼈와 해면뼈의 비율은 복잡한 비용과 효용을 따져 적당한 물질을 적재적소에 배치함으로써 몸이 스스로 적응하는 방법 중 하나이다.

비유를 하자면, 온화한 런던에 있는 빌딩을 추운 모스크바에 그대로 옮겨 짓는다고 생각해보자. 모스크바 빌딩 건축에 필요한 단열재들이 런던의 빌딩에도 사용될까? 자재에 드는 비용과 효율을 생각한다면 아마 그렇게 하지 않을 것이다. 그래서 "런던에 특화"된 빌딩은 러시아의 엄청난 연교차에 의해 틈이 생길 것이고 무너질 것이다. 만약 건축 자재들이 비록 느린 속도이기는 하나 알아서 환경에 맞춰 변화한다면 어떨까?

모스크바 수준의 단열재를 런던 빌딩에 쓰는 걸 꺼리듯이 우리의 몸도 물리적 부하와 그에 맞는 물질 사이의 알맞은 균형을 찾으려 한다. 이미 친숙한 독자들도 있겠지만 이를 볼프의 법칙 (Wolff's law)이라고 한다.

넙다리뼈머리(femoral head)의 잔기둥(trabeculae)과 천장 기중기 지지대(overhead cranes)의 유사성을 이야기한 von Meyer의 관찰일지를 읽고 영감을 받은 Julius Wolff는, 그 유명한 "뼈 변형의 법칙(law of bone transformation)"을 1892년에 출판하였다(Barak 外 2011). 볼프의 법칙이 수학적 "법칙"이니만큼 물리적인 힘

을 제일 중요한 변수로 삼고 있기는 하지만 실제 상황은 보다 복잡하기에 최근 20~30년간 그 실효성에 대해 의심받았다. 나이, 외상력, 호르몬 등이 모두 뼈의 크기와 형태에 영향을 미치며 볼프의 법칙 대신 "뼈의 기능적 적응"이라는 용어로 뼈의 형성과 변형을 설명하자는 의견도 제안되었다(Ruff 外 2006). 하지만 여러 영향 중 물리적인 변형이 가장 주된 요인이므로 이동 방식에 따른 잔기둥 모양을 예측하고 해석하는데 사용될 수 있으며(Barak 外 2011), 2장에서 다룬 화석 자료와 유사 종간의 비교와 해석에도 유용하게 쓰인다.

환경에 맞춰 빌딩을 건축할 수 있으려면 건설에 필요한 많은 자재들과 다양한 분야의 전문가들 사이에 소통이 필요할 것이다. 층이 하나씩 올라갈 때마다 벽, 창문, 냉방 설비, 전기 배선, 빗장, 나사, 못들의 조화가 필요할 것이고 설비 공간이 있어야 건물을 수리할 때 배선을 변경할 수 있을 것이다. 수리 과정에서 현장 감독, 여러 명의 건축가, 관리자, 노동자들이 준비된 재료와 자원을 최대한 활용하기 위해 필요한 정보들을 주고 받을 것이다.

이러한 방식으로 뼈라는 빌딩에서 감독, 관리자, 노동자와 유사하게 계급(hierarchical)[2]을 이루는 조직을 통해 스스로를 구성한다(사실 뼈에서뿐만 아니라 몸의 다른 부분에서도 비슷하다). 골격이 유전형질의 표현이자 기계생물학적 "형태형성의 법칙(morphogenetic rules)"–역학, 세포차원의 형질 발현, 전체적인 유전적 설계도 사이의 상호작용을 통해 이루어지는 계통발생과 개체발생이 혼합된 과정–이라는 주장이 있다(Carter & Beaupré 2001)

세포와 세포 주위의 역학적 환경 사이의 이 흥미로운 관계는Chen과 Ingber (1999)에 의해 연구되었다. 그들은 기계에너지 변환을 통해 최적의 구조를 만들기 위해 세포, 조직, 기관이 각 계층을 이루며 계층간에 소통하고 있다고 제안하였다. 기계에너지 변환이란 조직의 생산, 유지, 변화를 위해 기계적인 힘을 전기화학적 자극으로 변환하는 것이다. 몸의 조직에는 물리적 변형을 감지하는데 특화된 세포가 있다. 이 세포들은 적절한 반응을 유도하기 위한 신호를 보내는데, 유동성/안정성 사이의 균형을 찾아 변형의 정도를 조절하기 위함이다. 최대한 적은 재료를 사용하여 적절한 안정성을 갖는 건물처럼, 뼈는 뼈에 가해지는 힘들을 견뎌내기 위해 완벽하게 건설된 것처럼 보인다. 운동하는 동안 발생하는 장력과 압박은 되먹임 회로에 자극을 주며, 뼈는 기계수용체를 이용하여 스스로의 재형성을 지시하고 그 방향을 제시한다.

힘에 대한 뼈와 조직의 반응

위에서 언급하였듯이 몸의 틀이 "고정(solid)"되어 있기 때문에 뼈는 상충되는 두 조건–움직임을 위한 든든한 기반이 되어주고 충격을 흡수할 만큼 충분히 치밀한 것 vs 최대한 가벼워서 적은 열량을 소모하여 몸의 각부분과 전체를 빠르게 가속 시킬 수 있는 것– 과 마주한다.

뼈의 위치, 크기, 모양은 움직이는 방식과 연관되어 있으며 힘의 각도, 진폭, 전달되는 정도를 결정한다. 네발 동물의 네모난 발 뼈는 무거운 중량에 눌리며, 나무에 매달리는 동물의 팔은 상당한 장력을 견뎌야 하고, 두발로 걷는 동물의 넙다리뼈는 압박에 의해 휘어버리지 않도록 견뎌야 한다(그림 3.3). 뼈의 형태와 크기(특히 길이)는 뼈에 가해지는 힘에 영향을 미치며 개체 전체의 생역학에도 영향을 미친다.

네모난 뼈는 큰 힘이 가해지는 곳에 단단한 굽이 되어주며 긴 뼈는 효율적인 운동에 유리하다. 예를 들어, 인간의 긴 다리는 보폭을 넓혀주므로 효율적인 보행의 조건 중 하나이다. 골반과 발 사이에 두 개의 긴 뼈인 넙다리

2 여기서 계급이란 간단한 것들이 모여 보다 복잡한 구조가 되는 집합적 특성을 말하며, 어느 한 계층이 다른 계층보다 더 "중요"하지는 않다는 면에서는 사실 수평적이라고 할 수 있다.

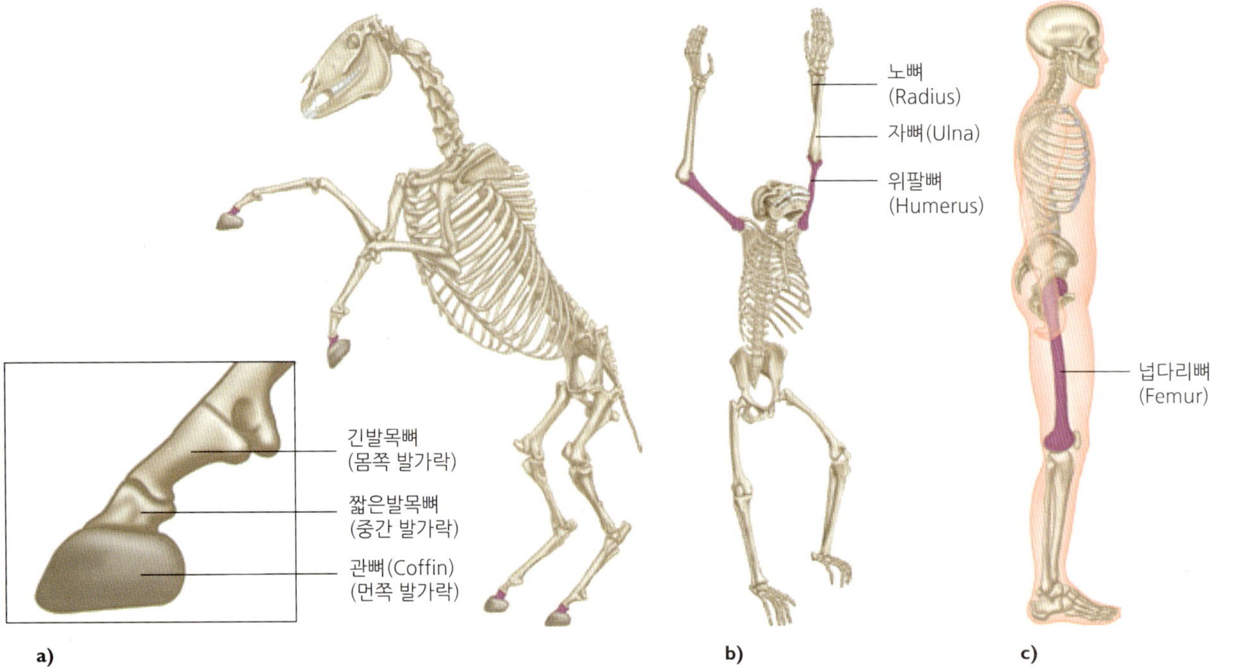

그림 3.3 뼈의 형태와 크기는 그 기능에 맞춰 발달한다. a) 말의 발가락은 육면체에 가까워 졌으며 압력을 견디도록 더 견고해졌다. b) 긴팔원숭이의 팔뼈는 매달리기에 적합하고 장력을 견딜 수 있도록 길어졌다. c) 인간의 긴 넙다리뼈는 자칫하면 뼈를 휘어버리게 만들 수도 있는 수직압력을 견디도록 발달하였다.

뼈와 정강이 뼈가 있어 한 걸음의 길이가 확 길어졌다. 긴 뼈는 관절 사이의 거리를 멀게 하여 지렛대의 원리가 적용된다는 역학적 이점도 있다.

앞서 발가락을 뗄 때 발이 "견고한 지렛대(rigid lever)" 역할을 한다고 하였다. 발가락과 발목 관절 사이의 "견고한("solid)" 발은 몸을 앞으로 보내주는 추진력을 향상시킨다. 긴 뼈(longer bone)의 이점은 개를 키우는 사람들 사이에서 전세계적으로 인기 있는 공 던지는 기계를 보면 쉽게 알 수 있다. 기계의 긴 플라스틱 팔 덕분에 적은 힘으로 공을 상당히 멀리 던질 수 있다.

긴다리와 발의 "지렛대"도 인간에게 공 던지는 기계와 비슷한 이점을 주지만, 긴 뼈는 휘기 쉽다는 단점이 있기 때문에 너무 휘지 않도록 방지하는 추가적인 장치가 필요하다. 인간의 몸은 발 뒤꿈치 부위의 작고 네모난 뼈와 발허리의 "긴(long)"뼈에 얹혀 있다.[3] 앞으로 이어지는 장에서는, 발이 충격흡수와 힘의 생산이라는 상충하는 기능을 만족시키기 위해 사용하는 독창적 수준의 전략과 그 전략의 일부가 뼈의 형태를 통해 실현됨을 알게 될 것이다.

뼈는 누르는 충격, 잡아당기는 장력, 부러뜨리고 구부러뜨리는 힘을 견뎌야 하며 각각의 뼈는 그 위치에 가해지는 힘을 조절하는 방향으로 오랜 시간에 걸쳐 적응해왔다. 하지만 모든 뼈들을 튼튼하게 만들어 하나의 뼈가 모든 힘을 견딜 수 있게 만든다면 그런 뼈를 생산하고 유지하는데 너무 많은 에너지가 소모되고 뼈의 무게도 무거워져 이동할 때도 많은 에너지가 소모될 것이다. 이 문제에 대해 척추동물은 뼈 형태와 크기의 다양성뿐만 아니라 인대, 힘줄, 근육과 같은 조직의 변주를 통해 몇 가지 해결책을 개발하였다. 각각의 조직은 서로 다른 물질적인 특성을 갖고 있으며 힘을 견딤에 있어서 각자 역할이 있다.

그림 3.4에 나와있는 조직 중 뼈의 경도가 가장 크며 이

3 발허리뼈의 절대적인 길이는 그렇게 길지 않지만 해부학적으로는 긴 뼈로 분류된다.

는 응력에 견디는 정도로 측정한다(용어 정의는 아래에서 다루겠다[4]). 인대와 힘줄 곡선의 완만한 경사는 경도가 뼈보다 작음을 보여준다. 뼈가 더 강하긴 하지만 그것 은 뼈가 부러지기 전까지이며 응력(가해지는 힘)에 대해 거의 변형(늘어남)될 수 없기 때문이다. 인대와 힘줄은 덜 강하지만 그 탄성 한계까지는 적은 힘으로도 뼈보다 많이 들어날 수 있어 더 탄력있고 유연하다. 뻣뻣한 뼈와 반대로 인대와 힘줄은 탄성적 지지와 유연성을 제공하며 뼈, 인대, 근육, 힘줄이 협력해 외력을 견딘다.

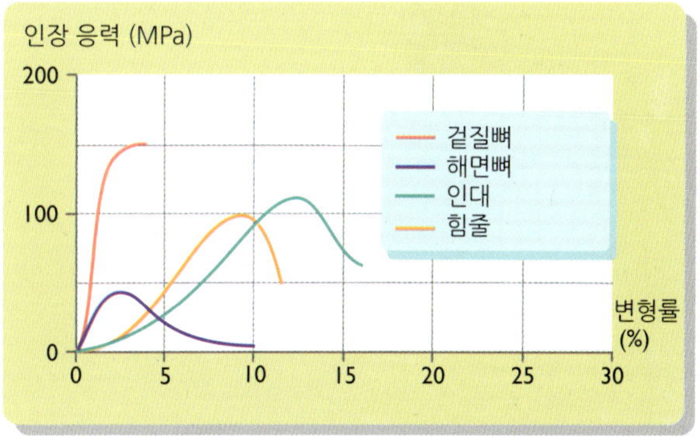

그림 3.4 각각의 조직은 응력에 대해 구성물질의 특성과 전체적인 형태에 따라 각기 다른 반응을 보인다. 위에 그려진 선들은 겉질뼈, 해면뼈, 인대, 힘줄의 평균적인 반응을 보여준다. 그래프 가로축은 조직들 늘어나는 정도, 세로축은 가해지는 힘(응력)의 크기를 나타낸다. 두 종류의 뼈 모두 탄성 한계에 도달하기 전까지 그렇게 많이 늘어나지 않긴 하지만, 겉질 뼈를 부러뜨리기 위해서는 아주 강한 힘이 필요하다. 인대와 힘줄은 뼈보다 잘 늘어나며 탄성한계 도달 전까지 최대 10~13%까지 늘어날 수 있다. 인대와 힘줄 곡선이 어느 지점 이후로 급격히 꺾이는 것은 복원력을 잃는 지점을 의미하며 이후로는 작은 힘만 가해져도 길이가 늘어난다. 꼭지점 이후로는 가소성단계(plastic phase, 可塑性))에 들어섰다고 한다. 가소성 단계에서는 물질의 변형이 일어나 원래의 길이로 돌아갈 수 없어 영구적으로 늘어나 버린다. 거기서 힘이 더 가해지면 조직은 결국 완전 파열되어 버린다. 어떤 물질이든 가소성 단계에 들어서기 전에는 원래의 길이로 돌아가는 능력인 탄성력이 있으며 용수철이 원래의 위치로 돌아가려는 성질과도 같다. (응력과 변형에 대해서는 5장에서 자세히 다룰 예정이다).

체중 부하에 대한 뼈의 반응에 영향을 미치는 요인은 다양하고 복잡하며 물질 구성(무기물, 유기물, 수분의 비율), 뼈의 종류 (겉질뼈 혹은 해면뼈), 밀도와 잔기둥의 방향, 뼈의 길이, 단면의 모양, 관절 위치 등이 있다. 예를 들어, 긴뼈에 해당하는 넙다리뼈와 정강이뼈는 각각 주어진 역할에 따라 다른 특성을 보인다. 넙다리뼈는 하중이 가해지면 구부러지지만 정강이뼈는 거의 휘지 않는다. 넙다리뼈 기둥의 단면은 상대적으로 둥근 모양이지만 정강이뼈는 삼각형에 가깝다. 정강이뼈는 굵고 삼각형인 단면 덕분에 견고하고 휘지 않는 특성을 갖는다(그림 3.5 & 4.8 참고).

Morton은 운동을 상호작용이라 하였는데 이는 해부학에서도 마찬가지이다. 뼈의 소재적 특성뿐 아니라 주위 환경도 뼈의 반응에 영향을 준다. 넙다리뼈는 강한 수축성의 조직으로 둘러싸여 있고 긴 뼈가 압박을 받아 자칫 휠 수도 있는 상황에서 그 정도를 감소시킴으로써 뼈를 온전한 상태로 유지하는 근육의 능력을 많은 연구들(Duda 외 1998, Lutz 외 2016)이 입증하고 있으며, 그림 3.6을 참고하기 바란다.

위에서 언급하였듯이, 뼈를 구부린다는 것은 뼈가 더 휘어 결국 부러질 수도 있다는 뜻이므로 긴 뼈가 과부하에 의해 구부러지면 위험하다. 간단한 실험으로 연필을 양 끝에서 눌렀을 때보다 구부렸을 때 훨씬 쉽게 부러진다. 하지만, 뼈의 형태와 소재적 특성은 주변의 환경과 분리시켜서 실험 대상으로 삼을 수 없다. 주변의 근육들은 뼈의 반응에 영향을 주며 뼈가 휘는 것을 최소화 하는 방향으로 뭉쳐있다. Lutz와 동료들은 (2016) 복잡한 방법을 사용하여 넙다리뼈 주변의 근육들의 수축이 높은 하중으로 인한 휘는 힘을 감소시킴을 보여주었다(그림 3.6).

그래서 긴 뼈(long bones)는 적정 하중에서는 휘지만 큰 하중을 가하면 압축되는(즉, 휘지는 않는) 보다 안전한

4 응력에 대한 인간의 반응에 대해 그 유명한 범적응 체계(General Adaptation System) 연구를 한 Hans Selye는 본인의 영어가 부족한 바람에 "응력(stress)"보다 더 좋은 단어를 사용하지 않은걸 후회한다고 하였다. 응력은 가해지는 힘을 측정한 것이고, "변형률(strain)"은 부하에 대한 반응을 뜻하는 정확한 용어이다. https://www.stress.org/what-is-stress. 응력과 변형률에 대해서는 5장에서 더 다룰 예정이다.

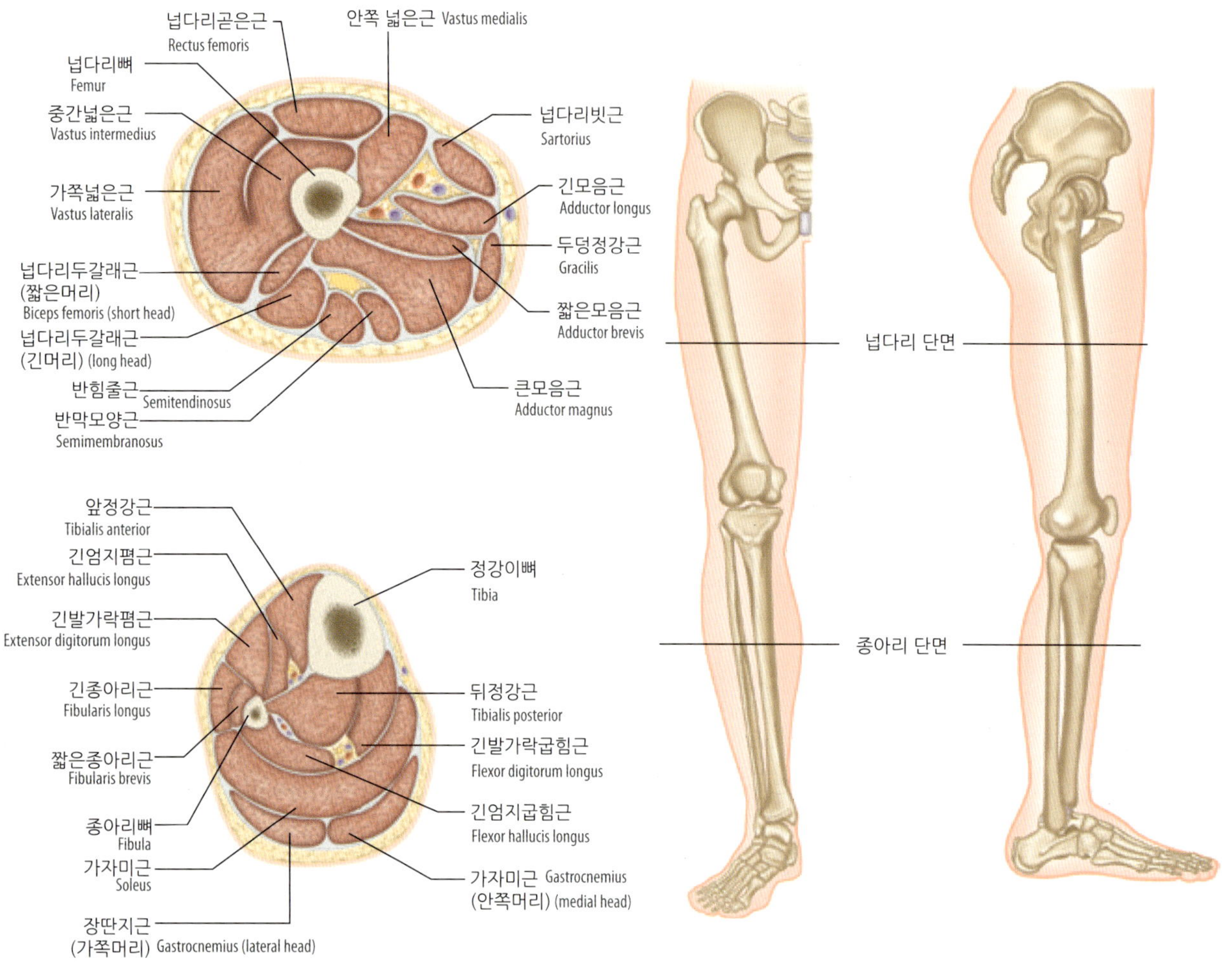

그림 3.5 **뼈가 영향을 주고 받는 주변 환경을 보여주는 단면도.** 몸의 가장 긴 뼈인 넙다리뼈는 엉덩이에서 무릎까지 안쪽을 향해 비스듬하며 앞뒤로 완만한 곡선을 이루고 있다. 크고 튼튼한 근육들에 둘러싸여 있으며 위쪽에서 움직임이 자유로운 고관절을 이루고 있다. 이와 대조적이게 정강이 뼈는 무릎에서 발목 사이에 수직으로 뻗어 있으며 그 양끝에 있는 무릎과 발목 관절은 운동범위가 그렇게 자유롭지 않다. 단면도를 보면 정강이뼈의 겉질이 두껍고 밀도도 높음을 알 수 있는데 그만큼 거의 휘지 않는 다는 것을 알 수 있다.

특성을 지닌 것처럼 보인다.

하지만 어떤 뼈들은 그림 3.3에서보여지는 것처럼 압력을 견디도록 짧고 네모난 모양으로 만들어져 거의 휘지 않고 늘어나지도 않는다.

한정된 자원으로 합리적 수준의 예측가능성을 충족시키려면 특정한 방향으로 구조를 지지하고 강화하는데 재료를 쓰는 것이 바람직하다. 다시 빌딩 건설을 예로 들면, 폭풍이 항상 서쪽에서 불어오는 지역에 모든 방향에서 불어오는 강풍을 다 견디도록 건물을 짓는다면 재료를 낭비하는 셈이다. 건설 재료를 아끼기 위해, 생체조직은 다양한 정도의 이방성(異方性, anisotropy)을 갖는다. 즉, 힘을 견디는 정도는 힘이 가해지는 방향에 따라 다르며(그림 3.7), 능동적이고 국소적인 뼈 재구성은 반복적으로 가해지는 응력에 대응하는 방향으로 이루어진다(Chen & Ingber 1999).

단단한 뼈를 빽빽하고 밀집된 균일한 층으로만 만든다면 에너지 소모가 많을 것이다. 단단한 겉층에 대한 절충으로 비계(scaffold)의 내부는 비어있기도 한다. 겉층의 빽빽하고 치밀한 뼈가 전체 구조의 내구성을 담당한다.

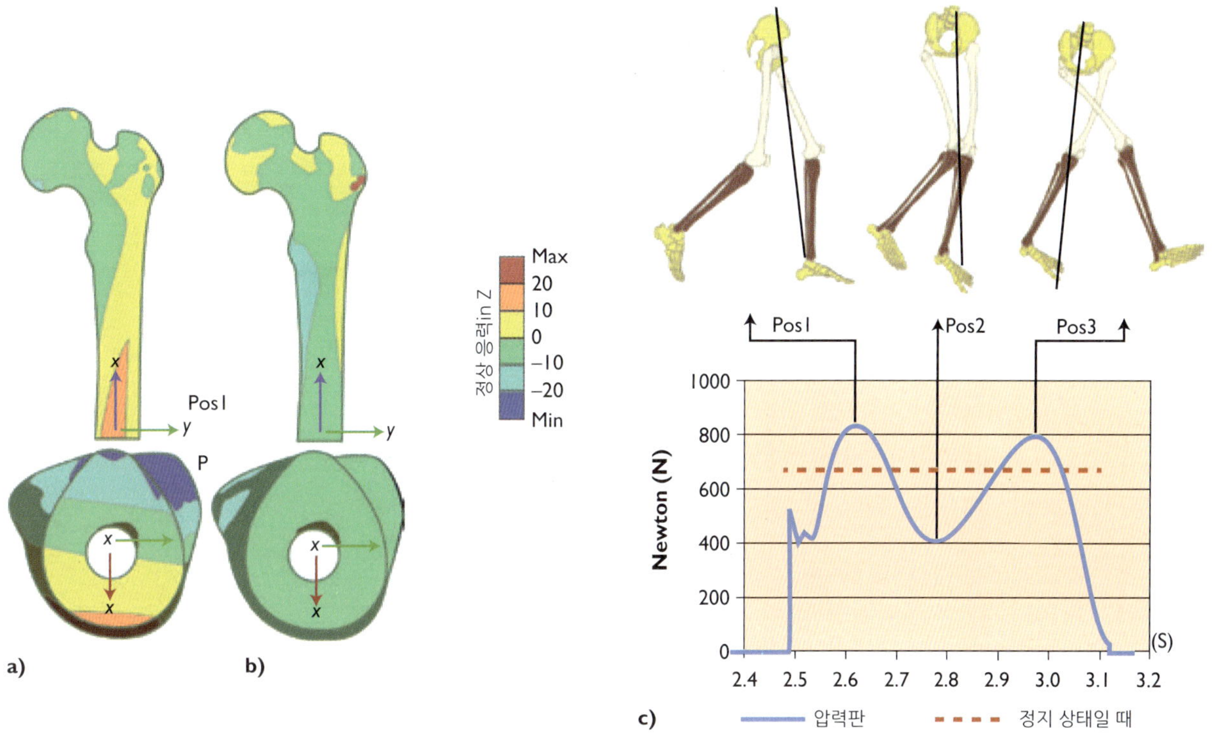

그림 3.6 **유한 요소 분석법**(finite element analysis)으로 알려진 복잡한 컴퓨터 모델링을 사용한 몇 가지 실험에서 긴 뼈가 아마도 최대 부하가 가해지는 동안 거의 순수한 압박만을 받을 것이라는 결과가 얻어졌다. (a)와 (b)의 응력 분포는 뒤꿈치 디딤((c)의 Pos1)시의 뼈의 반응을 나타낸다. 그림은 현실 자료에 새로운 계산법을 적용한 Lutz 外 (2017)의 논문에서 업데이트 되었다. (b) 단면의 균일한 색은 뼈가 휘지 않음을 뜻하는 반면, (a)는 부위마다 다양한 정도의 응력이 측정되어 장력과 압력이 가해지고 있음을 보여주고 있다.

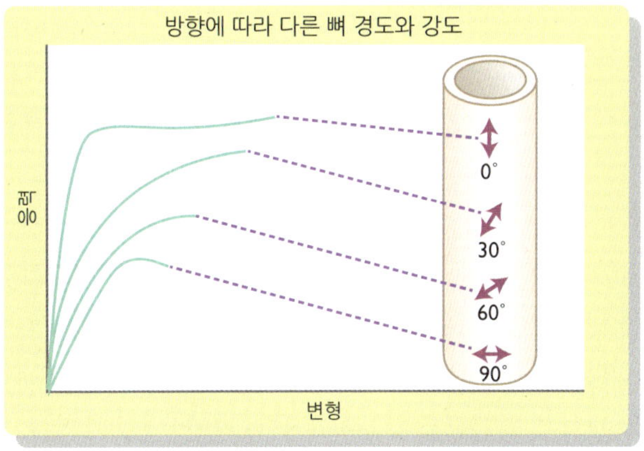

그림 3.7 **뼈의 이방성.** 뼈마다 모양과 잔기둥의 방향이 다양하기 때문에 하나의 응력/변형률 곡선만으로 표현될 수는 없으며, 가해지는 응력의 방향에 따라 다른 반응을 보이고 일반적이지 않은 방향에서 가해지는 힘에 대해서는 취약할 수 있다.

넙다리뼈와 정강이뼈의 차이를 다루며 보았듯이, 몸은 뼈를 통해 전해지는 힘에 따라 겉질의 두께와 단면의 모양을 수정한다(Main 外 2010). 또한, 치밀뼈는 그림 3.4와 같이 근육과 힘줄 수축성 조직(musculotendon contractile tissues)과의 골막 연결, 관절 표면과의 물렁뼈 연결에 견고함을 제공함으로써 압박 받는 부위를 강화하는 역할도 한다. 인체는 뼈에 가해지는 힘에 맞춰 뼈 겉질의 두께와 단면의 모양을 변경한다(Main 外 2010, Chen & Ingber 1999).

치밀뼈의 단단한 겉층은 뼈 안쪽에 있는 벌집모양의 잔기둥뼈 또한 보호해준다(그림 3.2참고), (Standring 2008). 뼈의 겉만 딱딱하고 속은 잔기둥으로 되어있으면 뼈 전체의 밀도를 낮추어 뼈의 생성, 유지 및 이동에 드는 에너지를 줄이고(Chen & Ingber 1999), 골수와 공

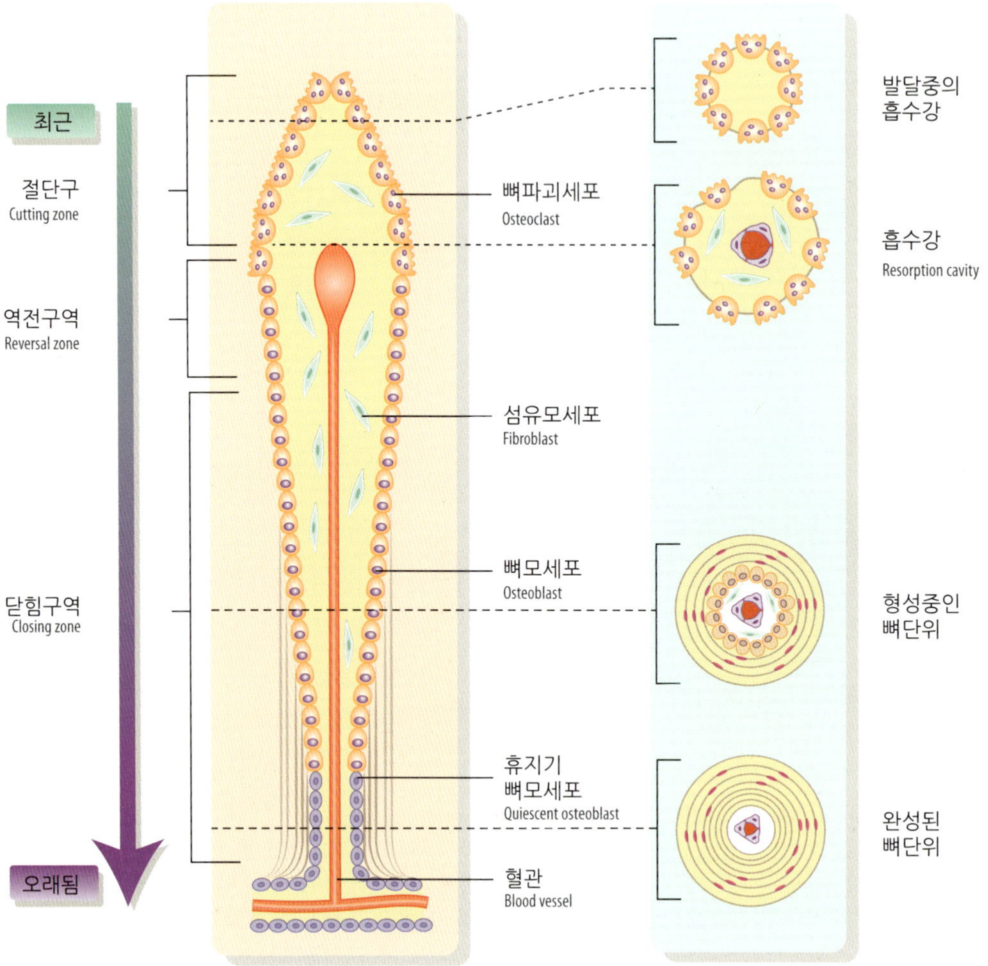

그림 3.8 원추의 단면을 보면 뼈모세포와 뼈파괴세포의 뼈 흡수가 이루는 동심원 모양을 볼 수 있다. 뼈모세포가 완성된 뼈단위 안에 가둬져 뼈세포가 되는 것에 주목하실 바란다 (그림 출처: Standring 2008.)

기(gas)를 위한 공간이 확보된다(Currey 2002)는 이점을 제공한다. 볼크만관(Volkmann's canal)과 같은 잔기둥뼈의 버팀목은(그림 3.9) 견고함을 극대와 할 수 있는 정렬로써 삼각형으로 연결되어 있다(Chen & Ingber 1999). 버팀목의 삼각연결은 그림 1.15에서 보았던 것처럼, 부하를 분산시켜주며 이는 1890년대에 von Meyer가 기중기의 팔을 보고 깨달은 것과 같다.

세포반응과 재료

뼈는 그림 3.8에 그려진 뼈 안의 세포들-뼈모세포, 뼈파괴세포, 뼈세포-의 작용과 상호작용에 의해 발달하고 유지된다. 이 세포들은 종류에 따라 각자의 역할을 수행하면서 건설시스템을 구축하고 있다.

감독관(뼈세포)은 그 지역의 힘의 환경을 감지하여 거기에 맞춰 지시를 내리고 건축업자(뼈모세포), 철거반(뼈파괴세포)은 그 지시에 따라 일한다. 뼈세포는 압력과 변형의 변화에 민감하게 방응하며 뼈의 기계수용체의 역할을 하는데 이에 대한 원리는 아직 다 밝혀지지 않았다.

다른 자료들을 통해 훨씬 자세히 다룰 수도 있지만 아래의 간략한 내용 정도만으로도 역학과 세포활동 사이의 상호작용을 이해하기에는 충분할 것으로 생각한다. 사실 꼭 알아야 하는 내용은 쉽게 요약할 수 있다: 영양

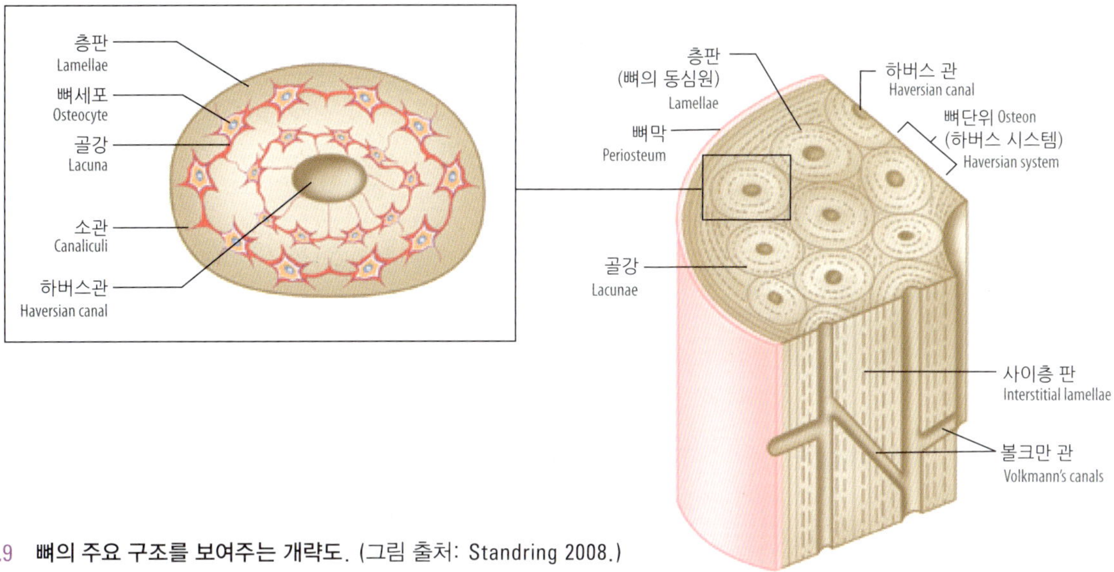

그림 3.9 **뼈의 주요 구조를 보여주는 개략도.** (그림 출처: Standring 2008.)

공급이 적절하다는 가정하에 뼈는 그 주변의 역학적 환경에 맞게 스스로의 형태를 최적화할 수 있어야 한다는 것이다. 그러므로 다음의 두 문단이 불필요하다 생각하면 그냥 넘어가도 되지만, 많은 흥미로운 내용들과 약간의 기본 뼈해부학 복습의 기회는 놓치게 될 것이다.

뼈의 물리적인 특성은 아교질에 의한 순응성과 결정형 물질에 의한 안정성 사이의 균형을 통해 얻어진다. 이러한 물질들은 그림 3.9에서 보다시피 뼈의 표면에 있는 뼈막의 밑(뼈를 감싸고 있는 섬유막으로 수축성 조직들과 연결된다)에 위치한 뼈모세포에서 흘러나온다. 뼈모세포는 변형에 의해 활성화되기 전까지 주로 "뼈 표면 세포"의 휴지기 상태로 존재한다(Currey 2002). 한번 자극이 오면, 뼈모세포는 한 가닥으로 이루어진 아교질인 모아교질(tropocollagen)과 초기 뼈의 섬유질 그물 단백질인 풋뼈(osteoid)를 포함한 물질들을 생산한다. 모아교질섬유는 뼈모세포 바깥에 나가면 즉시 서로 연결되어 I형과 V형 아교질의 일부를 이룬다(Standring 2008). 이러한 섬유는 아교질 가닥 사이사이에 위치하는 수산화인회석 결정(hydroxyapatite crystal: 뼈의 경도를 주로 담당하는 칼슘)을 위한 골조를 이룬다(Currey 2013).

황산칼슘과 수산화인회석 결정이 뼈의 견고함과 단단함을 책임진다면, 아교질 가는섬유, 특히 I형은, 뼈가 탄력 있고 유연할 수 있게 해준다. 아교질과 결정체라는 이 두 원재료들의 배치, 비율 상호작용 덕분에 뼈가 탄력과 견고한 축이라는 특성을 동시에 가지며 다양하고 복잡한 정렬을 이룰 수 있다.

이러한 건설 과정은 뼈파괴세포와 뼈세포 활성의 균형에 의해 조절된다. 뼈파괴세포는 뼈세포가 "감지"하여 내린 지시에 따라 불필요한 혹은 과다한 뼈 재료를 제거한다. 뼈파괴세포는 다형세포(그래서 필요에 따라 다양한 형태와 역할을 취하고 있다)로서 산성물질로 뼈의 무기질을 녹이고 아교질분해효소로 섬유그물을 분해한다(Standring 2008). 뼈파괴세포의 활성도는 뼈세포(층판뼈 안에 박혀있으며 가지가 여러 개 나 있음)를 통해 처리된 신호를 통해 조절되는 것으로 보인다. 그 처리 과정은 순환하는 되먹임 회로 안에서 국소적, 전신적 요구에 따라 조절되는데, 뼈에 가해지는 힘의 환경이 그 형태의 상당 부분을 결정하며, 뼈의 형태가 힘을 어떻게 감당할지를 좌우한다.

뼈 재형성

뼈모세포와 뼈파괴세포에 의한 뼈의 재형성을 설명하는 이론들이 여럿 있으며 이들은 모두 뼈를 이루는 세 번째 세포인 뼈세포의 형질에 중점을 두고 있다(그림 3.8 & 3.9 참고). 뼈세포는 다 자란 뼈 안에 자리 잡고 있던 뼈모세포가 뼈 형성과 재형성 과정에서 분화된 것이다.

뼈모세포는 재형성 과정 중에(그림 3.8 참고) "닫힌 구역" 안에 남겨져 하버스관(Haversian canals)의 성장 고리들 사이 중간층에 있는 공간인 골강 안에 머무른다(그림 3.9 참고). 이렇게 가닥으로 엮인 뼈모세포는 뼈를 합성하는 것을 중단하면 뼈 바탕질에 있는 소관(작은 관)으로 연결된 복잡한 가지 모양의 그물 형태를 이루며 뼈세포로 기능이 변한다. 뼈세포는 가지 모양의 연결을 통해 화학적, 전기적으로 서로 정보를 주고받으며 뼈의 영양상태와 물리적 부하의 감시라는 새로운 역할을 수행하게 된다(Currey 2002).

압력과 장력에 의해 발생하는 변형 혹은 전기 흐름의 국소적인 변화는 뼈세포에 의해 감지되며, 뼈세포는 반대로 뼈를 관통하는 긴장의 균형을 맞추기 위한 뼈 재형성을 조직한다. 뼈세포를 뼈 중심의 기계수용체라고 봐도 무방하다. 그물처럼 서로 연결된 뼈세포의 위치는 상대적으로 잘 휘어지는 뼈에 가해지는 힘에 대한 정보를 다방면에서 받아들일 수 있다. 뼈세포는 그물과 같이 엮여서 상대적으로 유연한 동심원 층 안에 있기 때문에 뼈에 가해지는 힘에 대한 다양한 경로의 정보를 받아들일 수 있다. 정보는 화학적 전기적 흐름의 형태로뿐만 아니라 유체역학적 변화로서 뼈세포 가지의 물리적 긴장에 영향을 주는 방법으로도 뼈세포에 전해진다.

뼈세포는 소관을 통해 "영양분, 기체, 노폐물이 확산할" 통로와 연결될 수 있으며(Standring 2002, 88p), 이는 뼈세포가 주변 환경과 다양한 형태의 정보를 주고받을 수 있는 이유이기도 하다. 이렇게 교환되는 정보에는 전달되는 역학적 힘의 정도(크기, 빈도, 진폭 등이 포함) 역시 들어있어 물리화학적 변환을 통해 세포 차원의 조절이 이루어지며 이러한 시스템은 Chen과 Ingber(1999)에 의해 제안되었다.

뼈의 물리적 요구에 대응하는 자가 조절 능력에 대한 연구는 (Currey 2013) 일차 진료에서도 쉽게 접할 수 있다. 하지만 최적화는 오직 재형성을 유발하는 일반적인 형태의 부하에 의해서만 일어난다고 가정해야 한다. 몸은 어느 정도의 탄력성이 있어야만 한다. 건설자재를 너무 아끼면 쉽게 부서진다. 모든 만일의 사태에 대비하여 건축하는 것은 비용이 너무 많이 들고 이동할 때 무거워진다. 재형성은 고유의 되먹임을 통해 무게를 지탱하기 위한 너무 과하지도 너무 부족하지도 않게 균형을 찾아낸다.

말의 머리쪽/먼쪽 노뼈의 비율 변화 실험(Batson 外 2000)이 전신 최적화 개념을 뒷받침한다. 이 리모델링은 뼈 층판(lamellar layers)의 콜라겐 섬유를 정렬하여 먼쪽 겉질(caudal cortex)에 무게가 실리는 동안 압력을 더 잘 견딜 수 있도록 했다. 리모델링은 인장력에 대한 강도를 약화시키지만, 해당 영역이 실제로 그런 인장력을 겪을 가능성은 훨씬 적다. 뼈는 자주 가해지는 일반적인 크기와 방향의 변형에 대해 저항하고 지지하기 위해 적응하며, 잘 일어나지 않는 정도의 변형에 대해서는 대비하지 않는다.

뼈는 전담 디자인팀을 가진 것처럼 보이지만 원활히 작동하기 위해서는 정보가 필요하다. 이 정보교환 시스템의 일부는 응력이 집중되는 지역인 뼈의 하버스계(Haversian systems)를 통해 이루어진다. 소관(canaliculi), 볼크만관(Volkmann's canals), 골강(lacunae) 모두 취약점이 될 수 있다(그림 3.9 참고). 하지만 일반적인 생각과는 다르게 이러한 관(canals)에는 조골세포가 물리적 되먹임을 제공하고 영양분을 공급받으며 노폐물과 신호 물질을 분산시키는 등 시스템에 가져다주는 다른 많은 이점이 있기 때문에 이 관의 존재는 필수적이다.

그뿐만 아니라, 여러 통로가 이루는 각(angle)과 소관(lacunae)의 위치는 모두 물리적 변형을 최소화하는 방향으로 설계되어있고 에너지 소모와 뼈 무게를 줄이기 위해 힘이 실리는 주된 변형 방향이 따로 있다(Currey 2013, 그림 3.7 참고).

변형 분산과 장력조합(텐세그리티, tensegrity)

그림 3.7에서 보았다시피, 뼈는 특정 방향에서 가해지는 변형에 대한 자체 준비로서 대응할 수 있는 쪽으로 힘의 방향을 바꾼다. 연조직도 뼈와 관절의 배열에 따라 정렬하며 수축성 조직으로 이루어진 장력 연결망이 뼈에 가해지는 변형을 줄이고 지지하는 것을 돕는다. 하나의 시스템이 변하면 다른 시스템의 반응도 변하며 예상치 못한, 평소보다 강한 힘이 가해지면 두 시스템이 차선책으로서의 반응을 일으켜 조직의 파열이 발생하기도 있다.

하지만 진화로 인해 우리의 근골격계는 어느 정도의 "반-파손 기능(anti-fragility)"-충격을 견디고 충격에 의해 오히려 강해지는 특성-을 갖춘 걸로 보인다(Taleb 2013). Taleb에 의하면, 반-파손 기능은 원래대로 돌아오려는 성질을 뜻하는 회복탄력성과는 다르다고 하였다. 스트레스의 변화를 지속적으로 감지하는 세포 차원의 되먹임 회로 덕분에 근골격계는 몸에 가해지는 새로운 긴장에도 적응할 수 있다.

미세조정을 통해 변형 분산에 필요한 형태와 물질의 특성을 만드는 몸의 능력은 본연의 장력조합의 힘을 보여준다(그림 3.10). 장력과 압박 요소가 변형을 주고 받으며 맞춰나가는 균형을 뜻하는 장력조합이 몸의 조직 원칙으로 제시되어 왔다. Inger와 Chen에 의하면 장력조합이 많은 세포 반응의 배후에 있으며 왜 긴 넙다리뼈가 휘지 않고 압력을 견딜 수 있는지도 설명해준다.

몸의 가장 뻣뻣한 구성요소로써, 뼈는 연조직을 지지하기 위한 지렛대를 제공하지만, 내부에 고유의 안전 장치 또한 필요하다. 긴 뼈가 아예 휘어지지 않는다면 쉽게 부서질 것이고 작은 변형에도 부러지게 된다(그림 3.4 참고). 하지만 너무 많이 휘게 되면, 힘이 많이 걸리는 부위에 취약점이 생길 가능성이 높다. 뼈는 연조직을 지지하기만 하는 것이 아니라 그 안에도 약간의 변형을 일으키는 안전지대가 발달되어 있으며 연조직의 긴장과 경직이 뼈를 지지하고 압박하는데 도움을 준다.

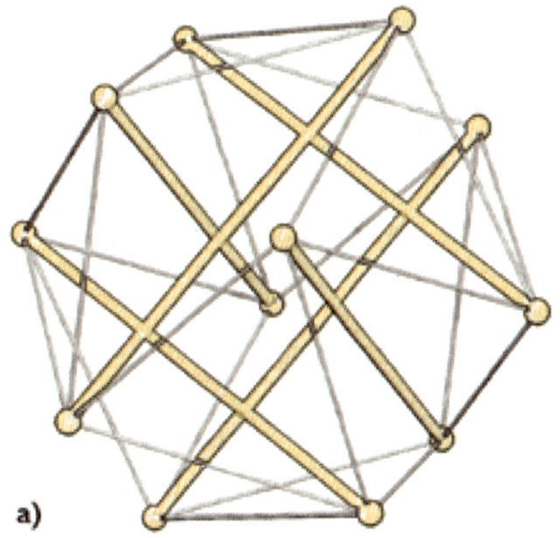
a)

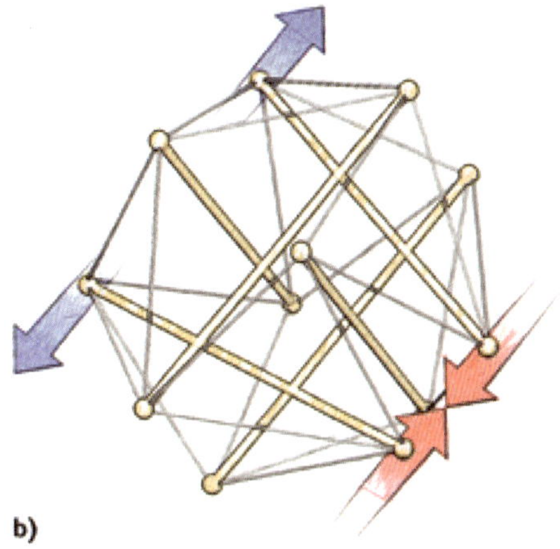
b)

그림 3.10 **장력조합**(tensegrity). a) 이 단순화된 모형을 통해 압축 요소가 장력요소에 의해 지탱되는 것을 볼 수 있다. 하지만 실제로는 몸의 "압축 요소"는 수축성 조직에 둘러싸여 있어 정상적인 내구성 범위 내의 적당한 정도의 장력을 받으며 압력을 견디도록 자체 설계되어있다(그림 3.6 참고). b) 몸의 전체적인 장력 조합시스템은 긴장을 분산시킴으로써 부하를 견디며 장력과 압박이 동시에 존재하도록 유발한다. 뼈세포가 뼈에 가해지는 긴장을 기계수용체를 통해 감지하고 힘들 사이에 균형이 유지되는 방향으로 뼈모세포와 뼈파괴세포의 뼈 재형성을 유도하여 반복적으로 과부하를 받을 때도 뼈가 압축하는 힘만 받을 수 있도록 해준다. (그림 출처: 'Movement Integration: The Systemic Approach to Human Movement' Lundgren & Johansson, Lotus Publishing, 2019.)

넙다리뼈는 주변을 둘러싸고 있는 연조직의 긴장감으로 인해 휘지 않을 수 있고 "단단한 지렛대"가 되어, 그림 3.6에서 보여지는 것과 같은, 골반과 정강이 사이의 견고한 버팀대가 된다. 우리의 주요 관심영역인 발에서도 여러 연조직이 같은 역할을 하며, 뼈들을 한데 모아 발가락 관절과 발목 사이에 안정성을 준다. 감사하게도 인간은 장력조합 기반의 근골격계 덕분에 움직임에 필요한 요구들을 충족시킬 수 있다.

정리

이번 장에서는 낯설고 복잡하게 느껴질 수 있는 많은 용어들을 소개하였다. 하지만 전달하고자 하는 내용은 간단하다. 모든 뼈의 형태와 위치는 유전 형질에 의해 결정되며 그 형성과 유지는 변형률의 변화를 감지하여 돌아가는 되먹임 회로에 의해 미세 조정된다는 것이다.

뼈의 모양이 그 기능을 어떻게 충족시키는지를 좀 더 있어 보이는 말로 표현하면, 뼈 적합의 형태발생적 형성은 계통발생과 개체발생 역학이 한데 어우러져 일어난다고 할 수 있다.

자가 조직 역학에 따라 뼈 형성과 재형성이 이루어지며 형태와 움직임은 상호의존적인 관계이다. 뼈의 형태는 가동성에 영향을 미치며 움직임에 의해 발생되는 변형이 뼈의 형태에 영향을 미친다. 사각뼈는 강한 힘을 견디도록, 긴 뼈는 큰 힘을 발생시킬 수 있지만 휘는 힘에 취약하므로 주변 근육의 긴장으로 이를 보완 받도록 만들어졌음을 배웠다.

2장에서 다루었던 화석들은 역학적 환경에 대한 뼈의 적응이라는 관점에서 해석될 수 있다. 뼈의 형태, 크기, 위치, 잔기둥구조는 모두 화석 유물로 남아 오래 전에 멸종한 종의 뼈가 어떤 의미가 있는지 해석할 수 있게 해준다.

또한 이번 장의 초입부터 무한 되먹임 회로에 대해서는 계속 언급해 왔다. 움직임–변형–반응–형성/재형성–움직임–변형–반응 .

몸의 장력조합(tensegrity)은 반복되는 변형에 대한 적응인 자기 조직 시스템을 만들고, 신호를 통해 뼈의 모양을 유도하는 기계수용세포를 이용해 조직이 끊임없이 스스로 재형성 할 수 있게 한다. 우리는 이 과정이 발에서는 어떻게 이루어지는지 4장에서 살펴 볼 예정이다

CHAPTER 4

발의 뼈(The Bones of the Foot)

> 인간의 보행은 간단한 동작인 것처럼 보인다.
> 하지만 사실은 신체의 모든 부분이 조금씩 관여하는,
> 전체적으로는 아주 복잡한 동작이다.
> –Morton, 〈인간의 움직임과 몸의 형태〉 中

개론

우리의 영웅인 Morton은 움직임에 관여하는 힘과 중력에 대해 발 전문가들과 정기적으로 토론하였다. 3장에서 다루었듯이, 뼈는 끊임없이 되먹임 회로를 통해 뼈세포의 기계수용체의 지시에 따라 뼈모세포와 뼈파괴세포를 통해 건설과 "파괴(destruction)" 사이의 균형을 잡아가며 스스로를 조정한다. 발 뼈의 X–선 사진(그림 4.1 참고)의 잔기둥선(trabecular pattern)를 보면, 힘의 흐름이 한 뼈에서 그 다음 뼈로 이어지는 것을 볼 수 있다. 변형의 분산과 장력조합을 이보다 더 잘 보여 줄 수는 없을 것이다.

전체적인 무늬를 관찰해보면 다음 두 가지 중요한 특징을 발견할 수 있다.

1. 전체적으로 잔기둥선은 앞뒤 방향이며, 이는 우리가 발을 뒤꿈치에서 발가락까지 굴리며 앞뒤 세로면과 평행한 방향으로 사용한다는 것을 의미한다. 온갖 방향의 비틀리고 회전하는 힘도 함께 존재하지만 변형률의 주요 벡터는 앞뒤 방향이다.
2. 목말뼈로부터 아래로 넓게(혹은 위쪽으로 모아지며) 펼쳐져있다. 목말뼈는 반구의 꼭대기에 있으며 다리와 발을 이어주는 역할을 한다. 그래서 목말뼈는 뒤꿈치에서 올라오는 힘, 앞꿈치에서 전해지는 힘, 다리에서 내려오는 힘을 중재한다.

우리의 목적은 1장의 끝에 소개했던 반구형의 발 위에, 발이 뒤꿈치를 디딜 때와 발가락을 뗄 때의 두 지점에서 어떻게 엎침을 가능하게 하고 "단단한 지렛대"역할도 하면서 움직일 수 있는 구조인지 더 자세한 그림을 그리는 것이다(그림 1.7 참고).

넙다리뼈가 상대적으로 제한적 움직임을 갖는 두 관절(고관절과 무릎)사이에 있는 단단한 뼈임은 쉽게 알 수 있다. 발에 있는 뼈들은 모양도 이상하고 많은 조직, 관절들과 함께 있어 파악하기 더 어렵다. 하지만 넙다리 조직에서와 마찬가지로 발 조직에서도 더 큰 부하를 받는

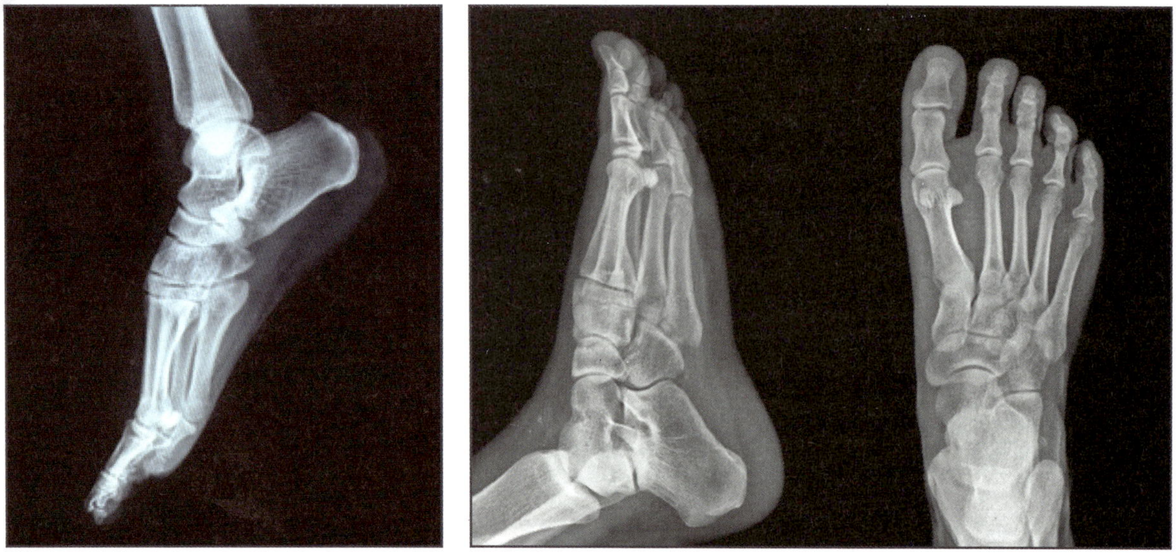

그림 4.1 우리는 앞장에서 어떻게 힘이 각각의 뼈를 구성하고 형태를 결정하는지 보았다. 이 X-선 사진들은 하나의 뼈에서 이웃한 뼈로 어떻게 힘이 연속적으로 전달됨으로써 기능적인 단위를 이루고 있는지 보여준다.

장력조합(tensegrity)과 관련하여 "몸에 지렛대 같은 건 없다"고 강력히 주장하는 입장도 있다. 기계적인 지렛대가 생물학적 구조 안에 정말로 존재하지는 않는 것이 사실이다. 하지만 나는 지렛대의 원리를 이용해 실제 뼈와 관절 사이에서 일어나는 상호작용의 많은-전부는 아니지만-부분을 이해할 수 있다고 믿는다. 예를 들어, 인간의 다리가 길어지면서 경제적인 이동이 촉발될 수 있었던 것은, 긴 넙다리뼈와 정강이뼈를 장대 삼아 발바닥을 짚고 그 위를 넘어 멀리뛰기를 할 수 있었기 때문이다. 마치 상자 뚜껑을 비틀어 열기 위해 긴 도구를 이용하여 흔히 "지렛대"라 부르는 기계적 지혜로움을 발휘하는 것과 같다.
만약 더 적절하고 나은 단어가 있다면 기꺼이 사용하겠지만 지금으로써는 이게 최선의 표현이며 대부분의 경우 무리 없이 뜻이 통한다.

위치의 조직이 더 큰 변형과 장력을 견디도록 구성된다는 원칙이 그대로 적용된다. 3장에서 다루었듯이 넙다리뼈 자체도 견고하지만 주변 연조직도 긴장감을 유지함으로써 형태와 힘 사이의 복잡한 역할을 수행하며 뼈의 견고함에 일조한다. 이것이 발에서는 어떻게, 그리고 왜 일어나는지 알려면 일단 뼈의 모양과 기능을 알아야 한다. 발의 적응력을 실감해 보려면 발이 고관절 아래 위치하도록 편하게 두 발로 서서 머리를 오른쪽으로 최대한 돌려 오른쪽 어깨를 넘겨다 보면 된다. 몸통과 골반이 시선을 따라 움직여도 되지만 발은 그 자리에서 움직이면 안 된다. 가능한 범위에서 최대한 돌아간 지점에서 멈춘 다음, 그 때 발의 움직임을 느껴보길 바란다. 골반도 자연스럽게 돌아가게 둔다면 발목과 발 뼈가 왼발은 엎어지는 방향으로(pronation), 오른발은 뒤집어지는 방향으로(supination) 움직일 것이다. 이렇게 발이 잠기고(엎침) 열리는(뒤침) 능력은 발과 발목의 뼈 구조 덕분에 가능하다. 뼈의 모양과 뼈들 사이의 관계를 이해하며 발이 어떻게, 그리고 왜 이렇게 움직이는 지 알아볼 것이며, 이 장의 끝에 가서는 다시 이 움직임으로 돌아와 이 움직임이 왜 계속 언급될 수 밖에 없는지 깨닫게 될 것이다.

전체로서의 발과 부분으로서의 발

발에 있는 26개의 뼈는 그 헷갈리고 다양한 형태와 크기만큼이나 헷갈리는 발음과 맞춤 법의 이름을 갖고 있다. 대부분의(물론 전부는 아니지만) 해부학적 구조물 이름에는 어느정도 합리적인-실전 그리스어와 라틴어 실력이 있는 사람에 한해서-이유가 있다.

발을 부위별로 나누는 방법에는 몇 가지가 있다. 하나는 뼈를 기준으로 *발목(tarsals)*, *발허리(metatarsals)*, *발가락(phalanges)* 세 부분으로 나누는 것인데 여기서 그리스어와 라틴어가 필요하다. 모국어가 영어인 사람들이 그러하듯이 나도 다른 언어를 배우는 것이 많이 어렵지만 일단 이 어렵고 낯선 다음절의 용어들의 뜻을 알기 시작하면 나름 쓸모가 있고 나아가 삶이 편해진다. 발을 세 영역인 뒷부분[발꿈치뼈(calcaneus)와 목말뼈(talus)], 중간부분[쐐기뼈(cuneiforms), 발배뼈(navicular), 입방뼈(cuboid)], 앞부분[발허리뼈(metatarsals), 발가락뼈(phalanges)]으로 나누기도 한다. 시간을 조금 투자하여 두 방법 모두에 익숙해 지는 것을 추천한다. 많은 관절 이름들은 연결되는 뼈의 이름을 따서 지어지며 뼈 각각의 이름뿐만 아니라 뼈 집단의 이름까지 알고 있다면 뼈, 관절, 인대 이름을 익히는데 도움이 될 것이다.

지금 전체적인 원리를 파악하기 위해 약간의 시간을 투자하는 것이 앞으로 다룰 나머지 해부학을 이해하는 데 도움이 될 거라고 믿길 바란다. 나는 사람들이 해부학을 공부하다가 길을 잃는 주요 원인 중 하나가 어휘에 관한 첫 단추를 잘못 끼웠기 때문인 경우를 자주 봤다.

발목뼈, 발허리뼈, 발가락뼈

발목(talsal)은 발목뼈, 발꿈치뼈, 세 개의 쐐기뼈, 발배뼈, 입방뼈, 이렇게 일곱 개의 뼈로 이루어져 있다. *Tarsal*은 그리스어 "잔가지로 엮은 광주리"를 뜻한다. X-선 사진의 잔기둥구조를 보면 복잡하게 짜인 바구니를 상상할 수 있다. 뒤꿈치가 위를 향하도록 책을 뒤집어서 (약간의 상상력을 더하여) 보면, 반구형의 내부가 바구니의 안쪽 면처럼 보일 것이다.

앞으로 다루겠지만, 이 영역은 받는 압력의 정도와 방향에 따라 짜임이 촘촘해졌다 느슨해졌다 하면서 잔가지로 엮은 광주리 같은 역할을 한다. 그래서 바구니 비유는 엎침과 뒤침을 이해하는데 도움이 된다. 연조직과 뼈가 바구니의 소재라고 상상하면 바구니의 구멍을 열 때 짜임새가 늘어나면 엎침, 바구니를 다른 방향으로 비틀어서 구멍을 오므려서 닫으면 뒤침으로 단단한 지렛대가 된다. 짜임새는 여전히 끊김 없고 바구니는 전체적인 모양이 유지된다. 바구니를 열든 닫든 짜임이 튼튼하게 유지된다.

발목뼈는 *발 뒷부분(rearfoot)*과 *중간부분(mid-foot)*을 이루고, 발허리뼈는 *발 앞부분(forefoot)*의 대부분을 이루고 있다. 전통적인 교육을 받았다면 전치사 "meta"가 "beyond"를 의미한다는 것을 알고 있을 것이다 [형이상학(metaphysics)과 물리학(physics)을 생각해보면 형이상학은 물리적으로 설명 가능함을 '넘어'선 것이다]. 발 앞부분은 곧고 긴 여러 개의 뼈들로 이루어져 있으며 나란한 다섯 개의 발허리뼈와, 14개의 발가락뼈들로 이루어져 있다.

일반적으로, 긴 뼈는 지렛대(leverage) 역할을 하고 짧은 뼈는 유연성을 위해 있다고 한다. 넙다리뼈와 정강이뼈의 경우 그 길이로 인해 이동의 효율이 상당히 늘어났으며 무릎관절이 중요한 역할을 한다. 하지만 지렛대가 길어질수록 이를 안정시키고 조절하는데 더 큰 힘이 필요하다. 상대적으로 긴 인간의 발은 효과적인 지렛대를 제공하지만 그만큼 안정적이어야만 한다. 안정성의 일부는 바구니 짜임과 유사한 발목뼈의 특징적 배열이 꼬이고 얽혀 단단한 지렛대가 되어 확보되며, 꼬인 것이 풀리고 펼쳐져 연조직이 늘어남으로써 충격을 흡수한다.

인간의 경우 발을 가로지르는 두 개의 복합관절선[1] 인 *발목허리관절(tarsometatarsal joint)*과 *가로발목 관절(transverse joint)*이 있다(그림 4.2).

1 복합관절은 여러 관절들로 이루어진 하나의 "관절"이다. 나도 처음에는 말이 안 된다고 생각했지만 조만간 이해가 갈 것이다.

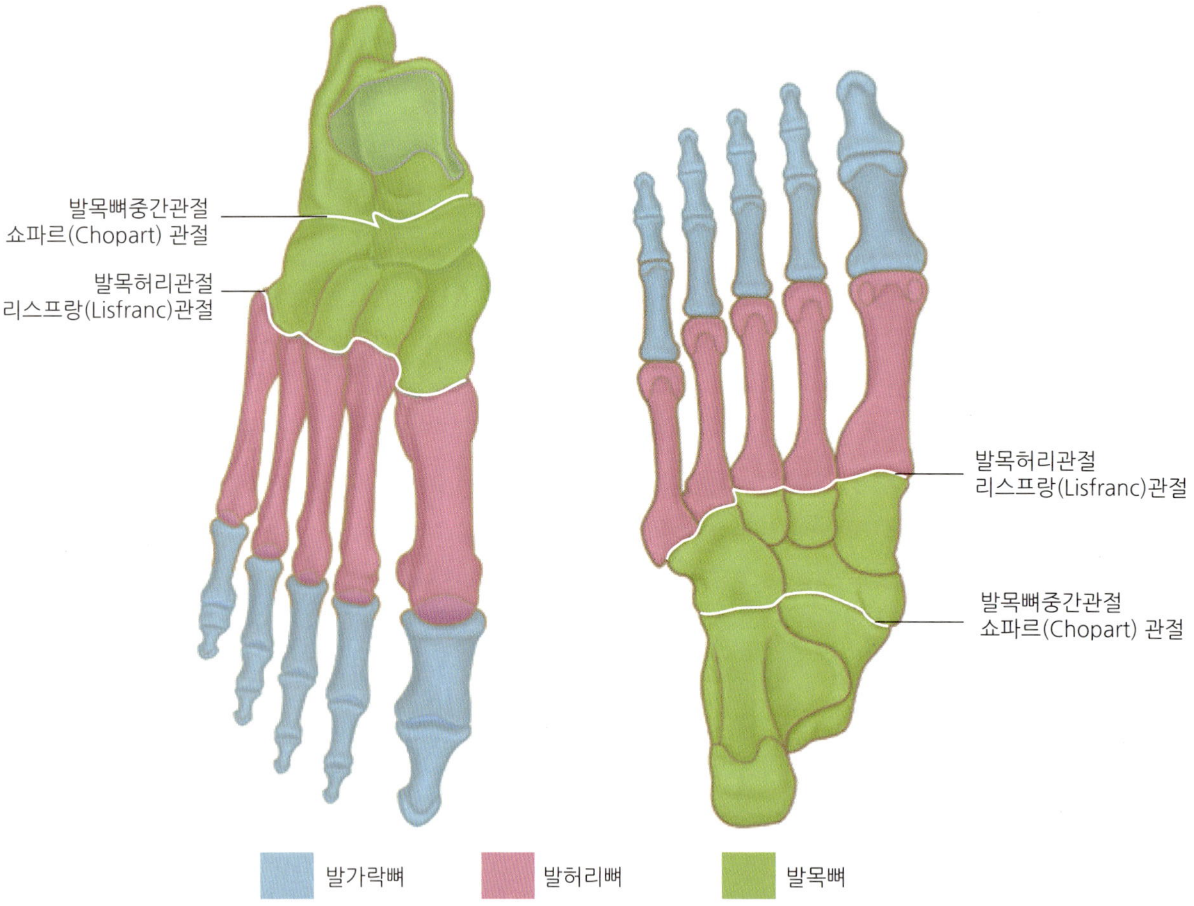

그림 4.1 발의 구분. 목말뼈는 발 뒷부분(뒤꿈치뼈와 목말뼈)과 발 중간부분(쐐기뼈, 입방뼈, 발배뼈)에 속한다. 발 앞부분은 발허리뼈와 발가락뼈로 이루어져 있다. 발을 가로지르는 두 개의 중요한 관절이 있는데, 발목뼈 중간 관절[혹은 가로발목뼈관절, 쇼파르(Chopart)관절], 발목허리관절[혹은 리스프랑(Lisfranc) 관절]이 그것이다. 이렇게 몇 개의 뼈들이 모여 이루는 관절을 복합관절이라고 한다.

이 관절들이 발의 특징적인 기능들이 가능하도록 어느 정도 기여한다. 발을 가로지르는 먼쪽 관절선은 발목뼈와 발허리뼈 사이에 있으므로 적절하게도 발목허리관절이라고 부른다. 발목허리관절선은 들쭉날쭉하여 만과 곶이 그려진 해안선 지도처럼 보인다. 서로 맞물린 뼈들에 의한 이 고르지 못한 배열 자체가 어느 정도의 안정성을 주어 관절면이 분리되는 것을 방지한다.

더 몸 쪽에 있는 가로 발목 관절은 발목뼈중간관절로도 알려져 있는데 왜냐하면 발목부분의 대략 중간에 위치하기 때문이다. 이 관절선은 위에서 보든 아래에서 보든 유려한 곡선으로 보이는데, 이 곡선은 잠재적인 불안정함이 있기 때문에 발꿈치뼈와 입방뼈 사이의 맞물림에 의해 안정화 되어야 한다(그림 4.3). 발목뼈중간관절은 쇼파르(Chopart)관절이라 불리기도 하는데 Chopart는 이 관절을 절단수술의 절단면으로 사용했던 프랑스의 외과의사의 이름이다.

리스프랑(Lisfranc; 또 다른 프랑스의 외과의사) 관절로도 알려진 발목허리관절은 긴 뼈들의 기저부이기 때문에 압력을 많이 받는 곳이다. 무릎관절이 긴 뼈들 사이에 있어 부상을 입기 쉽듯이 발목허리관절/리스프랑관절도 마찬가지이다. 다양한 무릎 부상보다는 덜 빈번하지만 발목허리관절도 낙상이나 사고에 의해 탈골 될 수 있다. 지금까지 발에 있는 뼈들(발목뼈, 발허리뼈, 발가락뼈)과 관절(발목뼈중간관절, 발목허리관절)을 살펴보았고

다음은 발허리발가락관절(metatarsophalangeal joint)

그리스어나 라틴어로 된 해부학 용어를 이해하는 것은 어려울 수 있으나 외과의사들이 그들의 이름을 따서 모든 구조물의 이름을 짓고 특히 책마다 어떤 명명법을 따를지 확실히 정하지 않는다면 지금보다 훨씬 혼란스러웠을 것이다. 최근까지도 나는 참고자료에 쇼파르와 리스프랑 관절(예를 들자면)의 다른 이름이 명확히 나와있지 않았기 때문에 혹시 어떤 새로운 구조물을 뜻하는 건지 찾아 헤매야 했다. 이 책에서는 가능하다면 해부학 용어를 소개할 때 세상을 떠난 이들은 최대한 언급하지 않으려 한다. 여기서 은퇴한 프랑스 외과의사들을 언급한 것은 순전히 여러분들이 나와 같은 혼란을 경험하지 않기를 바라는 마음에서이다.

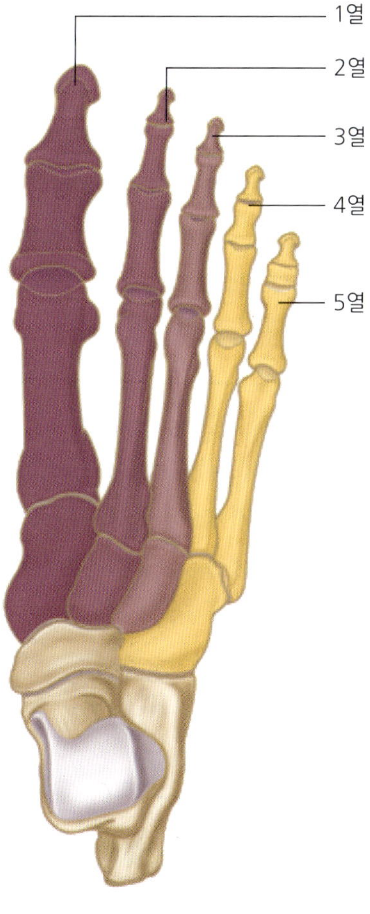

그림 4.3 발은 안쪽부터 바깥쪽으로 차례대로 속한 발가락의 번호에 따라 (1~5) "열"혹은 선으로 나뉘기도 한다. 몇몇 책에서는 중간 발의 1~3열을 발목뼈, 4,5열을 뒤꿈치뼈로 분류하기도 한다.

[2] 선이다. 이 관절선은 "발의 공"(흔들지레 중 하나)을 이룬다. 발허리발가락관절은 MTPs, MTJs, MTPJs 등 다양한 약자로 쓰이기 때문에 자칫 헷갈릴 수 있다.

마지막으로 발가락 뼈(phalanges)는 상대적으로 곧고 길기 때문에 전투에서 행진하는 그리스 군대(phalanx)의 이름을 따서 그 이름이 지어졌다. 한 쪽 발에는 각각 14개의 발가락뼈가 있는데 엄지에는 두 개, 나머지 발가락들에는 세 개씩 있다. 발가락뼈 사이의 관절을 발가락뼈사이관절(interphalangeal joints)이라고 하며, 2~5번 발가락에는 뼈가 세 개씩 있기 때문에 몸쪽 발가락뼈사이관절(proximal interphalangeal, PIPs)과 먼쪽 발가락뼈사이관절(distal interphalangeal joint, DIPs)이 있고 각각 약자로 PIPs와 DIPs라고 쓴다

기능적 구분

같은 발을 나누고 이름 짓는 여러 방법들을 계속 소개하자면, 기능적 단위로 나누는 방법도 있다. 발은 기능적으로 목말뼈, 발배뼈, 쐐기뼈, 1~3번 발허리뼈로 이루어진 안쪽과 발꿈치뼈, 입방뼈, 4, 5번 발허리뼈로 이루어진 바깥쪽 이렇게 두 부분으로 나뉠 수 있다(그림 4.3).

나중에 살펴보겠지만, 발을 이렇게 안쪽/바깥쪽으로 나누는 것은 체중이 발을 통해 전달될 때의 각 부분의 역할과 서있거나 이동할 때 각 "절반(half)"이 하는 기능을 기준으로 한다. 나는 개인적으로 발을 온전한 반구형으로 보는 것을 선호하기 때문에 이렇게 나누는 것을 좋아하진 않지만, 안쪽/바깥쪽으로 나누는 것은 기능적인 측면에서는 유용할 수 있다.

발의 영역을 지칭할 때 많이 쓰는 다른 용어로는 "열"(列, ray)이 있다. 많이들 쓰는 진단명인 "첫 번째 열의 과가동성 혹은 저가동성 증후군"(hyper- or hypomobility

2 정식 명칭에서 진하게 쓴 글자들을 따서 약자로 쓴다

of the first ray) 같이 사용된다. 열은 그야말로 뼈로 이루어진 줄로서 각 줄은 먼쪽발가락뼈부터 발허리뼈까지 하나의 열을 이룬다. 열은 안쪽부터 바깥쪽으로 차례대로 순서대로 엄지발가락이 첫 번째 열이고 새끼발가락이 다섯 번째 열이다(그림 4.3 참고).

다리와의 관계

발을 움직임의 관점에서 다룰 때는 반드시 몸의 다른 부분과의 관계 안에서만 의미를 가지며, 보행 주기를 이해하면 발과 다리의 연결을 이해하는 데에도 도움이 된다. 해부학적 구분은 대부분 이론적이고 모든 구조물들은 물, 열량, 안전, 생식 등 삶에 필요한 것들을 찾기 위해 함께 일한다는 것을 기억할 필요가 있다. 2장에서 보았듯이 발의 적응 얘기를 빼놓고는 *호모사피엔스*의 두 발 보행을 논할 수 없으며, 전체 해부학적 구조 변화 중 가장 핵심이 발의 변화이기도 하다.

2장에서, 정강이 비틀림(tibial torsion), 발의 정렬, 모아진(adduction) 엄지발가락의 관계를 다루었다. 발의 비틀림은 반구형의 구조를 형성하여 힘을 위로 전달해 몸의 다른 부분에 분산시키는 충격완화 시스템을 구축하다. 발은 "쓰러져" 엎침(pronation)되었다 다시 뒤침(supination)되어 제자리로 돌아와 "단단한 지렛대"가 되어 발가락을 뗄 때 발생하는 힘을 조절한다. 이렇게 발이 제자리로 돌아올 수 있는 것은 몸의 나머지 부분이 그에 맞게 움직이기 때문이며, 이 움직임은 다리의 뼈(정강이뼈와 종아리뼈)를 통해 목말뼈에 전해진다(그림 4.4). 그래서 발목 복합체(정강이뼈, 종아리뼈, 목말뼈, 발꿈치뼈)는 발이 움직이는 방향과 정렬을 결정할 때 중요한 역할을 한다.

발목 복합체는 아래정강종아리관절(inferior tibiofibular joint), 발목다리관절(talocrural joint), 목말밑관절(subtalar joint) 이렇게 세 개의 관절로 이루어진다. 앞의 두 관절에는 세 개의 뼈들이 관여한다–아래정강종아리관절에는 정강이뼈와 종아리뼈, 발목다리관절에는 정강이뼈, 종아리뼈, 목말뼈. 목말밑관절은 발꿈치뼈와 목말뼈 사이에 있다.

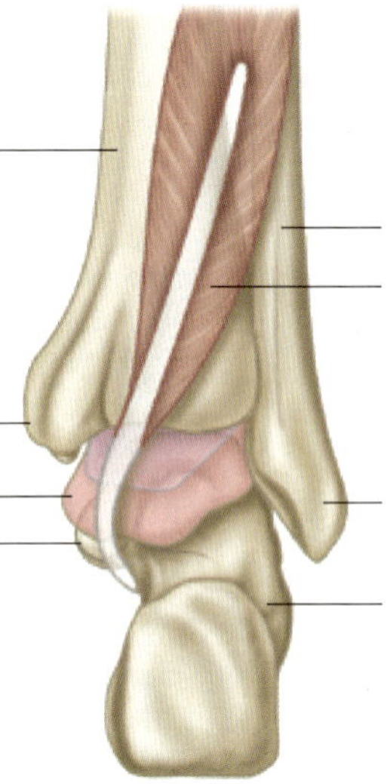

그림 4.4 목말뼈의 무게중심(분홍색)은 발꿈치뼈의 무게중심보다 약간 안쪽으로 치우쳐 있다. 목말뼈는 목말받침돌기라고 하는 발꿈치뼈의 튀어나온 선반 같은 곳에 얹혀 있다. 튀어나온 뼈의 밑을 긴엄지굽힘근의 힘줄이 받치고 있다. 목말뼈가 두 개의 복사뼈 사이에 어떻게 "붙들려"있는지 주목하길 바란다.

처음에는 용어가 감당이 안될 수도 있지만, 차차 소화할 수 있게 될 것이다. 위에서 언급하였듯이 대부분의 관절 이름들은 정강종아리관절처럼 연결되는 뼈들의 이름을 따서 만든다. 발목다리관절(talocrural joint)도 사실 마찬가지인데 crura가 다리의 무릎과 발목 사이의 영역을 지칭한다는 것을 알면 이해가 될 것이다. 여기서 crura는 '정강이뼈와 종아리뼈'를 의미하며, 그러므로 발목다리관절은 발목정강이종아리관절의 줄임말일 뿐이다. 목말밑관절은 목말뼈와 그 아래(sub)의 뼈들 사이의 관절이니 만큼 아래에서 다루도록 하겠다.

목말뼈(talus, 라틴어로 발목)는 체중부하를 견디는 삼각형의 튼튼한 정강이뼈 바로 아래에 위치한다(그림 4.4). 정강이뼈와 종아리뼈 둘 다 복사뼈(malleoli, 라틴어로 작은 망치, mallet)라고 하는 튀어나온 부분이 있으며 그 사이에 목말뼈가 감싸여 있다. 반구 혹은 도르

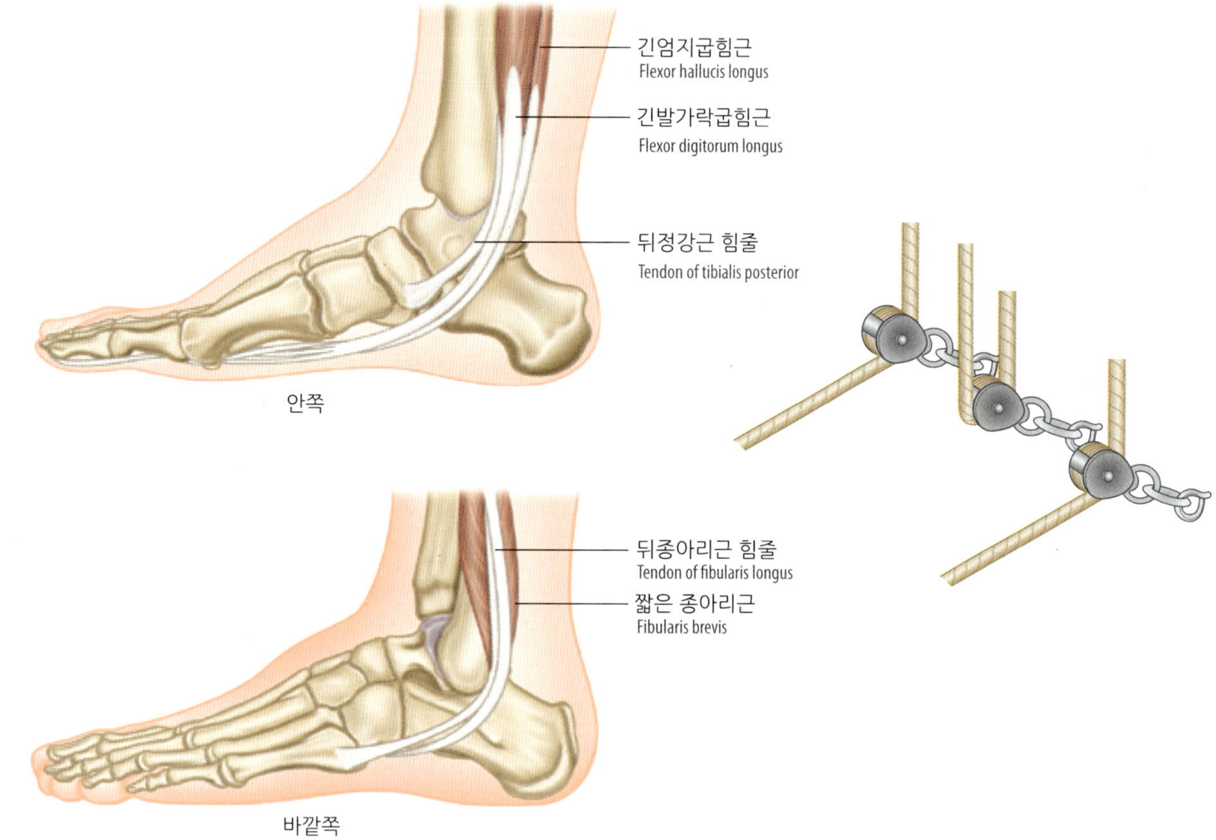

그림 4.5 목말뼈의 도르래(반구)뿐만 아니라 사실 발목 복합체 전체가 도르래라고 볼 수 있다. 발목을 발등 쪽으로 굽히면, 뼈 주변을 감싸고 도는 힘줄에 장력이 걸리고 발을 안정화 시키는데 일조한다.

래(trochlea, 그리스어로 도르래)라고도 부르는 목말뼈의 꼭대기는 네 개의 흔들지레(four rockers) 중 두 번째 흔들지레를 이룬다(그림 1.7, 4.5 참고).

목말뼈 반구(혹은 도르래)는 정강이에서 내려오는 무게를 전달받으며, 세 뼈들의 정렬은 발목다리관절이 발등쪽과 발바닥쪽 양쪽으로 굽혀질 수 있게 한다(그림4.6 참고).

뼈들은 장부(mortise and tenon)관절을 이루고 있다. 장부란 목공에서 쓰는 용어로 접착제 없이 나무 한 조각을 다른 나무 조각의 틈 사이에 끼워 넣어 연결하는 방식이다. 두 개의 나무조각을 서로 끼워 넣으면 관절면이 위치한 면을 제외한 그 어떤 축에서 봐도 상당히 안정적인 연결을 이루는데, 이 관절면의 안정성은 얼마나 빈틈을 꼭 잘 맞게 만들었는지에 따라 다르며 목수의 역량에 달려있다. 발목다리관절은 어느 정도 느슨할 필요도 있기 때문에 목공에서 필요한 정도의 결합력까지는 불필요하지만 가동성과 안정성 사이의 균형은 늘 필요하다.

두 복사뼈가 양쪽에서 덮어주고 있기 때문에 발목이 앞뒤 축을 위주로 움직일 수 있다. 이 축을 따라 정강이뼈와 종아리뼈가 목말뼈 위에서 함께 움직이며(그림 4.6b 참고), 다리뼈 아래에서 목말뼈와 발의 나머지 부분이 움직인다고도 할 수 있겠다(그림 4.6c 참고). 목말뼈 도르래(trochlea)는 이 움직임을 위한 매끄럽고 둥근 표면을 제공한다. 목말뼈도르래는 도르래 홈 안에서 이동하는 끈의 움직임을 원활하게 해주는 역할을 하는데, 이는 세상의 모든 도르래 활차들의 역할과 다를 바 없다.

목말뼈의 반구, 혹은 도르래는 앞쪽이 넓고 뒤쪽이 좁다(그림 4.6a 참고). 움직임이 닫힌사슬인지 열린사슬인지

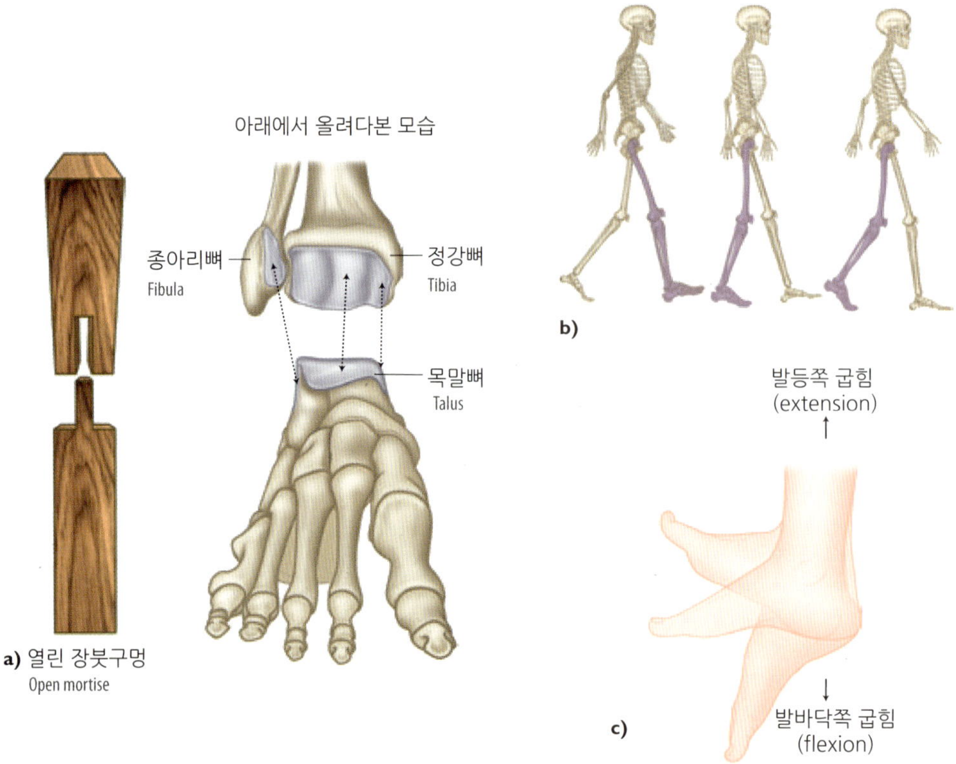

그림 4.6 목말뼈와 안쪽/바깥쪽 복사뼈가 겹치는 부분은 발목다리관절을 위한 장부연결을 이룬다(a). 이러한 관절의 정렬은 발등쪽굽힘이나 발바닥쪽굽힘은 가능하게 하나 회전운동은 제한된다. 보행 주기 중 디딤 단계 동안 정강이뼈와 종아리뼈는 닫힌사슬로서 발 위를 넘어간다(b). 닫힌사슬 움직임일 때는 발이 다리 아래서 움직인다(c).

상관 없이 발목이 상대적으로 발등 쪽으로 굽혀져 있으면 접합면은 더 넓은 목말뼈의 앞부분에 오게 된다. 이렇게 추가적으로 확보되는 너비는 정강이뼈와 종아리뼈가 약간 더 움직여 증가된 넓이를 받아들이게 한다(그림 4.11 참고).

정강이뼈와 종아리뼈는 두 뼈 사이의 섬유막으로 연결되어 있으며(그림 4.7) 이 뼈사이막의 섬유는 장력이 주로 가해지는 방향과 일치한다. 막의 윗부분 섬유는 정강이뼈에서부터 위바깥 방향으로, 종아리뼈에서부터는 위안쪽 방향으로 나와 격자무늬를 이룬다. 이 것은 막의 아래 2/3부분의 섬유가 정강이뼈와 종아리뼈 모두에서 아래바깥으로 나오는 것과 대조된다. 십자무늬는 종아리뼈의 몸쪽 부분을 양쪽에서 붙잡아둠으로써 너무 위 혹은 아래로 움직이지 않도록 안정감을 주며 몸쪽 관절도 보호한다. 하지만 먼쪽에서는 섬유가 아래 바깥쪽을 향하기 때문에 종아리뼈가 약간 위로 올라가 정강이 뼈로부터 멀어지는 것이 가능하므로 발목 관절이 발등굽힘을 할 때 목말뼈의 도르래가 올 수 있는 공간을 만들어 준다.

뼈의 형태와 근육의 기능

몸의 가장 긴 뼈인 정강이뼈와 넙다리뼈의 위치, 역할, 모양을 비교함으로써 형태와 기능의 관계에 대한 깊은 고찰을 할 수 있다(그림 4.8 참고). 단면이 눈물방울 모양인 넙다리뼈 뼈기둥은 엉덩이에서부터 무릎까지 비스듬히 안쪽을 향하며, 앞뒤방향으로 전체적으로 곡선을 이루고 있다. 반면에 정강이뼈는 상대적으로 수직에 가깝고 겉질이 두꺼우며 단면이 삼각형이다. 넙다리뼈의 긴 기둥을 감싸고 있는 튼튼한 근육들은 무릎과 골반에서 발생하는 힘들을 조절한다. 정강이도 강한 힘을 견디기는 하지만 정강이뼈는 근육으로 둘러싸여있지 않으며 대부분의 근육이 뼈의 뒷면에 위치한다.

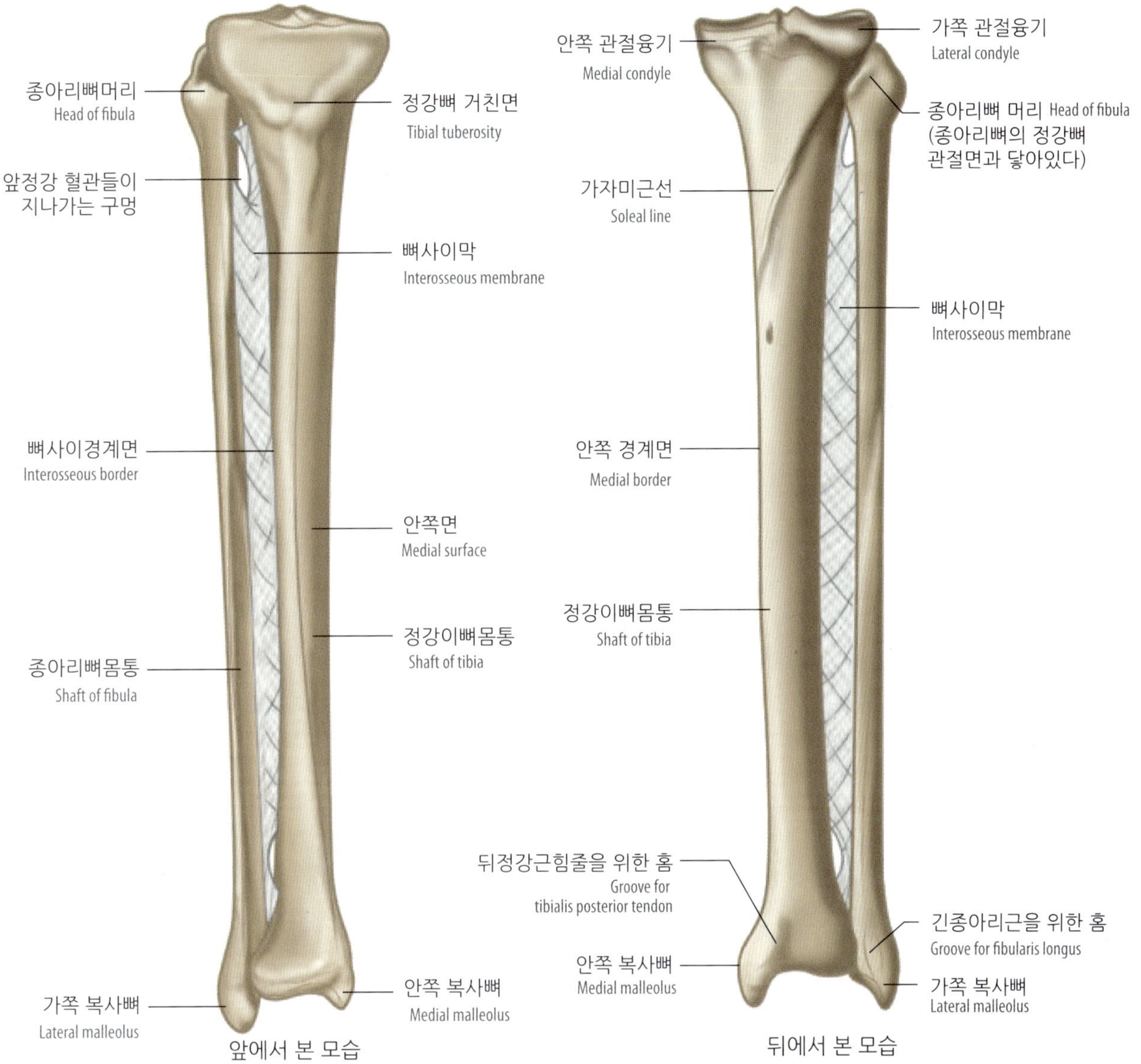

그림 4.7 정강이뼈와 종아리뼈의 정렬과 인대결합

아직 완전히 다 연구된 것은 아니지만, 이 두 뼈의 위치와 모양의 차이는 서로 다른 역할 때문인 것으로 보인다. 넙다리뼈 기둥은 완전히 근육으로 감싸져 있어 근육의 수축으로 인해 발생하는 장력이 뼈를 지지하고 큰 하중에도 휘지 않게 보호한다 (그림 3.6참고). 정강이뼈의 앞쪽면에는 근육이 적어 넙다리에서와 같은 지지를 받을 수 없기 때문에 뼈 자체가 강해야 하므로 겉질이 두꺼운 것이다. 정강이뼈가 상대적으로 편평한 위 아래 관절면으로부터 힘을 받기 때문인 것도 있다.

정강이뼈는 목말뼈 위에 상당히 견고하게 자리잡고 있으며 정강이뼈의 윗면의 표면은 넙다리뼈 관절융기에 딱 맞는다. 상대적으로 편평한 두 관절면 사이에 위치한, 두꺼운 삼각기둥의 정강이뼈는 일반적인 움직임 안에서는 꽤 예측 가능한 범위의 제한적인 힘을 받는다. 하지만 엉덩관절은 절구공이관절(ball-and-socket joint)이기 때문에 넙다리뼈는 3차원의 넓은 운동 범위를 가지고 있으며 그러한 움직임은 일상 생활에서도 다양하게 사용된다. 그림 3.6에서 보았듯이 뼈 무게를 가볍게 유지하면서도 긴 넙다리뼈를 지지하기 위한 해결책은, 뼈를 수축하는 긴장성 조직으로 감싸는 것이다. 그러한 해결책은 정강이 뼈에서는 불가능하며 사실 불필요하기도하다.

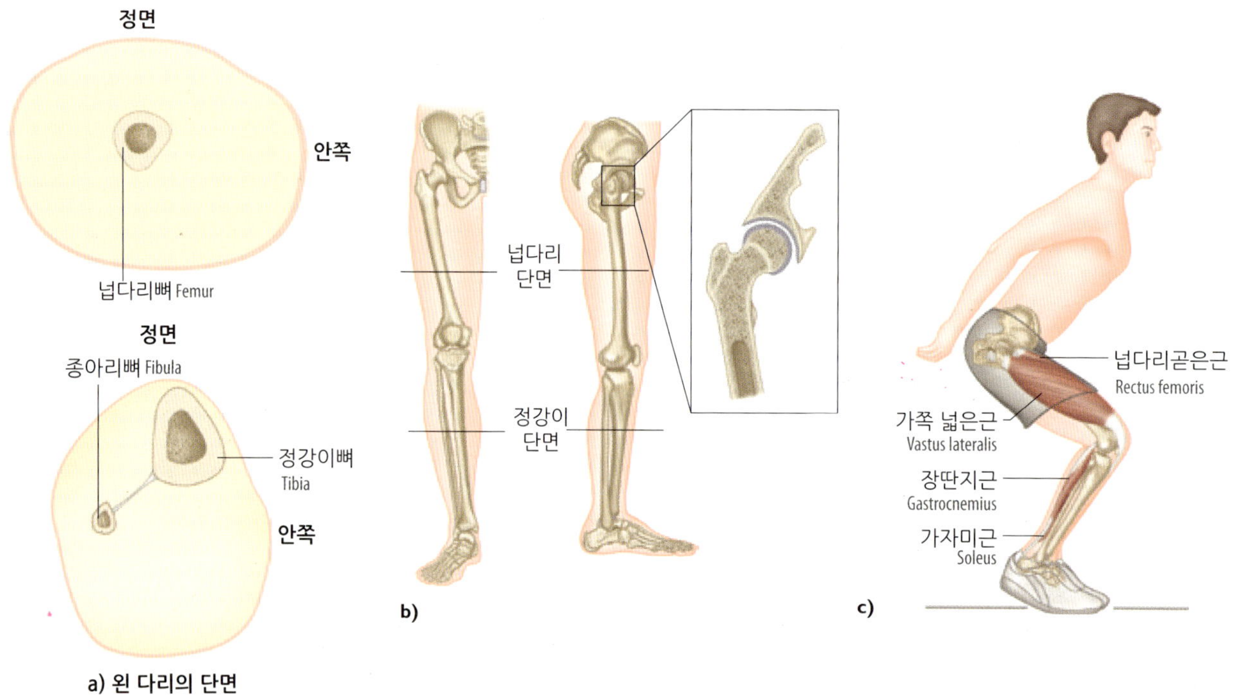

그림 4.8 a) 넙다리뼈 기둥 중간 부분의 단면은 눈물방울 모양이며, 겉질이 두껍고 튼튼한 정강이 뼈와 비교하였을 때 좁은 편이다(그림. 4.9참고). 넙다리뼈는 수축성의 조직으로 완전 둘러싸여있는 반면, 정강이뼈는 주로 뒷면에 연조직이 모여있다.

b) 정강이뼈의 위, 아래 관절면은 편평하며 둘 다 상대적으로 제한된 운동 범위를 갖는 관절을 이루고 있다. 넙다리뼈는 골반과 큰 절구공이관절로 연결되어 있다. 그래서 정강이뼈는 넙다리뼈와 대조적으로 예측 가능한 범위의 힘을 받는다.

c) 무릎뼈는 무릎이 일자로 펴진 상태 이상으로 꺾이지 않도록 막아준다. 이 무릎 운동범위의 제한으로 인해 발목은 발등쪽굽힘이 필요한 일이 더 많아진다. 결과적으로 정강이뼈 주변의 근육배치는 발등쪽굽힘을 감속시키는 방향으로 치우치게 되었으며 뼈의 삼각형 단면 뒷면에 주로 위치하게 된 것이다 (그림 3.5참고).

정강이뼈의 움직임은 양 끝의 관절로 인해 제한적이다. 발목의 복사뼈와 목말뼈 반구는 정강이뼈가 거의 앞뒤로만 움직이도록 가둬버린다. 무릎관절의 무릎뼈는 무릎이 중립 위치 이상으로 펴지는 것을 방지해 준다. 무릎은 주로 굽히는 것만 할 수 있기 때문에(약간의 회전과 폄은 가능하나 굽힘과 비교했을 때는 미미한 정도이다) 무릎 굽힘에 대한 작용으로 정강이뼈는 발목을 발등 쪽으로 굽히는 방향으로 움직인다. 관절의 특성에 의해 움직이는 방향이 결정된다면, 연조직은 빠르게 감속하는 강한 힘을 제어하는 방향으로 발달한다(그림 4.8c). 이러한 뼈의 위치와 이웃한 관절의 특성들이 한데 모여 왜 원형에 가까웠던 정강이뼈의 단면이 성장하면서 삼각형이 되는지 설명해주며, 앞뒤방향으로 똑바른 축을 갖는지 보여준다(그림 4.9, Gosman 外 2013).

수직이고 견고한 정강이뼈와는 다르게 인간의 종아리뼈는 체중 부하를 아예 받지 않으며 아랫다리의 두 뼈 중 더 유동적이다(그림 4.10 & 4.11). 인간의 종아리뼈는 체중의 일부를 부담하고 목말뼈와도 관절로 연결되어 있는 침팬지의 종아리뼈와는 많이 다르다(그림 4.10 & 4.15). 침팬지의 다리는 휘어있으며, 가동범위가 넓기 때문에 지면과의 접촉을 조절하는 게 중요하다. 인간의 발과 다리는 움직이고 자세를 유지하는데 쓰는 에너지를 최소화하는 방향으로 진화하면서 정강이뼈를 수직에 가까운 기둥모양으로 변하게 하였다. 엉덩이부터 무릎까지 안쪽을 향하는 "Q"각을 상쇄하기 위해, 허벅지와 엉덩이 연결부위에는 엉덩정강근막띠와 거기에 연결된 넙다리근막을 포함하는 연조직들이 발달해 기계적 힘을 분산시킨다(Cowgill 外 2010, 자세한 내용은 〈걷기위해 태어나다〉 2020판 참고).

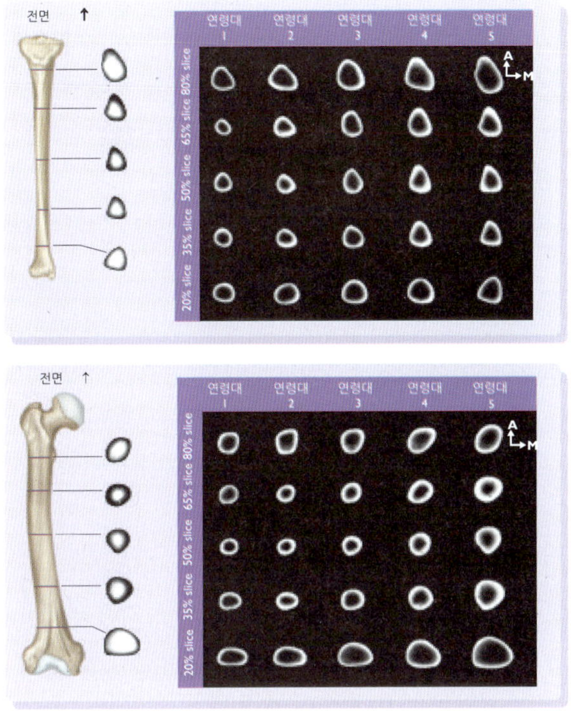

그림 4.9 다양한 연령대를 대상으로 넙다리뼈와 정강이뼈 단면을 비교한 연구(Gosman外 2013).뼈 전체 길이의 20%, 35%, 50%, 65%, 80% 구간에서의 단면도를 추출하였다. 단면도를 보면 개체발생(성장과정)동안 반복적임 힘의 자극에 대한 반응으로 비대칭성이 증가함을 알 수 있다. 연령대는 0~1.9세, 2~4.9세, 5~8.9 세, 9~13.9세, 14~18세, 이렇게 다섯 개의 구간으로 설정하였다 (출처: Gosman 外 2013.)

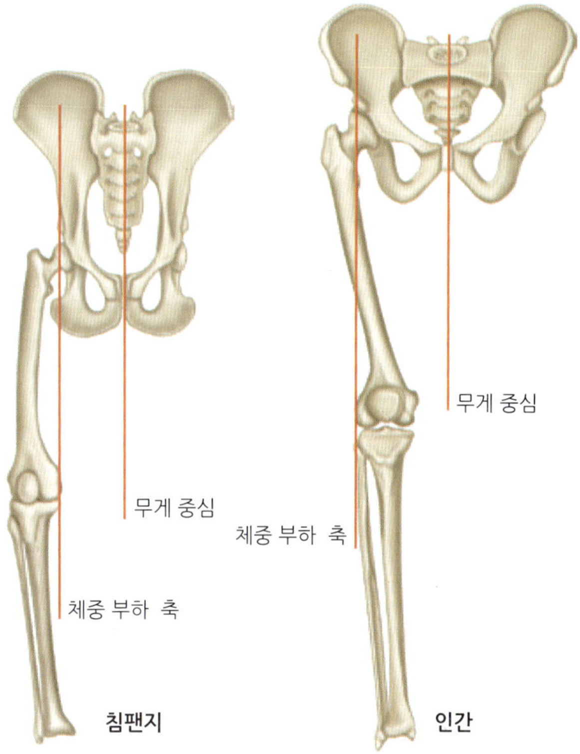

그림 4.10 침팬지 다리의 몇 가지 특성들은 효율적인 두 발 보행에는 적합하지 않다. O자로 휜 다리, 인간의 정강이뼈에 비해 상대적으로 바깥쪽으로 기울어진 정강이뼈가 그러한 특성에 해당한다. "Q"각은 엉덩이 관절 복합체의 더 큰 가동성과 안정성을 필요로 하며, 엉덩이 모음근육들의 위치가 가동성과 안정성에 일부 기여한다.

정강이뼈의 먼쪽 끝은 목말뼈 위에 얹혀 있고, 목말뼈는 앞뒤로 길기 때문에 발목이 발등쪽굽힘을 할 때 관절이 열려 목말뼈의 앞부분이 위치할 공간이 확보되어야 한다(그림 4.11). 이렇게 목말뼈의 넓은 면적을 받아들이기 위해 관절이 벌어지며 관절 주위의 연조직(관절주머니, 인대, 뼈사이막)을 늘어나 관절의 "밀집구조(close-packing)"를 형성한다. "밀집구조"관절은 강한 힘을 폭발시키기 위한 안정적인 자세를 제공하며, 단거리 달리기를 할 때 발목을 발등 쪽으로 굽힌 상태로 시작하는 이유도 그 때문이다. 발등쪽굽힘에 의해 일어나는 관절의 확장은 스스로 만졌을 때도, 진찰하는 사람이 만졌을 때도 느껴져야 정상이다. 양 쪽의 복사뼈에 손가락을 가볍게 대고 발목을 최대한 발등 쪽으로 굽히면 종아리뼈의 부드러운 움직임이 만져진다.

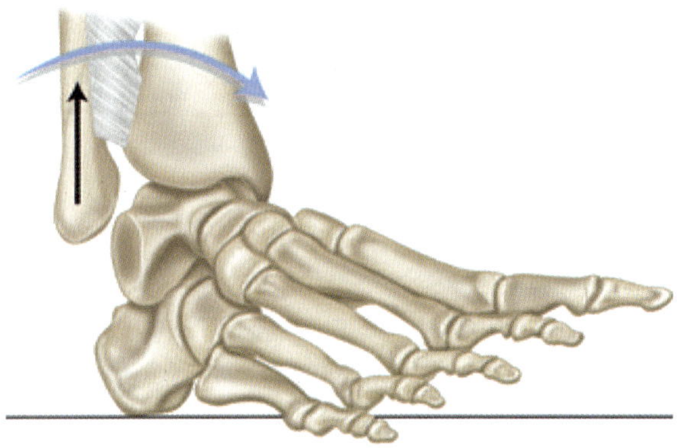

그림 4.11 발목을 발등 쪽으로 굽히면 중립 상태와 비교했을 때 목말뼈의 넓은 쪽이 종아리복사뼈를 위, 바깥쪽으로 밀어낸다. 이 움직임이 목말뼈를 위한 공간을 확보해주고 지지하는 연조직이 늘어날 수 있게 한다(위 그림은 이해를 돕기 위해 다소 과장되었다).

발등쪽굽힘(Dorsiflexion)과 발바닥쪽굽힘(Plantar flexion)의 가동 범위는 넓은 반면, 발목다리관절의 회전은 돌출된 복사뼈에 의해서 제한된다(그림 4.8 참고).

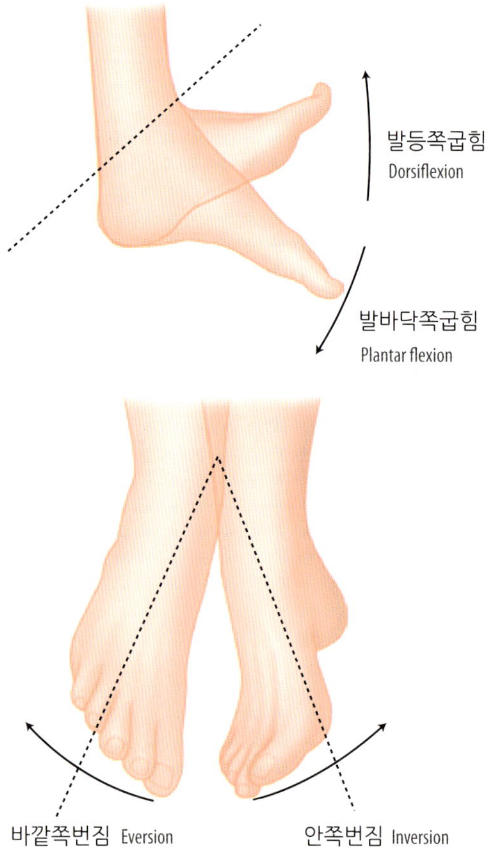

그림 4.12 장부결합으로 인해 발목관절(혹은 발목다리관절)의 발등쪽굽힘은 20-30°,발바닥쪽굽힘은 40-50° 가능하다. 안쪽번짐과 바깥번짐은 주로 목말밑관절에서 이루어지며 안쪽번짐은 20-30°, 바깥번짐은 10-20° 정도 가능하다.

이 "제한"은 다리에서 발목으로, 또 발목에서 다리로의 회전운동을 묶어주기 때문에 나쁘다고 만은 볼 수는 없다. 회전 연결에 대해서는 앞으로 더 알아갈 것이지만 오른쪽으로 돌아보면(이 장을 시작하면서 자세히 묘사했던 동작) 이 회전 연결을 쉽고 빠르게 느낄 수 있다. 회전은 왼쪽 발의 엎침과 오른쪽 발의 뒤침을 유발할 것이라고 예상할 수 있다.

2장에서 정강이뼈 비틀림을 다루며 얘기했다시피, 가쪽회전은 발의 반구를 뒤침하고, 안쪽회전은 엎침을 유발한다. 발의 이러한 반응은 대부분 다리뼈의 회전하는 방향에 의해 결정된다. 다리의 회전과 엎침/뒤침의 "연결"은 복사뼈와 목말뼈가 포개져있기 때문에 일어난다. 만약 이 세 개의 뼈(정강이뼈, 종아리뼈, 목말뼈) 중 하나의 뼈가 돌아가면 다른 두 개도 돌아간다. 세 발목뼈의 움직임은 장붓 구멍(mortise)과 장부(tenon)결합 때문에 가로면(transverse plane) 상의 회전에서는 서로 묶여 있으나 세로면(sagittal plane) 상의 회전에서는 그렇지 않은데 이는 관절의 정렬때문이다. 발등쪽굽힘과 발목쪽굽힘이 일어나는 동안 다리뼈와 목말뼈는 상대적으로 절반 정도는 독립적으로 움직인다. 목말뼈는 회전운동시에는 다리뼈, 발등 쪽굽힘과 발바닥쪽굽힘 시에는 발뼈라고 말 할 수 있겠다.

앞에서 다루었듯이, 정강이뼈는 견고하고 체중을 받치는 뼈인 반면 그 옆의 종아리뼈에는 체중이 거의 실리지 않는다. 강한 넙다리네갈래근과 엉덩정강근막띠는 둘 다 정강이 뼈의 윗부분에 부착되어 있다. 이 둘과 무릎복합체 주위의 다른 많은 근육들은 그 부위에 안정성을 부여한다. 반면에 위쪽에서부터 종아리뼈를 지지하는 근육들은 넙다리두갈래근 하나밖에 없다(그림 4.13). 발로 내려가는 여덟 개의 근육들이 종아리뼈에 부착되어있기 때문에 만약 뼈사이막섬유가 이루는 각과 넙다리두갈래근에 의한 위쪽으로의 견인이 없었더라면 결과적으로 종아리뼈가 아래쪽으로 끌려 내려갔을 것이다.

영장류과 육식동물(고양이나 곰같은) 만이 정강이뼈와 종아리뼈가 분리되어있으며 발목과 닿아있다. 두 뼈 사이에 존재하는 약간의 유동성은 더 큰 가동성을 제공하며 세로면과 가로면이 복잡하게 섞인 움직임을 수행할 때 발생하는 장력을 더 잘 조절할 수 있게 한다. 이러한 민첩한 포식자들의 다양한 활동반경과 재빠른 회전 속도를 생각하면, 가동성과 안정성의 이상적인 조합이 필요한 것은 분명하다. 반면 종아리뼈가 없는 사슴이나 기린은 우아하고 그 질주는 품위 있긴 하나, 방향 전환을 할 때는 조금 애를 먹는다.

인간 발목의 인대결합들은 가동성과 운동성을 모두 제공함으로써 다양한 동작이 가능하게 한다. 발목 주변의 인대와 뼈사이막의 배열은 종아리뼈가 어느 정도는 자유

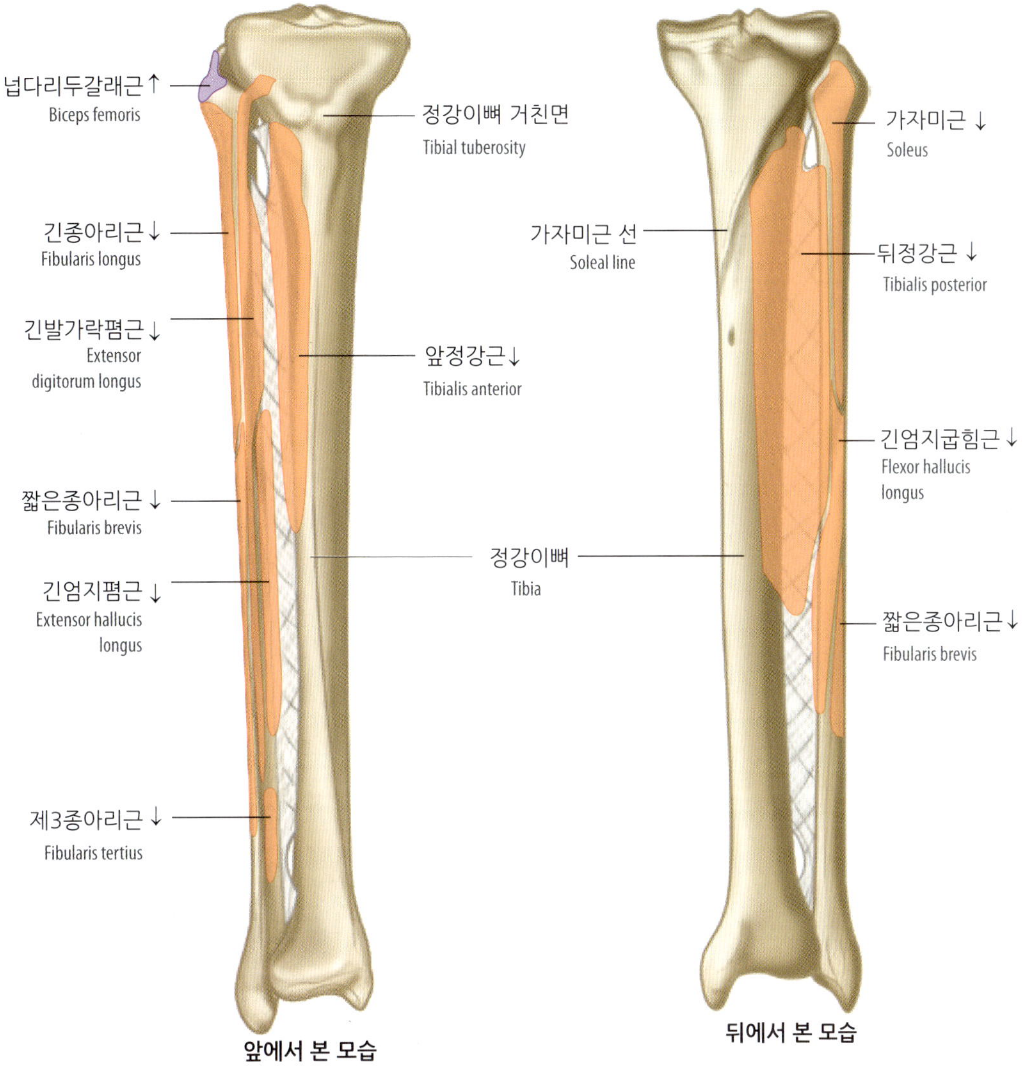

그림 4.13 정강이뼈와 종아리뼈의 근육 부착 부위. 종아리뼈가 더 가늘고 체중이 덜 실리는 뼈이지만 근육 부착 부위가 아홉 군데나 있으며 그 중 뼈를 위로 당기는 근육은 넙다리두갈래근 하나뿐이다.

롭게 움직일 수 있게 해준다(그림 4.14 참고). 종아리뼈의 움직임은 순응성, 충격 흡수, 힘의 분산뿐 아니라 뒤꿈치를 디딜 때 뼈가 아래쪽으로 움직일 수 있게 한다. 가쪽복사뼈가 약간 아래로 미끄러져 내려가는 것은, 목말뼈와 종아리복사뼈가 겹치는 면적을 넓혀 발목을 안정화시킴과 동시에, 뼈사이막과 정강이종아리인대를 늘려 연조직의 긴장을 분산시킨다(Aiello & Dean 2002).

종아리뼈(fibula)는 주로 옷을 여미는데 쓰는 "핀"혹은 브로치를 뜻한다. 인간의 종아리뼈는 옷에 꽂기에는 너무 길고 뭉툭하지만 닭의 종아리뼈에 해당하는 뼈는 모양과 길이 면에서 정말 옷핀처럼 생겼다.

인간의 종아리뼈 복사뼈는 정강이뼈 복사뼈보다 아래쪽으로 더 나와 있어 발목의 가쪽번짐 염좌(eversion sprains)를 어느 정도 예방해주는, 일종의 뼈로 된 차단막 역할을 한다(8장의 "end feel"도 참고).

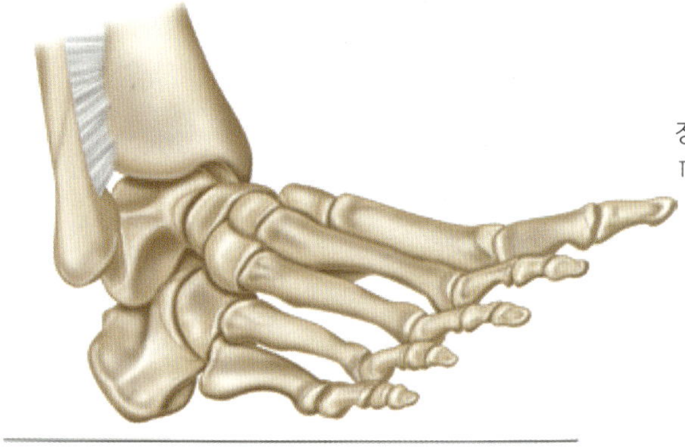

그림 4.14 발목이 발꿈치 디딤에 대한 준비자세로서 발등쪽굽힘을 할 때, 종아리뼈는 발목을 더 보호하고 인대결합과 인대를 긴장시키기 위해 뒤쪽으로 당겨진다. 종아리 복사뼈는 정강이 복사뼈보다 아래쪽으로 더 길어서 발목의 가쪽번짐을 방지하고 있기 때문에 안쪽으로 발목이 꺾이는 부상이 더 자주 일어나지만, 가쪽번짐 염좌가 종아리뼈 손상을 동반하는 경우가 흔해 더 위험한 편이다.

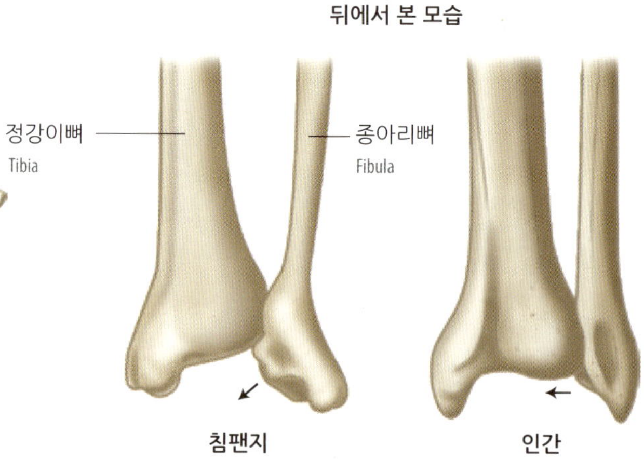

그림 4.15 침팬지와 인간의 정강이뼈와 종아리뼈는 여러 면에서 다르다. 침팬지의 아랫다리는 휘어있기 때문에(그림 4.10), 종아리뼈에 실리는 체중이 더 많아지며, 목말뼈와 관절을 이루고 있어 가동성이 떨어진다. 인간의 단단하고 수직에 가까운 정강이뼈는 목말뼈와 더 큰 관절을 이루고 있다.

정강이뼈의 뒷면은 강력한 가자미근이 붙어 있는 중요한 버팀목이다(그림 4.13 참고). 가자미근선(soleal line)은 모든 사람의 골격에서 관찰되는 근력의 척도로서, 그만큼 가자미근이 중요하다는 것을 반증한다. 각각의 뼈에 대해 다루면서 뼈에 있는 선, 고랑, 융기, 패임, 돌출부, 거친면들의 의의를 제대로 알기 위해, 기능, 골격, 근육과 힘줄의 해부를 넘나들며 다룰 예정이다. 가자미근선과 같은 구조물의 의의는 그 기능적인 측면에서 이해해야 한다.

반구형인 도르래(목말뼈의 꼭대기)의 정렬은 두 복사뼈의 둥근 끝부분에 의해 완성된다(그림 4.5 참고). 안쪽복사뼈는 뒤정강근의 힘줄을 위한 "활차"(pulley)역할을 하고, 같은 역할을 가쪽복사뼈가 긴종아리근과 짧은종아리근을 위해 수행한다. 연조직의 역할에 대해서는 다음 장에서 자세히 다룰 예정이지만 여기서 뼈 구조의 중요성을 설명하기 위해 간략히 다루긴 할 것이다.

정강이뼈의 먼 쪽 관절면은 편평하기 때문에 정강이뼈가 도르래의 활차 위를 "넘어 가는(vault)"것이 용이하지만 도르래는 약간 안쪽으로 틀어져 있다. 도르래의 이러한 틀어진 각과 양쪽을 감싸고 있는 복사뼈의 앞–뒤 어긋남으로 인해, 발등쪽굽힘과 발바닥쪽굽힘을 할 때 발목관절의 회전도 같이 일어나게 한다. 회전 정도는 사람마다 다르며 관련된 몇몇 연구가 있으나(Brockett & hapman 2016) 그 정도가 일반적 범위에서 벗어난 사람도 있어 임상적 의미는 없다.

지금까지 인간과 침팬지의 발목 복합체를 몇 가지 측면에서 비교하였다(그림 4.15). 침팬지의 종아리뼈가 더 튼튼하며 목말뼈와 관절면을 공유하고 체중의 상당 부분을 지탱한다. 이는 말 그대로 흔히 "핀처럼 생겼다"고 표현하는 인간의 연약한 종아리뼈와는 대조적이다. 침팬지의 정강이뼈와 종아리뼈는 목말뼈 위에서 둥근 반구를 굴러가는 듯한 움직임을 만드는 반면, 인간의 정강이뼈는 상대적으로 수평적이며 높낮이 변화 없이 앞으로 미끄러지듯 움직이는 보행을 만든다.

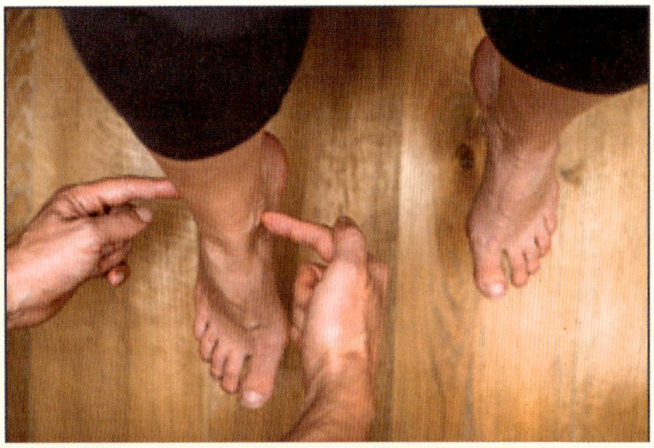

그림 4.16

발목복합체 이해를 위한 촉진

그림 4.16와 같이 손가락 끝을 양쪽 복사뼈 위에 둔다.

안쪽복사뼈는 정강이뼈에서 돌출되어있고 가쪽복사뼈는 종아리뼈에서 돌출되어 있으며 안쪽복사뼈가 좀 더 앞에 위치한다.

무릎을 굽힌 상태에서(그림 4.17), 무릎 관절의 선(이마면과 거의 일치)과 양 쪽 복사뼈를 잇는 가상의 선이 평행하지 않음을 알 수 있다. 이 차이는 정강이뼈가 비틀린 정도를 의미하며 자연적인 정강이뼈 비틀림은 성장 과정에서 일어난다. 바깥쪽으로 12~15° 돌아가 있는 것이 정상 범위이다. 이 각도의 차이가 발목이 움직이는 경로에 영향을 미치며 발의 아치 높이에도 영향을 미친다. 위에서 회전운동을 다루며 보았듯이, 안쪽회전은 발의 엎침(회내, pronates)을, 바깥쪽 회전은 뒤침(supinates)을 유발한다. 그래서 정강이뼈 비틀림이 12°보다 작으면 정강이뼈 비틀림이 15°보다 큰 사람보다 평발일 확률이 높은 게 당연하다. 아래 사진의 경우 각도가 13°로 측정되므로 '정상범위에 든다'고 볼 수 있다.

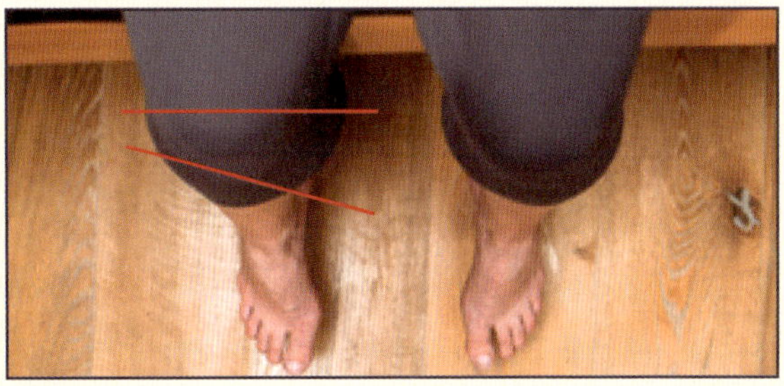

그림 4.17

발목의 가동범위를 시험해보고 발을 발바닥쪽으로 끝까지 굽혔다 발목쪽으로 끝까지 굽혔다 하면서 발에 무슨 일이 일어나는지 관찰해보자(그림 4.18). 복사뼈 사이의 각도의 차이때문에 상쇄된 축을 따라 움직이게 되고 이를 위해 발바닥쪽으로 굽힐 때는 안쪽번짐이, 발등 쪽으로 굽힐 때는 가쪽번짐이 함께 발생하는데 그 정도는 사람마다 다르다.

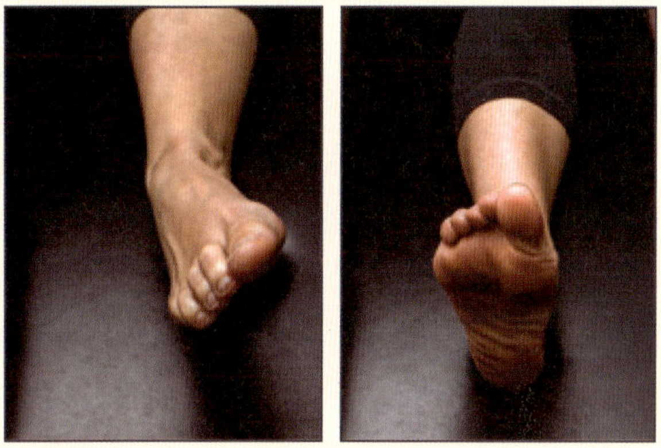

그림 4.18

발의 유동성과 안정성

인간의 발은 특별한 능력을 가지고 있다. 유동적인 부위를 단단한 지렛대로 바꾸는 능력, 지면을 느껴 중추신경에 고유감각정보를 제공하는 능력, 역학에너지를 흡수해 효과적인 움직임을 위해 재활용하는 능력 등이 있다. 발이 이러한 능력들의 복합체가 될 수 있는 것은, 발의 조직들이 형태적으로 잠겼다 풀렸다 할 수 있게 결합되어 있기 때문이다. 발을 하나의 장기로 보는 Morton의 뜻을 진정 이해하기 위해서는 뼈의 생태계-뼈와 이웃한 연조직들 사이에서 일어나는 많은 상호작용과 힘의 환경 안에서의 끊임없는 변화-에 대해 알아야 한다.

앞서 몇 개의 복합 관절을 다루었지만, 이 이상한 모양의 뼈 집단의 미학을 진정 이해하기 위해서는 각각의 뼈들을 차례대로 살펴봐야 한다. 모든 뼈들은 각자의 위치와 기능이 있으며, 우리는 지금부터 그 두 가지 측면에서 이야기를 풀어나갈 것이다.

발 안정성의 대부분은 뼈의 정렬이 담당한다. 위에서 우리는 어떻게 활차가 하나의 뼈에서 다음 뼈로 이어지며 도르래를 형성하는지 보았으며, 정강이뼈, 종아리뼈, 목말뼈의 정렬에 대해 배우며 뼈끼리 모양이 잘 맞아 들어감으로써 특정 움직임을 유도하고 다른 움직임은 방해하는지도 보았다. 하지만 발의 안정성을 위해서는 연조직의 도움이 필요한데, 자세한 내용은 나중의 장들에서 다룰 것이다. 발의 뼈 형태는 가동성과 안정성 사이를 오가는 수축 조직이 제공하는 힘에 의해 보완된다.

네덜란드의 물리치료사 Andry Vleeming는 엉치엉덩관절(sacroiliac joints, SIJs) 복합체를 묘사하기 위해 '형태와 힘의 닫힘'이라는 용어를 사용하였다. SIJs의 뼈들은 함께 꼭 맞물려 견고한 형태를 이루고 있으나 관절들은 관절선을 가로지르는 근육들에 의한 추가적인 보강이 필요하다. 형태와 힘의 닫힘이라는 개념은 발에 있는 많은 부위를 설명하는 데에도 도움이 된다. 뼈의 건축학적인 정렬은 거의 그 자체만으로도 충분히 무너지지 않는 반구를 형성하고 있으나 뼈들이 인대로 강하게 묶여 당겨져 서로 꽉 맞물릴 필요가 있다.

뼈와 연조직 사이의 상호작용은, 생체역학자 Bruno Nigg가 제창한 발에 요구되는 세가지 기능을 충족시키도록 한다(Nigg 2010):

1. 지탱하는 역할
2. 보호하는 역할
3. 지렛대의 역할

위에서 언급하였듯이, 여기서 "지렛대"라는 용어를 쓰는 것이 못마땅할 수도 있겠으나 움직임을 위해서는 뼈의 단단함이 반드시 필요하다는 것에 의문을 품는 사람은 없을 것이다. 다리에 있는 두 개의 주요한 뼈인 넙다리뼈와 정강이뼈가 견고함의 필요성을 꽤나 직접적으로 보여주는 예라고 할 수 있다. 두 뼈 모두 길고 무릎 관절로 연결되어 있으며 발과 비교하였을 때 상대적으로 복잡하지 않은 정렬을 보인다.

다리의 주된 뼈와 관절들을 생각해보았을 때 -깊숙히 위치한 볼기뼈절구에 의해 지탱되는 엉덩관절, 긴 넙다리뼈, 강력한 인대들이 붙어있는 무릎관절, 복사뼈 상자 안에 들어 있는 목말뼈와 그 위의 튼튼하고 수직인 정강이뼈-각각의 부분이 어느 정도의 고유한 안정성과 지지력을 갖는 것처럼 보인다. 발의 안정성과 지지력의 근원은 그만큼 직관적이지는 않다. 발가락을 뗄 때의 발의 위치를 생각해보면 발가락은 펴지고 뒤꿈치는 들리며 힘의 대부분이 발목 관절과 발가락을 잇는 축을 따라 발생한다. 16개의 이상하게 생긴 뼈들과 33개의 관절이 모여 이루는 인상적인 공학의 위업이라 할 수 있다.

발은 충격을 흡수하고 지면을 받아들이기 위해 엎침이 되며 풀린 다음, 스스로 다시 모여 발가락을 뗄 때 발생하는 강한 힘을 감당할 만큼 충분히 강력한 안정적 구조를 형성한다.

바로 앞의 장에서 넙다리뼈는 그 주위를 감싸고 있는 연조직의 긴장에 의해 견고함이 증가한다고 하였다. 정강이뼈는 연조직으로 둘러싸여 있지 않아 감당할 수 있는 힘의 크기가 제한적이기 때문에 단단한 지렛대의 역할을 수행하기 위해 뼈의 구조자체가 변하는 방향으로 진화하였다. 넙다리(thigh)와 아랫다리(leg) 두 부위 모두 체중 부하를 주로 감당하는 뼈를 하나씩 가지고 있다. 역학적으로 관절 사이에 하나의 요소만 있다면 단단한 지렛대를 형성하는 것이 간단할 것이다. 발은 발목에서 발가락까지 여러 뼈의 조합으로 단단한 지렛대를 어떻게든 만들어내고 있는 것이다.

몸의 모든 관절들은 뼈의 건축학적인 지지와 근육의 긴장이 주는 보강의 조합으로 인해 형태와 힘의 닫힘을 어느 정도 갖고 있다. 넙다리뼈 기둥은 그 것을 감싸고 있는 근육의 힘에 의해 안정화되는 반면, 정강이뼈는 그 자체의 형태가 안정성의 근원이다. 복합뼈-단단한 지렛대

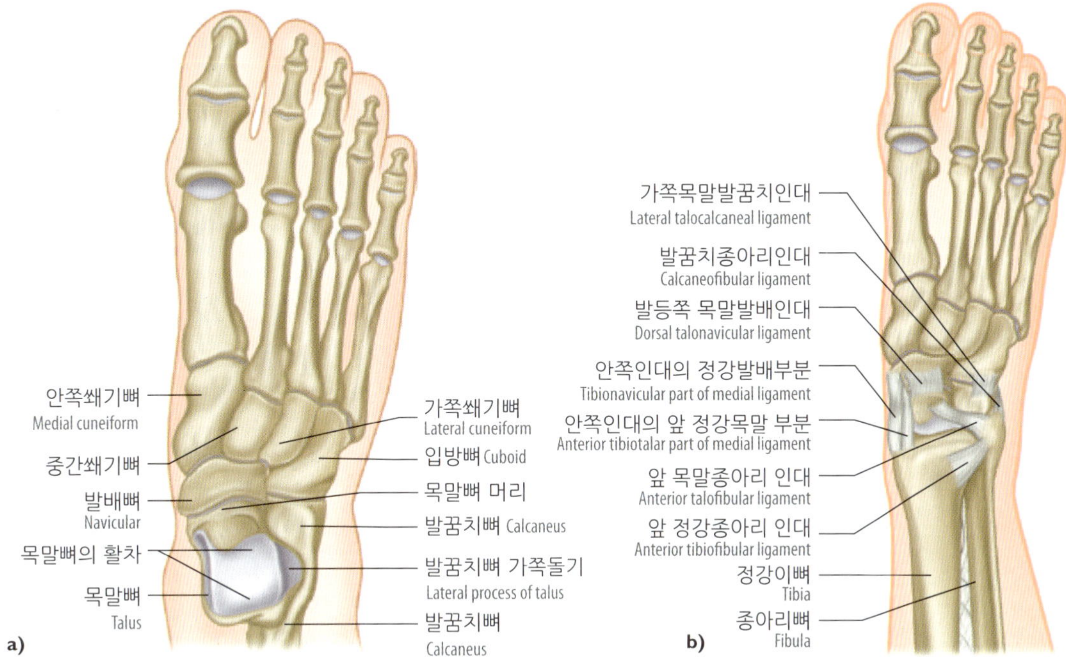

그림 4.19 (다음 페이지에 계속)

로서의 발-는 느슨한 정렬의 조각들을 하나의 기능적 단위로 한데 묶기 위해 이 두 개의 전략을 모두 택하고 있다.

뼈를 하나씩 혹은 작은 기능적 단위로 나누어 다룰 때에는, 더 큰 맥락인 발이라는 뼈의 복합체 안에서의 역할을 계속 염두에 둬야 한다.

발의 뒷부분-목말뼈와 발꿈치뼈

목말뼈(talus)와 발꿈치뼈(calcaneus)는 발의 뒷부분을 이루고 있으며 이 뼈들의 주된 역할은 뒤꿈치를 디딜 때 관여하는 힘들을 조율하고 다리와 힘을 위아래로 주고 받는 것이다.

앞에서 목말뼈관절의 역학을 다루며 관절끼리 묶이고 풀리는 개념의 중요성에 대해서 강조하였다. 목말뼈관절은 앞뒤 방향 굽힘은 상당히 자유로운 반면, 형태 제한으로 인해 하나의 뼈의 회전이 이웃한 뼈들과 "묶여"있다. 중력, 운동량, GRF과 같은 힘들이 어떻게 관절을 지나가는지는 각 관절이 자유롭게 움직일 수 있는 정도에 직접적인 영향을 받는다.

목말뼈와 관련된 사실 중에 자주 인용되는 것이 몇 가지 있다: 근육이 붙어있지 않은 유일한 뼈라는 것, 표면의 70%가 윤활연골로 되어있다는 것, 목말관절과 목말밑관절이라는 두 개의 중요한 발목 관절을 이루고 있다는 것이다(그림 4.19 & 4.20). 표면의 대부분이 연골로 이루어져 다른 뼈들과 접하고 있다는 것은 이웃한 뼈들 사이의 힘들을 조율하는 역할을 맡고 있음을 보여준다. 부착된 근육이 없기 때문에 목말뼈를 관통하는 힘에 유연하게 반응할 수 있으며 그 모양은 관절의 입장에서 봤을 때 힘을 다른 뼈들과 연조직에 적절히 분배하는데 적합하다.

잔기둥무늬로 다시 돌아가면, 주된 기둥의 방향이 어떻게 목말뼈를 향하고 있는지- 발꿈치뼈로부터 위앞으로, 발의 중간부분으로부터 위뒤로-확인할 수 있다(그림 4.1 참고). 나는 목말뼈를 붐비는 교차로 가운데 서서 여러 방향의 교통흐름을 통제하고 있는 교통경찰에 비유한다. 별 문제가 없다면 목말뼈는 교통경찰처럼 우아하고 품위 있는 움직임을 박자에 맞춰 이어나갈 것이다. 반대

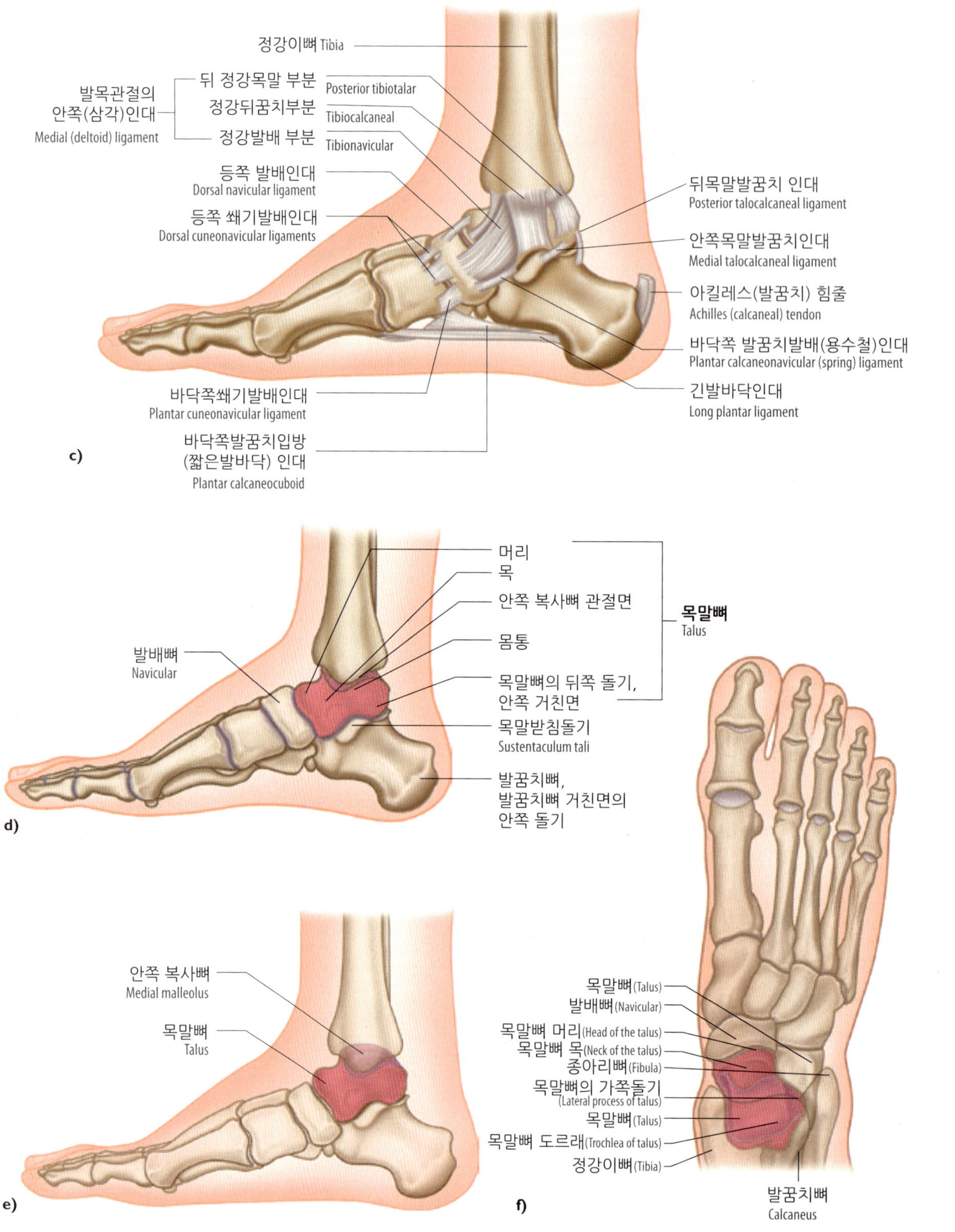

그림 4.19 목말뼈는 정강이뼈의 바로 아래 있으며(a) 양쪽에 있는 복사뼈에 의해 붙들려 있다(b). 목발뼈에 직접 붙어 있는 근육은 없으나, 주변의 뼈 구조물들에 의해 사방에서 거의 갇혀있다시피 하며 강한 인대들로 감싸져 있어 일반적인 움직임 동안에 일어나는 힘의 흐름을 조절하는데 도움을 준다 (b & c & 그림 4.22). 목말뼈 표면의 70%는 연골로 이루어져 있는데 위로는 정강이뼈와 넓은 접촉면으로 접하고 있고 아래로는 발꿈치뼈, 앞으로는 발배뼈와 접하고 있기 때문이다(d~f). 목말뼈의 머리는 발배뼈와 연결되어 있으며, 상체의 머리와 몸통이 그러하듯이, 목말뼈의 머리와 몸통도 목으로 연결되어 있다. 목말뼈의 몸통 덕분에 발바닥쪽굽힘과 발등쪽굽힘이 가능하며 뼈의 앞부분이 더 넓다.

로 발목 복합체가 뒤엉켜버린다면 혼란스런 교통체증이 초래될 것이다.

발꿈치뼈와 목말뼈의 크기를 보면 이 뼈들이 체중을 견디는 역할을 하고 있음을 알 수 있다. 목말뼈가 꼭대기가 되고, 발꿈치뼈를 향해 아래 뒤로, 발배뼈를 향해서는 아래 앞쪽으로 양변을 이루는 피라미드 구조는(그림 4.19d), 잔기둥모양을 설명할 때 썼던 표현인 목연결(neck matching)로 이어져 있어 힘을 지탱하는 역할을 하고 있음을 알 수 있다. 간략히 설명하면 도르래가 정강이뼈로부터 체중을 받아 앞뒤로 분산하지만 실제 보행 중에 일어나는 일은 그보다는 조금 더 복잡하다. 뒤꿈치 디딤에서 발꿈치뼈가 지면반발력(GRF: Ground Reaction Force)를 받아서 목말뼈로 보내고 나면 발의 나머지 부분은 지면에 접촉하며 발의 앞부분이 힘을 목말뼈를 향해 뒤, 위쪽으로 보낸다. 목말뼈는 그래서 세 방향으로부터 오는 힘–정강이뼈로부터 아래, 발꿈치뼈로부터 위 앞, 발의 앞부분으로부터는 위 뒤쪽으로 향하는–의 한 가운데에 위치하게 된다.

목말뼈와 주변 뼈의 관계는, 근육의 수의적 긴장에 의해 제어되기보다는 힘의 밀물과 썰물에 자연스레 몸을 맡겨 놓은 것에 가깝다. 목말뼈는 양쪽에서는 복사뼈가, 위에서는 정강이뼈가, 아래에서는 발꿈치뼈가, 앞에서는 발배뼈가 감싸고 있어 뼈들과 주변 인대들로 잘 보호되고 있다. 목말뼈가 근육의 통제로부터 자유로운 만큼 특별한 지시나 예외적인 근육의 긴장에 의한 직접적인 방해 없이도 사방에서 전달받은 힘을 잘 몰고 안내한다. 교통경찰 비유를 다시 하자면, 교차로에 실시간 교통상황이 반영되지 않는 신호등이 전부라면 우리는 꼼짝없이 불이 바뀌기만을 기다려야 할 것이다. 반면 교통경찰은 상황에 맞게 대응하여 교통정리를 한다.[3] 목말뼈는 어느 정도의 지역 자치권을 행사하며 바쁜 발목교차로에서 일하고 있다고 볼 수 있다.

3 물론, 모든 사람들이 교통정리를 수월하게 해야 할 책임이 있는 것은 아니며, 이해를 돕기 위한 비유일 뿐이다!

목말뼈 아래에 있는 목말밑관절은 중요하다.[4] 목말밑관절은 목말뼈와 발꿈치뼈를 연결하며 발의 안쪽번짐(inversion)과 가쪽번짐(eversion)을 제공한다. 안쪽번짐/가쪽번짐과 엎침/뒤침을 구분해야 한다. 안쪽번짐과 가쪽번짐은 주로 이마면(frontal plane) 상에서의 간단한 움직임을 칭하는 말이다. 엎침과 뒤침은 발 전체와 발목 복합체 전반에 걸쳐 일어나는 복잡한 일련의 운동을 지칭하며 안쪽번짐과 가쪽번짐이 그 일부로 포함된다.

목말뼈와 발꿈치뼈는 적어도 두 부분에서 접하고 있다.[5] 뒤목말밑관절은 정강이뼈, 목말뼈, 발꿈치뼈의 뒷 부분을 잇는 선상에 위치한다. 목말밑관절의 앞안쪽 부분은 목말뼈와 목말받침돌기(sustentaculum tali) 사이에 위치한다(그림 4.20 참고). 목말받침돌기는 발꿈치뼈의 튀어나온 부분으로 가끔 "웨이터의 쟁반"으로 불리기도 하며, 좀 더 공식적인 용어로 목말뼈 선반이라고 하기도 한다. 하지만 "목말뼈 멜빵"이 구조물의 기능을 가장 잘 설명하는 이름일 것이다.

목말밑관절은 서로 반대 방향으로 휘어있는 두 부분으로 구성되어 아주 복잡하며(그림 4.20c 참고) 관절의 움직임도 세 방향으로 가능하다. 2장에서 보았듯이 두 관절면의 정렬은 인간의 경우 몸의 중심선과 약 23°를 이루도록 진화하였다(즉, 유인원 조상들과 비교했을 때 가쪽으로 회전하는 방향으로 진화하였다, 그림 4.20d 참고).

이 각도는 개인마다 조금씩 차이가 있어 정확히 23°는 아닐 수 있으며 다양한 발의 유형에 영향을 미치고 생물역학의 영역에 포함된다. 관절이 안쪽으로 치우쳐있으면 엎침이 잘 일어나는 유형이고, 각도가 23°를 넘으면 뒤침 경향이 있는 견고한 발일 가능성이 높다.

2장에서 논의한 바와 같이, 아마도 정강이뼈의 비틀림과

4 6장에서 근육의 정렬에 대해 다루면서 두 발목 관절에 대해 더 알아볼 예정이다.

5 발목밑 정렬에는 빈번하고 다양한 변이들이 있는데 뼈가 접해있는 방향과 그 방향을 측정하기 위한 각들이 다양하다. 여기서는 "정상"의 평균을 제시하였다.

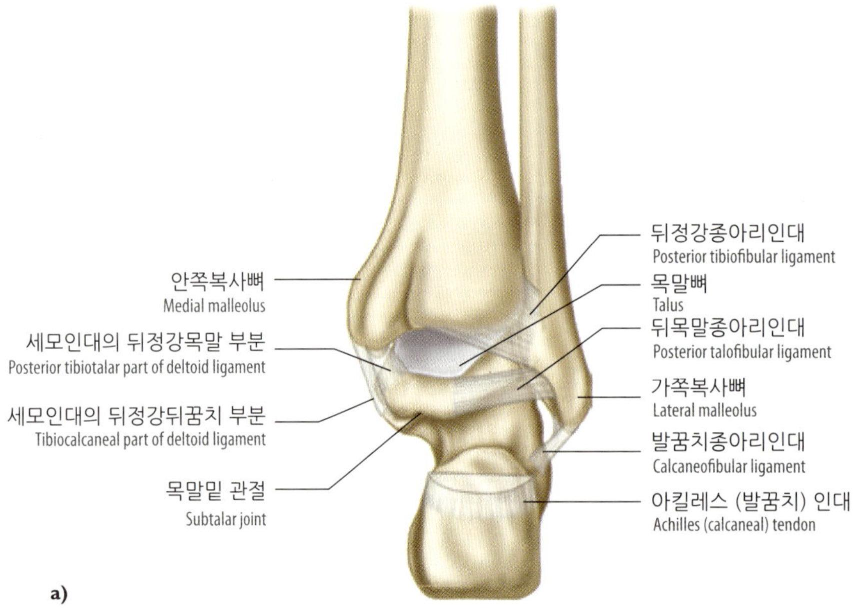

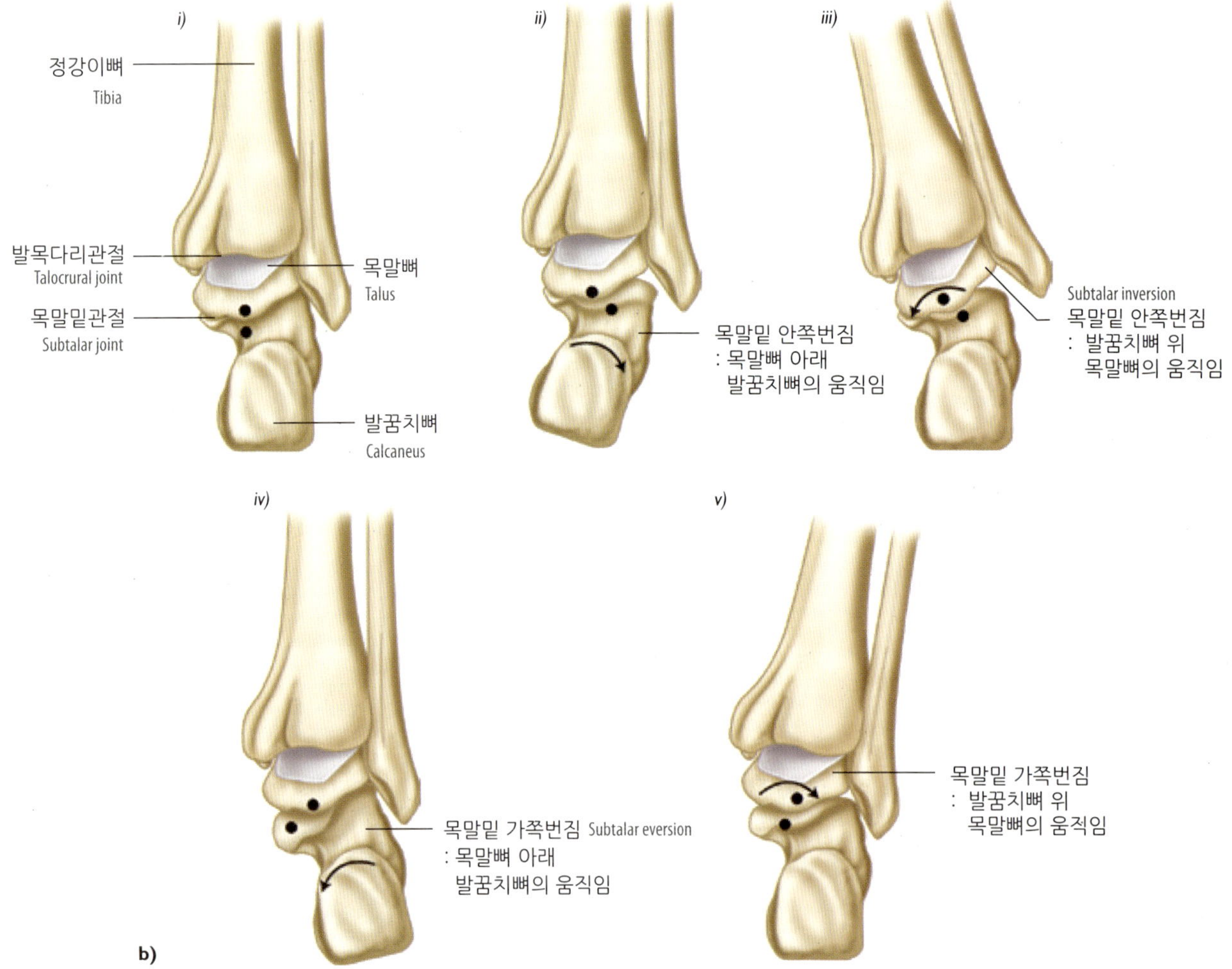

그림 4.20 (다음 페이지에 계속)

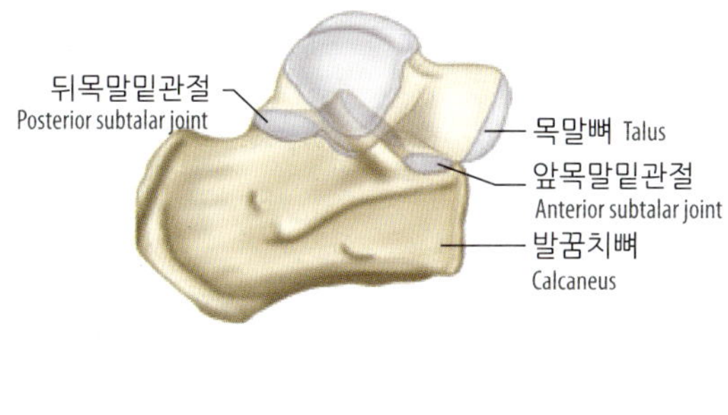

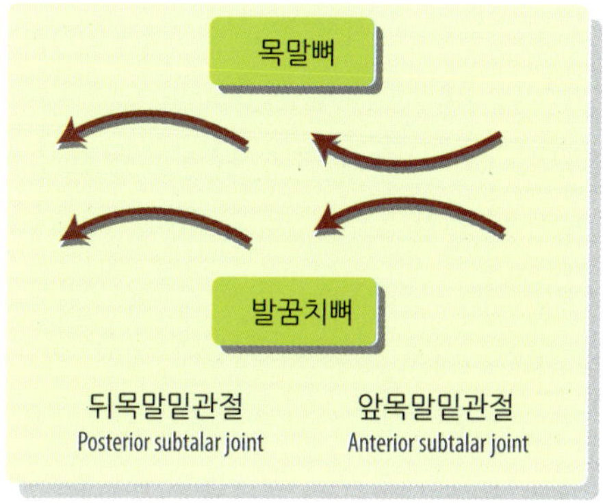

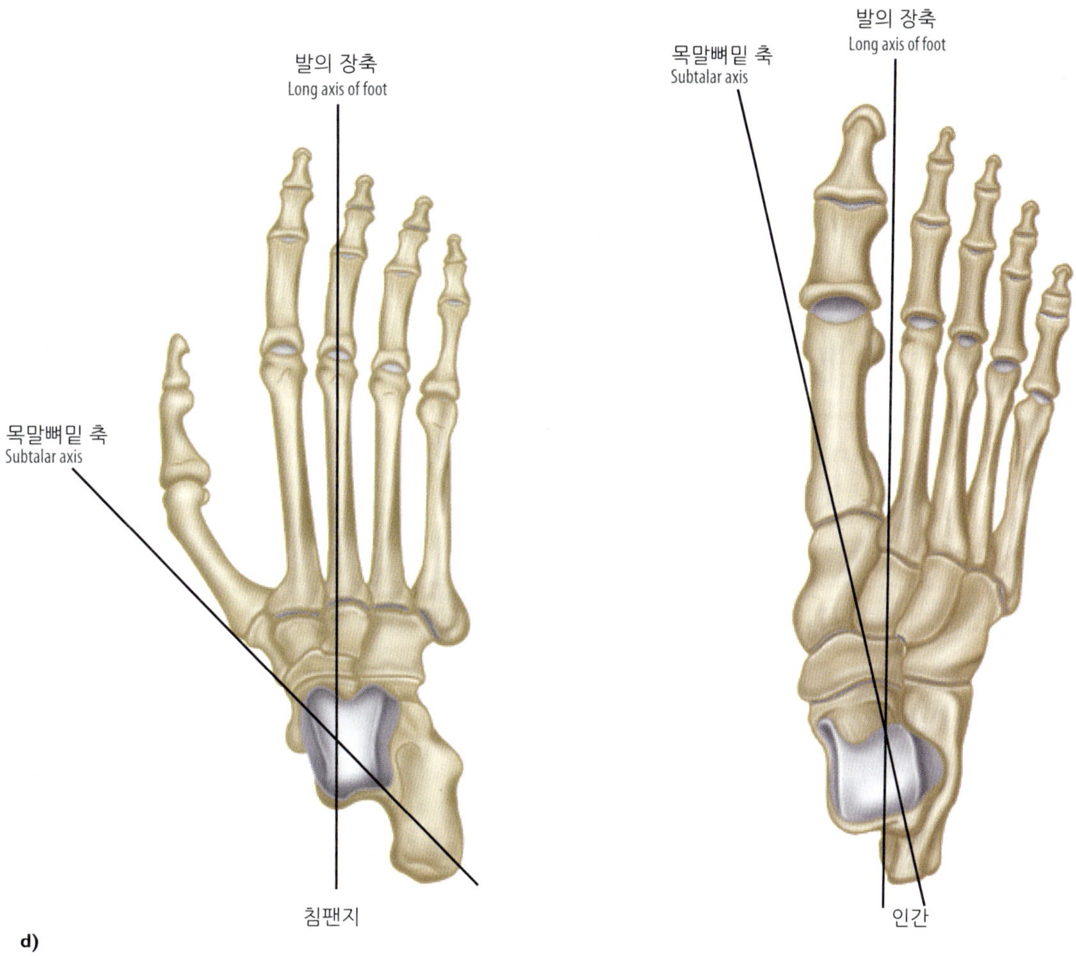

그림 4.20 a) 목말뼈의 윗면이 발목의 발바닥쪽굽힘과 발등쪽굽힘을 담당하며, 복사뼈의 위치와 주변의 발목인대들이 주는 안쪽-가쪽 안정성 덕분에 제자리에 견고하게 고정되어 세로면을 따라 움직이게 된다. b) 목말뼈가 안쪽과 바깥쪽으로는 움직일 수 없기 때문에, 안쪽번짐과 바깥번짐은 목말뼈 아래, 목말뼈와 발꿈치뼈 사이의 두 관절에서 일어난다. 안쪽번짐과 바깥번짐은 열린사슬이 될 수도 있고(발이 중립상태에서 (i), 목말뼈 밑에서의 움직임 ii & iii) 닫힌사슬이 될 수도 있다 (발 위에서 목말뼈가 움직임, iv & v). c) 목말밑 관절에는 앞, 뒤 두 개의 영역이 있는데 서로 번갈아 가며 곡선을 이루고 있다. d) A 인간 발의 비틀림은 진화의 산물이며, 그 결과로 다른 발가락과 마주보는 엄지발가락의 유용성은 잃었지만 목말밑관절의 축이 발의 축에 더 가까워지게 되었다.

목말뼈밑 축의 변화가 합쳐져 지금의 인간의 발을 만들었을 것이다(그림 2.16, 4.17 & 4.20d 참고). 다리의 뒤틀린 축이 목말밑관절의 축을 변화시키고, 제1열이 모아지게 하였으며, MTJ(발허리발가락관절(metatarsophalangeal joint)선을 같은 평면상에 놓이도록 해 4번째 흔들지레(four rockers)의 진행 방향이 세로면이 되도록 했을 것이다.

발꿈치뼈, 목말뼈, 발배뼈, 그리고 발 뒷부분의 힘 조절

우리가 침팬지에서부터 진화한 것은 아니지만, 화석 증거는 현대 인간의 발이 다른 유인원의 발과 상당히 유사함을 말해주고 있다. 그러므로 다른 유인원과의 비교를 통해 다리-발목-발의 복합체의 형태가 전체적으로 어떻게 변화하였는지 유추할 수 있다. 그림 4.20d를 보면, 발꿈치뼈 몸통이 침팬지에서는 목말뼈의 가쪽에 있는 반면 인간에서는 목말뼈의 바로 아래에 가깝게 있다. 진화를 통해 일어난 정강이뼈의 회전과 발이 비틀림이 발이 반구형 구조를 이루게 하였다(다리의 가쪽회전과 발의 뒤침이 연결되어 있음을 다시 한번 상기시키고 싶다). 비틀림이 발꿈치뼈 위의 목말뼈를 들어올린다. 들어올리는 정도까지는 아니더라도, 그림 4.21a을 보면 목말뼈가 목말뼈 선반[6], 혹은 발꿈치뼈의 "웨이터의 쟁반"에 어떻게 일부만 걸쳐져 있는지 볼 수 있을 것이다. 이러한 축의 불일치가 보행시 엎침이 일어나는 원리 중 하나이다.

GRF와 무게중심 축의 불일치가 뒤꿈치 디딤 시에 발꿈치뼈가 안쪽으로 기울도록 만든다. 목말뼈도-발꿈치뼈의 목말뼈받침 위에 얹어져 있기 때문에-따라서 안쪽으로 회전하게 된다(그림 4.21a & b). 목말뼈의 가쪽회전이 발의 뒤침(supination)을 유발하듯이, 안쪽회전은 발의 나머지 부분의 엎침(pronation)을 유발한다. 그림 4.21b의 과장된 그림은 목말뼈의 안쪽회전이 어떻게 발목 관절들이 잠김 해제 상태가 되는 지 보여주고 있다. 반구정렬(half-dome arrangement)의 풀림(unlocking)은 연조직, 특히 발의 인대와 내재근(intrinsic muscles)으로 하여금 충격을 흡수하도록 한다.

목말뼈의 앞부분인 머리는 또 하나의 둥근 반구를 이루며 발배뼈를 향해 돌출되어 있다. 발배뼈(navicular, 라틴어로 "작은 배")는 배모양을 닮았기 때문에 이름 붙여졌다. 발배뼈의 거친면이 배의 머리 부분인데 대부분 겉에서도 만져지기 때문에 체중을 싣거나 움직일 때의 안쪽 세로아치 변화를 진찰하는데 사용된다(그림 4.21d). 마치 숟가락으로 파 놓은 것 같이 오목한 배의 "갑판" 부분은 목말뼈 머리를 받치는 부위로 회전운동을 가능하게 한다. 아쉽게도, 이 항해 용어 "갑판"은 라틴어 *acetabulum pedi*(발의 절구)에 밀려 버렸다. 하지만 흔히 *절구(acetabulum)*라고 하면 엉덩관절을 먼저 떠올리므로 오목하고 회전하는 관절의 이미지를 한번 연상해보고 넘어가는 것으로 하겠다.

안쪽 목말뼈, 발배뼈, 발꿈치뼈는 발의 반구 높이를 결정하며, 발과 다리 사이에 위치하고 있어 많은 힘을 받는 부위이다. 이 부위가 온전한 형태를 유지하려면 많은 연조직의 지지가 필요하다. 그러한 지지의 일선을 담당하는 많은 인대들이 있는데, 이름이 다음절이고 복잡해 처음에는 거부감을 줄 수 있다(그림 4.22a, b 참고). 하지만 발을 통한 힘의 흐름과 잔기둥 모양의 방향을 함께 생각한다면, 그 위치와 이름들(적어도 대부분의 이름들)에 나름의 논리가 있음을 알게 될 것이다.

아마 발의 가장 유명한 인대는 "용수철 인대(spring ligament)"일 것이다. 이름이 말해주듯이 중요한 인대이고, 발꿈치뼈와 발배뼈 사이의 강한 힘이 가해지는 곳에 위치한 "안전망"이자, 위에서 설명한 엎침 반응에서 중요한 역할을 한다. 용수철인대의 정식 이름인 발바닥발꿈치발배인대(plantar calcaneonavicular ligament)가 그 위

6 목말뼈 선반은 목말받침돌기로 불리기도 한다.

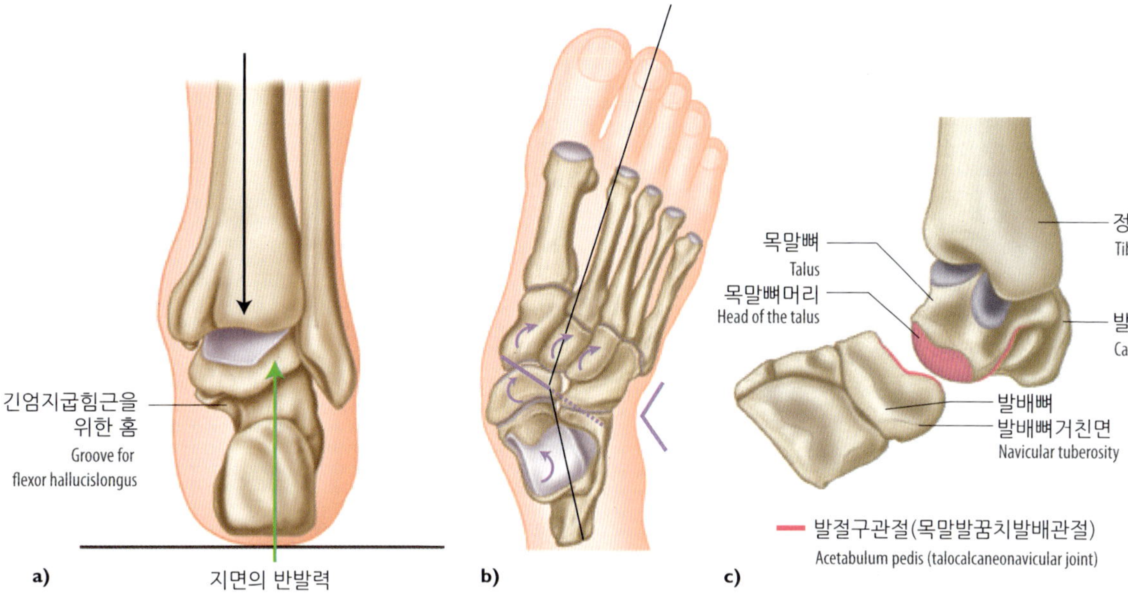

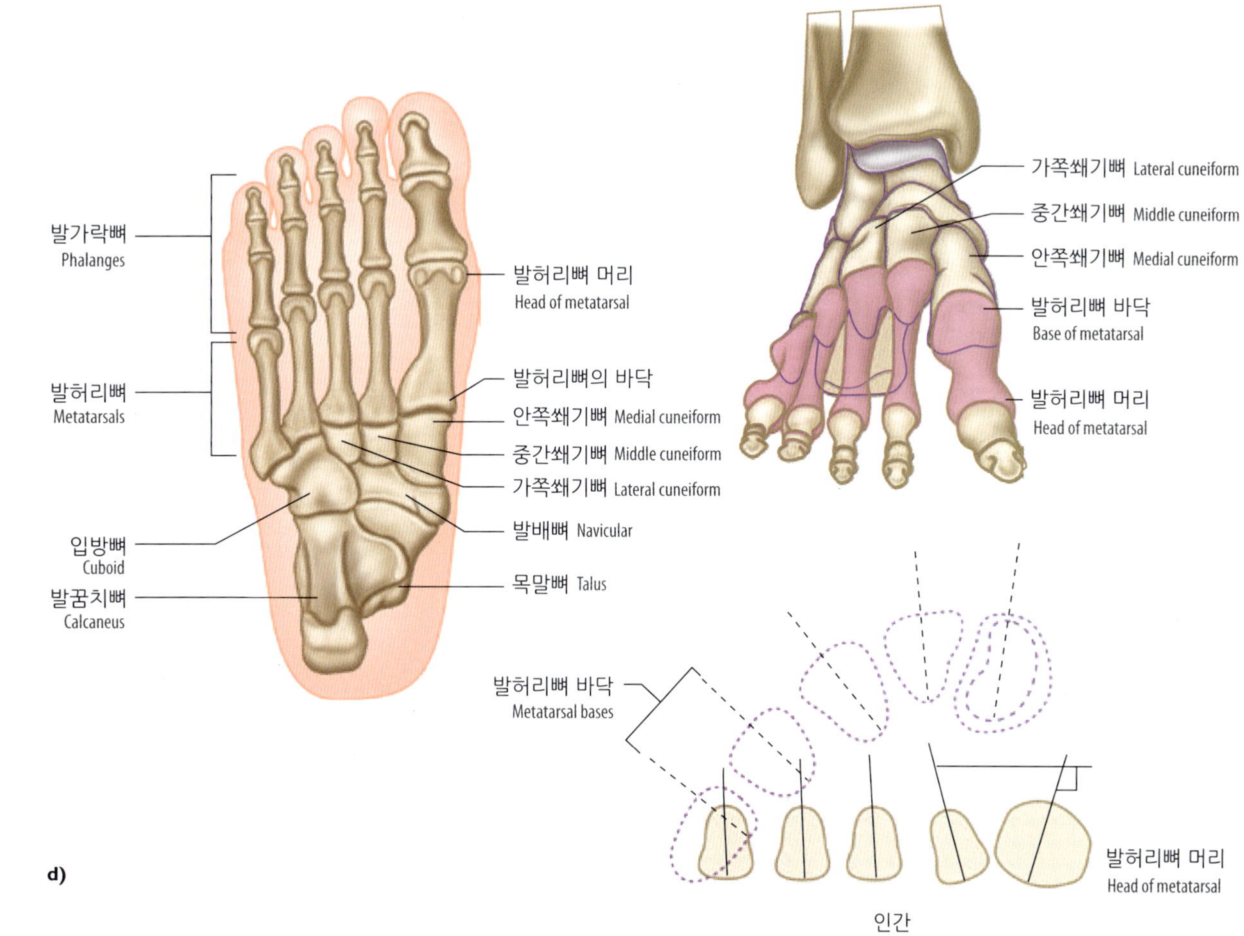

그림 4.21 a) 발꿈치뼈와 목말뼈 축의 불일치는 보행의 초기단계에서 중력과 정강이로부터 내려오는 힘(까만색 화살표)과 발꿈치뼈에서 올라오는 GFR(초록색 화살표) 사이의 어긋남을 만든다 b) 이 어긋남은 발꿈치뼈와 발꿈치뼈의 목말뼈 선반이 안쪽으로 기울어져 목말뼈가 회전하도록 하며 발은 엎침으로 열리게 된다. c) 목말뼈 머리는 얕은 발배뼈의 관절오목 안에서 회전한다. 뼈의 돌출부위("배의 머리")는 발이 엎침 상태일 때 분리되기 때문에 겉에서 만져진다 (그림 4.26 참고). d) 쐐기뼈와 발허리뼈 머리는 꼭대기가 넓고 발바닥쪽이 좁은 쐐기모양이다. 발을 통해 일어나는 회전은 뼈의 꼭지점을 열어 연조직이 힘의 일부를 흡수하도록 한다.

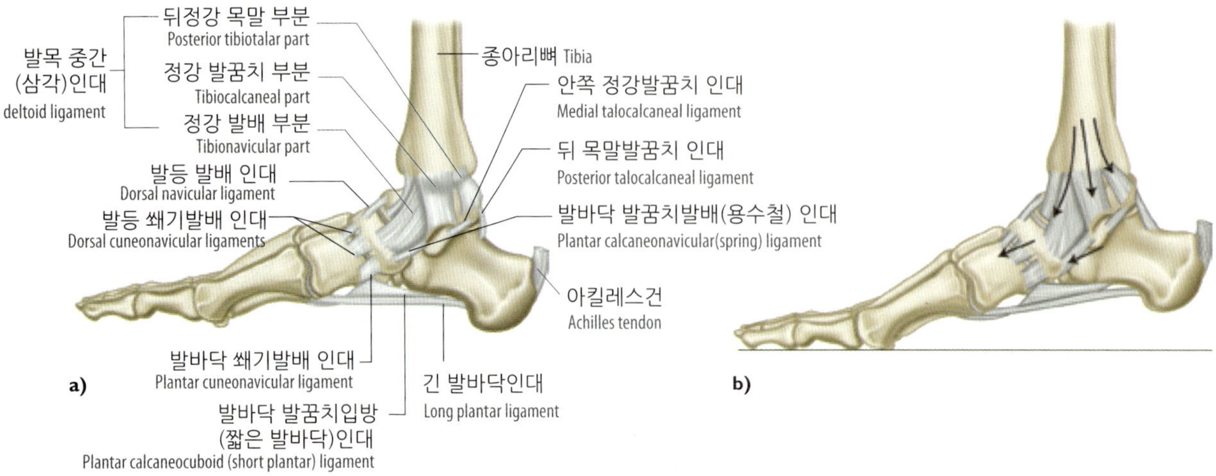

그림 4.22 a) 인대들은 뼈가 서로 분리되지 않게 하고 관절의 형태를 유지하기 위해 모든 뼈 사이의 공간들을 차지한다. 소위 "용수철 인대"(혹은 발바닥발꿈치발배인대)는 보행 초기단계에 발의 엎침이 일어날 때 발꿈치와 발배뼈를 분리시킴으로써 충격력의 일부를 흡수하는 역할을 한다. b) 섬유의 결이 하나의 뼈에서 안쪽 방향을 따라 다음 뼈로 연결되는 것을 보면 치밀한 연조직을 통해 지나가는 힘의 연속성을 가늠할 수 있다. 발의 엎침이 일어나는 동안 반구의 안쪽이 무너지며 뼈의 안쪽 경계가 길어지고 분리된다. 삼각인대(deltoid ligament)는 정강이 복사뼈에서부터 펼쳐져 반구의 뼈가 발의 엎침(pronation) 동안에 아래로 떨어지고 정강이뼈에서 분리되지 않도록 위에서 붙들고 있다 (그림 4.25참고)

치를 정확히 말해주고 있으며, 긴 용수철은 "웨이터의 쟁반"과 "뱃머리" 사이의 틈에 걸쳐있다. 정강이뼈를 발꿈치뼈, 목말뼈, 발배뼈와 이어주는 세 개의 인대로 이루어진 삼각인대가 위에서 용수철 인대를 도와준다. 환자의 발배뼈 거친면을 만진 상태에서 서있는 발에 무게를 실었다 안 실었다 하면, 이 부위에서 긴장감을 느낄 수 있다.

뼈와 관절의 움직임

발꿈치뼈, 목말뼈, 발배뼈, 이 세 개의 뼈를 하나의 기능적 단위로 보는 것이 맞다. 이들 모두 발목의 주요 관절을 이루며 관절축의 변화를 통해 발과 다리 사이에 필요한 회전 묶임을 완성한다.

위에서부터 차례로 보면:

- 목말관절(talar joint): 앞뒤면 상의 움직임은 가능하나 이마면과 가로면 움직임은 제한적이다.
- 목말밑관절(subtalar joint): 이마면 상의 움직임은 가능하나 앞뒤면과 가로면 움직임은 제한적이다.
- 목말발배관절(talonavicular joint): 가로면 상의 움직임은 가능하나 앞뒤면과 이마면 움직임은 제한적이다.

관절의 움직임에 대해 말할 때 "제한"이 반드시 부정적인 의미만은 아님을 기억해야 한다. 발목 관절에서는 특히 그러한데, 회전 운동의 제한 때문에 필요한 근육의 양이 적어도 되기 때문이다. 일반적으로 관절이 어떤 움직임을 할 수 있다면, 그 움직임을 조절하는 근육이 반드시 필요하다. 발의 엎침과 뒤침은 주로 가로면 상의 움직임에 의해 일어난다. 정강이뼈, 종아리뼈, 목말뼈 사이의 회전 운동 제한으로 인해 근육의 수축 없이 뼈의 회전만으로 발이 다시 뒤침으로 돌아오게 한다. 이 장의 초반부에 묘사한 운동에서도 느꼈다시피 오른발의 뒤침이 뼈의 묶임에 의해 일어나는 것이다.

발꿈치를 만지면 잔기둥선(trabecular strain lines)이 발달한 덕분에 크고 두툼한 발꿈치뼈 몸통이 느껴진다. 발꿈치뼈 몸통의 길쭉한 모양은 충격을 흡수하고, 발목 관절과 뒤꿈치 사이의 지렛대 길이를 확보해 움직임의 효

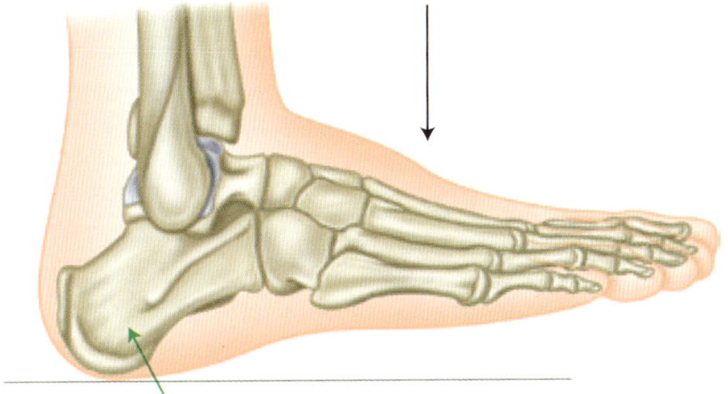

그림 4.23 지면을 디딜 때의 각도로 인해 GRF는 목말뼈관절 축의 뒷부분에 작용한다. GRF와 운동량 축의 불일치가 발목의 발등쪽 굽힘을 유발한다.

율을 높이며, 발꿈치뼈 거친면이 첫 번째 흔들지레(foot rockers)의 곡면이 되는 등 몇 가지 기능적인 이유가 있다. 뒤꿈치의 GRF(지면반발력)과 발목 관절 운동 방향의 불일치는 뒤꿈치의 구르는 움직임과 발의 발바닥쪽굽힘을 유도한다(그림 4.23).

발 앞부분이 지면에 닿은 다음에는 움직임을 두 번째 흔들지레(second rocker)에 집중시키고 목말뼈관절과 정강이뼈가 목말뼈의 도르래 위에서 뒤앞 방향으로 구른다. 하지만 앞이나 뒤에서 보면, 발꿈치뼈와 목말뼈 사이의 또 다른 축의 어긋남이 보이는데, 이로 인해 목말뼈받침이 이마면 상에서 안쪽으로 기울며 발의 엎침이 시작되고, 두 번째 흔들지레 시기에 체중 부하를 받아들이게 된다.

목발뼈 뒷부분에는 아주 깊은 홈이 패여 있으며 목말뼈받침의 아래 있는 다른 홈과 바로 연결된다 (그림 4.4, 4.24a & c, 4.25a & b 참고). 이 홈은 발의 반구 안쪽을 들어올리고 지지하는 긴엄지굽힘근(flexor hallucis longus, FHL)의 힘줄로 채워져 있다. 발날 쪽에는 이와 비슷하게 종아리뼈 복사뼈와 바로 옆 발꿈치뼈의 홈을 따라 종아리근 힘줄이 있어 발 안쪽면의 FHL과 균형을 이루고 있는데, 종아리 도르래 위로는 짧은종아리근이, 아래로는 긴 종아리근이 지나간다(그림 4.24b 참고).

위에서 발의 흔들지레에 대해 알아보며, 발의 가장 중요한 역할이 앞방향으로의 추진을 돕는 것이라고 하였다. 심지어 자주 필요한 움직임이고 거의 순수한 안쪽/가쪽 번짐인 좌우로 흔드는 움직임에서도, 발의 안쪽/바깥쪽 안정성은 필요하다. 목말뼈 양쪽 복사뼈의 돌출부위는 발과 발목주변에 많은 피부지지띠의 도움을 받아 목말밑관절의 축을 안정시키는데 일조한다. 안쪽으로는 FHL, 가쪽으로는 종아리근이 각각 가쪽번짐과 안쪽번짐의 조절을 돕는다(6장 참고). 이렇게 안팎의 두 근육, 연관된 인대, 피부지지띠는 마치 어린이 자전거의 보조바퀴처럼 자전거가 좌우로 약간씩 기울더라도 쓰러질 정도로 기우는 것을 방지해 앞으로 나아가도록 돕는다.

발꿈치뼈 양쪽의 힘줄은 보행 단계에 맞춰 변화하며 발꿈치뼈가 방향을 잡는 것을 돕는다. 가장 불안정한 단계는 뒤꿈치 디딤 이후 잠깐의 순간이다. 이상적으로는 발꿈치뼈 위의 가쪽면이 바닥을 친 다음에 자연스럽게 발생하는 힘이 몸을 앞으로 굴려줘야 한다. 내가 학생이던 시절에 길을 건너며 달리다가 그랬던 것처럼 발꿈치뼈가 발목에서 충돌할 때가 위험하다. 뒤에서 차가 오는지 오른쪽 어깨 너머로 살피느라 이 동작이 발디딤에 영향을 미친다는 것을 깨닫지 못하였다. 몸이 오른쪽으로 회전하면서, 왼발이 발꿈치뼈의 가쪽면으로 착지할 만큼 많이 함께 돌아가 관절 정렬과 앞 방향의 운동량 사이에 불일치가 발생한다. 바깥쪽 발목의 염좌는 흔한 부상이며 몸의 몇 가지 보상작용을 통해 절뚝거리며 교정을 돌아다니면서 최종 논문을 제때 인쇄하고 전달하느라 고군분투해야 했다.

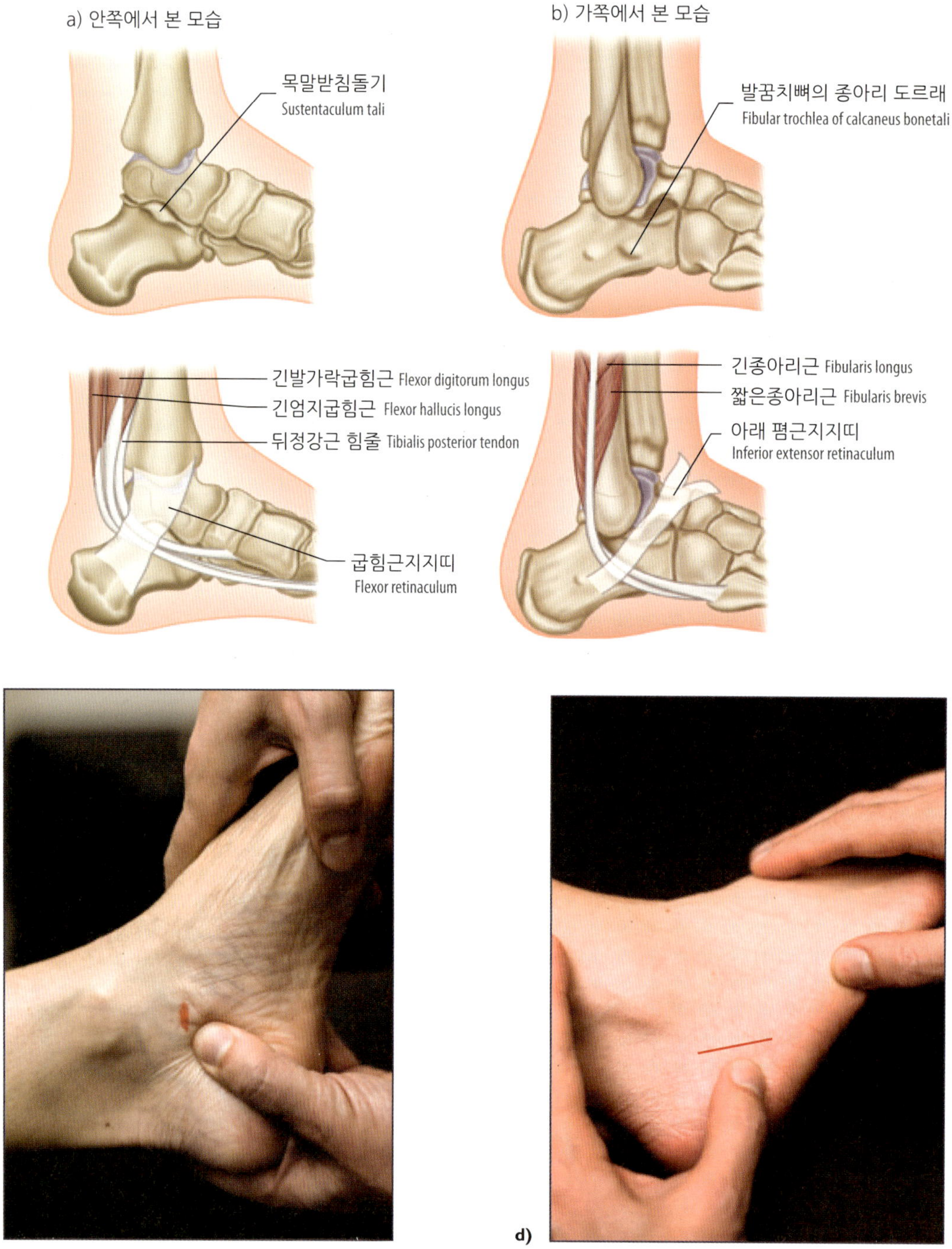

그림 4.24 몇 개의 뼈 기준점들은 힘줄들이 발목 도르래 안의 제자리에서 움직일 수 있도록 위치를 잡아준다. 긴엄지굽힘근은 목말받침돌기 밑의 관을 따라 움직이며(a) 종아리근육들을 정강이뼈 도르래에 의해 움직이는 방향이 유도된다(b). c) 발꿈치뼈 주변의 뼈 돌출부위를 진찰할 때 복사뼈를 기준점으로 시작하면 된다. 안쪽복사뼈에서 1.5~2.5cm 정도 아래에 튀어나와 있는 "웨이터의 쟁반"을 찾는다. 발목을 안쪽번짐, 가쪽번짐 했을 때 그 부위가 발꿈치뼈의 일부로서 뒤꿈치의 나머지 부분만큼 움직인다면 제대로 찾은 것이다. 동시에 손가락을 앞쪽으로 미끄러뜨리면 연관된 인대의 긴장감을 느낄 수 있으며, 발배뼈의 뱃머리도 만질 수 있다. d) 가쪽복사뼈의 아래, 약간 앞쪽에서 만져지는 또 하나의 작은 돌출부위가 종아리 도르래이다. 발을 조금 움직이면 종아리근의 힘줄들이 도르래 "활차" 주위를 지나며 톡톡거 리는 것이 느껴진다.

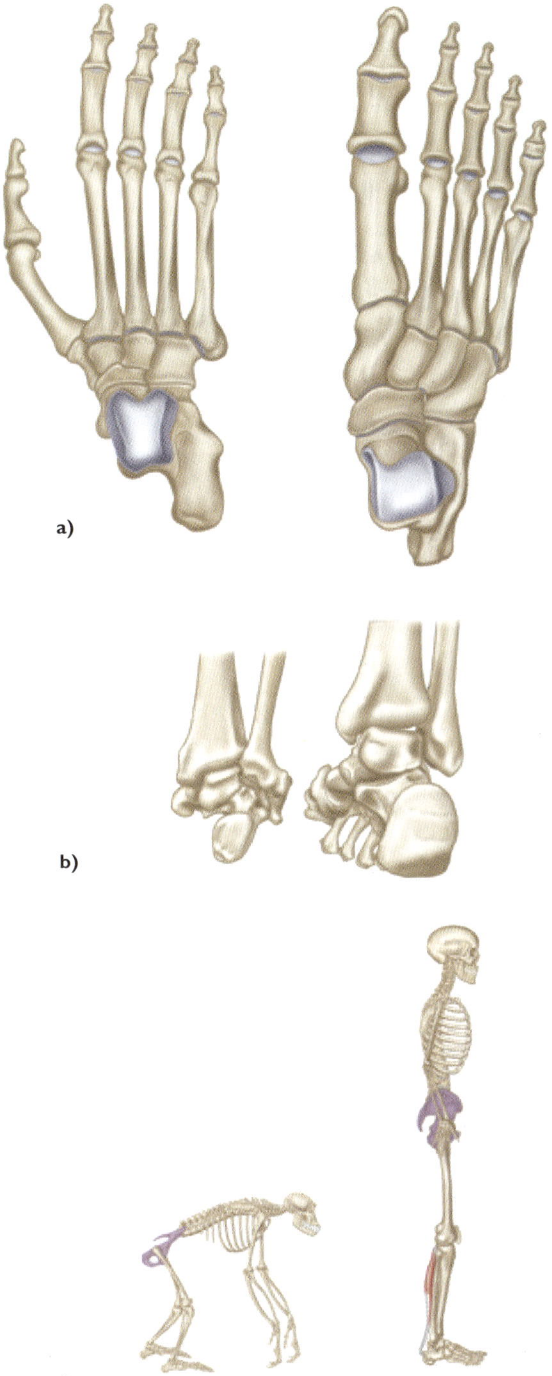

a) b) c)

그림 4.25 a) 다리와 발의 비틀림으로 인해, 인간의 발꿈치뼈는 정강이뼈 바로 위에 위치하게 되었다. b) 발꿈치뼈, 목말뼈, 정강이뼈의 수직 정렬은 발의 안쪽 면을 들어올려 반구를 형성하고 효율적인 두 발 보행을 가능하게 하였다. 발꿈치뼈가 강력해지면서 충격을 흡수하고 보행의 초기단계에서의 뒤꿈치 흔들지레가 형성되었다. c)뒤쪽의 돌출부위가 길어지면서 똑바로 섰을 때 살짝 앞으로 기울어있는 정강이뼈를 가자미근이 지지할 수 있게 되었다.

뒤꿈치를 디딜 것인가 말 것인가?

우리의 관절, 연관된 근육들, 자연스럽게 움직이는 방식들이 서로 연결되어 있다는 것은 근골격계 해부학의 명백한 사실이다. 관절을 가로지르는 근육의 작용에 의해 움직임이 발생하기까지 자연스런 에너지의 흐름이 존재하고, 역으로 관절들을 통해 돌아오는 운동량도 존재하며, 이는 근육에 의해 조절되어 필요에 따라 유지, 감속, 가속될 수 있다. 움직임과 해부구조의 상호작용을 관찰함으로써 "정상적"기능을 이해할 수 있다.

근래에 들어 일부"전문가"들이 매체에 등장하여 앞꿈치 걷기의 이로움과 자연스러움에 대해 설파하고 있다. 지금처럼 여러 의견들이 난무하는 인터넷이 생기기 한참 전인 1952년에도, Morton은 앞꿈치를 먼저 딛고 뒤꿈치가 나중에 땅에 닫는 보행법이 너무 자주 화두에 오르는 현실에 탄식하였다. 앞꿈치 보행 옹호자들은 주로 선 앞꿈치+후 뒤꿈치 전략이 어딘지 모르게 더 자연스럽다고 주장한다. 앞꿈치가 충격흡수에 더 유리한 구조라는 것부터 앞꿈치 보행이 장딴지 근육을 더 발달시킨다는 것까지 다양한 근거를 든다. Morton은 앞꿈치 보행을 받아들이지 않았으며 이렇게 한 마디로 정리했다–"그 것은 유인원에서 관찰되지 않는다."

앞꿈치 디딤은 보행 중에는 선택사항이지만 옆걸음칠 때, 계단을 내려갈 때, 암벽타기를 하며 다음 발 디딜 곳을 확인 할 때에는 필수사항이다. 앞꿈치 디딤을 적절하게 사용해야 하는 경우도 많지만, 반복되는 리듬의 앞방향 보행에서는 뒤꿈치 디딤이 더 효율적이고 자연스럽다 (Webber & Raichlen 2016). 앞꿈치 디딤이 뒤꿈치 디딤보다 낫다는 것을 증명하기 위해, 귀를 손가락으로 막은 채 맨발로 뒤꿈치를 디뎌서–주로 나쁜 것으로 여겨지는–쿵쿵거리는 소리를 듣게 하는 맹검 실험(blind test)도 있다. 쿵 소리가 들리는 것은 사실이다. 그 소리는 뒤꿈치 디딤과 상대적으로 곧은, 일렬로 쌓인 뼈 정렬의 증거이고 움직이는 동안 상당한 정도의 효율적 에너지소모가 일어나는 것에 대한 증거이기도 하다. 반복적인 앞꿈치 디딤은 근육을 크고 강하게 발달시키겠지만 그게 과연 좋은 것일까? 그럴 수도 있겠지만 크고 강한 근육이 반드시 효율적이고 일반적인 전략임을 의미하지는 않는다.

인간의 발꿈치뼈는 발목에 있는 뼈 중 가장 크며 인간 고유의 걸음걸이를 가능케 하는 많은 특성을 가지고 있다. 다른 어떤 유인원의 발꿈치뼈보다도 크기가 크고 더 강력하며 뒤쪽으로 뻗어 나와 있다. 크기는 튼튼하고 치밀한 지방층과 더불어 뒤꿈치를 디딜 때 발생하는 충격을 흡수하는데 유리한 특성이며, 뒤로 뻗어 나온 모양은 기립 상태에서 균형을 잡는데 도움이 된다(그림 4.25c). 다른 동물들이 두발로 걸을 때 어려움을 겪는 가장 중요한 이유는 앞뒤방향 균형이 잡기 어렵기 때문이다. 이를 위해 사지를 앞으로 쏠리게 하거나 꼬리로 균형을 잡거나 다리와 몸통관절들을 조금씩 굽혀야 한다. 개와 고양이를 포함한 많은 종들이 가장 마지막 전략을 택하고 있기 때문에, 발꿈치뼈가 들려 있어야 한다. 하지만 인간과 같이 다리를 편 자세의 척행(蹠行, 발바닥을 땅에 붙이고 걷는)동물은 뒤로 연장된 발꿈치뼈가 필요하다.

물론 발 전체 길이를 봤을 때 목말관절 뒤 보다는 앞 부분이 더 길기 때문에 우리의 무게중심은 관절선보다 약간 앞에 위치하게 된다. 무게중심의 앞쪽 치우침은 뒷구획, 특히 가자미근의 운동을 요구하며 다행히도 가자미근은 지구력이 있는 지근(遲筋, slow-twitch, 수축 속도가 느린) 섬유의 비율이 높다. 발목에서만 살짝 꺾여있고 상대적으로 곧은 뼈들의 정렬과 피로에 강한 지근 덕분에 꽤나 편안하게 장시간 서있을 수 있다.

가만히 있는 상태에서 안쪽으로 기울어져 있는 침팬지의 목말받침 돌기와는 다르게 인간의 목말받침돌기는 수평이다. 수평의 "웨이터의 쟁반"에 의해 들어올려지고 지지되기 때문에 목말뼈와 정강이뼈가 발꿈치뼈 위에 수직에 가깝게 놓여 효율적인 뼈 정렬을 이룰 수 있으며, 목말뼈와 발꿈치뼈 사이의 어긋남으로 인해 발꿈치뼈가 기울어져 뒤꿈치를 디딜 때 발생하는 충격의 일부를 소멸시킨다. 위에서 언급하였듯이, 중력과 GRF의 어긋남은 정강이뼈와 발꿈치뼈를 통해 발꿈치뼈 기울기를 유발하고 목말받침돌기가 안쪽으로 기울게 하며 목말뼈가 표면을 타고 미끄러져 중간 발이 풀리게 한다. 발이 풀리면서 힘이 연조직으로 전달되고 다양한 종류의 연조직이 충격을 나누어 흡수하게 된다.

온전히 앞발만 딛는 보행은 대부분의 힘이 연조직에 가해지기 때문에 뼈에 가해지는 부하가 줄어든다. 발을 디디는 방식이 변하면 부하가 분배되는 방식도 바뀌기 때문에 앞꿈치 디딤은 종아리 근육을 크게 발달시킨다. 중간발 혹은 앞꿈치 달리기로 주법을 바꾸려면 과부하가 발생하기 때문에 점진적으로 전환해 나가지 않으면 연조직 손상이 발생할 수 있다.

앞서 말했듯이, 수평의 목말받침돌기는 안쪽에 위치한 목말뼈를 지지하고 안쪽면으로 치우친 발의 움직임을 만든다. 일반적인 뒤꿈치 디딤 정도의 충격력이 가해질 때, 발꿈치뼈는 안쪽으로 기울어 반드시 다시 뒤침으로 돌아가 발가락이 떨어지기 전에 발이 다시 잠겨야 한다. 몇 가지 장치들이 안쪽으로의 기움을 상쇄시켜 재뒤침(resupination)이 일어나도록 하는데 그 첫 번째가 연조직이다. 연조직은 5장에서 자세히 다룰 예정이지만 여기서 먼저 조금 언급할 필요가 있다.

뒤꿈치뼈 양쪽의 돌출된 두 부분을 보면, 목말받침돌기가 발의 가쪽면에 있는 두 개의 종아리근육을 위한 홈보다 훨씬 크다는 것을 알 수 있다. FHL(긴엄지굽힘근, flexor hallucis longus)은 목말뼈의 뒤와 목말받침돌기 밑을 따라가는 깊은 고랑을 따라가 근육이 수축할 때 쟁반을 들어올리는 역할을 한다. FHL을 위한 홈은 훨씬 작지만 가쪽 종아리근보다 발꿈치뼈에대한 더 큰 통제권을 행사하고 있다. 마찬가지로 장딴지근과 합쳐져 아킬레스건을 이루며 발꿈치뼈 꼭대기에 부착되어있는 가자미근도, 뼈 안쪽 면에 힘줄 섬유가 더 많아 근육이 수축하면 발의 안쪽번짐이 일어난다. FHL과 가자미근은 가장 주된 뒤침 근육이며 깊은 뒷구획-뒤정강근과 긴발가락폄근-의 도움을 받아 발의 "닫힌 구조"를 이룬다.

발의 "닫힌 구조(Form closure)"는 목말받침돌기가 다시 수평으로 돌아오기 때문에 가능하다. 목말뼈가 두 복숭아뼈 사이에 끼어있기 때문에 다시 수평으로 돌아올 수 있다. 위에서 회전운동을 다루며 보았듯이, 목말뼈는 정강이뼈, 종아리뼈와 함께 회전한다. 한 다리를 앞으로 뻗으면 반대 다리는 이에 대한 반응으로 바깥쪽으로 회전한다. 지탱하는 다리의 가쪽회전은 목말뼈를 가쪽으로 회전시켜 연조직이 발을 뒤침으로 들어올리는 것을 도와주며 이렇게 뼈와 근육이 조화를 이루며 일한다.

뒤침과 엎침에서의 발배뼈의 역할

발 뒷부분을 이루는 발꿈치뼈, 목말뼈, 발배뼈 이 세 뼈는 구조적으로 묶여있을 뿐만 아니라 인대에 의해 한데 묶여있기도 하다.

용수철인대는 목말받침돌기에서부터 발배뼈 거친면까지 걸쳐 있으며, 발꿈치뼈와 발배뼈의 움직임을 묶어주고 있다. 이 묶임은 목말뼈의 적절한 운동을 가능하게 하기 때문에 엎침과 뒤침 모두에 필수적이다. 발꿈치 디딤에 대한 반응으로 발꿈치뼈가 기울면 용수철인대는 발배뼈를 끌어당겨 목말뼈가 발배뼈확(socket)에 다시 끼워지도록 하여 엎침을 만든다. 안쪽회전이 정강이뼈와 종아리뼈부터 시작되어 목말뼈까지 전해지면 발배뼈 절구관절 내의 목말뼈를 회전시키고 이러한 움직임이 인접한 인대들을 긴장시켜 함께 엎침을 유발하는 방향으로 움직이다.

이러한 방식으로 목말뼈의 회전은 발배뼈의 운동과 양방향으로-아래에서는 지면 반발력과, 위에서는 다리의 회전과-묶여있다.

발배뼈의 위치와 다른 뼈들과의 연결은 발에서 일어나는 엎침의 정도를 측정하는 지표로 쓸 수 있다. 발배뼈 처짐(navicular drop)의 해석에 대해서는 연구마다 차이가 있지만, 발배뼈 처짐으로 발의 전반적인 운동과 적응능력을 가늠할 수 있는 것은 사실이다(그림 4.26 참고).

바람직하지 않은 움직임을 모두 질병으로 생각하는 것은 지양해야겠지만, 환자의 병적상태를 온전히 파악하고 그에 맞게 개입하기 위해서는 기능적 능력과 한계를 파악할 필요가 있다. 이에 대한 내용은 8장에서 더 자세히 다루겠지만 여기서는 왜 발배뼈 관련 검사들을 시행하는지 알고 넘어가는 것만으로도 충분하겠다. 만약 발배뼈 거친면이 너무 아래 있거나 현저히 쳐진다면, 관절이 계속 열린 상태에 머무르게 되고 연조직이 압박을 직접적으로 받게 된다. 만약 엎침 이후에 발배뼈가 올라오지 않거나 뒤늦게 올라온다면, 목말받침돌기가 들리지 않을 것이고 발이 상대적으로 엎침 상태에 머물러 발이 완전 "닫힌 구조"가 되지 않은 상태에서 발가락을 떼야 할 수도 있다. 단단한 지렛대 상태에 도달하지 못해 닫힌 구조와 닫힌 힘이 둘 다 없으면 뼈의 지지가 부족해 연조직에 더 많은 압박이 가해질 가능성이 있다. 반대로 발배뼈가 떨어지지 않는다면, 그 원인이 무엇이든지 간에 연조직이 늘어나지 않아 뼈와 관절이 원래 받아야 하는 힘 보다 더 큰 힘을 받게 된다.

앞꿈치 디딤에 대해 논하면서 비대한 장딴지는 골격이 부담해야 하는 부하의 상당부분을 연조직이 감당하게 된 결과라고 하였다. 제 기능을 다하는 발은 부하를 뼈와 연조직 양 쪽에 고루 나눠 어느 한 쪽이 과사용되지 않게 해야 한다. 뒤꿈치를 디디는 것이 이 목적에 더 맞는 보행 방식이다.

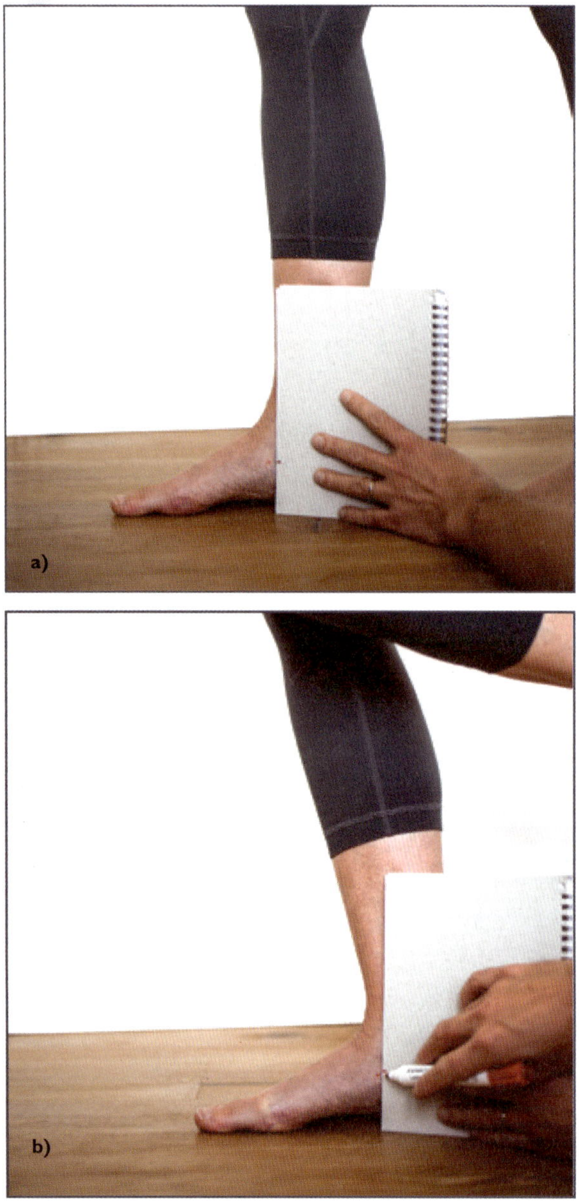

그림 4.26 발배뼈 처짐의 정도는 체중을 싣지 않았을 때와(a)체중을 실었을 때의(b) 발배뼈 거친면의 높이를 비교해서 알 수 있다. c)

쐐기뼈와 가로아치

발배뼈는 나란한 세 개의 쐐기뼈(cuneiform)–안쪽, 중간, 가쪽쐐기뼈–와 연결되어 있다(그림 4.27a). 쐐기를 뜻하는 그리스어 cuneus가 이 뼈의 형태를 완벽하게 설명해준다. 뼈들이 위가 넓고 아래가 좁은 쐐기 모양 덕분에 가로아치의 형태를 유지시켜 준다. 일반적으로 가로아치의 이맛돌(keystone)로 여겨지는 만큼, 쐐기뼈 대열은 발의 전반적인 모양을 잡아주는 역할을 한다. 쐐기뼈에서 입방뼈까지의 선이 이루는 가로 곡면이 어떻게 발가락 떼기를 위한 발의 견고함을 증가시켜주는지 입증하는 최근 연구가 있다. Venkadesan와 동료들의 2020년 논문에서는 발 앞부분이 지면에 접촉하고 발목복합체 주변에 작용하는 힘들이 상당한 세로방향의 휘는 힘을 가한다고 지적하였다. 그래서 가로아치는 또 다른 "구조적 지지"원리에 의해 전반적인 내구성을 향상시킴으로써 발의 세로길이를 유지한다.

그림 4.27b는 유인원들(짧은꼬리원숭이, 긴꼬리원숭이, 침팬지, 고릴라)과 다른 많은 직립 보행 종들(*호모사피엔스의 조상일 수도 있고 아닐 수도 있는*)사이의 아치 곡률의 차이를 보여준다. 표를 보면, 가로아치가 뒤꿈치를 디딜 때의 충격력 흡수와 견고함을 제공한다는 면에서 직립보행에 이롭다는 것을 보여준다. Venkadesan의 논문은 중간 세로아치의 중요성에 더 초점을 맞추고 있긴 하나, 뼈들의 세로 정렬이 발의 가로아치에 의해 능동적으로 도움을 받고 지지 받는다고 주장한다. 가로아치는 어느 보행 단계에서는 발을 열고 수용적으로 만들었다가 다른 단계에서는 견고함을 제공하며 두 개의–상충하는 것으로 보일 수 있는–역할을 수행한다. 하지만, 이는 인간 발의 반구형 구조가 3차원 곡선이기 때문에 유용하다는 것을 강조하는 것이지, 각각의 아치가 개별적으로 본연의 견고함을 제공한다는 뜻이 아니다.

일반적으로 뼈(형태)와 근육(힘)이 상호작용하여 지지함으로써 발꿈치를 들어올리고 발가락 떼기를 준비하는 동안 발이 무너지는 것을 방지한다. 쐐기뼈아치가 두 가지 기능(충격 흡수와 견고함)을 갖는 것은 뼈들의 회전, 특히 발 뒷부분의 회전과 쐐기뼈의 주변과 밑을 걸이처럼 감싸는 연조직, 특히 뒤정강근과 긴종아리근 힘줄 덕분에 가능하다(그림 4.27a). 다음 페이지의 그림을 보면 (그림 4.28 참고), 발꿈치뼈, 발배뼈, 중간쐐기뼈 사이의 많

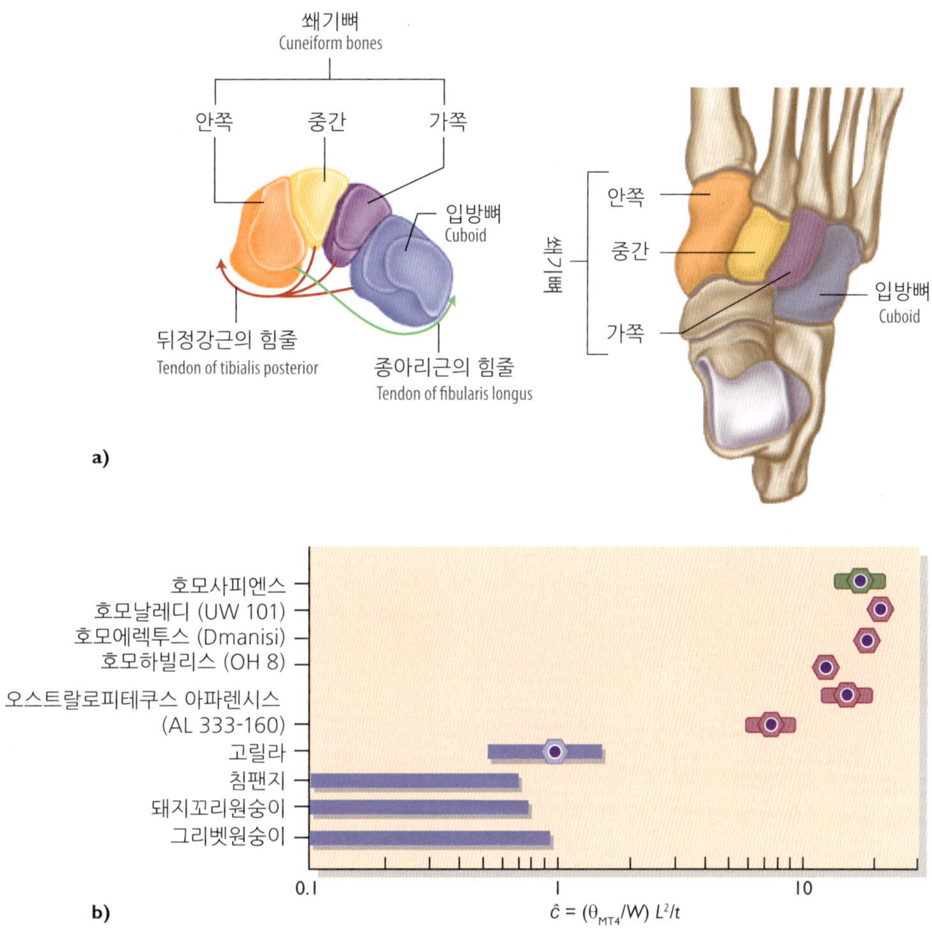

그림 4.27 a) 입방뼈에서부터 안쪽쐐기뼈까지 뼈들이 이루는 가로열은 반구형인 발의 가로아치를 지탱하고 있다. 이 정렬은 쐐기모양으로 끼워져 있는 뼈들과 몇몇 힘줄들, 특히, 발바닥을 걸고 있는 걸이(sling)와도 같은 뒤정강근과 긴종아리근의 힘줄이 가하는 압박에 의해 지지된다. b) 몇몇 종들의 가로아치의 중간곡률 대수 계산자로 기타 유인원(고릴라와 침팬지), 초기 두 발 보행 종(오스트랄로피테쿠스 아파렌시스, 호모 하빌리스, 호모 에렉투스, 호모 날레디), 현생인류(호모 사피엔스)를 쉽게 비교할 수 있다(출처: Venkadesan 外 2020.)

은 인대결합을 잘 볼 수 있다. 용수철인대를 다루며 확인하였듯이, 인대는 안정성, 운동성, 탄력성을 제공하는 것뿐만 아니라 뼈의 움직임을 서로 묶어준다. 하나의 뼈가 어느 방향으로 움직이면 인접한 뼈들도 따라서 끌려가는 것이다.

목말뼈가 목말받침돌기 위에서 안쪽으로 회전하면, 용수철인대가 늘어나고 목말뼈와 발배뼈 사이의 틈이 벌어진다. 하지만 인대가 발배뼈를 같은 방향으로 잡아당기기도 한다. 목말뼈, 발배뼈, 안쪽쐐기뼈는 안쪽으로 회전하지만 인접한 관절들은 바깥쪽으로 회전한다(102페이지 보라색 상자글 참고).

목말뼈 관절을 통한 가쪽회전(몸쪽뼈들의 안쪽회전에 의한)은 관절들을 열고 인대들이 늘어나게 한다. 마치 화재 건물에서 사람들을 창 밖으로 탈출시키기 위해 트램펄린 잡고 있는 소방관들 같이 완충제에 탄성력을 주기 위해서는 서로 거리를 두고 있어야 하는 것이다.

쐐기뼈는 입방뼈 위에 얹어져 있으며 발배뼈, 세 개의 쐐기뼈, 입방뼈 이 다섯 개 뼈들이 줄지어 발의 중간 부분을 이룬다(발배뼈를 발의 뒷부분에 넣었던 것은 기능적

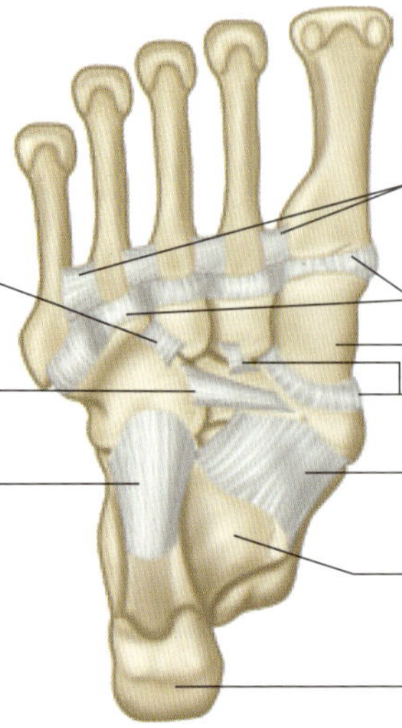

그림 4.28 그림. 4.19에서도 보았듯이, 뼈끼리 벌어지면서 인대에 의해 엎침의 정도가 일부 조정된다. 발바닥의 인대들은 그 위의 뼈들을 지지하며 발의 형태가 무너지지 않기 위해 꼭 필요하다. 인대가 늘어나면서(신장), 충격을 흡수해 움직임을 돕는 방향으로 재활용한다.

이유이지 해부학적 관점에서가 아님을 기억해주길 바란다). 입방뼈는 말 그대로 네모난 모양이며 발의 두 복합 가로 관절 사이에 위치한다.

수술할 때 절개하는 위치로 사용되고 심한 탈구가 잘 일어나는 부위라는 사실로 알 수 있듯이, 입방뼈의 양끝에 위치한 발목뼈중간관절(midtarsal joint)과 발목발허리관절(tarsometatarsal joint)은 발의 단단한 지렛대 역할을 방해하는 취약점이 될 수 있다. 하지만 뼈의 돌출부위가 발꿈치뼈와 맞물리도록 발달하여 발목뼈중간관절을 가로지르는 선에 "끼어들어" 발목뼈중간관절이 뒤침할 때는 잠기고, 엎침할 때는 열리는 일방향 잠금장치가 되도록 한다(그림 4.30). 이것은 일반적으로 인간 고유의 특성으로 여겨져 왔으며 발꿈치입방관절이 유인원의 발에서 일어나는 발목뼈중간관절의 파열을 방지하지만(그림 4.30b), 그 자체만으로는 충분하지 않으며 다른 연조직에 의한 지지 또한 필요하다(Holowka & Lieberman 2018).

발목뼈중간관절의 파열–인간을 제외한 유인원들의 발에서 발생하는 형태적 닫힘의 부재–은 발꿈치입방관절의 존재에도 불구하고 몇몇 사람들에게서도 발견된다(그림 4.30c). 그것이 반드시 병적인 상태를 의미하지는 않지만 발목뼈중간관절의 파열은 단단한 지렛대의 형성을 방해하고 발가락을 뗄 때 조직에 과부하를 줄 수 있다.

발목발허리관절은 몸 쪽으로는 입방뼈와 쐐기뼈, 먼쪽으로는 발허리뼈의 사이에 위치한다. 위에서 언급하였듯이,

입방뼈 촉진

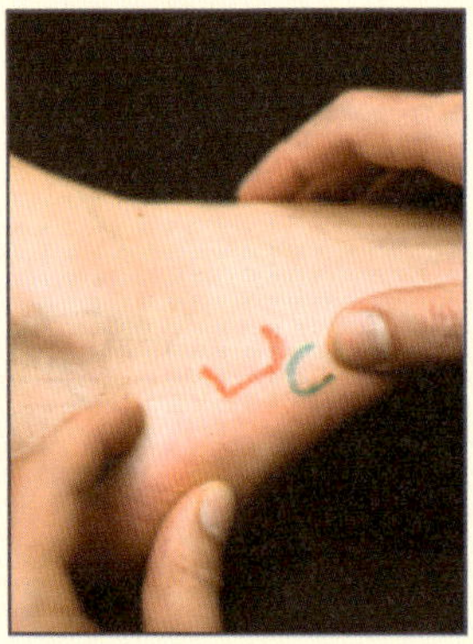

그림 4.29. 다섯 번째 발허리뼈의 둥근 끝 (초록색)은 겉에서 잘 만져지며 종아리 도르래와 가쪽 복숭아뼈의 뒷면과 일직선을 이뤄야 한다. 입방뼈(빨간색)는 그 위에 있는 두꺼운 지방 패드에 의해 붙들려 있어 찾기 쉽다.

다섯 번째 발허리뼈 바닥에서 가시돌기를 찾은 다음에 그보다 몸 쪽 위에서 만져지는 조직을 찾는다. 돌기의 몸쪽에 있는 틈 위에서 입방뼈가 만져진다.

입방뼈가 어떻게 들리며 가쪽 세로아치를 형성하는지, 긴종아리근 힘줄이 어떻게 지나가는지 만져보자.

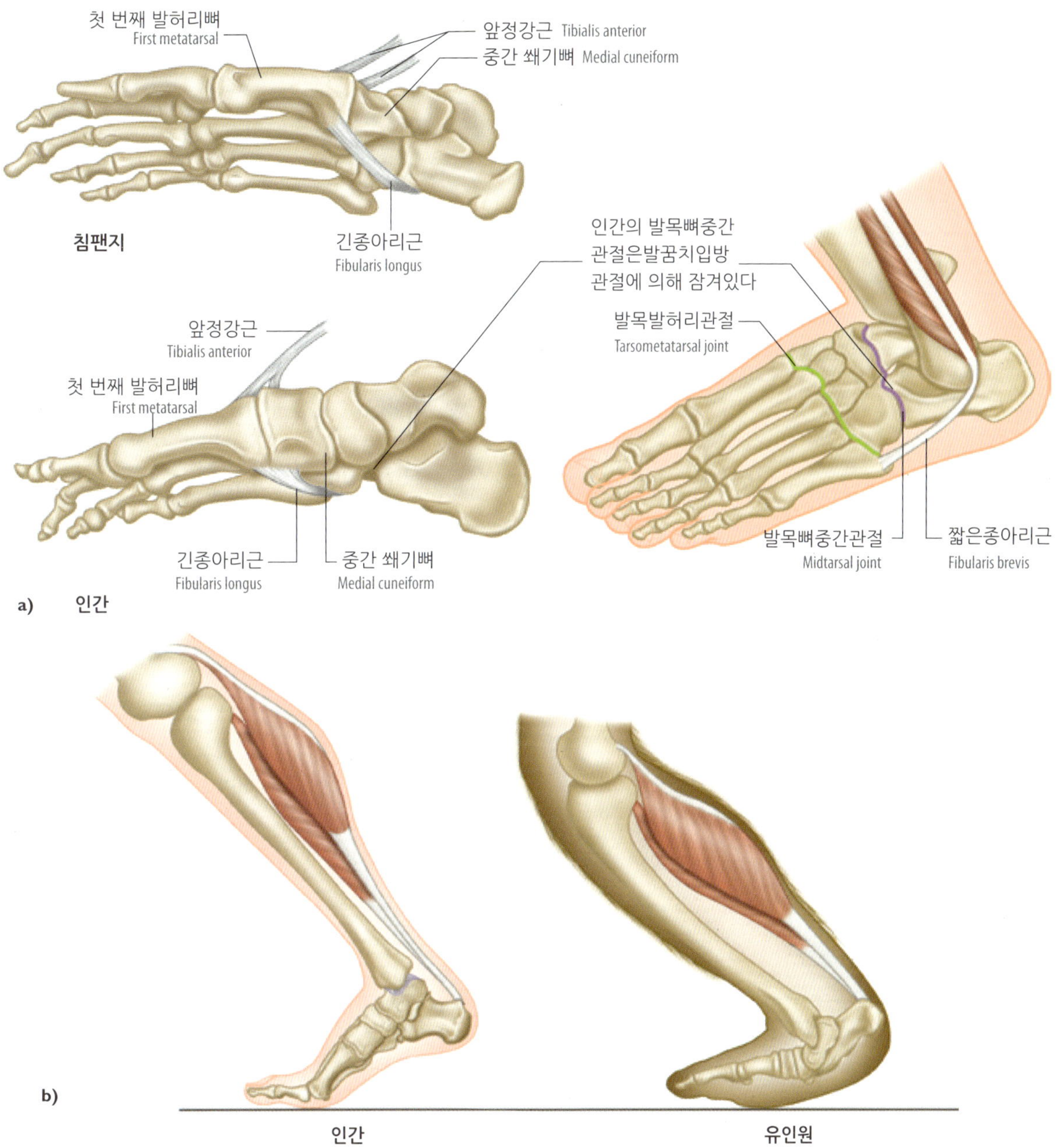

그림 4.30. a) 인간의 다리와 발이 회전하면서 입방뼈는 길어져 다섯 번째 발허리뼈의 붓돌기에 의해 제 자리에 붙들려있게 된다. 가로아치와 그 주변의 발목뼈중간관절은 발꿈치입방관절과 포개져 추가적인 지지를 받으며 닫힌 형태를 이룬다. 짧은종아리근이 늘어나며 닫힌 힘과 지지력을 제공한다. 유인원은 발꿈치입방관절이 없기 때문에 발이 무너지게 되고 단단한 지렛대의 역할을 할 수 없게 한다 (b).

이 관절선은 발목뼈중간관절만큼 똑바르지 않으며 부상에 취약하고 수술 시 절단을 잘 하지 않는 부위이다. 관절선의 안쪽 부분은 안쪽쐐기뼈와 중간쐐기뼈의 길이 차이에 의해 고르지 않고 바깥쪽 부분의 관절선은 다섯 번째 발허리뼈에서 돌출되어있는 붓돌기와 겹쳐진다(그림 4.32 & 4.33 참고). 관절선의 이러한 물결모양은 그 면 쪽 접합부에 있는 발목뼈와 발허리뼈 사이에 안정성을 더해준다.

위에서 다루었다시피, 발의 가로아치는 쐐기뼈들에 의해 형태가 유지되며 두 종아리근육에 의해서도 지지를 받는다. 위정강근과 함께(그림 4.27a 참고), 두 개의 종아리근

절대움직임과 상대움직임

움직임에 대해 설명할 때에는 정확하고 일관성 있는 표현이 필요하지만 둘 다 쉬운 것은 아니다. 여기서는 뼈의 이름(절대)과 관절의 운동 이름 (상대)에 대한 관습적 표현을 따르고 있다.

뼈의 움직임은 정상 해부학적 자세를 기준으로 한 것이므로 안쪽, 가쪽, 안쪽번짐, 가쪽번짐 등으로 표현할 수 있다. 상대적 움직임은 주로 뼈 사이의 관계로 나타낸다. 예를 들어, 관절의 움직임은 팔다리에서는 몸 쪽 뼈의 상대적인 위치를 기준으로 하고 척추의 움직임을 묘사할 때는 위의 뼈를 기준으로 한다.

절대움직임과 상대움직임에 익숙해 지려면 시간과 연습이 필요하긴 하지만 처음부터 뼈와 관절의 움직임을 정확하게 표현해 버릇하는 것이 바람직하다.

도 발의 양쪽에서 아치를 지탱하고 있다. 긴종아리근은 발바닥을 가로질러 안쪽쐐기뼈에 부착되어 잡아당기며 다른 쐐기뼈들도 함께 붙잡고 있다. 짧은종아리근은 다섯 번째 발허리뼈의 붓돌기에 부착되어 다섯 번째 발허리뼈를 입방뼈 쪽인 약간 아래로 끌어당긴다.

(그림 4.31 & 4.32a). 다섯 번째 발허리뼈와 입방뼈가 그 위치에 있음으로써 형성된 통로를 통해 긴종아리근이 입방뼈 밑을 지나 발의 안쪽면으로 주행하여 안쪽쐐기뼈에 부착된다.

안쪽쐐기뼈와 발배뼈(그림 4.32b)는 우리가 다음 장들에서 다룰 여러 힘줄들에 의해 튼튼하게 지지 받는다. 안쪽쐐기뼈와 발배뼈는 반구의 꼭대기이자 강한 힘들이 만나는 곳에 위치하기 때문에 그 형태를 온전히 유지하려면 근육과 인대의 결합된 지지력이 필요하다.

세 개의 쐐기뼈들의 길이는 다 다르다(그림 4.33a). 중간쐐기뼈의 짧은 길이는 기다란 두 번째 발허리뼈에 의해

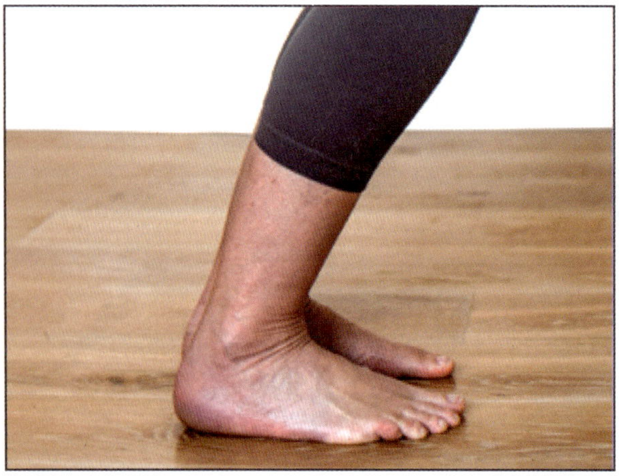

그림 4.31. 단순히 무릎을 굽히는 것만으로도 발의 가쪽을 지나는 종아리근 힘줄을 볼 수 있다.

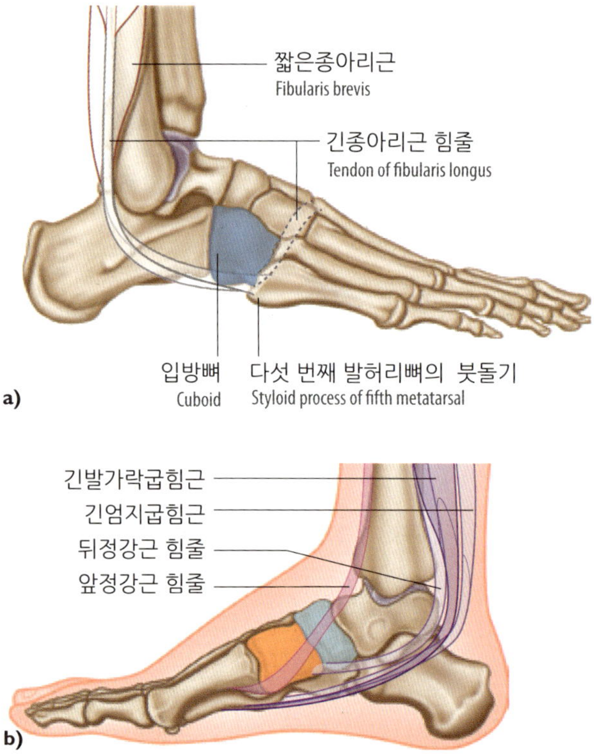

그림 4.32. a) 입방뼈는 다섯 번째 발허리뼈의 붓돌기가 지지하고 있으며, 짧은종아리근에 의해 제자리에 붙들려있다. 입방뼈 밑으로 형성되어 있는 굴(tunnel)을 통해 긴종아리근이 발의 안쪽면으로 향한다. b) 발의 안쪽면, 발배뼈, 안쪽쐐기뼈는 태생적으로 골격의 지지가 약하다는 특징이 있어, 그만큼 연조직에 의한 지지가 더 필요하다. 앞정강근, 뒤정강근, 긴엄지굽힘근, 긴발가락굽힘근과 같은 외재근의 역할도 어느 정도 필요하다.

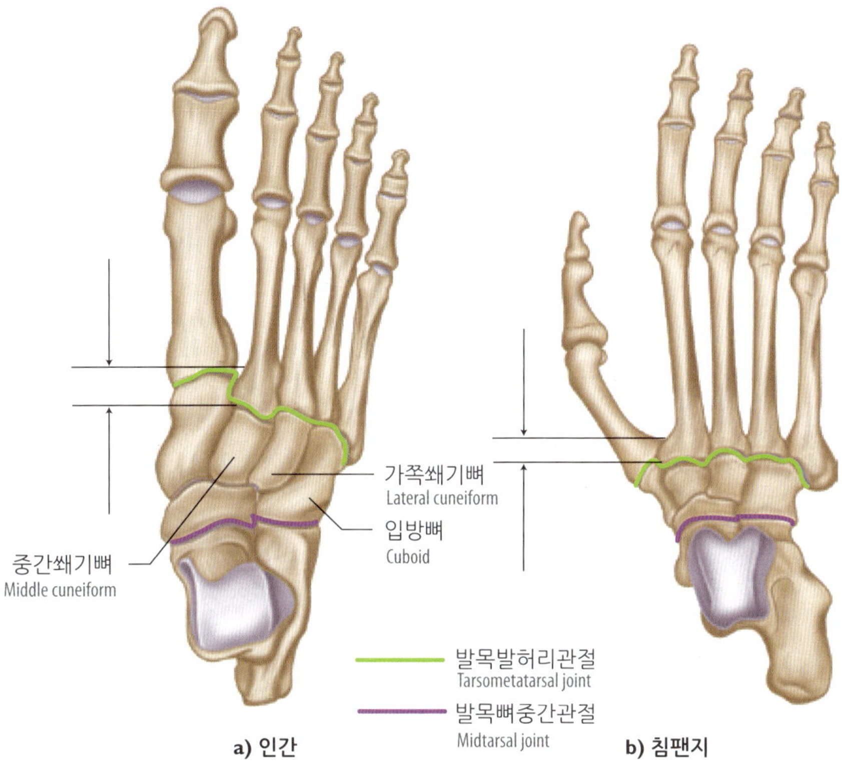

그림 4.33. a) 세 개의 쐐기뼈의 길이는 다 다르며, 두 번째(중간)쐐기뼈가 가장 짧다. 대신 두 번째 발허리뼈가 길어 이를 상쇄시킴으로써 첫 번째와 두 번째 MTJ가 비교적 비슷한 선상에 놓이게 된다. 안쪽쐐기뼈는 길이가 길어 발목발허리관절선을 어긋나게 함으로써 또 하나의 잠김 구조를 추가하게 된다. b) 인간의 발과 비교하여 침팬지의 안쪽 쐐기뼈의 길이는 짧고 첫 번째 발허리뼈가 안쪽을 향하도록 틀어져있어 뼈끼리 겹치는 부분이 적다. 맞물리는 뼈가 적어 움직임이 더 자유로우나 발 자체의 안정성은 떨어진다.

상쇄되기 때문에 발목발허리관절선에 맞춰질 수 있다. 안쪽쐐기뼈가 셋 중 가장 길고, 두 번째 발허리뼈 바닥 너머까지 뻗어있어 첫 번째와 두 번째 발허리뼈 둘 다와 관절을 이루고 있다. 가쪽쐐기뼈는 세 번째 발허리뼈와 아주 딱 맞게 연결되어있고, 두툼한 입방뼈는 네 번째와 다섯 번째 발허리뼈의 바닥 둘 다와 접하고 있다.

첫 번째 발허리뼈와 만나는 안쪽쐐기뼈의 먼 쪽 면은, 약간 안쪽을 향하고 있다. 이러한 정렬은 벌어져있던 엄지발가락을 가지고 있던 조상들의 흔적이며, 침팬지의 발에서는 여전히 관찰되는 특징이다(그림 4.33b). 우리가 여전히 물건을 집을 수 있는 벌어진 엄지발가락을 가지고 있다면 이것이 문제가 될 일은 없지만, 대부분의 인간의 경첩관절은 앞뒤방향으로만 움직이도록 진화하였다.

앞뒤방향의 정렬을 위해 첫 번째 발허리뼈의 머리가 지면에 편평하게 닿도록 뼈가 비틀어져 약간 가쪽으로 돌아가게 되었다(Tamer & Simpson 2017, 그림 4.34 참고). 이는 정강이뼈가 진화한 과정과 유사하다. 이러한 첫 번째 발허리뼈의 가쪽회전과 안쪽을 바라보는 발목발허리관절 정렬은 인간이 엄지건막류에 취약하도록 만들었다. 엄지발가락가쪽휨증 (무지외반증)의 원인은 유전, 잘못된 운동, 스트레칭의 부족 등 다양하다. 하지만 우리가 꽉 끼는 신발 안으로 발을 쑤셔 넣는 것 대신 발로 물건을 잡는 일을 더 자주 하던 시절이 있었다는 게 진짜 원인일 지도 모른다.

발이 지면을 붙잡기 위해서는 첫 번째 발허리뼈의 자체적 회전뿐 아니라, 다른 발허리뼈들도 반대 방향으로 회전해야 한다(그림 4.34b 참고).

물건을 움켜쥐는 것에서 중력에 대항해 몸을 지탱하는

것으로 용도가 변하면서 발허리뼈가 바닥부터 머리까지 몇 가지 변화과정을 거쳐야 했다. 발허리뼈는 엄지발가락을 향하는 대신 안쪽을 향함으로써 지면에 밀착하였다. 첫 번째 발허리뼈가 가쪽으로 회전하고 다른 발허리뼈들이 안쪽회전하면서 모든 발허리뼈 머리들이 비교적 일직선을 이루며 바닥에 놓여지게 되었다(그림 4.34b).

성공적인 발가락 떼기

발허리뼈 머리가 지면에 놓이긴 하지만 관절선은 위에서 봤을 때 완만한 곡선을 이루고 있다(그림 4.35 & 4.36a). 최종적으로 "가로축"을 따라 발가락들이 바닥에 닿아야 한다. 예를 들어, 첫 번째와 두 번째 발허리뼈 머리를 따라서는 "고속 변속(high-gear)" 발가락 떼기(toe-off)가 일어난다. 반면 "저속 변속(low-gear)"은 바깥쪽 세 개의 발허리뼈를 따라 비스듬한 선이 그 축이다. "변속(gearing)"은 발목에 이르는 지렛대의 길이와 연관이 있다. 첫 번째와 두 번째 발허리뼈가 길기 때문에 다른 발허리뼈보다 발목까지의 거리가 길다. MTJ와 발목까지의 거리가 길어질수록 발의 뒤침이 견고해 지면서 강한 힘으로 발가락을 뗄 수 있다.

증가된 힘은 발가락 떼기를 위한 요인 중 하나일 뿐이며 최종 접촉 부위의 정렬 또한 다른 관절들에 힘을 전달하고, 나아가 역학적 연쇄작용에까지 영향을 미치는 중요한 요인이다. 가로축은 목말관절, 무릎관절, 앞골반의 튼튼한 연조직과 같은 선상에 놓인다(더 자세한 내용은 〈걷기위해 태어나다〉 참고).

다른 유인원들의 발은 인간의 발과 비교했을 때 발허리뼈 머리의 방향 변화가 크다(그림 4.36a~d). 곡률의 증가는 유인원 발의 중요한 역할인 잡는 기능의 지표이다. 움켜잡을 수 있으려면 엄지발가락과 다른 발가락이 마주봐야 한다. 두 발로 서서 앞으로 걷는 것은 인간 발의 진화에 있어서 제일 중요한 방향이었다. 인간의 엄지발가

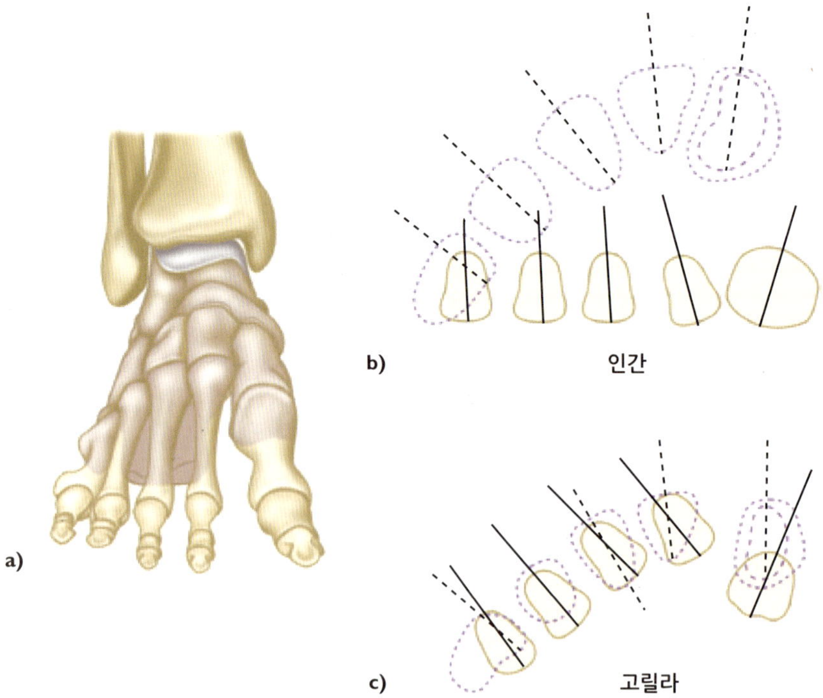

그림 4.34. 인간의 발 중간부위의 들어올려진 반구를 이루는 뼈의 정렬은 보라색 점선으로 그려졌으며(a) 모든 발허리뼈 머리가 바닥에 닿으려면 발허리뼈 기둥이 회전해야 한다. 발허리뼈 바닥의 장축과 (b 와c의 점선) 발허리뼈 머리의 장축(b 와 c의 실선)의 차이는 각각의 뼈가 회전한 방향과 정도를 나타낸다.

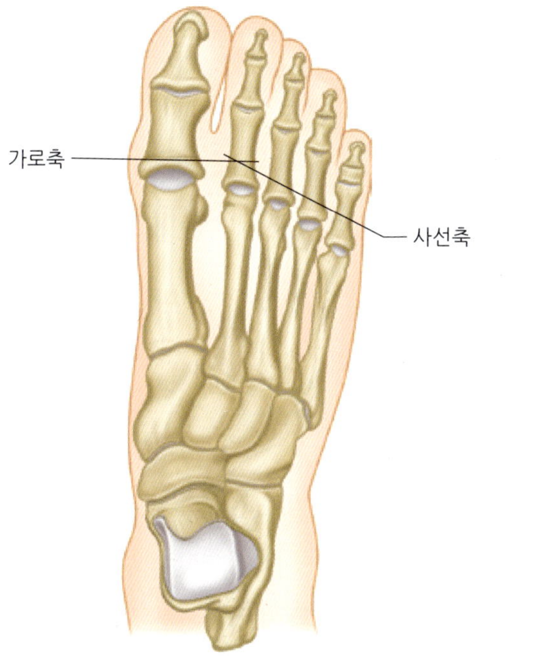

그림 4.35. 아래의 포물선과도 연관 있는(그림 4.36) 발허리뼈 머리의 두 개의 축은 발가락을 뗄 때의 발과 발목의 위치와도 관련 있다. 소위 "고속 변속"발가락 떼기는 가로축을 따라 일어나는 반면 "저속 변속"은 사선축을 따라이루어진다.

락은 모아지면서, 상대적으로 안정적인 첫 번째와 두 번째 MTJ의 바닥쪽에서 발가락을 뗄 수 있게 되었다(그림 4.37 참고).

Morton에 따르면, 첫 번째와 두 번째 발허리뼈의 상대적인 위치는 발가락을 떼기 전의 마지막 접촉 지점이 된다는 면에서 발허리뼈의 가장 중요한 특징이다. 우리가 발가락을 떼기 전의 준비자세로 발가락을 펴면, 첫 번째와 두 번째 MTJ, 적어도 두 지점 이상에서는 지면과 안정적으로 접촉하고 있어야 한다. MTJ는 경첩관절에 가깝기 때문에 뒤로 접혀 펴지면 목말뼈, 무릎, 앞골반 관절이 같은 선상에 놓이게 된다. 몇몇 사람들은 심지어 그 힘의 선을 척추까지 연결시킬 수 있고 그 상태에서 배 곧은근을 이용해 척추를 더 펼 수도 있다(그림 4.37참고).

Morton은 이러한 특성에 꽤나 사로잡혀 관련 내용에 대해 저술하는데 1935년의 상당부분을 할애하였다. 두 번째 발허리뼈가 첫 번째 발허리뼈보다 긴 발을 본인의 이름을 따서 'Morton 발'이라고 명명하였다(그림 4.36e & 8.11 참고). 이러한 형태의 발이 되는 데에는 다양한 원인이 있으며 관련된 질환도 많다. Morton은 그가 본 많은 증례를 들어 제대로 된 신발이 거의 없음을 비판하였으며 그 시대의 많은 여성들의 신발 선택에 대해 비판적 의견을 펼쳤다: "*뒤축이 높은 신발들은 발의 질병을 야기하는 결정적이고 사악한 요인임 알아야 한다…저녁 시간에 하이힐 착용을 제한한다면 질병을 유발하는 신*

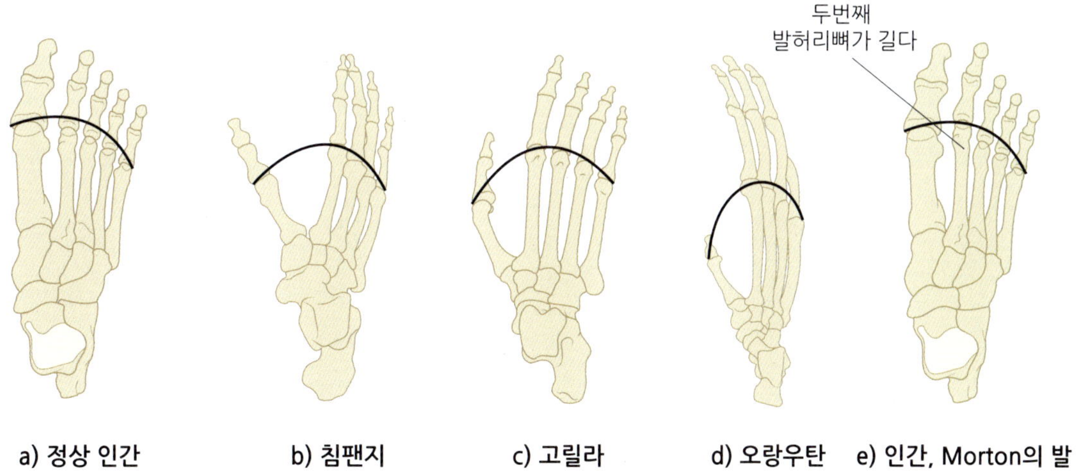

그림 4.36. 인간의 발허리뼈 머리가 그리는 완만한 포물선(a)은 위에서 다루었던 많은 해부학적 변화들에 의한 결과이다. 첫 번째와 두 번째 발허리뼈가 같은 선상에 놓여짐으로써 발가락 떼기가 앞뒤 세로면 상에서 이루어 질 수 있다. 인간 발의 완만한 포물선은 다른 유인원의 발에서 보이는 큰 곡률의 포물선과 대조적이다(b-d). 하지만 발허리뼈가 상대적으로 긴 Morton 발의 경우에는 발가락을 뗄 때의 정렬과 발의 기능이 정상적인 발과 다를 수 있다(e).

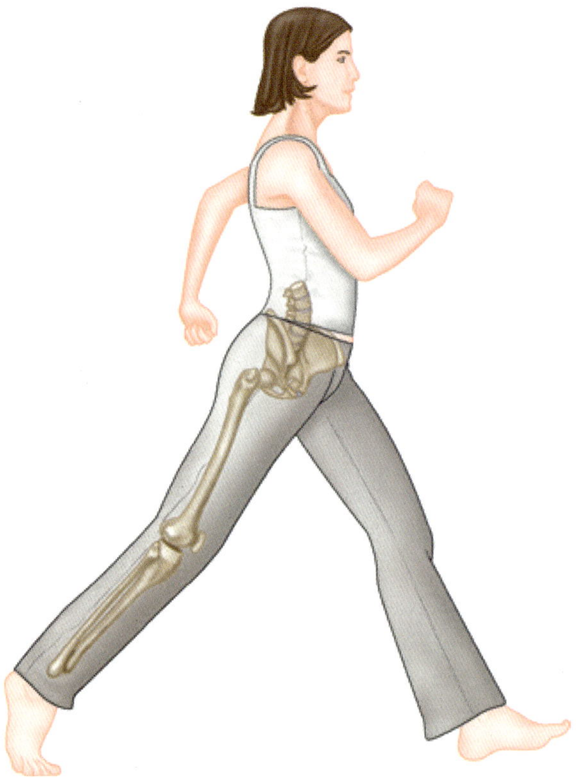

그림 4.37. 첫 번째와 두 번째 발허리뼈 관절의 위치는 앞 방향으로의 가속이 용이하도록 했으며 몸의 많은 다른 관절이 펴지도록 하였다.

발의 악영향을 대부분 종식시킬 수 있을 것이다."(1935, 174쪽).

성차별적인 견해임은 차치하고서라도, Morton은 좁은 발가락 부위와 높은 굽이 엄지발가락을 억지로 모아 부정렬을 발생시키는 주범이며(그림 4.38) 첫 번째 MTJ에

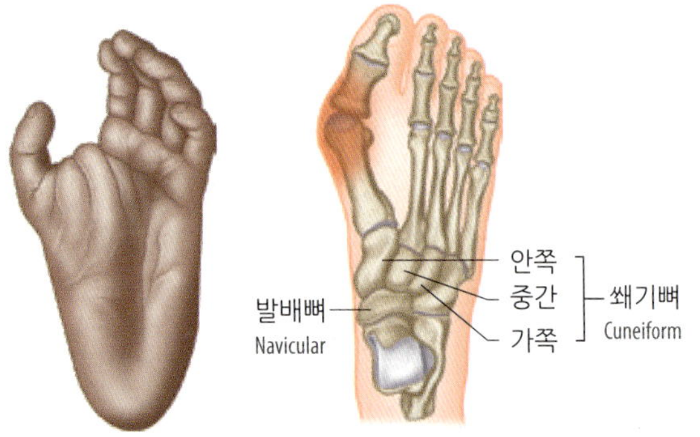

그림 4.38. 다른 유인원들의 안쪽쐐기뼈 절구는 안쪽을 바라보고 있어 엄지발가락이 벌어지고 물체를 잡을 수 있다. 인간의 경우 안쪽을 바라보는 쐐기뼈는 계속 반대 방향을 보도록 제지 받기 때문에 엄지발가락가쪽휨증이 잘 생긴다.

서 발생하는 그 유명한 엄지건막류를 유발한다고 보았다. 발가락을 모으느라 휘게 되고 그 대가로 첫 번째 발허리뼈가 벌어지는 것이다. 엄지발가락가쪽휨증(무지외반증, hallux valgus)은 그래서 구조적인 어긋남이 아닌(두 뼈가 정상적인 관절 위치를 벗어나서까지 자라는 경우) 기능적 Morton 발의 원인이 될 수 있다.

MTJ의 위치와 정렬은 발허리뼈 길이에 관한 문제만은 아니며 각 발가락과 관련된 뼈들이 이루는 선들의 누적된 작용에 의한 결과로서 만들어진다. 엄지발가락의 바로 몸 쪽은 제1열을 이루는 첫 번째 발허리뼈, 안쪽쐐기뼈, 발배뼈가 줄지어 있다. 그 옆의 2열은 두 번째 발허리뼈와 중간쐐기뼈, 발배뼈로 이루어져 있다.[7] 각각의 열의 MTJ의 위치는 그 줄에 있는 뼈들 사이의 상대적인 길이에 따라 다르다. 1열과 2열을 비교하였을 때 두 번째 발허리뼈의 길이 자체는 첫 번째 발허리뼈보다 길지만, 그만큼 안쪽쐐기뼈보다 훨씬 짧은 중간쐐기뼈에 끼워져 있다.

침팬지와 인간의 발을 비교해보면, 인간의 안쪽쐐기뼈가 더 길다는 것을 알 수 있다(그림 4.36 참고). 이러한 진화는 인간의 발 안쪽 아치를 들어올리는데 꼭 필요하였지만 MTJ는 지면에 계속 밀착할 수 있게 하였다. 안쪽쐐기뼈가 길어짐에 따라 관절선 안에 끼워 넣어진 부분이 늘어나 발목발허리관절선에 안정성을 더한다(그림 4.33 & 4.36 참고). 그래서 Morton의 발에 있는 관절 위치를 비교하려면 발허리뼈의 길이만 비교하는 게 아니 각 열에서 중첩된 길이까지 고려해야 한다(그림 4.39).

두 번째 MTJ가 다른 MTJ보다 더 앞으로 나와있다면, 발을 들어 발가락 흔들지레 단계로 진입할 때 첫 번째 혹은 세 번째 MTJ를 두 번째와 나란히 두기 위해 발을 떨어뜨리거나 비틀어 추가적인 안정성을 찾을 것이다. 걷는 사람을 뒤에서 보면, 발가락 펴기에 돌입할 때 그 발뒷꿈치가 한 쪽 혹은 반대 쪽으로 쏠려 두번째 MTJ의 "

7 하나의 "열"에 몇 개의 뼈들이 포함되는지에 대해 학자마다 다른 의견을 보인다. 발허리뼈와 쐐기뼈만 포함시키기도 하고 발배뼈까지 포함시키기도 하며 발꿈치뼈까지 포함시키는 경우도 있다.

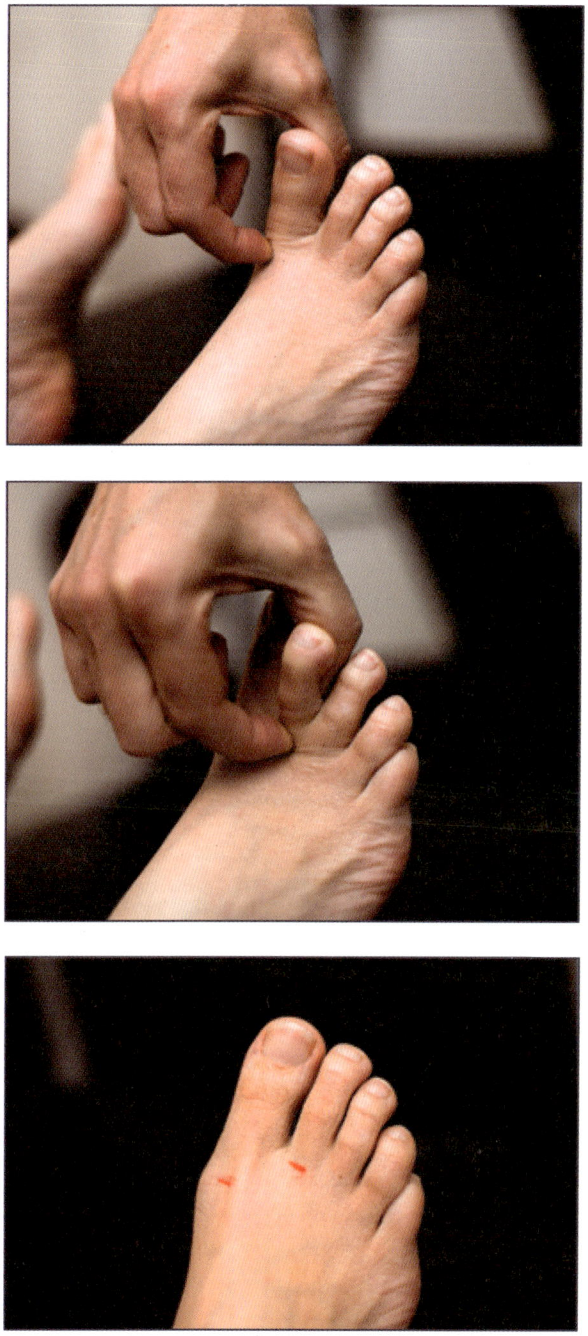

그림 4.39. 첫 번째 MTJ와 그 연장선상에 있는 두 번째 MTJ의 위치로 첫 번째와 두 번째 MTJ관절선을 찾는다(a & b). 피부를 움직이지 않고 관절선을 따라 표시한 다음 중립상태에서의 관절 위치와 비교한다(c).

공(ball)" 위에서 안쪽 혹은 가쪽으로 구르는 것을 쉽게 관찰할 수 있다. 힘이 둘이 아니라 하나의 접촉점에 집중되면 두 번째 발허리뼈 머리의 밑에 더 큰 압력을 가해져 뼈에 압박을 줄 수 있다. 피부에도 더 큰 압박을 줘 굳은살이 과도하게 생길 수 있다.

굳은살이 생긴 모양으로 보행방식을 가늠할 수 있다. 똑바른 일자의 굳은살은 앞으로 걸을 때 두 번째 MTJ 부근에 과도한 압력이 가해짐을, 둥근 모양의 굳은살은 주로 추가적인 안정성 확보를 위해 발로 원을 그리며 두 번째 MTJ과 이웃한 MTJ도 땅에 닿게 하는 걸음걸이를 의미한다.

첫 번째 발허리뼈는 나란히 있는 작은[8] 긴 뼈들 중에 가장 짧고 두껍지만 몇 가지 특성 덕분에 추가적인 기능상의 길이를 확보할 수 있다. 가장 자명한 것은 발허리뼈 머리 밑에 있는 두 개의 종자뼈(sesamoid bones)이다(이름 그대로 참깨 씨앗을 닮았다!). 두 개의 종자뼈는 짧은 엄지굽힘근 힘줄 안에 있고 힘줄에 의해 일부 움직인다. 이러한 정렬 덕분에 관절이 펴질 때 종자뼈는 그 위의 발허리뼈 머리의 움직임을 따라 움직이고 발허리뼈 머리는 종자뼈 위를 굴러갈 수 있다(그림 4.40 참고).

첫 번째 MTJ가 펴지는 것은 복합적인 운동이다. 발허리뼈 머리가 종자뼈 위를 굴러가야 하지만, 강력하게 발달한 첫 번째 발허리뼈 머리의 관절면은 넓기 때문에 펴질 때 움직이는 반경이 크다. 결정적으로 관절의 움직임을 위한 충분한 공간 확보를 위해 첫 번째 발허리뼈는 발바닥쪽굽힘이라는 제 3의 특성을 이용해야 한다.

뒤꿈치를 들면 MTJ는 지면에 닿으며 펴진다. 이 움직임 동안에 MTJ는 경첩처럼 작동하지만 뒤꿈치가 들릴 때 긴종아리근이 첫 번째 발허리뼈를 뒤, 아래로 당기며 첫 번째 MTJ를 열어 추가적인 가동범위를 확보한다. 발허리뼈 머리가 뒤쪽으로 미끄러지는 것은 두 개의 종자뼈 때문에 가능하다.

종자뼈의 매끄러운 윗면 덕분에 발허리뼈 머리가 뒤로 미끄러진다. 첫 번째 발허리뼈 머리 밑의 그 올바른 위치는 근육의 불균형 혹은 바르지 않은 움직임에 의해 쉽게 영향을 주고 받는 요인이기 때문에 중요하다.

8 넙다리뼈나 위팔뼈 같은 다른 긴 뼈와 비교했을 때 많이 짧긴 하지만 발허리뼈도 긴 뼈로 분류된다..

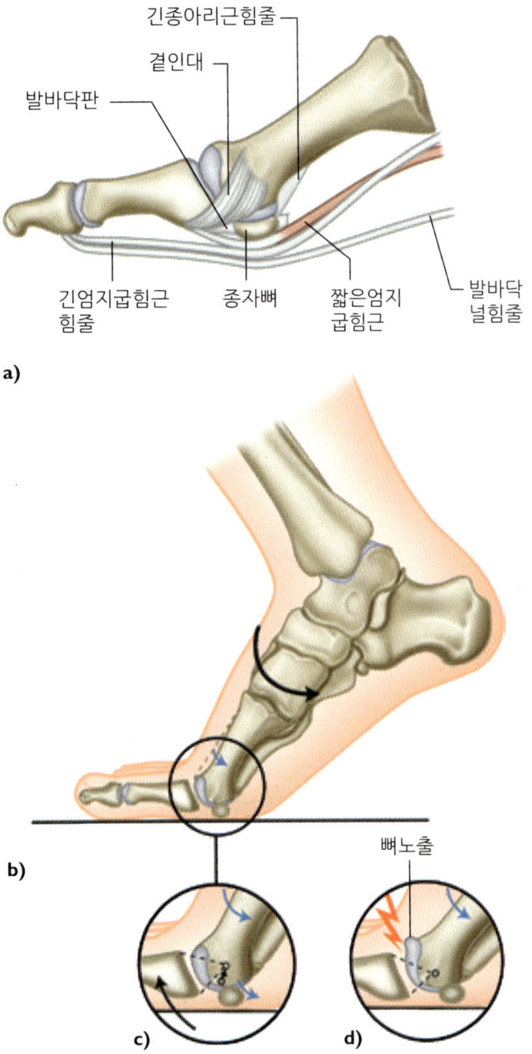

그림 4.40. 첫 번째 MTJ가 펴지려면(a), 다음의 과정이 차례로 일어나야 한다. 뒤꿈치를 들면 관절은 0~20°펴지고 (b), 10~50°에서는 첫 번째 발허리뼈가 긴종아리근에의한 발바닥쪽굽힘을 통해 뒤로 "당겨져야"한다(c). 첫 번째 발허리뼈는 종자뼈 위에서 뒤로 살짝 굴러 내려와 발바닥쪽으로 굽혀지는데, 이는 뼈가 더 미끄러져 나가 펴질 관절공간을 확보하기 위한 움직임이다(c).이 과정이 실패하면 뼈 표면끼리의 "충돌"을 유발해 뼈돌출증(뼈가 자라남)으로 이러질 수 있어 관절의 운동을 더 제한한다(d).

엄지발가락이 잘 펴지지 않으면 보폭이 좁아지거나 관절을 덜 쓰는 방향으로 발을 안 쪽 혹은 바깥쪽으로 돌리는 등 다양한 보상 운동을 유발할 수 있다(8장에서 엄지가 잘 펴지지 않는 몇 가지 이유들에 대해 다룰 예정이다). 후자는 굳은살을 생기게 해 어떤 보상 작용을 취하고 있는지 보여주는 지표가 되기도 한다. 굳은살은 어떤 부위가 과한 압력을 받는지 보여주므로 생각보다 그 해석이 어렵지 않다. 굳은살 만으로 진단을 내리는 일은 거의 없지만, 높은 압력이 가해지는 부위를 보여주는 유용한 지표이다.

위에서 다루었다시피, 두 번째 발허리뼈 선상의 굳은살은 Morton 발의 징후일 수 있으나 1열의 과운동성이나 불안정함 역시 그런 굳은살의 원인일 수 있다. 둘 다 두 번째 발허리뼈에 과도한 압력을 가해 피부가 두꺼워질 수 있다. 긴 두 번째 발허리뼈와 1열의 과신전을 동시에 가지고 있는 경우가 흔하다. 1열의 과신전은 발가락 떼기를 위한 안정적인 기반을 찾는데 어려움이 있을 수 있으며 다른 역학적 연쇄작용을 불러일으킬 수 있다.

발목 운동성, 정강이뼈 비틀림, 발가락 안정성, 가동범위 등 많은 요인들이 발가락을 떼는 자세에 영향을 미친다. 다른 요인에 의해 생긴 굳은살의 모양이 유사해 보일 수 있기 때문에, 몸을 통해 위 혹은 아래로 연결되는 문제들을 추적해 진짜 범인을 찾아내는 것이 중요하다. 이 책의 목적이 복잡한 감별 진단의 세계를 파고드는 것은 아니지만 각각의 검사의 의미를 알아가면 기초 지식을 쌓는 데에 도움이 될 것이다.

먼쪽 가로아치

가로 "아치"라는 용어에 대해 갑론을박이 있을 수 있다. 어디서는 몸쪽 가로아치(proximal transverse arches)와 먼쪽 가로아치(distal transverse arches)를 구분하기도 하기도 하고 다른 한 쪽에서는 몸쪽 아치만을 가로아치라고 하기도 한다. 이미 논의하였듯이, 쐐기뼈부터 입방뼈까지 발을 가로지르는 몸쪽 아치의 존재와 중요성에 대해서는 의심할 여지가 없다. 먼쪽 아치는 몸쪽 아치와 같이 뼈로 이루어진 구조가 없기 때문에 일각에서는 아치로 여기지 않는 것이다. 그 대신 엎침과 뒤침 동안에 중요한 역할을 수행하는 일련의 연조직들로 이루어져 있다. 엎침(Pronation)에는 충격 흡수와 발을 지면에 맞게 밀착시킨다는 두 개의 중요한 목적이 있다. 엎치는 동안 관절들이 살짝 열리면서 발이 더 유연해져 지면의 굴곡을 감싼다. 7장에서는 내재근이 더 큰 힘을 발휘하는 데에 발의 펼쳐짐이 어떤 도움이 되는지 알아 볼 것이다. 발허리뼈 머리가 일련의 짧은 조직들에 의해 펼쳐져 상대적으로 분리되어 먼 쪽에 있는 뼈들이 자유로워지면서 발 앞부분이 더 쉽게 바닥에 밀착되도록 한다.

발허리뼈의 몸 쪽은(밀집구조로 인해) 안정적이고 먼 쪽은 유동적이다. 발허리뼈 머리의 섬유 관절낭이 깊은 가로인대에 의해 한데 엮여 연결성을 유지하면서 움직일 수 있도록 한다(그림 7.14 참고). 이러한 연조직의 연결이 발허리뼈 머리의 움직임을 가능하게 하였으며 발가락의 움직임을 어느 정도 자유롭게 해준다. 몸쪽에서부터 먼쪽까지 발을 통한 점진적인 움직임의 증가는 손의 손목뼈와 손허리뼈의 정렬에서도 볼 수 있다.

발가락뼈와 발가락

발허리뼈에서 발가락으로 넘어가는 관절(MTJ)은 굽혀지고 펴지기만 하는 단순한 경첩관절은 아니며, 약간 둥근 모양인 융기관절로 분류된다. 발가락을 굽혔다 폈다 하면 이를 쉽게 한눈에 본 수 있다. 손가락과 마찬가지로 발가락도 구부리면 모아지고 움켜쥐면 구부러지며, 발가락을 펴면 서로 멀어지는 것처럼 벌어지기 때문에 발을 마치 손처럼 물체를 잡았다 놓았다 하는데 쓸 수도 있다.

한 발에는 14개의 발가락뼈가 있으며, 엄지발가락에는 두 개, 나머지 발가락에는 세 개씩 있다. 그래서 엄지발가락에는 발가락사이관절이 하나만 있으며 다른 발가락에는 몸쪽, 먼쪽, 이렇게 관절이 두 개씩 있다. 비교적 간단한 경첩관절로 작동하는 발가락사이관절은 이들의 운동을 조절해 줄 복잡한 연조직의 구성이 필요하며 이에 대한 내용은 7장에서 다룰 예정이다.

정리

뼈의 구조와 발의 기능은 밀접하게 연관되어 있으며 발에 대해 온전히 파악하려면 이 둘을 모두 이해해야 한다. 발은 전체로서 기능하며 보행 중에 발생하는 강한 힘들을 견뎌야 한다. 처음에는 땅에 접촉할 때 발생하는 충격을 지면의 굴곡에 맞게 발을 변형시켜 분산시키고, 다시 단단한 지렛대로 돌아와 발가락 떼기를 위한 힘의 방향을 설정해주며, 이 모든 과정에 필요한 각각의 움직임들이 모여 기능적 전체가 된다. 전체를 이해하려면 부분을 알아야 하지만 형태는 오직 그 기능적인 맥락 안에서만 의미가 있다. 돌고 도는 것이다!

중력, 운동량, 지면반발력(GRF; Ground reaction force)은 모두 발의 독특한 구조 안에서 엎침과 뒤침이 원활이 전화되는 방향으로 작용한다. 뼈의 모양을 따라 작용하는 다양한 힘의 벡터가 합리적이고 예측 가능한 반응을 불러 일으킨다.[9]

이제 이 장의 처음에 소개한 동작 중에 왼 발의 엎침과 오른 발의 뒤침이 왜 일어나는지 이해하기 위한 대부분의 준비가 끝났다. 몸을 오른쪽으로 돌림으로써 몸통과 골반도 머리를 따라 오른쪽으로 돌아간다. 골반의 회전은 넙다리뼈도 회전시키는데 왼쪽 넙다리는 안쪽으로, 오른쪽 넙다리는 바깥쪽으로 돌아간다. 양쪽 정강이뼈도 그 위의 넙다리뼈를 따라 움직이며 종아리뼈와 복사뼈를 함께 회전시킨다. 위에서 다루었듯이 복사뼈의 회전과 목말뼈의 회전은 각각의 발에서 장부맞춤으로 연결되어 있다.

왼발 목말뼈의 안쪽회전은 발꿈치뼈가 안쪽으로 기울도록 하며 발 뼈들이 열리는 일련의 과정들의 출발점이 된다. 그 동안 오른발의 뼈들은 복사뼈의 가쪽회전과 발

9 "연쇄작용"은 연조직과 신경계의 개입에 의해 조절될 수 있음을 기억해야 한다. 뼈, 힘, 근육의 작용만으로 모든 것이 결정되지는 않는다. 이 책의 목적은 일반적인 유형을 개략적으로 보여주고 독자로 하여금 이에 친숙해지도록 하는 것이다.

뒷부분의 묶임에 의해 한데 모여 밀집해 압축된 지렛대 구조를 이룬다. 압축된 뒤침 형태는 발에 안정성을 부여하며 발가락을 뗄 때 발생하는 힘을 조절할 수 있게 한다. 발의 엎침을 통한 고속 변속의 발가락 떼기는, MTJ와 목말관절의 정렬을 움직임이 그 위 몸의 나머지 부분까지 거슬러 올라갈 수 있도록 맞춰준다.

발가락을 뗄 때는 뒤침과 단단한 지렛대가 필요하며 이를 위해서는 다음과 같은 발의 여러 특성들이 필요하다:

- 첫 번째와 두 번째 MTJ의 정렬
- 발에 있는 복합관절들의 불규칙한 모양의 관절선
- 가로아치의 쐐기 구조
- 목말뼈를 받치고 있는 목말받침돌기(sustentaculum tali)
- 복사뼈와 목말뼈 회전의 연결

이러한 형태 관계에 익숙해지면 근막들이 전달하는 힘에 대해 다루는 다음의 장들을 시작할 준비가 된 것이다. 뼈의 형태는 근육과 인대가 늘어나는 길을 제공하며, 근육과 인대가 늘어나면 “단단한 지렛대” 복합체가 온전함을 유지하는데 도움이 된다. 각 부분의 뼈와 연조직에 대해 대부분 다루긴 했지만 전체를 파악하기 위해서는 시각적인 통합이 필요하다. 다음 장에서 배울 연조직에 대한 개론(5장)과 각각의 근육의 기능(6장과 7장)은 지금까지 배운 내용들을 아우르는데 도움이 될 것이다.

CHAPTER 5

연조직과 그 기능(Soft Tissues and Their Functions)

> 만약 근육이 어떻게 움직이는 지만 안다면
> 그 근육의 기능에 대해 전부 다 안다고 말할 수는
> 없을 것이다.
>
> 잭 스턴(Jack Stern, 영국의 축구선수)

개론

전통적인 해부학 교과서에서는 근육이 몸을 움직이는 주체인 것처럼 얘기하지만 실제 이야기는 훨씬 더 흥미롭다. 앞의 장에서 뼈에 대해 다루고 중력과 GRF에 초점을 맞췄다면 이제부터는 연부조직을 다루게 됨으로써 여기 세 번째 힘인 *운동량(momentum)*[1]이 추가될 것이다. 근육은 우리가 알고 있던 것보다 훨씬 더 움직임 면에서 다채롭고, 경우에 따라 여러 방향으로 작동할 수 있으며, 길이를 변화시키지 않고 "수축"할 수 있고, 주변 조직이 늘어나는 동안에 근섬유는 더 짧아질 수도 있음을 알게 될 것이다. 움직임에 운동량이 개입되는 순간, 근육은 주변의 아교섬유와 함께 탄성력과 경도를 조절함으로써 효율성을 극대화하는 방향으로 움직인다.

우리 대부분은 학교에서 배운 해부학이 진료실이나 "실제상황"에서 마주하는 것과 달라 고민한다. 시험에 통과하기 위해 정리해서 외우는 근육의 "움직임"은 실제 사람이 움직일 때 일어나는 일들과 일치하지 않는 경우가 많다. 우리가 배우는 것과 임상에서 보는 것과의 불일치는 많은 교과서적인 해부학을 실제 움직임에 도입시키기 위한 "해부 뒷이야기"를 생성해냈다. 기껏해야 이러한 이야기들은 한정적이며 아예 완전히 틀린 경우도 흔하다. 우리가 공부를 해부학이 아니라 움직임에서부터 시작하면 삶이 훨씬 더 편해지고 좋을 텐데 말이다.

지금까지 이 책을 통해 보았다시피, 가장 중요한 문제 중의 하나가 관찰한 것을 어떻게 묘사할지, 그 언어적 표현에 대한 것이다. 다행히도 여러 좋은 수단들이 있으며 해부와 움직임에 대한 이해를 돕기 위한 유용한 용어들이 있다. 하지만 이런 도구의 대부분은 교육과정 중에 대충 배우거나 다뤄지지 않아 살아있는 해부학에 3차원적 개념이 도입되지 않게 된다. 아래 나오는 각각의 개념들은 그 자체가 하나의 책으로 쓰여질 만한 가치가 있으며 더 자세한 내용을 원한다면 도움이 될 만한 좋은 자료들이 많이 있다. 여기서 나의 목적은 독자들이 각각의 개념들을 사용하여 움직임과 해부구조가 몸 안에서 어떻게 상호작용하는지 제대로 이해하는 데 활용할 수 있게 해 단단한 기반을 다지도록 하는 것이다.

1 운동량의 공식적인 정의는 (질량 x 속도)이지만, 나는 여기서 불필요한 수식을 잔뜩 쓰고 싶지 않기 때문에 일상적인 표현으로써 무언가의 움직임이란 뜻으로 쓰고 있다. 운동량에 대해 더 자세히 알고 싶은 독자들을 위한 참고 자료는 많이 있다.

우리의 발은 가장 일반적인 움직임 패턴인 보행 시 지면과 처음이자 마지막으로 접촉하는 지점으로, 발의 연부조직은 상당한 정도의 압력을 견뎌야 한다. 발은 그 힘의 일부를 소멸시켜야 하는 동시에 일부는 근육의 부담을 줄여주는 방향으로 재활용해야 한다. 하지만, 우리가 발의 진정한 기능을 제대로 이해하기 전에 알고 넘어가야 할 기능해부학의 몇 가지 기초적인 사항들이 있다. 이번 장에서는 열린사슬과 닫힌사슬, 힘-길이-속도의 관계, 근육의 구조, 근육의 형태가 어떻게 기능적으로 해석될 수 있는 지에 대해 다룰 예정이다. 이번 장을 통해해 우리는 각 근육과 관련된 근막뿐만 아니라 근막 조직이 제공하는 많은 역학 관계에 대해서도 알아갈 예정이다.

자, 이것만해도 많다. 아마 이 중 몇 가지 주제에 대해서는 이전에 들어본-혹은 그로 인해 고통 받아본-적이 있을 테지만, 이번 장에서는 각각의 개념들의 관계와 적용을 보여주기 위해 그 모든 것을 집대성할 예정이다. 비록 용어들이 때로 지루하게 느껴질 수도 있겠으나, 어느 수준 이상으로는 익숙해질 필요가 있으며 모든 단어들은 더 큰 그림을 잡고 이해하기 위한 기반이 되어 줄 것이다. 이러한 내용들을 처음 접한다면, 이번 장을 빠르게 한번 쭉 읽고 다음 장으로 넘어갔다가 새로운 시각과 이해도가 장착된 상태에서 나중에 다시 읽어볼 것을 권유하는 바이다.

나는 이 책을 통틀어 이번 장을 제일 좋아하며 독자들도 그러하기를 바란다.

"움직임"이 곧 "기능"은 아니다.

위의 Stern의 명언이 암시하는 것처럼 우리가 배우는 움직임(actions)과 실제 근육의 기능이 항상 일치한다면 참 좋겠지만 그렇지 않다. 실제 일상적인 움직임 중에 몸에서 무슨 일이 일어나는 지 큰 그림을 보고 근육을 그 주변의 환경 안에서 이해하기 위해서는 몇 가지 편견-대부분 우리가 갖고 있는지도 몰랐던-을 버려야 한다. Morton은 "상호작용"과 하나의 조직 혹은 한 부분에서 일어나는 변화가 나머지 모든 곳에 영향을 미친다는 면에서 몸을 복잡한 생태계로 다뤄야 한다고 여러 번 얘기하였다. 몸이 하나의 생태계라는 개념, 특히 움직임에 관하여 그렇다는 것을 받아들인다면 그 고유의 복잡함을 알아갈 준비가 된 것이다.

"생태계" 개념을 좀 더 확장해볼 수 있다. 생태학은 유기체와 유기체가 주변 환경과 맺는 상호관계에 대한 학문으로 정의된다. 2장에서 다루었듯이, 기후변화와 우거진 수목의 감소를 흔히 인간이 두 발 보행으로 진화하게 된 계기로 본다. 후기 중신세 동안에 기온이 점점 올라가고 나무가 듬성듬성해지면서, 햇빛에 대한 노출을 줄이고 높은 수풀 너머를 볼 수 있는 시야 확보를 위한 효율적인 이동방식을 위해 바로 선 자세가 유리했다. 인체가 생태계일 뿐만 아니라 그 형태와 기능도 인체가 속한 더 큰 생태계에 의해 바뀐다.

복잡한 생태계에서 어느 한 요소의 변화가 일으키는 파문을 어떻게 관찰하고 측정하고 묘사할 지가 관건이다. 여기저기서 인용하는 일본에 있는 나비의 날갯짓이 샌프란시스코의 쓰나미를 일으킨다는 이야기를 떠올려보자. 누가 상호 의존적인 종속 변수들을 다 알 수 있을까? 내 생각에 이 질문은 생물역학 분야에서 너무 자주 모든 개념들을 X, Y 좌표상의 선으로 설명하려 하는 세태에도 적용될 수 있다. 이러한 접근은 X와 Y 외에도 많은 변수들이 개입하는 경우가 많아 실제를 왜곡할 수 있다. 인체의 복잡함으로 인해 모든 문제에 대한 답을 알 수는 없다는 사실에 익숙해져야 하며, 인체 내에서의 힘과 반응을 해석하는 방식에서 유연함을 기를 필요가 있다.

"움직임이 기능이다"라는 해부학 편견에서 벗어나는 것이 중요한 첫 걸음이 될 것이다. X와 Y를 사용해 연조직의 해부학을 무리해서 설명하는 좋은 예가 볼기(gluteal) 근육의 "움직임"이다. 그 기능으로 묶어서 벌림근

(abductors)이라 통칭하는 근육들은 모음(adduction)을 방해함으로써 결과적으로 벌림이 만드는 것뿐이다. 한 다리로 서면, 서 있는 다리로부터 받는 지탱하는 힘과 아래로 향하는 몸의 무게중심 사이에 축의 불일치가 발생한다. 그 불일치는, 앞 장에 나왔던 목말뼈와 발꿈치뼈 축의 불일치와 유사하게 조절이 필요하며, 그 조절은 궁둥이 근육들에 의해 이루어진다(그림 5.1).

보행 중에 볼기는 골반을 벌리는 것이 아니라 모이지 않게 함으로써 뻗는 다리 쪽의 골반이 너무 아래로 떨어지지 않도록 잡아준다. 모음을 조절하는 것이 매 걸음마다 볼기근육이 하는 역할이며, 무게중심과 GRF의 어긋남 때문에 꼭 필요한 일이기도 하다. 이러한 어긋남은 전체적으로 보았을 때 약점으로 비춰질 수도 있으나 모든 것에는 존재 이유가 있으며 앞으로 다루겠지만 운동량의 개념이 더해지면 기능적인 이점으로도 작용한다.

운동량은 움직임을 도와주기도 하지만 통제의 대상이기도 하다. 인간의 윤활관절에서는 마찰이 거의 발생하지 않기 때문에 일단 움직이기 시작하면 가속이 지속되어 운동목적이 상실되어 버리지 않도록 통제하는 기전이 필요하다. 이 개념을 처음에는 이해하기 어려울 수도 있으나 근육은 몸에 운동량을 줄 수도 있고 뺏을 수도 있다. 근육의 수축은 우리를 무기력 상태에서 벗어나 움직이도록 하지만, 움직임을 조절하기 위해서는 벌림근이 모음을 조절하듯이 근육이 이완될 필요도 있다. Morton은 근육의 조절 작용이 마치 휠체어를 모는 사람처럼, 어느 순간에는 움직임을 만들어내기 위해 능동적으로 일하고, 어쩔 때는 움직임을 막기 위해 일하며, 어쩔 때는 딱 알맞은 운동량을 유지하기 위해 둘 사이를 오간다고 설명하고 있다.

이 운동량의 조절이라는 개념을 설명하기 위해 발에 있는 네 개의 흔들지레(foot rockers) 중 첫 번째인 뒤꿈치 흔들지레(heel rocker)를 예로 들 수 있다.

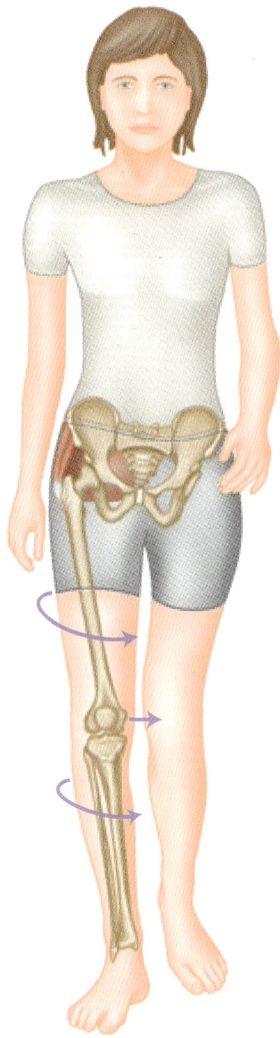

그림 5.1. 볼기 근육은 엉덩이 관절을 벌리는 역할을 주로 하지만 보행 중 엉덩이 관절의 벌어짐과 회전을 통제하고 조절하는 것도 주된 역할이다. 두 발 보행에서는 한 쪽 다리를 뻗을 때 반대쪽 골반 가쪽의 안정성을 유지하는 역할이 중요하다.

발목 관절은 뒤꿈치 디딤 이 후 재빨리 발바닥쪽으로 굽혀져야 하는데 그 움직임을 조절하는데 실패하면 발 때림(foot slap)현상이 나타나며, 이는 흔한 뇌졸중 후유증상으로 앞정강근의 신경조절 실조, 혹은 차단에 의해 일어난다. 이 예시에서 상실된 앞정강근의 기능은 발등쪽굽힘이 아니라 발바닥쪽굽힘의 감속과 조절, 근육의 길이 조절이다(그림 5.2).

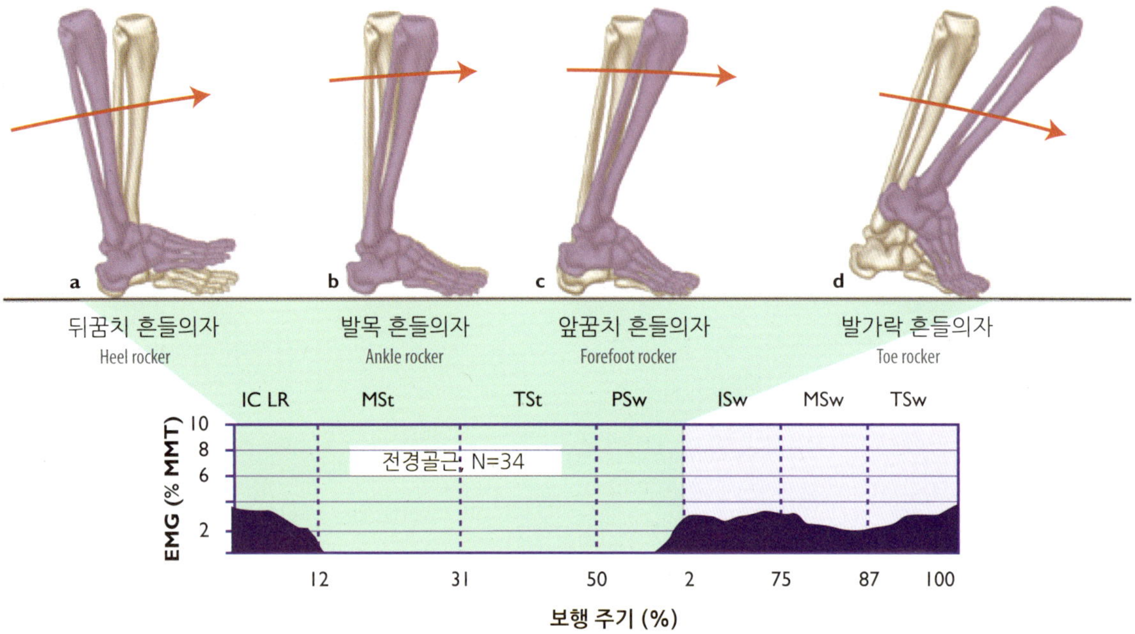

그림 5.2. 뒤꿈치 디딤이 일어나는 지점에서 발목은 발등 쪽으로 굽혀졌다가 땅에 닿는 순간 발바닥쪽으로 굽혀지는 힘을 받는다. EMG 결과를 보면 앞정강근이 다리를 뻗는 단계(62~100%)에서 활성화되면 발을 발등굽힘 자세로 잡아당겨 뒤꿈치 디딤을 위한 준비를 시킨다. 뒤꿈치 디딤 직후에 (0~2%)발등은 발바닥쪽으로 굽혀지지만 앞정강근은 여전히 활성화되어 있어 발의 떨어짐을 조절한다 (출처: Perry & Burnfield 2010.)

> 근육이나 힘줄의 양 끝을 모두 부착점이라고 부르고 *기시점(origin)*이란 용어는 쓰지 말아야 한다고 개인적으로 생각한다.
>
> T.S. Ellis 1889, 〈인간의발〉

처음 해부학을 배울 때 나만 이렇게 유난스러웠나 생각한적이 있을 테지만, 위의 인용구를 보면 근육의 기시점(orogin)과 정지점(insertion)에 대한 불만은 1889년에도 제기되었다는 사실을 알 수 있다. Ellis의 불평에도 불구하고 많은 교과서들이 여전히 동심성(concentric) 운동은 "정지점"을 "기시점"으로 끌고 오는 것이고, 편심성(eccentric) 수축은 그 반대이며, 제길이(등척성, isometric) 수축은 두 지점 사이의 거리에 변화가 없이 일어난다고 말한다. 우리에게 그런 해부학 개념(그리고 해부학 시험!!)을 기억하는 것이 중요하고, 동심성 수축이 다른 형태의 수축보다 우선적이라고 완강히 주장하고 있다.

많은 표준 해부학 서적들에서는 무중력의 공간에서 부유하는 가상의 인체를 그리고 있기 때문에 기시점, 정지점, 운동을 나열할 수 있다. 그렇게 하면 상충하는 변인들(중력, GRF, 운동량 등)을 공식에서 제외시킬 수 있으며 움직임을 비교적 단순화 시킬 수 있다는 이점이 있다. "부유하는 몸"을 채택하면 결과적으로 어떤 근육이 "수축하면" 그에 대한 반응으로 몸의 가장 가벼운 부분이 움직이게 된다. "움직임"의 종류를 나열하고 있는 전통적인 해부학에서 사용되는 이 틀린 이론적인 합의는 내가 읽은 어떤 책에서도 언급되고 있지 않다. 모든 해부학책이 모든 근육의 움직임은 해부학적 자세를 기준으로 하나의 근육 수축에 의한 열린사슬 반응이라는 사전 경고를 해야만 한다.

"열린사슬(open-chain)"과 "닫힌사슬(closed-chain)"은 팔다리의 위치 차이를 구분하기 위한 용어이다. 열린사슬 움직임에서 팔다리는 한 곳에 고정되어있지 않기 때문에 몸통보다 더 움직인다. 이러한 움직임은 해부학 책에서 묘사하는 근육의 "움직임"과 유사하다. 닫힌사슬은 이와 대조적으로 팔다리가 어느 한 곳에 고정되어있으며(예를 들면 땅을 디디고 있는 발처럼) 몸통이 팔다리를 기준으로 움직이게 된다.

우리는 앞서 발 흔들지레(foot rockers)에 대해 다루며 닫힌사슬 움직임의 예를 보았다. 발은 지면에 일시적으로 "뿌리 내리고"있으며, 몸은 그 위를 넘어간다(그림 5.3). 하지만 발가락을 떼면서 발이 풀려나면 다리가 몸통보다 먼저 나가 다음 뒤꿈치 디딤을 준비하게 되며 이때 다리의 움직임은 열린사슬이다. 보행 주기는 그래서 열린사슬과 닫힌사슬이 번갈아 가며 나타나는 과정이다.

몸이 발 위로 앞으로 나아가기 때문에, 다리의 근육들은 움직임을 조절해야 하고 몸통이 과도하게 가속되는 것을 막아야 한다. 동작이 이루어지는 동안에 근육의 활성도를 시각화하는 방법 중 하나가 근전도검사(electro myography, EMG)를 이용하는 것이며(그림 5.4 참고) 근육이 언제, 대략 어느 정도의 힘으로 작동하는지를 정확히 보여준다. 하지만, EMG로 근섬유 내에 있는 방향과 길이 변화는 알 수 없다. EMG 신호는 오직 근육이 일을 하는지 안 하는 지만 보여주며 동심성인지, 편심성인지, 제길이인지는 보여주지 못한다. 길이 변화를 나타내려면 보행 주기 동안 근육과 관련된 관절의 EMG 신호와 움직임을 연결시켜야 한다.

그림 5.4는 목말관절이 발등 쪽으로 굽혀질 때 발바닥굽힘근이 작동하고 발등쪽굽힘을 조절하기 위해 발가락이 땅에서 떨어질 때까지 계속 활성 상태에 머무름을 보여준다(주로 보행주기의 12%에서 50%사이). 이러한 EMG 결과는 교과서에서 말하는 "움직임"의 관점에서 봤을 때는 말이 안 되겠지만 실제 기능의 관점에서 생각하면 말이 된다(이에 대한 추가적인 내용은 6장에서 다룰 예정이다).

보행 중에 발바닥굽힘근이 하는 역할을 이해하려면, 근

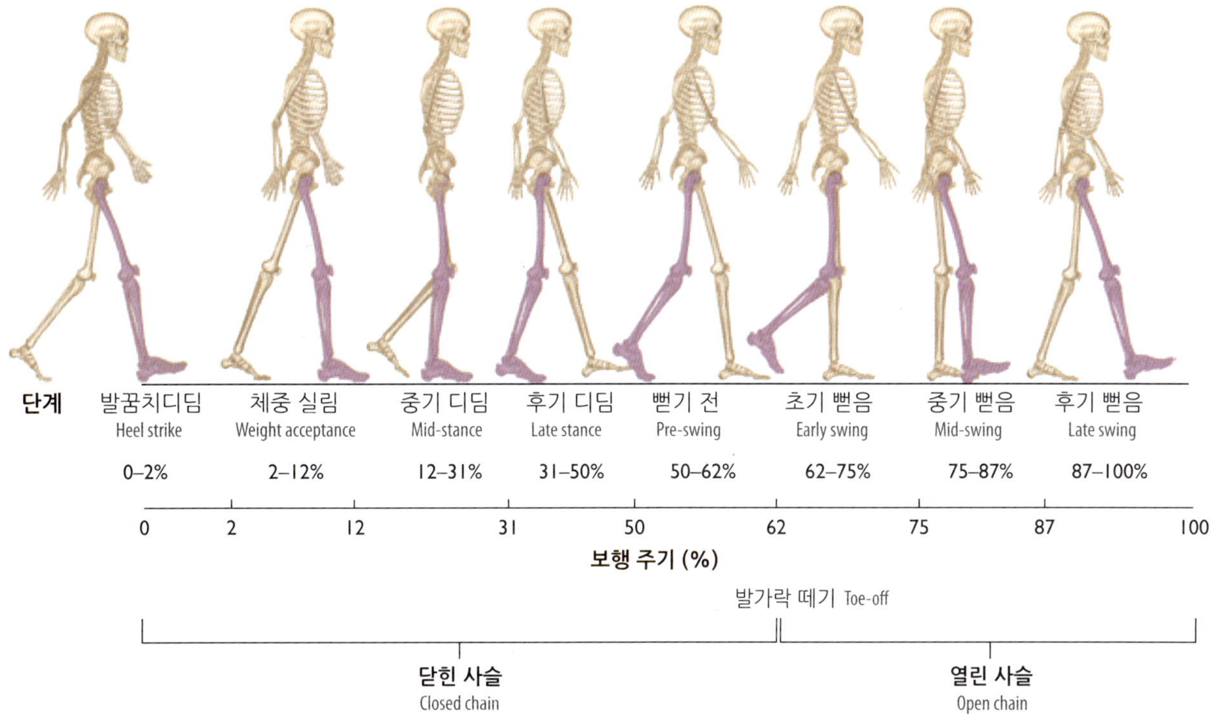

그림 5.3. 디딤 단계 중에 발은 땅에 뿌리내리고 몸의 나머지 부분이 그 위를 넘어가며 "닫힌사슬"움직임을 만들어 낸다. 그 발이 앞으로 뻗어도 될 만큼 자유로워지면, "열린사슬"로 돌아온다..

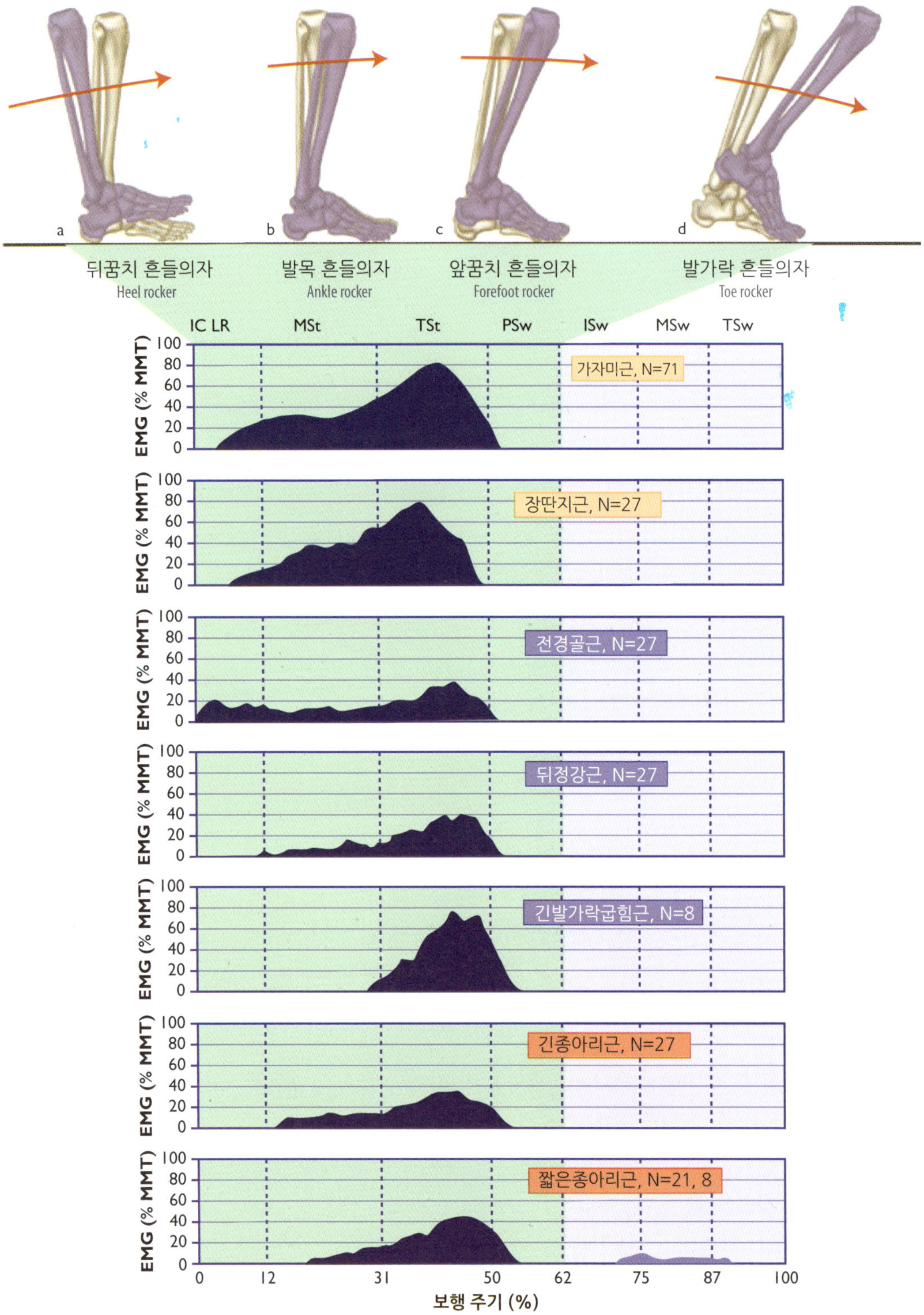

그림 5.4. 발바닥굽힘근의 역할에 대해서는 앞으로 계속 언급하겠지만, 지금은 주요 발바닥굽힘근(가자미근, 장딴지근, 뒤정강근)들이 발을 디디는 단계와 발목이 발등쪽굽힘으로 넘어가는 단계 동안(0~12%) 활성화되고 늘어난다는 것을 아는 것이 중요하다. 긴 발가락굽힘근(toe flexors)들은 발가락이 펴질 때(31~62%)활성화되며 발과 발목이 무너지지 않도록 지지한다. 뒤꿈치가 들릴 때(31%)와 발가락이 떨어질 때(62%) 사이에 발의 뒤침을 위한 닫힌 지지력의 일부를 담당하는 장력을 확인할 수 있다. 이와 같은 EMG결과는 근육의 움직임과 관절의 움직임을 연관짓는데 익숙해지면 와닿을 것이지만 동심운동에 대한 교과서적인 편견에서 벗어나기 위해서는 시간과 연습이 필요하다(출처 Perry & Burnfield 2010, N= 표본 개수)

육의 역할이 보행과정 중에 계속 바뀌어 헷갈릴 수 있으므로 단계별로 나누어 분석해야 한다. 뒤꿈치를 디디면 그 다리는 역학적 사슬이 닫히고 그 동안 반대쪽 다리는 열린사슬 움직임을 통해 앞으로 뻗어져 몸 전체를 움직이기 위한 운동량을 발생시킨다. 앞으로 뻗는 다리가 제공하는 운동량은 디딘 발이 발등 쪽으로 굽혀지게 만들며 결과적으로 뒤꿈치가 들리고 발목이 발바닥쪽으로 굽혀지게 된다.

이러한 동작을 하는 동안 발바닥굽힘근(plantar flexors)이 모두 활성화된다. 처음에는 발꿈치가 들리는 동안 발바닥굽힘근이 능동적으로 앞꿈치 흔들지레를 통해 발등쪽굽힘을 감속하고 조절한다. 발꿈치가 들리는 순간, 발바닥굽힘근은 활성상태에 머물러 발등쪽굽힘(dorsiflexion)과 발의 무너짐을 방지하여 발가락을 뗄 수 있도록 체중이 앞으로 이동하게 한다.

발꿈치가 들어올려지면, 발목은 발바닥 쪽으로 굽혀지는데 이는 주로 발바닥굽힘근의 활성에 의한 직접적인 결과로 해석된다. 나는 여기에 완전 동의하지는 않는다. 일부 발바닥굽힘근에 의해 일어날 수도 있으나 나는 그것이 운동량과 고관절에 의해서도 일어난다고 믿는다. 디딘 발의 뒤꿈치가 들리는 것은 반대쪽 다리가 앞으로 휘둘러지면서 제공하는 운동량과 같은 쪽 앞골반이 최대한 펴진 상태에 도달했기 때문이다. 이를 느껴보기 위해서는 간단한 실험이 필요하므로 아래의 운동을 따라해 보고 위의 내용을 다시 읽어보기를 바란다.

운동 5.1.

1. 약간의 마찰이 있는 바닥에 맨발로 혹은 부드러운 밑창의 신발을 신고 자연스럽게 선다. 한 쪽 발을 불편하지 않는 정도에서 최대한 앞으로 한 발자국 디딘 다음 뒷발에 무슨 일이 생기는지 본다-뒤꿈치가 들렸나?
2. 앞으로 디딘 다리가 무너지지 않으면서 아직은 뒷발의 뒤꿈치가 편안하게 바닥에 붙어있으나 이제 막 떨어지려고 하는 보폭을 찾는다. 뒷다리의 앞 골반이 더 펴지지 않을 만큼은 충분히 멀어야 한다. 뒷발의 뒤꿈치를 붙이려고 일부러 힘을 주지는 말고 자연스럽게 다음의 동작을 따라 한다.
3. 그 상태에서, 평소 걸을 때처럼 몸통과 머리는 세운 채로 앞다리의 무릎을 구부려 무게중심을 앞으로 이동시킨다.
   - 체중이 앞으로 이동하면서 발에는 무슨 일이 일어나나?
   - 같은 쪽의 고관절에서는 무슨 일이 일어나나?

앞다리 무릎의 굽힘이 어떤 식으로 뒷다리 골반이 더 펴지게 "요구하는"지 느껴지나? 골반이 펴질 만큼 펴지면 뒷 발의 뒤꿈치가 들리기 시작한다. 발바닥굽힘근에 의해 뒤꿈치가 들리는 것이 아니라, 골반이 펴지는 각도의 한계에 의해 앞으로 당겨지는 것이라는 답을 정해 놓고 유도 심문하고 있음을 인정하는 바이다.

보행 중에 일어나는 발의 발바닥쪽굽힘은 반드시 발바닥굽힘근의 수축에 의한 직접적인 결과는 아니다. 발바닥굽힘근들은 활성 상태에 머물러 발이 무너지는 것을 방지하고 받쳐줌으로써 단단한 지렛대를 형성한다. 발바닥굽힘근의 수의적인 수축에 의해 뒤꿈치 들림을 유발할 수 있음을 인정하는 바이나 내 임상경험에 비추어보면, 그러한 전략을 취하는 보행은 발바닥굽힘근을 거의 쓰지 않는 평탄한 걸음걸이와는 대조적으로 특유의 위아래로 튀는 듯한 걸음걸이를 만들어낸다.

발과 다리의(그리고 사실 몸의 다른 부분도 마찬가지이지만) 연조직을 이해하려면 근육의 긴장에 대한 효과를 인식함에 있어서 유연한 사고가 필요하다. 움직임(이 경우에는 발바닥쪽굽힘)이 여러 다른 요인에 의해 발생할 수 있기 때문에 원인과 결과 사이에 경계가 뚜렷하지 않을 수 있음을 받아들여야 한다. 지금까지 열린사슬과 닫힌사슬 움직임의 차이에 대해서 알아보았다. 운동량에

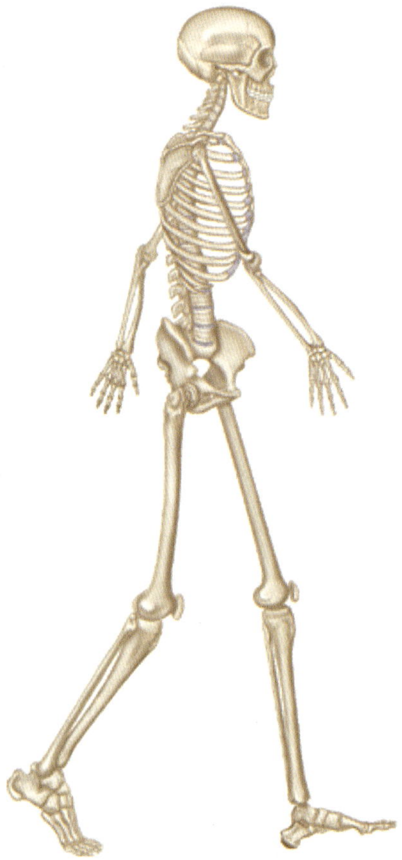

그림 5.5. 한 발은 땅에 디디고 다른 쪽 다리를 앞으로 뻗으면, 뻗는 다리 쪽의 골반은 앞으로 끌려 나오고 디딘 다리쪽의 골반은 뒤에 잡혀있는 두 개의 반대되는 힘이 발생한다. 보폭을 늘리면 그에 대한 자연스러운 반응으로 디딘 다리의 무릎과 고관절이 둘 다 펴진다. 디딘 발은 단단히 뿌리내리고 반대 발은 앞으로 뻗은 결과, 발가락을 떼기 전의 디딘 다리는 최종적으로 발가락은 펴지고, 발목은 발바닥쪽으로 굽혀지고, 무릎과 고관절은 펴진 상태가 된다.

대해 대략적으로 살펴보면서, 근육의 영향이 어떻게 관련된 관절들을 지나 전달될 수 있는지도 알아보았다.

걷는 동안 발목, 무릎, 골반은 연결되어 하나의 단위로 움직이기 때문에 서로 대응되는 움직임을 만들어낸다(그림 5.5 참고). 초기 디딤 단계에서는 발바닥굽힘근이 발목의 발등굽힘을 통해 정강이뼈와 종아리뼈를 감속시킨다. 반대 다리는 앞으로 뻗어져 골반을 함께 앞으로 끌고 오는 운동량을 제공한다. 한 발이 닫힌사슬이 되어 땅에 뿌리내리는 동안 다른 쪽 발은 앞으로 나아가며 골반에 좌우 반대 방향의 힘을 발생시켜 골반이 회전하고 기울게 해 디딘 다리 쪽의 고관절이 펴지게 한다. 고관절이 펴지는 것이 같은 쪽 발의 발바닥굽힘근에 의한 것이라는 주장은 있을 수 있다.

만약 발바닥굽힘근이 정강이를 감속시키지 않고 지면과 디딘 발 사이에 마찰이 발생하지 않는다면, 지탱다리는 적어도 이론적으로는, 뻗는 다리와 함께 앞으로 움직일 수도 있다. 발바닥굽힘근이 제공하는 저항이 지탱다리의 뻗는 다리에 대한 상대속도를 감소시키고 그렇게 발생한 두 다리의 속도 차이에 의해 고관절이 펴진다. 이 경우에는, 장딴지의 근육에 의해 골반이 펴진다. 인간의 고관절이 자연적으로 펴질 수 있는 각도에는 한계가 있기 때문에(12~16°) 뒤꿈치가 들리고 발바닥쪽굽힘과 발가락 펴짐이 더 발생한다.

말장난처럼 보일 수도 있으나 닫힌사슬의 앞 방향 움직임에서 만큼은 발바닥'굽힘'근이 고관절이 '펴지는' 것을 도와준다. 고관절은 발꿈치를 들기 위해 앞으로 이동함으로써 이에 보답한다. 이러한 맥락에서 보면 발바닥굽힘근, 고관절폄근, 고관절굽힘근(그리고 고관절 앞쪽을 가로지르는 다른 모든 조직들)은 발목을 발바닥쪽으로 굽히고 발가락을 편다고 할 수 있겠다(그림 5.5를 다시 보길 바란다).

근육의 수축과 탄력

발바닥굽힘근은 열심히 일하는 근육집단이며 감사하게도 그 일을 충분히 감당할 수 있도록 잘 만들어져 있다. 매 걸음마다 잠깐씩 몸을 들어올려야 할 뿐만 아니라, 달리거나 위로 뛰거나 한 발로 뛸 때의 착지에 필요한 감속을 해야한다. 이러한 움직임들은 모두 체중 부하를 몇 배로 늘리지만(그림 5.6), 발바닥굽힘근(plantar flexors)의 많은 특성들이 걷고, 달리고 착지하는 동안 가해지는 무게를 견딜 수 있게 한다. 그 중 가장 뚜렷한 특성은 그 안에 들어있는 아교섬유의 양과 종류이다. 길고

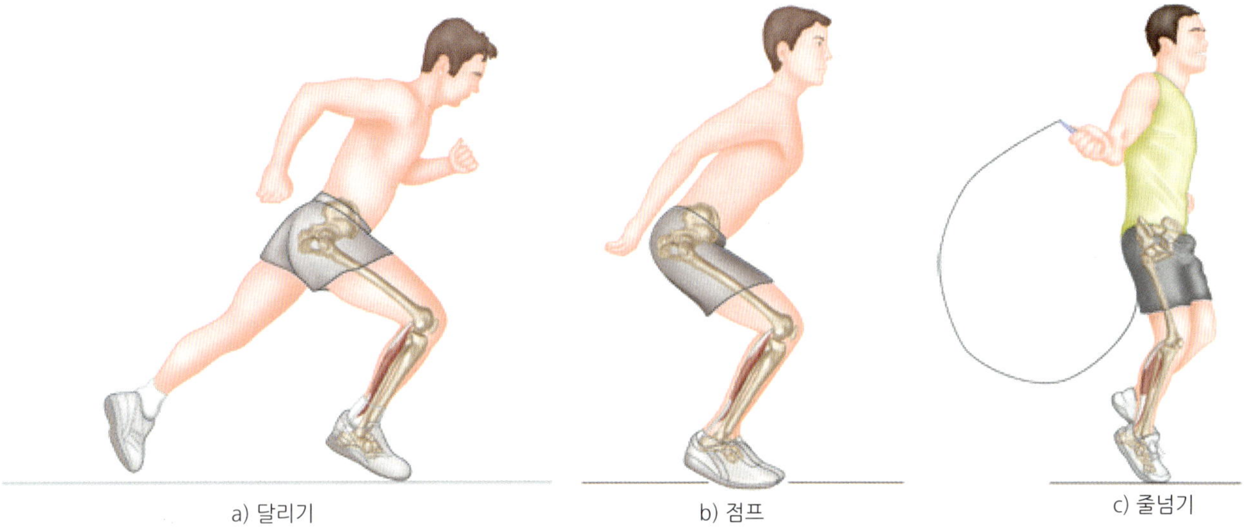

그림 5.6. 많은 신체활동은 감속을 위해 발바닥 굽힘근의 신속한 발등쪽굽힘이 필요하며 이때 발바닥 굽힘근에 응력이 가해진다. 그에 대한 반동으로 발바닥굽힘근이 늘어나며, 효율적이고 강력한 힘으로 몸을 위 혹은 앞으로 밀 수 있다.

두꺼운 아킬레스건과 굵은 가자미근 널힘줄부터 훨씬 더 길고 가느다란 발가락굽힘근(toe flexors) 인대까지 각각의 구조물들이 능동적 힘의 조절에서 중요한 역할을 한다. 하지만 근섬유의 방향과 길이 같이 근육 자체의 특성이라는 다른 중요한 측면도 있다.

여기서는 근막의 몇 가지 해부학적 특성들과 각각의 특성들에 의한 장점과 한계들에 대해 복습하겠다. 각각의 조직이 수행하는 역할을 제대로 이해하기 위해서는 움직임의 퍼즐 조각 사이의 상호작용을 시각화하는 것이 도움이 된다. 하나의 역할만 수행하는 근육은 없으며 각자 끊임없이 각도와 방향이 변하는 힘을 제공해야 한다. 앞정강근과 발바닥굽힘근의 경우에서 보았듯이(그림 5.2 & 5.4 참고), 조직에서 일어나는 일을 이해하기 위해 우리는 어떠한 상황 안에서 동시에 일어나는 힘들을 알아야 한다. 움직임과 힘의 환경을 고려할 수 있어야 근육의 활성도를 해석할 수 있다. 교과서적인 움직임에 우리 스스로를 가두는 것은 우리의 이해를 제한한다. 우리는 근육 활성에 대해 바르고, 깊고, 더 정확한 표현을 해야 한다.

근육은 무기력하게 있다가 운동량을 발생시키며 동심성으로 수축할 수 있으나 움직임이 시작되면 그 운동량을 조절할 방법이 있어야 한다. 근육의 "치우친"역할이 우리가 중력에 굴복하여 넘어지거나 조절이 안 될 정도로 가속되지 않도록 해준다. 근육은 동심성 수축의 양성작용과 소위 음성작용[2]이라고 말하는, 에너지면에서 보면 소모적이라고 할 수 있는 감속운동도 한다. 근육의 능동적인 늘어남과 짧아짐은 삼인산아데노신(adenosine triphosphate, ATP)의 끊임없는 생산이 필요하며 근육대사에는 다른 다양한 화합물 또한 필요하다(그림 5.7 참고). 미오신과 액틴의 교차결합이 연결되고 끊어질 때마다 ATP의 전환이 발생하며, ATP가 보충되려면 에너지가 소모된다. 교차결합 전환의 개수를 줄이는 것은, 동심성수축과 이소성수축에서도 마찬가지로 열량 소모를 줄이는 것이며 모든 유기체에 있어서 중요한 생존전략인 것이다.

몸이 이상적인 체중/힘의 균형을 찾아가는 것은, 3장에서 뼈의 밀도, 뼈조직을 생산하는데 드는 에너지, 기동성 사이의 균형에 대해 다루면서도 보았다. 근육들과 근육에 관련된 기계수용체 역시 근섬유의 길이와 방향의 영향뿐 아니라 탄력섬유의 질과 같은 변수들도 고려해 열

2 감속운동인 음성작용은 반드시 동심성이나 편심성일 필요는 없으며 연관된 힘에 따라 달라진다.

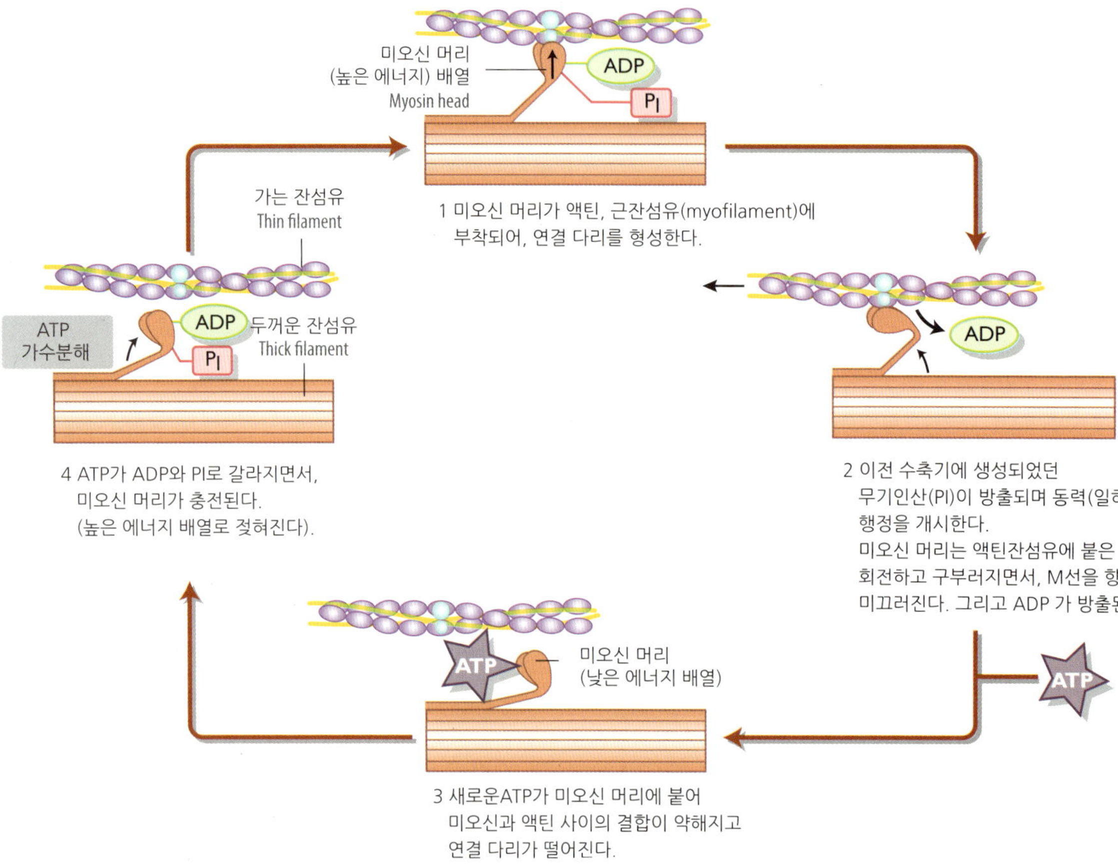

그림 5.7. 근육 액틴의 미끄러지는 잔섬유 이론은 어떻게 미오신과 액틴 잔섬유 사이의 맞물림이 근섬유의 길이를 늘렸다 줄였다 하는 지를 설명한다. 미세섬유(filaments)를 잠갔다 풀었다 할 때 필요한 에너지는 근육의 움직임에 소모되는 대사 에너지의 일부이다. (출처: Pearson Educational 2006.)

량 소모 전략을 세우는 것처럼 보인다. 많은 생리학적 문제에서 그러하듯이 이러한 변수들은 독립적인 것이 아니고, 겹치는 부분이 있으며 각각의 조직마다 움직임과 관련하여 충족해야 하는 여러 역할이 있다. 이 역할들이 원활히 수행된다면, 감각수용체는 근골격계에 작용하는 힘을 감지하여 근육의 긴장도와 길이를 최적화할 것이다.

예를 들어, 누군가가 움직이는 것을 볼 때 우리는 근육이 가로지르는 관절이 열리면서 근육이 늘어난다고 생각할 수도 있다. 하지만 많은 연구자들이 반복적이고 규칙적인 운동량에 의한 움직임, 예를 들어 평지를 걷거나 달릴 때는 근육은 등척성 수축에 가깝게 머문다는 것을 발견하였다. 이렇게 근육이 거의 등척성 수축 상태에 가까울 때는 운동량의 에너지기 관절을 가로지르는 아교섬유를 늘리는 것을 가능하게 한다.

아교질 조직은 운동량에서 오는 역학 에너지의 일부를 가둬둘 수 있으며 탄성 에너지로 저장하여 움직임으로 전환하는데 쓰기 위해 준비를 하는데, 이는 새총의 고무줄을 뒤로 당겼다 놓아서 공을 목표점을 향해 쏘는 것과 같은 방식이다. 이러한 방식으로 운동량을 이용해 탄성에너지를 발생시키면 근육이 생성해야 하는 교차결합 연결 개수가 줄어들고 전체적인 열량 소모가 줄어든다.

> 우리는 근섬유의 특별한 우수함과 그 우수함이 어떻게 기능적인 측면은 희생하지 않으면서도 유기 에너지를 아끼도록 고안되었는지 이해할 정도의 통찰력은 있다.
>
> Morton 1952, 244페이지

아교섬유질을 통한 역학적 에너지의 재활용이 최근 몇

년간 많은 주목을 받고 있으며, 이는 McNeill Alexander, Kawakami, Fukunaga 外의 연구가 기여한 부분이 크다. 과거에는 근육힘줄 요소가 늘어날 때 근섬유 위주로 편심성으로 늘어난다고 보았다. 하지만 이제는 인대가 늘어날 때(원래 길이의 최대 10%) 근섬유의 길이 변화는 아마 거의 없을 것이라고 여긴다. 그러나 그것도 다양한 경우의 수 중 한가지일 뿐이다.

실시간 초음파를 이용하는 많은 연구 중 Lidstone 外가 2018년 근섬유가 전체 근육인대 단위(musculotendinous unit, MTU) 길이로서 편심성(eccentric), 동심성(concentric), 제길이(isometric)로 움직일 수 있음을 보여주었다. 이를 처음 접하면 직관적으로 이해하기 어려우나, 근육은 조절해야 하는 운동량의 크기에 따라 길어지거나 짧아지고, 전반적인 조직의 경도 또한 변하는 것처럼 보인다(경도에 대해서는 아래에서 자세히 다루겠다). 일단 이 정도만 알아두고 근섬유가 탄력 있는 포장지 안에서 조직 길이를 정하고 조절하고 있다고 상상해보자. 고유의 탄성력이 있는 포장과도 같은 근막은, 그 안에 들어있는 근섬유가 움직이는 방향에 있어서 어느 정도는 자율성을 가질 수 있도록 해준다. 근육은 움직임의 요구에 따라서 길어지거나 짧아지거나 혹은 같은 길이를 유지하기도 하는데 이는 마치 Morton의 휠체어 비유와 유사하다고 보면 된다.

Morton이 지적한 골격근과 내장을 감싸고 있는 민무늬근의 차이 중 하나는 아교질의 구성이다. 골격근은 외부에서 가해지는 힘의 크기가 크기 때문에 아교섬유질을 더 많이 함유하고 있다. 심장근육과 민무늬근육 섬유는 골격근처럼 늘어나지는 않으며 움직이는 동안 그렇게 큰 부하를 견딜 일이 없다. 내장 기관은 여러 겹의 윤활이 잘 되는 장액성 막에 감싸여 보호받고 있어 외부에서 가해지는 물리적 힘이 배막이나 가슴막을 통해 분산되어버리고 안까지는 잘 전달되지 않는다(그림 5.8).

근골격계는 역학적인 응력과 변형률을 전달하도록 설계되어 있다. 이 단어들이 헷갈릴 수 있으나 3장에서도 얘기하였다시피 간단히 정리하면 응력은 물질에 가해지는

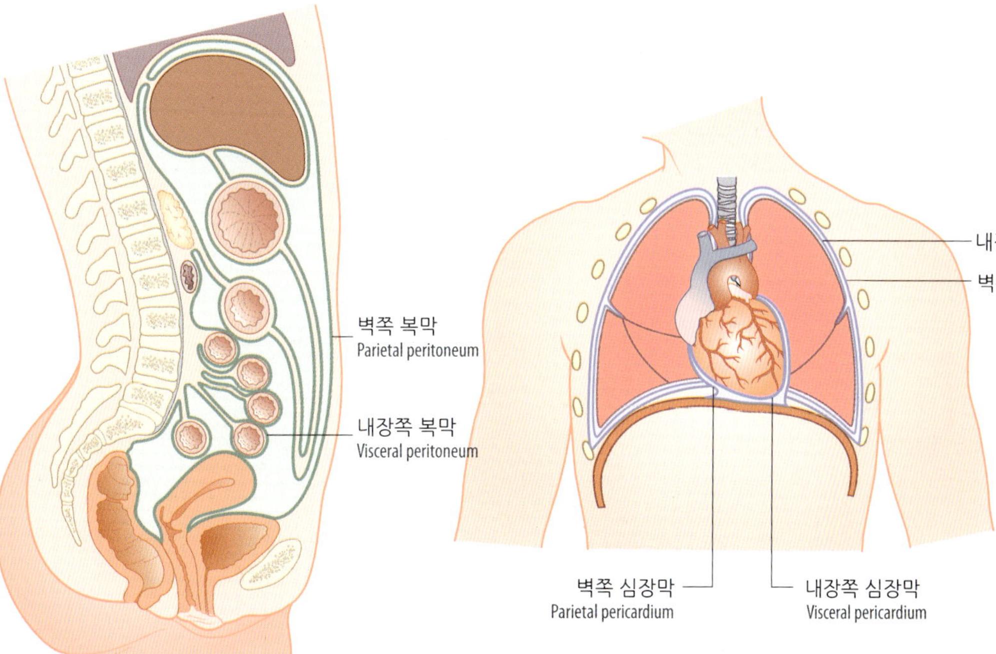

그림 5.8. 내장은 몇 겹의 장막(serous membrane)으로 둘러싸여 있어 가슴과 배 안의 구조물들과 그 바깥의 수의적으로 움직이는 근골격계의 움직임이 상대적으로 독립적으로 일어날 수 있다. 외부의 물리적 압박은 장막들을 거치며 감소되어 장기 조직에 도달한다.

힘의 측정값이고, 응력에 대한 물질의 반응이 변형률이다-물질은 가해지는 응력에 의해 변형된다. 생물학역학에서는 반응을 변형률이라고도 한다는 것을 기억해두길 바란다.

용어들의 의미를 더 잘 이해하기 위해 그림 5.9의 그래프를 분석해보자. 응력은 전통적으로 y축을 따라, 변형률은 x축을 따라 좌표상에 표시한다. 그래프는 하나의 변수가 증가하면 다른 하나도 증가하는 비례관계를 보인다. A와B는 각각 가상의 물질을 보여주는데 두 물질이 응력에 대해 반응하는 정도의 비율이 다르며, 가해지는 응력을 두 단위 늘렸을 때 "A"가 늘어나는 길이는 "B"가 늘어나는 길이의 두 배이다. 직선의 어느 부분에서든 상관 없이 응력을 두 단위 늘리면 "B"선 상에서는 변형률이 두 단위, "A"선 상에서는 네 단위가 늘어난다. 즉 물질 "B"가 "A"보다 변형하지 않으려한다. 다르게 표현하면,

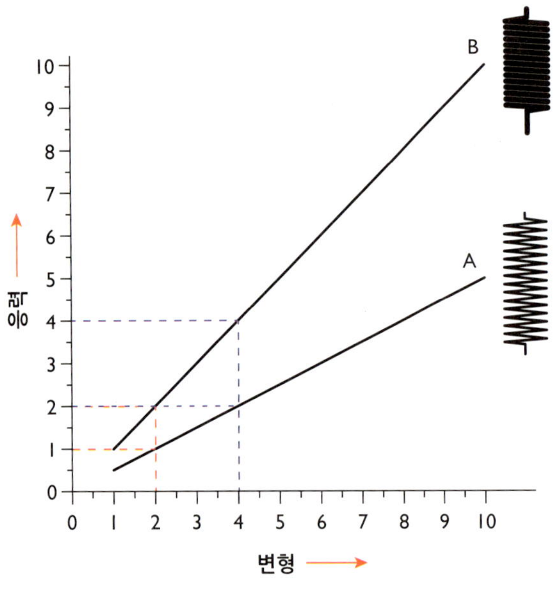

그림 5.9. 일반적으로 응력(힘 나누기 면적)은 y축을 따라, 변형률(길이 변화)는 x축을 따라 표시한다. 두 개의 선 ("A"와 "B")은 응력의 증가에 대해 다른 정도의 반응을 보이는, 즉 경도가 다른 두 물질을 나타낸다. 두 직선의 길이가 두 단위 증가하려면 "B"물질에는 두 배의 응력이 가해져야 한다. "B"의 더 가파른 경사는 길이 변화에 더 크게 저항하는 속성을 직관적으로 보여준다. 점선들이 B의 더 큰 경도를 나타내고 있다. 2에서 4단위로 길이가 변하려면 (x축) 물질 "A"의 경우에는 1단위의 응력이 필요하지만 물질 "B"의 경우에는 2단위의 응력 (y축)이 필요하다.

같은 힘을 가했을 때 "A"가 더 늘어나므로, "B"의 경도가 "A"경도보다 더 크다고 할 수 있다.

3장에서 보았듯이, 경도(뻣뻣함 혹은 단단함)의 정의는 응력과 변형률 사이의 비(ratio)이다. 각각의 물질은 경도가 제각기 다르며 경도는 물질의 구성에 따라 달라진다(그림 3.4도 참고하길 바란다). 예를 들어, 고무줄은 노끈보다 훨씬 덜 단단하다. 노끈을 있는 힘껏 당겨도 길이는 거의 늘어나지 않지만 같은 힘으로 고무줄을 당기면 계속 늘어나다가 한계치에 이르면 끊어질 것이다.

충분한 응력을 가한다면 어떠한 물질이든지 결국에는 끊어지지만 그 전에 늘어날 수 있는 정도는 물질마다 다르다. 예를 들어 콘크리트와 같은 아주 단단한 물질의 경우에는(그림 5.10a), 강한 응력을 견딜 수 있지만 부서지기 전에 거의 늘어나지(변형되지) 않는다. 끊어지기 전까지 원래 길이의 몇 배나 늘어날 수 있는 고무줄과 대조적이다. 두 물질의 특성 모두 좋다, 나쁘다 말할 수는 없으며 각자 필요한 경우가 다른 것 일 뿐이다. 어느 곳에서는 더 큰 안정성이 필요해 단단한 물질이 유리하고, 다른 곳에는 가동성이 필요해 유연한 물질이 필요하다.

생체 물질이 인공 소재보다 우수한 이유는 길이 변화에 따라 경도가 변하기 때문이다. 뼈의 특성에 대해 다룰 때, 생체 물질의 응력과 변형률 사이의 관계는 간단한 선형의 방정식을 따르지 않는다는 것을 배웠다. 대부분의 생물학적 구조들은 늘어날수록 단단해진다. 예를들어 그림 5.11b의 J형 곡선은 힘줄이 초반에는 마치 고무줄처럼 쉽게 늘어난다는 것을(변형률이 길이의 변화를 측정한 값임을 잊지 마라) 보여준다. 곡선의 경사도는 점점 변해 나중에 가서는 콘크리트의 응력/변형률 곡선에 가까워진다. J형 곡선은 어떻게 힘줄이 처음에는 쉽게 늘어나다가 점점 늘어날수록 변형에 대한 저항이 커지는지를 보여준다.

힘줄이 짧을 때는 덜 단단하고 길어지면 단단해진다. 조

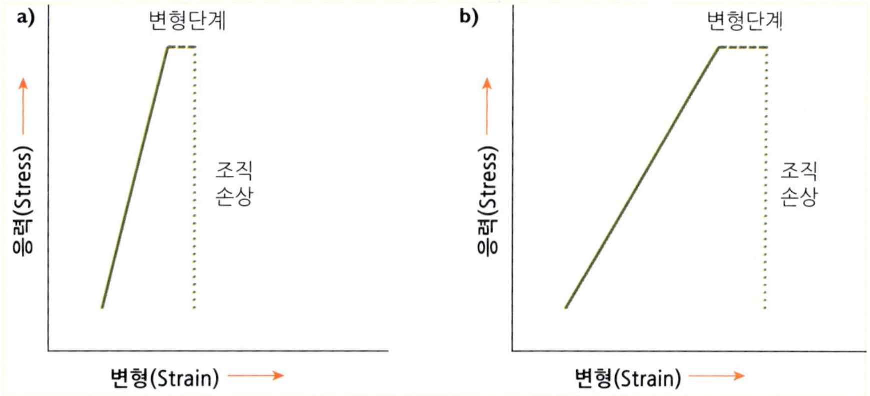

그림 5.10. a) 단단한 물질일수록, 예를 들어 콘크리트를 상상하며 거의 늘어나지 않지만(x축 상에서의 변화), 부서지기 전까지 더 많은 응력을(y축 상에서의 변화) 가해야 한다. 단단한 조직일수록 변형 단계가 짧은 경향이 있다. 즉, 물질이 조금 더 늘어날 수는 있으나 원래의 길이로 돌아오지 못한다. 변형 단계가 짧은 물질들을 흔히 부서지기 쉽다고 한다. b) 덜 단단한 물질들은 더 이상 원래의 형태로 돌아올 수 없는 시점에 들어서 조직이 손상되기 전에 더 많이 변형될 수 있다. 더 많이 늘어나도 원래의 길이로 늘어날 수 있는 그런 물질들을 탄력(변형되었다 원래대로 돌아오는 능력)이 있다고 한다. 예를 들어, 나이든 사람의 뼈는 그들의 어린 손주들과 비교하였을 때 부서지기 쉽고 부러지기 전에 변형될 수 있는 정도가 적다. 뼈와 연조직의 탄력은 일생에 걸쳐 변하며 식이습관과 운동습관에 의한 결과이다.

직이 단단한 정도는 그 것이 가동성, 안정성, 탄성과 연관되어 있기 때문에 움직임에 있어서 중요한 변수가 된다. 해부학과 공학에서는 경도가 중립적인 용어이며, 측정 가능한 물질 고유의 특성 중 하나일 뿐이다. 어떤 경우에는 높은 경도가 유리하고 다른 경우에는 조직이 잘 늘어나는 게 유리하다.

조직이 강한 응력에 노출될수록 자연스럽게 단단해 지는 것은 합리적이다. 한 발로 뛸 때의 착지를 예로 들면, 발바닥굽힘근이 늘어나 그 안의 아교섬유도 늘어나지면 필요 이상으로 늘어나지는 않도록 경도 또한 증가한다. 인체가 항상 같은 상태에 머무르지 않기 때문에 우리의 조직은 유연해 진다. 우리는 다양한 속도와 높이로 뛸 수 있고 다양한 기후와 온도에 처할 수 있기 때문에 생체 소재의 신비가 이러한 다양한 상황에 적응할 수 있도록 해준다.

늘어난 조직은 에너지를 필요로하고 그 에너지의 일부는 조직에 저장되었다가 원래의 길이로 돌아가려 할 때 사용된다. 이러한 역학적 성질을 탄성이라고 한다. 탄성은 운동량으로부터 역학적 에너지를 재활용 한다는 점에서 인간의 많은 운동 효율 증대에 있어서 필수적인 역할을 한다. 최적의 에너지 저장을 위한 움직임의 운동량과 조직의 경도 사이의 균형이 맞춰졌을 때 효율성은 더 좋아질 수 있다.

그림 5.11b이 보여주다시피, 늘어남의 초기와 후기 단계에서는 그렇게 많은 에너지를 잡고(capture) 있지 않다. 가장 효율이 좋으면서 조직이 너무 늘어나 복원이 안 되는 지점을 넘어가지는 않는, 응력/변형률 그래프의 중간 부분에 위치할 때까지 조직이 늘어나려면 충분한 응력이 가해져야 한다.

조직의 경도에 영향을 미치는 많은 변수들이 있지만 그 중 일부는 평소 체감하기 어려울 것이다. 그 변수들은 셀 수 없이 많지만 중요한 것만 몇 가지 살펴보면 온도, 탈수 정도, 연령, 조직의 종류, 히알루로난 성분(막섬유의 친수성 윤활물질), 호르몬, 아교질의 종류(몸을 구성하는 아교질에는 몇 가지 종류가 있으며 종류마다 경도가 다르다, Zügel 外 2018)정도가 있다.

모든 움직임은 몸 전체에서와 부분들에서 다양한 정도의 경도를 요구한다. 경도가 너무 크다면 가동범위가 줄어들 것이고 너무 작다면 불안정해져 상대적 과운동성

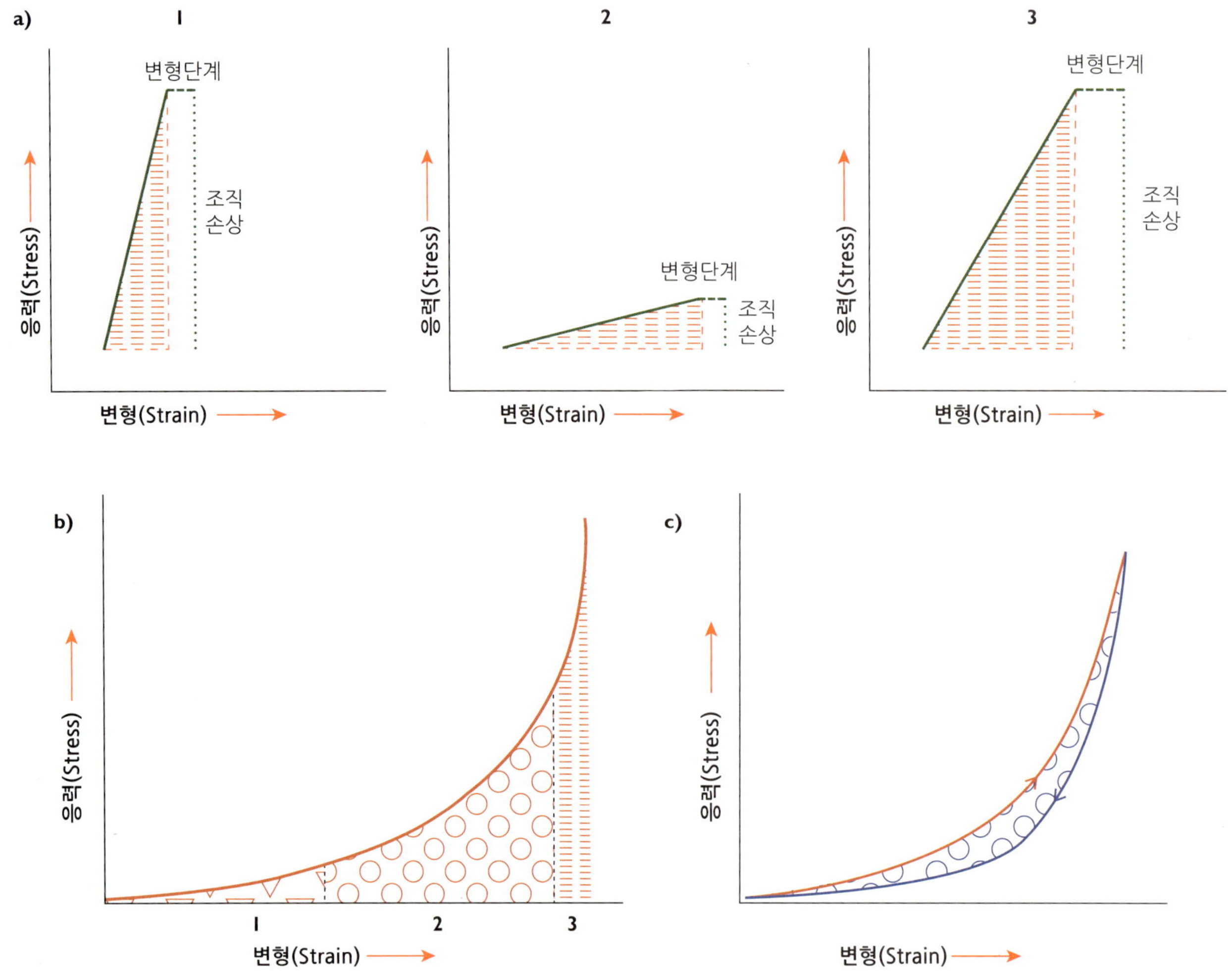

그림 5.11. 곡선 아래의 면적은 물질이 변형될 때 발생할 수 있는 잠재적 에너지의 양을 나타낸다. a) 만약 물질의 경도가 높다면 늘어나지 않을 것이고 적은 양의 에너지만이 축적될 것이다(1). 이와 비슷하게 만약 물질이 적은 응력 만으로 쉽게 늘어난다면 적은 에너지만이 물질에 축적될 수 있을 것이다. (2) 중간 정도의 경도는 더 많은 더 많은 에너지를 저장할 수 있게 하지만 단단한 조직이 가질 수 있는 안정성은 포기해야 하며 (3) 쉽게 늘어나는 조직은 가동성을 제공한다(1). b) 힘줄과 같은 자연 물질은 늘어난 정도에 따라 다양한 정도로 낮거나, 높거나, 중간 정도의 경도를 가질 수 있으며(1), 약간의 변형은 적은 에너지만를 (삼각형 무늬)조직에 가한다. 이러한 상황은 한계치 가까이 늘어났을 때에도 비슷한데(3) 이때는 조직이 단단해져 관절을 더 잘 보호해준다. 물질을 변형률의 한계치 가까이 늘리기 위해서는 추가되는 길이가 작아져 적은 에너지만이 돌아오는 움직임을 위해 (빗금친 면적)더해지기 때문에 더 많은 에너지가 필요하다. 중간 정도 늘어났을 때 (2)복원을 위한 에너지가 가장 조직 안에 많이 축적된다(동그라미 무늬). c) 일부 에너지들은 마찰과 열을 발생시키며 소실되기 때문에 저장된 에너지의 전부가 형태 복원에 사용되지는 못한다. 소실되는 에너지를 이력현상(hysteresis) 이라고도 하며 그 정도는 다양할 수 있고 힘을 받는 시간, 힘을 빼는 시간, 조직의 건강, 조직의 점도와 같은 다양한 요인에 따라 달라진다.

상태가 될 것이다. 몸의 부분들은 그 부분의 수요에 따라서 경도를 바꾸고 대처해야 한다. 보행 중의 발을 예로 들면, 발가락을 뗄 때 발은 운동량, GRF, 몸무게와 같은 힘을 모두 감당해야 하는 "단단한 지렛대" 역할을 해야 한다. 우리는 앞서 뼈들이 협력해 잠겼다 풀렸다 하며 발의 "단단함"을 조절하는 것을 배웠으며 연조직 역시 발이 보행 중에 가동적인 수용체와 단단한 지렛대 사이를 오가며 자세와 역할을 바꿀 때 수요에 맞게 대처한다.

연조직은 움직임에 의해 외부에서 가해지는 힘에 반응해야 하며 중력은 일정하지만 GRF, 운동량, 자세는 계속 변한다. 조직의 끊임 없는 감시-힘들이 몸을 통해 어떻게 작용하는지, 몸이 어떻게 반응하는지, 몸이 그 목적에 가까워지는지, 몸이 효율적으로 움직이는지-있어야 성공적인 움직임이 가능하다.

뼈세포가 되먹임회로(feedback loop)를 통해 뼈형성의 정도를 결정하는 것처럼, 위의 사항들을 점검하는 것이 고유감각수용체의 일부인 기계수용기의 역할이다. 기계수용기는 근육과 직, 간접적인 소통을 통해, 많은 변수들이 관여하는 복잡한 알고리즘에 따라 근육의 긴장도를 조절하여 그 부분의 전반적인 경도를 정한다.

근육은 필요에 따라 일관되게 짧아지거나 길어진다고 생각할 수도 있다. 근육은 움직임을 발생시켜야 하면, 대부분 동심성으로 수축해야 한다. 반대로 대항근의 수축으로 인해 당겨지면 동심성 수축이 움직임을 조절할 수 있을 정도로 편심성으로 "멀어지게"한다. 조직을 통해 운동량이 작용하면서, 근섬유는 움직임의 목표점을 향해 망설임 없이 나아가기 위해 힘에 대해 반응하는 것처럼 보인다. 근조직은 필요에 따라 짧아지거나 늘어나거나 일정하게 유지하는 능독적인 "경도조절시스템"이다 (Sawicki 外 2009).

고유감각수용체의 감시가 지속적이고 열심히 일하는 것처럼 보일 수도 있지만 Huijing 교수 外 (2003)의 연구에 따르면, 정보는 척수 혹은 뇌에 지속적인 신호를 보내지 않고 말초에서 처리되는 것처럼 보인다.

근섬유의 길이와 긴장도의 섬세한 조절은 주변 아교섬유의 탄성력과 경도에 직접적인 영향을 미친다. 최적화된 상태에서, 근육은 최소한의 길이 변화를 겪고, 운동량은 힘줄과 주변 아교섬유를 단단하게 만들고 에너지를 가한다. 고무줄이나 콘크리트와 같은 양 극단의 예를 생각해보면(그림 5.11b에서 보이는 것과 같이) 탄성력이 가장 좋을 때는 조직의 길이가 중간 범위일 때이다. 중간범위에서는 힘줄 탄력 섬유를 늘리는데 합리적인 수준의 힘이 필요하고, 역학 에너지가 복원되는 움직임을 도와줄 수 있게 사용된다는 뜻이다.

조직의 경도와 출력되는 힘

근섬유 역시 이상적인 길이 범위 안에서 작동하지는 않기 때문에 탄성력이 장점으로만 작용하는 것은 아니다. 근섬유는 길이 범위의 양 극단에서는 적은 힘을 발생시키며 (그림 5.12 참고), 힘줄 아교섬유가 운동량에 의해 늘어나 근육이 이상적인 힘/길이 관계에 머무르도록 하기 때문에 이상적인 힘, 특히 관절 가동범위의 끝에 가까워져 움직임에 대한 조절이 더 필요할 때를 위한 힘을 제공할 수 있다. 아교섬유를 늘리기 위한 운동량을 사용하는 것은 근섬유가 제 길이에 가깝게 머물도록 해 소모되는 열량을 줄이는 효과도 있다.

스포츠 활동은 더 큰 힘을 발생시키고 효율을 늘리기 위한 전략으로 반동력을 자주 사용한다. 던지기, 뛰기, 혹은 추가적인 힘이 필요한 어떠한 운동이든지 간에 반대방향의 움직임이 선행됨으로써 근막의 자연적인 역할을 통해 많은 이득이 얻어진다. 수축 속도가 증가하면 생산되는 근력은 감소하지만(그림 5.13 참고), 필요한 속력의 일부는 탄력섬유에 힘을 축적함으로써 섬유의 수축이 아닌 탄성 반동을 통해 생산된다. 근육을 감싸고 있는 아교섬유의 탄성 반동은 근육 자체의 탄성반동보다 짧아지는 속도가 더 크다. 이를 시각화하기는 어려우나 이 둘의 짧아지는 속도를 비교하면 탄성 섬유는 빨리 짧아지는 반면 근섬유는 그 고유의 힘의 손실을 최소화 하기 위해 상대적으로 천천히 수축한다. 두 가지 힘(근력과 탄성력) 사이의 상호작용은 두 가지 조직의 특성, 미세 조절능력(근육)과 신속함, 효율, 가속(탄성 섬유)을 이상적으로 조합하며 사용한다.

반동에는 탄성력, 경도, 섬유의 길이, 속도 사이의 관계와 같은 여러 조직 역학이 관여한다. 스포츠관련 자료들

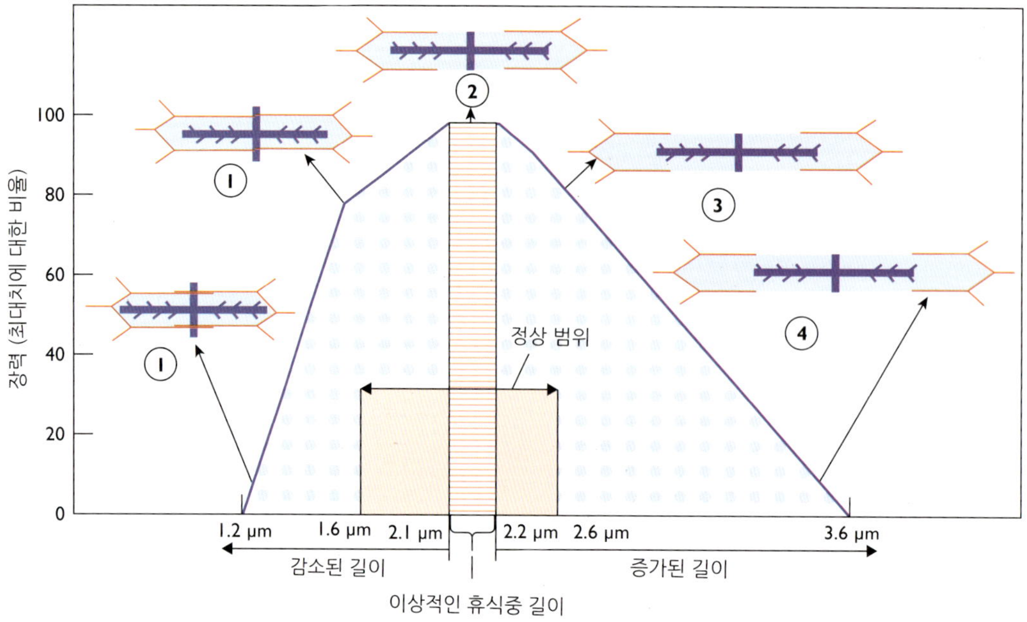

그림 5.12. 액틴과 미오신의 섬유는 최대의 힘을 생산하기에 이상적인 겹침 정도가 있다. 섬유의 길이가 너무 짧으면(1 더 짧아지기 위한 여유길이가 부족하다. 너무 길면(3 & 4) 잔섬유가 겹치는 부분이 너무 적어져 끌어당기는 힘의 크기가 감소한다. 두 잔섬유가 겹치는 정도가 적절하면(2) 발생시킬 수 있는 힘의 크기가 가장 커진다.

에서는 반동운동이 자주 언급되지만("신장-단축주기(stretch-shortening cycle)"혹은 "신장-반동주기(stretch-recoil cycle"라 하기도 한다), 일상적인 움직임에 대한 설명에서는 다뤄지는 일이 훨씬 드물다. 하지만 하나 이상의 관절이 관여하는 운동이 일어나는 곳에서는 어디서나 위에서 언급한 조직역학이 움직임에 도움이

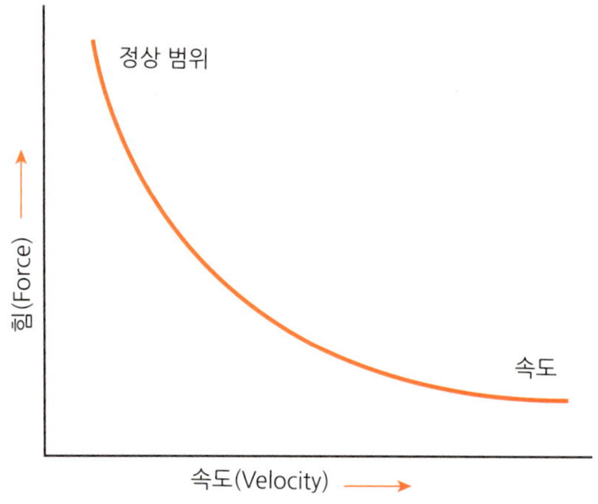

그림 5.13. 근육의 수축 속도가 증가할수록 출력되는 힘은 감소한다. 이는 근육이 빨리 수축할수록 사실상 근력이 약해진다는 뜻이다. 근섬유를 감싸고 있는 탄력섬유가 길어진다는 것은 근섬유가 천천히 수축하는 동안 MTU는 탄성력을 이용해 이상적인 힘의 출력에 알맞은 속도로 빠르게 짧아질 수 있음을 뜻한다.

되는 쪽으로 활용된다.

일상생활에서의 움직임은 일반적으로 스포츠에서의 움직임보다 더 적은 탄성에너지가 필요하긴 하지만 근섬유의 길이는 거의 변하지 않으면서 아교섬유는 어느 정도 늘어나 경도가 증가한다. 막섬유의 증가된 경도는 움직임의 감속을 도와주며, 수축성의 근섬유 주변을 팽팽하게 지지한다. 지지하는 구조의 근막이 단단해지면 근육이 수축하는 힘을 전달하기 위해 더 즉각적으로 반응하는 환경을 제공한다.

상대적으로 적은 부하를 받는 보행단계 동안에도, 근섬유는 거의 늘어나지 않는 와중에 아킬레스건은 7mm까지 늘어난다(Fukunaga 外 2001). 힘줄의 반동은 발가락 떼기를 도와주고 근육의 부담을 줄여주는데, 늘어난 힘줄의 단단함도 근육의 부담을 줄여주는데 일조한다. 만약 힘줄이 늘어나지 않는다면 발목에 어떤 영향을 미치기도 전에 발가락을 떼는 동안 짧아지는 발목 근육 중 어느 하나가 덜 단단한 힘줄 쪽으로 먼저 당겨져 버릴 것이다.

설명을 위한 다소 과장된 비유로 힘줄을 의자 다리에 붙어있는 아주 가느다란 고무줄이라고 상상해보다. 고무줄을 잡아당기면 고무줄은 늘어나고 의자다리는 움직이지 않는다. 고무줄보다 탄성은 덜한 대신 더 단단한 노끈으로 바꿔 잡아당기면 노끈은 아주 조금만 늘어나고 의자가 움직일 것이다. 위의 그래프를 통해 아교섬유는 길이에 따라 그 경도가 변하며 길이가 늘어날수록 고무줄보다는 노끈에 더 가까워진다는 것을 알 수 있다(그림 5.11b). 반동력은 변형률 곡선의 앞부분에서 소진되고 곡선의 중후반부에 가까워질수록 자연스럽게 관절 주변의 아교섬유가 단단해진다. 이렇게 되면 크게 두 가지 이득이 있는데 하나는 관절이 어느 정도 보호된다는 것과 다른 하나는 근섬유가 관절의 움직임을 조절하는 힘이 더 효율적으로 전달된다는 것이다. 조절을 위해서는 조직이 늘어나는 것을 감속하고 반동을 위해 조직의 길이를 줄이는 것이 둘 다 필요하다. 근력이 "가느다란 고무줄"이 아닌 "노끈"으로 전달된다면 움직임은 더 잘 조절 될 것이다.

움직이는 동안 근육이 수행하는 역할은 근섬유의 정렬에 직접적인 영향을 받는다. 방추근육(fusiform muscle)의 길고 평행한 섬유의 힘, 길이, 속도는 깃털근육(pennate muscle)의 짧고 꺾여있는 섬유 배열의 그것과는 상당히 다르다(그림 5.14a). 방추근육은 근육의 반대쪽 양 끝 사이를 섬유가 직접 연결하고 있고 평행하게 움직이기 때문에 섬유가 빠르게 수축할 수 있게 해주고 움직임의 범위를 길게 해준다. 섬유의 길이가 짧은 깃털근육은 수축하는 길이가 짧을 수 밖에 없지만 그렇기 때문에 같은 근육의 부피로 더 큰 힘을 발생시킬 수 있다(그림 5.14b).

다시 한번, 우리는 수행능력에 영향을 미치는 관계들을 이해하기 위해 몇 가지 변수들을 파헤쳐야만 한다. 그 변수들에는 근육의 부피(해부학적 단면적으로도 알려진), 근섬유의 개수(생리학적 단면적으로 측정함), 섬유 배열 등이 있다(그림 5.15 참고). 각각의 변수들에는 모두 득

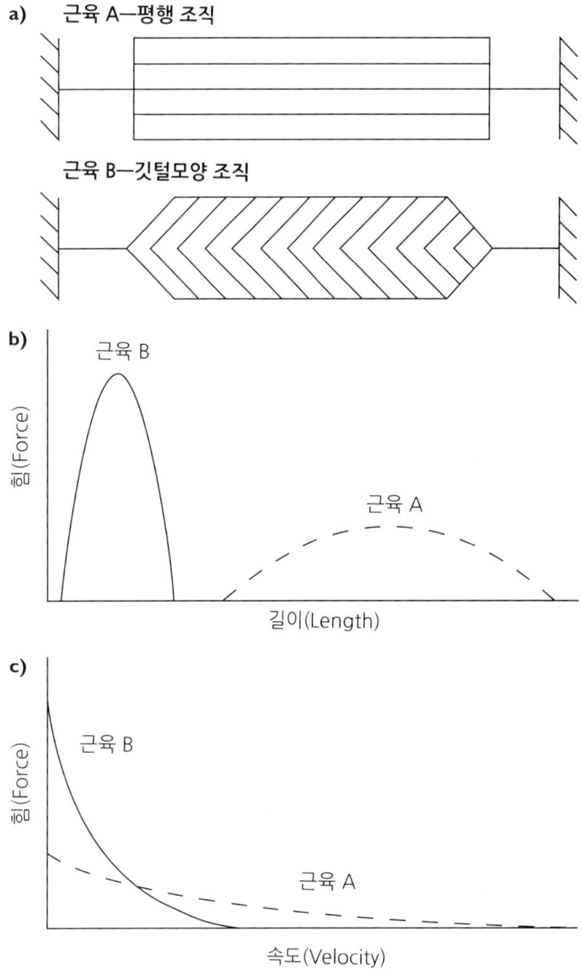

그림 5.14. 근육 구조, 힘, 길이, 속도 곡선. a) 방추근육(A)은 평행한 긴 섬유들로 이루어져 MTU의 한쪽 끝에서 반대쪽 끝까지 이어져 있다. 깃털근육(B)은 반면에 새의 깃털 모양처럼 꺾인 섬유로 이루어져 있다. 깃털섬유는 그래서 상대적으로 짧고 단일 깃털, 이중 깃털, 다중 깃털 등 그 배열의 종류도 다양하다. b)섬유길이의 차이로 인해 힘/길이의 차이가 현저해진다. 깃털근육(B)은 방추근육(A)보다 더 큰 힘을 발생시킬 수 있지만 수축할 수 있는 길이가 짧다. c) 방추형근육(A)은 더 큰 단축능력 덕분에 적은 힘으로 깃털근육(B)보다 낼 수 있는 속도의 범위가 넓다 (출처: Wilson & Lichtwark 2011).

과 실이 있고 근육의 기능에 영향을 미치며 몸에서의 위치와도 연관이 있다. 인체의 어떤 부분은 더 큰 힘을 요구하고 어떤 부분은 빠른 수축을 요구할 것이며, 어떤 부분은 몸 외부에서 가해지는 큰 힘을 감당해야 하고 다른 부분에서는 그 안에서 일어나는 움직임이 중요할 것이다. 적절한 조직의 구조가 몸의 각 부분의 요구에 맞

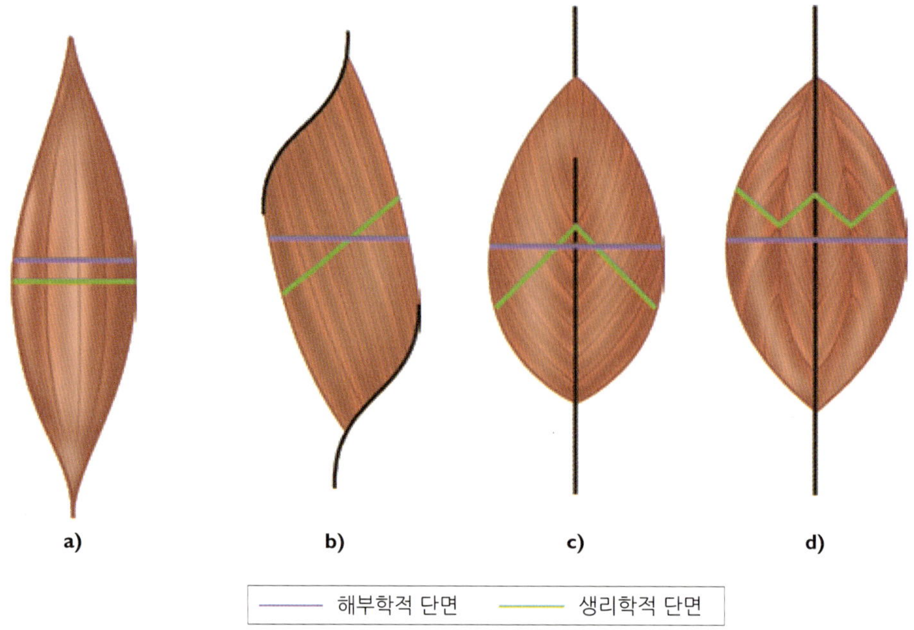

그림 5.15. 근육을 이루는 섬유의 개수가 출력될 수 있는 힘의 크기와 직접적인 연관이 있다. 섬유의 개수는 근육의 단면이 양분하는 섬유의 개수를 셈으로써 어림잡을 수 있다. 방추근육(a)의 섬유들은 나란히 붙어있어 셀 수 있지만 깃털근육 섬유는 그런 식으로 셀 수 없다. 깃털근육의 섬유 하나마다 단면 하나씩이 나오려면 단면을 비스듬하게 잘라야 한다(b, c, d). 근육의 무게에 영향을 미치는 근육의 부피는 단면적과 연관 있다. 그래서 근육의 수행능력에 영향을 미치는 중요한 측정값은 두 가지가 있다. 근육의 부피와 연관 있는 해부학적 단면적과, 근섬유의 개수와 근력과 관련 있는 생리학적 단면적이 그 것이다. 방추근육의 경우에는 이 두 단면적이 같지만 깃털근육의 경우에는 생리학적 단면적이 넓이가 더 넓은 대신 근섬유의 길이들은 더 짧다.

춰서 배치된다면 조직의 발달과 성장뿐 아니라 움직임에 드는 에너지도 줄일 수 있어 전반적인 효율이 증대될 것이다.

걷거나 달릴 때 다리 양 끝은 몸의 다른 부분과 비교했을 때 가장 많이 움직여야 한다. 러닝화 제조회사에서 밝혀냈듯이, 다리 끝의 무게를 최대한 줄이면 장거리 달리기에서 체력을 상당히 많이 아낄 수 있다. 우리의 몸은 이미 예전부터 이를 알고 있었기 때문에 장딴지를 깃털근육으로 채우게 되었다. 깃털구조는 한정된 근육 부피 안에 더 많은 근섬유다발을 가질 수 있게 해준다. 그림 5.15를 통해 해부학적 단면적과 생리학적 단면적을 비교해보자. 두 근육의 해부학적 단면적(anatomical cross-sectional area, ACSA)은 같으며 이는 몸에서 차지하는 부피와 무게가 같음을 의미하지만 출력할 수 있는 힘의 크기는 다르다.

근육이 낼 수 있는 힘의 크기는 그 안에 포함된 섬유의 개수와 가장 관련이 있다. ACSA로 방추 섬유의 개수는 모두 셀 수 있지만 깃털 섬유의 개수는 유의할 만큼 실제보다 적게 측정된다. 단면을 자르는 법을 달리해 모든 근섬유를 한 번씩 자르게 하려면 그냥 똑바로 자르기보다는 비스듬히 잘라야 한다. 모든 근섬유를 포함하도록 기울여 자른 단면을 생리학적 단면(physiological cross-sectional area, PCSA)이라 하며 근육이 낼 수 있는 힘을 더 잘 보여주는 측정값이다.

섬유배열은 각각의 근육의 잠재적 근력과 수행하는 역할을 설명해준다. 깃털근육은 근력의 생산과 몸에 가해지는 큰 힘을 운동량을 통해 조절한다는 중요한 역할을 하고 있다. 같은 ACSA의 방추근육은 상대적으로 적은 힘으로 더 큰 운동 범위를 가지며 더 큰 속도를 낼 수 있다. 위팔두갈래근과 가자미근 역할의 차이점을 생각해보자. 위팔두갈래근은 팔꿈치 관절을 넘는 큰 가동범위를 상대적으로 작은 힘으로 움직이기 위해 길고 평행한 섬유로 이루어져있는 반면, 다중깃털섬유로 이루어진 가자미근은 가동 범위는 좁지만 큰 힘을 만들어 낸다.

근육의 구조는 필요에 의해서 진화한다. 위팔두갈래근은 주로 손을 여러 방향으로 뻗기 위한 열린사슬 움직임을 수행하기 위해 진화해왔다. 가자미근(soleus)은 주로 닫힌사슬 움직임을 반복하면서 특히 점프나 달리기를 하는 동안 착지할 때 발등쪽굽힘(dorsiflexion)을 조절하고 감속하기 위해 일한다. 장딴지 근육은 달리는 동안 체중의 여섯 배에 달하는 중량을, 점프에서 착지할 때는 그보다 더 큰 중량을 조절해야 한다. 가자미근의 다중깃털배열의 근육섬유는 그렇게 많은 공간을 차지하지 않고 종아리를 무겁게 만들지 않으면서도 근력과 필요한 만큼의 힘을 만들어 낸다.

장딴지의 근육은 각진 섬유를 가졌을 뿐만 아니라 길고 탄력 있는 힘줄이 있어 더 많은 역학적 에너지를 재활용할 수 있다. 위에서 자세히 다루었듯이, 힘줄은 탄성이 있으며 늘어나는 동안에 발생하는 응력의 일부를 흡수할 수 있다. 예를 들어, 착지와 그로 인한 구조물들의 늘어남은 관련된 근섬유에 의해 조절된다. 근섬유는 힘줄이 늘어나면서 필요한 움직임, 다양한 조직의 강도, 경도, 움직임을 조절하는 능력에 따라 동심성, 편심성, 등척성으로 늘어날 수 있다.

상승 곡선일 때는

막섬유는 움직임에 있어서 효율성 증대, 힘의 증폭, 감속이라는 세 가지의 중요한 기능을 담당한다. 이 기능들을 논하기에 앞서, 이들이 독립적으로 작동하는 별개의 기능이 아니라는 것을 기억해둘 필요가 있다. 현재 필요한 움직임에 따라 어느 하나가 우세할 수는 있으나 이 셋은 항상 겹치는 부분이 있다. Sawicki와 Huijing이 언급하였듯이, 고유감각수용계는 (주로) 불수의적으로 필요한 것들을 점검하여 근섬유의 긴장도와 길이를 필요할 만큼 조절하여 경도와 출력되는 힘을 미세 조정한다.

위에서 다루었다시피, 탄력 있는 막조직이 근력을 최적화하고 출력되는 힘을 증가시킨다. 근섬유의 길이가 변하지 않고 힘줄의 길이가 늘어남으로써, 이상적인 힘/길이 관계 내에 머무를 수 있다. 힘-길이 관계는(그림 5.12 & 5.16 참고) 근육이 큰 힘을 발휘할 수 있는 길이의 범위가 좁기 때문에 그 범위 안에 머무는 것이 근육의 운동 조절 능력을 향상시킨다는 것을 보여준다. 하지만 문제는 근육이 곡선의 꼭지점을 넘어서 늘어날 정도의 운동량이 가해질 때이다.

일단 힘-길이 그래프의 꼭지점을 넘어서면 근력은 감소하기 시작한다(그림 5.16a에서와 같이). 거기서 길이가 더 늘어나면 근육이 힘을 생산하는 능력이 감소하면서 실질적으로 근력이 약해진다. 꼭지점 이상으로 길이가 늘어나는 것은 감속 운동을 위한 근육의 입장에서는 사실상 근육이 더 큰 힘을 내야 할 때 오히려 근육이 약해지도록 끊임 없이 부추기는 형국이 되므로 문제가 된다.

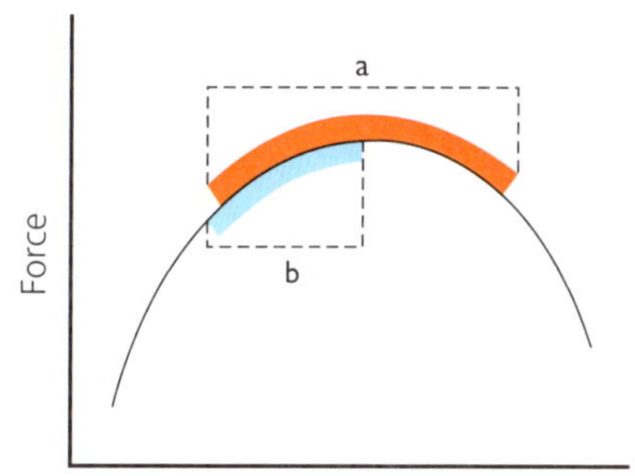

그림 5.16. 근섬유에는 이상적인 힘-길이 비율이 있으나(그림 5.12 참고), 곡선의 꼭지점을 넘은 길이까지 늘어날 수도 있으며 이 때 힘의 출력은 감소한다(빨간색으로 표시, a). 혹은 간단하게 생각하면, 근육이 곡선의 꼭지점을 기준으로 그보다 길어지면 상대적으로 약해지고 움직임을 제어하는 능력이 감소한다. 곡선의 상승하는 부분에서는 섬유의 길이가 늘어날수록 힘이 증가한다(b). 결론은 근육이 정상적인 기능을 보이는 범위는 이상적인 힘-길이 관계 내에서 가능하다는 것이다. 대신 근섬유의 길이들은 더 짧다.

다행히 근섬유는 이를 위한 해결책으로 주로 곡선이 상승구간일 때의 원리로 작동하도록 진화하였다. 몇몇 연구자들이(Rubenson 外 2012, Lieber & Ward 2011, Ishikawai 外 2007) 힘-길이 곡선의 상승구간에서는 근섬유의 길이가 유지된다는 것을 발견하였다(그림 5.17). 상대적으로 짧은 길이에서 곡선이 시작한다면, 근육은 길어질수록 강해지기만 할 것이다. 만약 근육들이 꼭지점의 좌우 모두에서 작동한다면, 길이가 증가하면서 처음에는 힘이 증가했다가 꼭지점을 지난 이 후 급격히 감소하게 될 것이다.

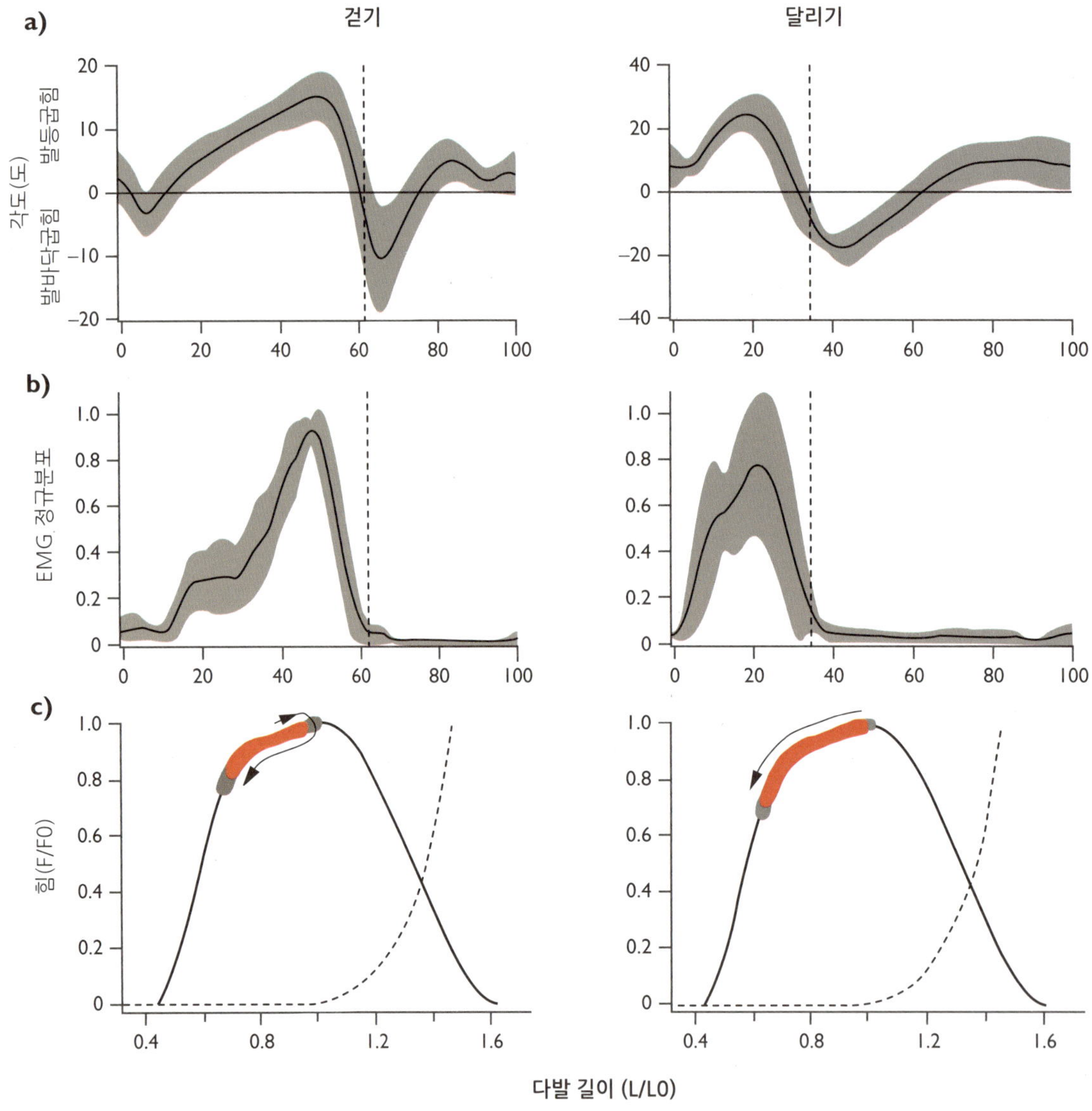

그림 5.17. 관절의 각도(a)와 EMG 결과 (b)는 걸을 때와 달릴 때가 다르다. 발가락 떼기는 걷기의 경우 62%, 달리기의 경우 36%지점에서 수직으로 올라가는 점선으로 나타난다. 가자미근육 길이의 형태는 걷기(왼쪽)와 달리기(오른쪽) 모두에서 힘-길이 곡선이 상승구간일 때 해당되어 두 가지 활동에서 모두 이상적인 힘의 출력이 가능하다. 화살표는 길이 변화의 방향을 나타낸다 (c). 걷기 혹은 달리기 중에 가자미근 다발은 곡선의 상승구간 상에서 작동하지만, 보행의 초기 디딤 단계 동안에만 짧아지기 전에 길어진다. 발등쪽굽힘 동안에 근육힘줄 단위의 전체적인 길이는 길어짐에도 불구하고 달리기의 디딤 단계 동안에는 섬유가 짧아져 아교섬유가 길어짐에 따라 근육이 동심성으로 움직인다는 것을 의미한다 (출처: Rubenson 外. 2012).

하강 곡선일 때는 관절이 열리고 지렛대의 축 길이가 길어지기 때문에 일반적으로 움직임을 조절하는데 더 큰 힘이 필요해 기능적인 의미가 없을 것이다. 이는 움직임이 한계치에 도달하면 그 이상은 넘어가지 않도록 보호한다는 면에서도 합리적이다.

걷기와 달릴 때의 발목 자세와 EMG 결과는 발목이 발등 쪽으로 더 굽혀지면서 가자미근의 활성이 증가하다가 발가락을 떼기 위한 발바닥쪽굽힘이 시작되면 감소하는 것을 보여준다. 이러한 경향은 운동 5.1에서 자세와 거기에 연관된 다른 관절 조직들의 긴장이 몸의 나머지 부분을 통해 운동량으로 전달되어 뒤꿈치 들기와 발바닥쪽 굽힘이 일어났던 것을 다시 한 번 상기시켜 준다.

> 발바닥굽힘근이 몸을 "받친다(lifting)"고 할 수 있지만, 발이 몸에 깔려 무너지지 않도록 해주는 역할도 한다. 다음 장에서 발이 발가락을 떼기 위한 준비로 뒤침이 되는 동안, 발의 구조를 "지탱하는 힘"대부분을 제공하는 발바닥굽힘근의 간접적 작용을 자세히 다룰 예정이다. 발바닥굽힘근은 발의 구조를 전반적으로 단단하게 만드는데 일조하는 동시에 운동량에 의한 앞방향의 힘 또한 조절한다.

그림 5.17c의 근섬유 길이의 변화 방향은 과부하에 대한 반응에 차이가 있음을 보여준다. 섬유는 낮은 강도의 보행 중에는 짧아지기 전에 약간 길어진다. 이는 달리는 중 섬유의 활성과는 대조적이며, 발목을 발등 쪽으로 굽히는 더 큰 충격력과 관계가 있다. 비록 우리가 달릴 때 디딤 단계의 잠깐 동안 발목이 더 발등 쪽으로 굽혀진다는 것을 보았지만 근섬유는 능동적으로 짧아지기만 한다. 달리는 동안 발등쪽굽힘을 위해서는 인대와 주변의 막섬유에 의해 전체적인 조직의 길이가 길어져야 한다. 막섬유는 길어지는 동안 근섬유는 짧아질 수 있음을 기억해야 한다. 대부분이 아교질로 이루어진 섬유를 늘리는데 사용된 에너지는 발목을 발바닥쪽으로 굽히는 대에 재활용 될 수 있어 몸을 앞방향으로 미는 추진에 도움을 준다.

역학적 에너지의 재활용은 근섬유의 여러 대사 효율 기능 중 하나일 뿐이다. 근골격계 전체가 막섬유의 신축성으로부터 이득을 얻으며 운동량에 대한 반응으로 단단해진다. 몸이 아교섬유를 늘이기 위해 운동량을 활용하는 것은 근육이 작동할 수 있는 길이 범위를 바꾼다(Ishikawa 外 2007, Rubenson 外 2012).

힘–길이 곡선의 꼭지점을 넘어서까지 움직이기보다는, 막섬유가 들어나고 단단해지면서 근육의 활동범위를 힘–길이 곡선의 상승 부분 쪽으로 옮긴다(그림 5.17c).

만약 근육이 힘–길이 곡선 꼭지점의 양쪽 모두에서 작동한다면, 근육은 운동량을 감소시키려 할 때 하강 곡선 상에서 움직일 것이다. 관련된 관절들이 열리기 때문에 근력이 약해질 것이고, 잠재적으로는 길이의 한계치까지 움직일 것이다. 상승 곡선 중일 때는 정상 관절가동범위의 한계치까지 움직이면서 상대적 근력이 계속 증가한다. 상승 곡선 상에서만 움직이는 것은 근육 다발의 길이를 조절하는 일종의 보호장치로서 관절을 가로지르는 조직이 과하게 늘어나는 것을 방지한다.

힘 조절–감쇠와 제동

효율을 높이면서 힘의 출력을 늘리려면 아교 막섬유가 힘의 제동(damping)을 도와주는 제 3의 역학이 필요하다. 제동[3] [혹은 감쇠(deceleration), 그림 5.18c]은 움직임을 멈추는 과정에서 감속하는 속도를 조절하는 것이고 탄력 섬유가 늘어난 다음 그 안에 일시적으로 저장되어 있던 에너지를 없애는 방식이다. Roberts & Azizi(2011)는 착지할 때의 힘줄의 길이가 근육인대 시스템에 빠르게 전달될 수 있게 한다고 밝혔다. 그런 힘은 근육에 부담을 줘 위험하며 부상의 원인이 되는 경우가 흔하다. 근섬유는 처음에는 아교섬유에 충격력을 다

3 제동(damping)과 적심(dampening)을 구분 할 필요가 있다. 전자는 힘을 줄여나가는 것이고 후자는 액체를 도포하는 행위이다

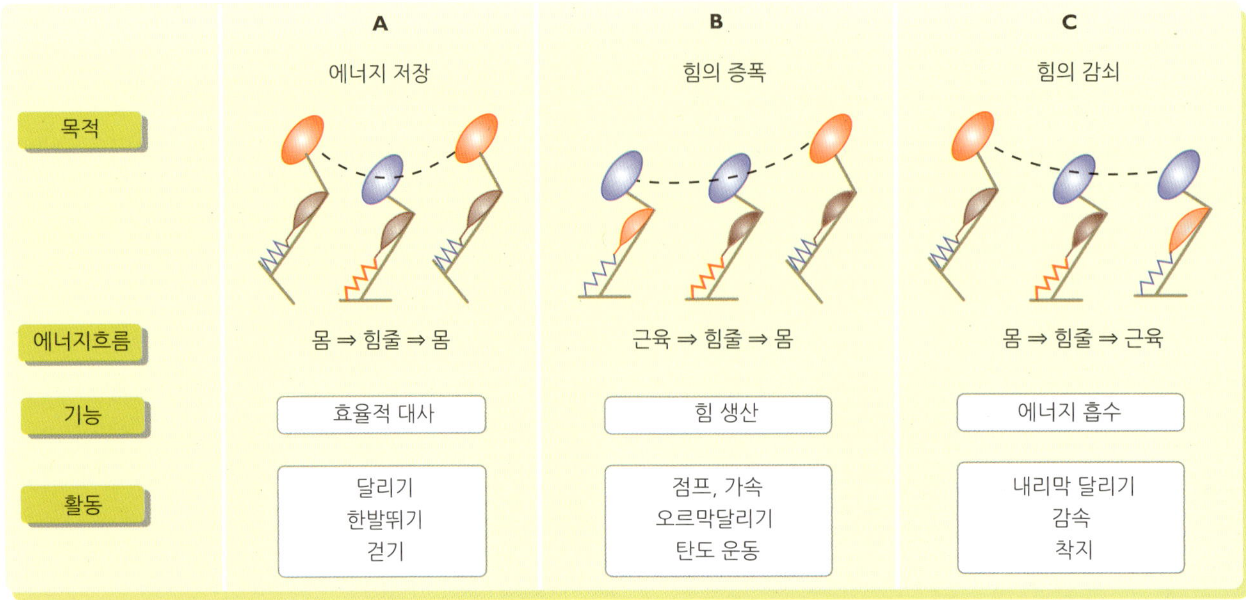

그림 5.18. 감쇠와 제동(C)은 Roberts와 Azizi가 그들의 용수철의 역할에 관한 리뷰논문에서 말한 세가지 기전 중 마지막에 해당하는 것이다. 착지할 때는 조직이 늘어나면서 강한 힘을 조절해야 하는 경우가 많다. 근섬유는 속도가 증가하면서 적은 힘을 발생시키기 때문에 충격력이 가해진 즉시 편심성 수축을 하는데 용이하지 않다. 착지하며 빠르게 늘어날 때 소실되는 힘을 상쇄하기 위해 근육은 등척성에 가깝게(근육의 이상적인 힘의 범위 안에)머무르고 아교섬유가 충격력을 조절하기 위해 늘어난다. 덕분에 근육은 느린 속도로(그래서 더 큰 힘을 발생시키면서)편심성으로 수축할 수 있고 아교질 안에 저장되어있던 탄성력을 감쇠시킨다. 위에서 다룬 또 다른 기전인 에너지 저장의 경우(A)운동량이 탄성에너지로 전환되는 동안 이상적인 길이에 가깝게 유지되는 근섬유에 의해 효율성이 향상된다. 먼저 조직에 프리텐션이 가해짐으로써(이 것의 장점에 대해서는 다음의 두 장에서 다룰 예정이다) 생산되는 힘이 증폭된다(B)(출처: Roberts & Azzizi 2011).

시 보낸 다음에 느린 편심성 수축을 통해 에너지를 감쇠한다. 근육이 빨리 수축할수록 발생하는 힘은 작아진다는 것을 다시 한번 상기시키고 싶다. Roberts와 Azizi는 단지 인대가 근육이 더 큰 힘을 만들어낼 수 있게 하며 근육보다도 강한 힘을 제동할 수 있는 조절능력이 있음을 지적했다.

충격력은 근섬유의 상황은 고려하지 않고 다음 충격을 조절할 수 있을 만큼 충분히 빠르게 수축하기 위해 몸을 재빨리 관통한다. 근육은 강하게 수축하며 강한 힘을 발생시키기 위해 애를 쓰기 때문에(그림 5.13 & 5.14 참고), 경로가 재설정된 힘은 처음에 근육이 “유사 등척성(quasi-isometrically)”으로 수축하는 동안 막섬유에 들어가 근섬유가 천천히 늘어나고 조절력을 유지하도록 해준다.

힘의 감쇠는 몸에서 발생하는 충격력의 대부분을 매일 받고 있는 발과 발목에서 특히 중요하다. 중간발로 디뎌야 하는 달리기, 점프, 높은 곳에서 뛰어내리기 등을 할 때, 급격한 발목의 발등쪽굽힘이 필요하다. 이 움직임들에 관여하는 무릎, 고관절, 다른 주요 관절들은 크고 강한 근육들에 의해 굽힘이 조절되지만, 장딴지는 상대적으로 작고 대부분 가느다란 근육으로 이루어져 있다. 감사하게도, 그 근육들은 깃털배열로 이루어져 힘줄에 연결되어 있으며, 각각의 근육들이 하나씩 근육 바깥막으로 감싸진 다음 막 구획으로 한번 더 묶여있어 힘을 조절하는데 있어서 막의 지지력이 하는 역할이 크다.

경계를 넘어선 힘의 전달과 근막 구획

> 힘줄과 뼈에 직접적으로 부착되어 있는 근육에 가해지는 힘 외에도, 근력의 상당부분은 구획 안의 결합조직을 통해 발휘될 수 있다. 구획의 벽에 가해지는 힘에는 구획 벽의 경도를 증가시키고 뼈의 골격뿐 아니라 결합 조직의 질긴 "골격" 또한 늘리는 중요한 기능이 있다.
>
> Huijing 外 2003

지금까지 우리가 이번 장에서 다룬 근골격계에 대한 내용을 보면, 해부학적인 초점이 근골격 섬유의 세로 혹은 장축 배열에 맞춰져 있다. 힘의 전달에 있어서 세로방향 전달도 중요하지만 일부일 뿐이며 힘은 하나의 근육에서 이웃한 근육, 그리고 그 너머까지 수평방향으로도 전달된다. 이는 비교적 새로운 연구분야이며 거미줄과 같이 연결된 막섬유가 힘의 전달과 증폭에 관련된 역할을 수행할 뿐만 아니라 고유감각수용에도 관여하는 등 여러 이점들이 있음이 밝혀지고 있다.

우리가 해부학책에서 보는 조직들은 모두 분리되어 있기 때문에 그 "정상적인" 경계를 넘어 힘이 전달되는 것은 놀랍기만 하다. 오렌지 비유는 너무 남용되어 지겨울 수 있으나 해부학적 배열에 대한 신선한 시각을 제시해준다는 면에서는 여전히 유용하다. 오렌지를 반구형으로 자르면 그 안에서 통합성과 연결성을 관찰할 수 있다. 단면을 보면 오렌지가 여러 쪽들로 나뉜 모양과 그 "경계(borders)"를 볼 수 있을 뿐만 아니라 하나의 조각과 그 옆의 조각을 이어주는 섬유의 연결 또한 볼 수 있다. 오렌지를 반달모양의 한 쪽씩으로 분리시킬 수 있듯이, 몸의 근육들도 마찬가지이다.

하나의 MTU를 넘어서 힘을 하나의 전달하는 능력을 *근육 외 힘전달*(extramuscular force transmission)이라고 하며 섬유의 연속성에 따라 달라진다. 섬유의 구획마다 기능이 다양하며 그에 따라 구성 성분도 다르지만 힘줄에서 인대와 관절주머니로, 혹은 근육바깥막에서 느슨한 결합조직으로 변하면서(그림 1.13 참고), 연결되어있는 세포 종류도 자연스럽게 전환된다. 사고가 나거나 수술을 받지 않는 이상 몸에는 틈새나 균열이 없는 것이다.

근육 간에 전달되는 힘에 대해 본격적으로 다루기 전에, 해부학에서 끊임없이 언급되는 용어에 대한 문제를 짚고 넘어가야 한다. 해부학적인 부분들을 분석할 때면 마치 그 부분이 독립적으로 작동하는 듯한 인상을 준다는 본질적인 문제가 있다. 어떻게 하면 근육이 하나의 분리된 단위라는 인상을 주지 않으면서 형태와 기능을 설명할 수 있을까? 분류하고 이름 붙이는 것은 설명하는 방법론에 있어서 이해를 돕는다는 장점이 있다. 하지만 그러한 방법은 구조물들을 그 환경으로부터, 또 그 경계를 넘어선 관계들로부터 동시에 분리시켜버린다. 우리는 운동 중에 일어나는 상호작용을 강조하려 노력하기 때문에 더 큰 그림을 위해서는 해부학 용어들이 갖는 한계를 먼저 알아야 한다. 그래서 오렌지는 여러 쪽으로 나뉘어 존재라는 것이 아니고 손으로 하나씩 뜯어야지만 분리된다는 것이 사실일지도 모르나, 순전히 깔끔한 설명을 위해서 해부학적인 전체를 기능적 요소로 나눌 수 밖에 없다는 것을 받아들여야 할 것이다.

위의 경고를 유념하도록 하고, 다리는 네 개의 구획으로 나눌 수 있다[4]–**앞 구획**(앞정강근, 긴발가락폄근, 긴엄지폄근), **가쪽 구획**(긴종아리근, 짧은종아리근), **뒷구획**(장딴지근, 가자미근, 장딴지빗근), **깊은 뒷구획**(뒷정강근, 긴발가락굽힘근, 긴엄지굽힘근). 발은 문헌마다 다른데 네 개 혹은 아홉 개의 구획으로 나눈다(이 책에서는 네 구획으로 나누고 있다).

구획으로 나뉘어 있는 것은 다리만의 독특한 특성은 아

4 구획 안에 있는 주요 근육들만 나열하였으며, 각 구획을 이루는 조직들에 대해서는 다음의 장에서 더 자세히 다룰 예정이다.

니며 몸의 모든 부분들이 나뉘어 있다. 이는 기능적 단위가 "포장되어" 나뉨으로써 많은 이점이 있기 때문일 것이다. 막 구획은 분리되어있기 때문에 서로 쉽게 미끄러지며, 감염이나 출혈이 다른 구획으로 퍼지는 것을 막아준다. 하지만 이러한 방어기전에는 구획 내의 압력이 증가해 혈관과 신경을 압박하는 구획증후군이라는 잠재적인 위험도 동반되는데, 침범한 구획을 감싸는 근막을 절개해 감압해 주는 시술인 근막절개술(fasciotomy)이 필요하다.

구획 내의 압력은 항상 나쁜 것만은 아니며, 우리 몸의 많은 부분에서 그러하듯이 정도의 문제이다. 정상적인 움직임이 일어나는 동안에는 구획 내 압력의 증가가 조직의 경도를 증가시킬 뿐만 아니라 또 다른 측면으로 몸의 효율적 기전을 활성화시키므로 이롭다고 할 수 있다.

다양한 연구를 진행했던 Huijing 교수는 구획 내, 그리고 구획 간의 힘의 전달에 대해서도 연구하였다. Huijing의 연구에 대해 설명할 내용이 많지만, 우리는 벌써 그 중 대부분을 이미 다루었으며 바로 조직의 경도 변화가 가장 핵심이다. 몇 가지 실험을 통해 Huijing는 응력과 변형률이 어떻게 각각의 근육을 넘어서 주변의 조직들에 전달되는 지와 결합조직 그물에 있는 결함이 힘의 전달을 방해한다는 것을 증명하였다.

실험용 쥐의 앞 구획에 근막절개술을 시행하면, 구획 안의 근력이 증가할 때도 있으나 주로 감소한다(Huijing 外 2003). 근육을 담고 있는 "포장지(bag)"의 온전함을 찢는 것은 근육으로부터 전달되는 힘에 영향을 미친다. 근막 구획으로부터 받는 압력의 소실은 전체 조직의 경도와 수축하는 힘을 전달하는 능력 또한 감소시키는 것으로 보인다. 근막절개술로 인해 감소된 구획 내 압력은 경도와 출력할 수 있는 힘의 크기를 감소시킨다.

아직 근막 구획에 대한 충분한 연구가 이루어진 것은 아니지만, 지금까지의 이야기를 적용해보면 구획이 경도 변화에 있어서 중요한 역할을 한다고 말할 수 있다. 다음 장에서 다루겠지만 근육은 기능적인 구분에 따라 구획으로 묶여 있다. 예를 들어, 앞정강근은 발등굽힘근(dorsiflexor)이자 발목의 안쪽번짐근(invertor)이며 다른 발등굽힘근들-긴/짧은발가락폄근-과 "앞 구획"으로 묶여있다. 발목 관절을 가로지르는 모든 근육은 그래서 종아리근막 안에 묶여 있다.

하나의 근육만으로 움직임이 조절되는 관절은 있더라도 아주 드물며, 대부분 관절을 적절히 안정화 시키고 가동시키기 위해 여러 근육들의 협력이 필요하다. 앞정강근의 능동적인 긴장이 이웃 근육 주변의 결합조직 또한 단단하게 만들어 상승작용을 내는 것은 기능적으로 합리적이다. 팽팽하고 질긴 근막으로 이루어진 주머니 안에서 일하는 것은 출력되는 힘을 증가시키고 근육이 하는 일을 덜어주며 그 이득은 막그물을 통한 근육 밖 힘의 전달을 통해 다른 구획과 공유된다.

막그물의 역할을 이해하기 위해서, 뼈의 잔기둥과 막섬유를 조직들의 기능적 수직구조 차원에서 비교하는 것이 도움이 될 것이다. 잔기둥 구조는 내부의 "미시 골격(micro-skeleton)"을 자가 조직함으로써 뼈 전체 "거시 골격(macro-skeleton)"의 단단함을 결정한다. 내부 골조는 생활하면서 수 개월 혹은 수 년에 걸쳐 반복되는 응력과 변형에 맞게 변화한다. 이와 유사하게 "거시 골격" 외부에는 적응력이 뛰어난 연조직으로 이루어진 또 다른 "거시 골격"이 있으며 의식하지 않아도 자동으로 몸을 통해 전달되는 변형에 맞게 경도를 미세 조정할 수 있는 수축성 소재로 되어있다. 이 전기적으로 민감한 근육 조직은 최소한의 에너지 소모와 노력으로 힘의 전달을 최적화 하기 위한 스스로의 긴장도를 유지해 열량 소비를 줄이려 한다.

각 층의 조직을 구성한다는 것은 끊임 없는 되먹임 회로를 통해 생산 비용, 조직의 강도, 물질의 무게 사이의 균형을 잡는 과정처럼 보인다. 그 되먹힘 회로는, 앞의 장에서 뼈의 생성을 다루며 설명했던 것처럼, 기계수용체를 통해 조직 그물내의 힘을 끊임 없이 감지하며 돌아간다.

막의 고유감각(fascial proprioception)과 경도 조절 시스템

구획 간의 장력과 경도(stiffening) 조절 협력은 힘의 소통이며, 그 소통은 정보의 전달이라고 봐도 좋을 것이다. 또 다른 네덜란드 연구자인 Jaap van der Wal (2009)은 기계수용체가 아교질의 막섬유에 의해 제자리에 고정되어 있다는 것을 알아냈다. 조직들이 다른 층으로 분리되어 있다는 기존의 관념에 반하며, van der Wal은 근육, 힘줄, 인대, 관절주머니가 해부학 입문서에 흔히 묘사하듯 병렬이 아니라 직렬로 서로 연결되어 있다고 주장하였다.

기계적 힘을 감지하는 "수용기"가 힘의 전달을 담당하는 연속적인 그물 안에 위치한다는 것은 기능적으로 합리적이다. Van der Wal은 건축적인 설계, 특정 조직의 위치, 조직의 기능적 역할, 적절한 기계수용체의 배치 사이의 상호 작용이 한데 어우러져 고유감각 되먹힘 회로가 돌아간다고 강조하였다. 아교섬유를 통해 개별 조직을 넘어 전달된 힘은 장력과 경도의 변화 상태를 주변 영역에까지 전달한다. 이 전달이 원활하다면, 아교조직과 신경계의 조직이 둘 다 적절한 정도에 마무르며 몸이 당면한 과제를 해결하기에 이상적인 경도에 스스로 맞춰나가는 능력이 있는 것으로 보인다.

근막을 통한 근육간의 힘의 전달(Huijing 外 2003)과 막섬유의 연결성과 기계수용기(van der Wal 2009)에 대한 연구는 Sawicki의 "경도 조절 시스템"(Sawicki 外 2009)의 기전을 설명해준다. 근골격계를 필요한 힘을 만들고 조절함으로써 그 때 그 때의 목적 달성을 위해 끊임 없이 경도를 조율하는 시스템으로 보는 것은, 나의 운동 해부학 관점에서 일어난 가장 의미 있는 변화라고 할 수 있다.

정리

이번 장에서도 조직의 구조와 기능이 어떻게 긴밀하게 엮여있는지 알아보았다. 조직과 기능 사이의 상호작용은 조직의 응력과 변형률, 근섬유의 방향과 수축을 다방면에서 최적의 상태로 만들기 위해 고군분투하며, 이들이 독립된 변수가 아님을 시사하고 있다. 그리하여 다시 몸은 마치 생태계처럼 하나로 연결되어 있는 상호의존적 시스템이라는 개념으로 귀결된다.

어떠한 해부학적 구조도 고립되어 존재할 수는 없으나, 우리는 각 부분의 역할과 영향을 파악하기 위해 부분적으로도 공부해야 한다. 개별적 역학을 충분히 이해한 다음에는 그 것들을 마치 퍼즐 조각 맞추듯이 하나로 모아 기능 해부학의 전체 그림을 완성할 수 있다.

각각의 MTU는 저마다 다른 섬유의 방향, 길이, 힘줄의 길이, 경도를 가지고 있다. MTU는 각자 몸에서 차지하는 위치에 맞는 고유의 힘(중력, GRF, 운동량)의 요구가 있어 그 요구에 걸맞게 구조가 진화해왔다. 적은 근력과 긴 조직의 길이, 강한 근력과 탄력 있는 힘줄 등 그 요구는 위치에 따라 다양할 것이다.

액틴과 미오신 잔섬유의 특성 덕분에, 근육은 중간 정도의 길이일 때 가장 큰 힘을 발휘하는 경향이 있으며, 근육을 감싸고 있는 아교막섬유는 근육이 힘-길이곡선의 꼭지점에 가깝게 유지될 수 있게 하면서도 이상적인 힘/속도로 작동할 수 있도록 변형률의 일부를 담당하는 것으로 보인다. 근육과 아교섬유는 운동을 조절하기 위해 상호보완적 특성을 통해 협력하며, 근섬유는 운동량을 발생시키고 감속하고 조절하기 위해 필요에 따라 동심성, 편심성, 등척성으로 움직이다.

근육힘줄 단위는 기계수용체에서 수집한 정보에 반응하여 빠르게 대응하는 경도 적응체이며 상황에 따라 변하는 요구사항에 맞춰 끊임없이 반응한다.

"기능의 아버지"라고도 불리는 미국의 유명한 물리치료사 Gary Gray는 "움직임의 진실"을 봐야 한다고 말했다. 어떠한 성공적인 움직임이든, 원하는 결과를 얻기 위해서는 힘의 조절이 필요하며 힘의 조절은 그저 적절한 경도를 만드는 것이다.

CHAPTER 6

외재근(Extrinsic Muscles)

인간의 발에서 우연히 만들어진 것은 하나도 없다. 우리가 바로 서서 땅 위를 두 발로 돌아다니기 시작하면서 체중이 온전히 두 발에 실리게 되었지만 발 뼈의 크기는 몇 배의 무게를 견디게 된 것 치고는 그렇게 커지지 않았다.

Morton, 〈인간의 이동과 몸의 형태〉 (1952, 28p)

개론

시간의 흐름에 따라 발꿈치뼈의 크기와 모양은 변했지만, 발의 전반적인 크기는 두 발 보행을 통해 감당해야 하는 하중이 늘어난 것을 감안하면 그렇게 많이 커지지는 않았다. 3장과 4장에서 넙다리뼈의 변형률이 뼈를 감싸고 있는 근력의 안정화 작용을 통해 감소한다는 내용을 다루었다. 하나의 근육이 발 뼈의 지탱에 대한 모든 책임을 지는 경우는 없으며, 이는 발 위에서 움직이는 몸에서도 마찬가지이지만 근육은 긴장성 경도를 강화하고 균형을 제공하며 움직임을 조절하기 위해 여럿이 함께 움직인다.

여러 외재근들은 다양한 방향에서 내려와 발의 여러 부위에 부착되어 힘을 모아줌으로써 발가락을 떼기 위해 발이 들어올려 질 때 필요한 경도를 제공한다. 이는 근육들이 보여주는 협동의 힘이며, 연약한 발가락 뼈들을 이상적인 모양의 근육들이 보완해주고 있는 것이다.

이번 장에서는 발을 정강이뼈, 종아리뼈, 넙다리뼈와 연결시키고 있는 친숙한 이름이 대부분인 길다란 근육들에 대해 다룰 예정이다. 7장에서는 더 짧고 발에 국한된 근육들에 대해 알아볼 것이며, 이 두 장에서는 연조직이 여러 기능을 동시에 수행하고 있음을 잊지 않는 것이 중요하다. 전체적인 그림을 파악하기 위해서는 앞장에서 다룬 근막의 역학과 함께 근육의 작용에 대해서도 알아야 한다.

대부분의 근골격계 기능해부학은 상당히 직관적이다. 기능해부학은 기본적으로 "어떤 근육이 어디로 가는가?"와 "그것이 어떤 일을 하는가?"이기 때문에 주제를 단순화시킬 수 있다. 우리가 알아야 하는 것은 근육이 어떤 관절을 어떤 각도로 지나가는지가 전부이다. 이 두 가지에 우리가 필요한 정보의 거의 대부분이 포함 된다.

물론 우리는 "왜"에 대한 답을 찾고자 하며 단순 정보의 나열만을 원하지는 않는다. 왜 근육이 그렇게 생겼을까? 왜 그 힘줄은 그 모양이고 그 길이어야 할까? 형태를 먼저 이해하고 나면, 조직의 연결성과 운동 중에 일어나는 상호작용에 대해서도 깊게 이해할 수 있다.

어떤 근육의 형태든 근육이 수행하는 운동을 포함한 전체적인 환경 안에서 파악해야 의미가 있다. 여러 측면에서 형태와 기능은 사실 하나이기 때문에–기능이 형태를 결정하고 형태가 기능을 결정한다–둘 중 하나만 따로 떼어내어 이해할 수는 없다.

이번 장에서 근육의 움직임과 특성을 익히며 알게 될 몇 가지 중요한 법칙과 요령은 독자들의 통찰력을 길러주어 앞의 장들을 이해하는 데에도 도움을 줄 것이다. 앞의 몇 가지 내용이 많이 어려웠다면 6, 7장을 읽고 3, 5장을 다시 읽어보는 방법을 추천하다. 내가 이 모든 내용을 하나로 통합하는 데 30년이 걸린 만큼, 이 책을 고작 몇 시간 읽음으로 해서 모든 내용을 파악하려고 스스로를 압박하지 않았으면 한다.

마찬가지로 근육에 대한 내용들에 익숙하지 않다면, 이 두 개의 장은 빠르게 훑어보고 8장과 9장의 평가와 운동 부분으로 건너뛰어도 된다. 이 책에서 평가와 운동에 대한 내용을 최대한 복잡하지 않게 다루려고 노력했기 때문에 근육계를 이해하는 데에도 도움이 될 것이다. 온갖 멋진 정형외과적인 내용들을 모두 담아 발의 백과사전을 만들 수도 있었겠지만 그러고 싶지 않았다. 나는 이 책이 그저 하나의 개론서가 되기를 원한다.

이름으로 무엇을 알 수 있을까?

해부학을 공부할 때 가장 황당한 부분 중 하나가 어떤 해부 구조를 어떻게 불러야 할 지 결정할 책임자가 없다는 것이다. 우리는 앞에서 발의 복합관절을 다룰 때 이 문제에 직면했었는데, 어떨 때는 해부학적 기준으로 이름을 정하고 어떨 때는 사망한지 오래된 운 좋은 프랑스 외과의사의 이름을 딴다. 그 중 무엇을 선택할 지는 어떤 사회적 관계에 더 의미를 두는지에 달려있다. 예를 들어, 외과계에서는 너무 길긴 하지만 해부학적 정보를 담고 있는 용어인 발목발허리(tarsometatarsal)관절, 발목뼈중간(midtarsal)관절 대신 리스프랑(Lisfranc)관절, 쇼파르(Chopart)관절을 선호하는 편이다.

용어에 있어서 근육의 이름을 지을 때 어떤 관습을 따를지도 문제이다. 주로 근육의 위치, 기능, 모양 이 세가지 특성을 조합하여 이름을 짓는데, 다리와 발의 근육이름들에도 이 세 가지가 고루 사용된다. 이러한 명명법은 용어가 제대로 해석되기만 한다면 어느 정도 유용한 정보를 제공하며 그 이름이 지어진 이유도 설명이 된다. 모양으로 이름을 지으면 위치나 기능에 대한 정보는 거의 제공하지 못한다. 예를 들어, 중요한 어깨 근육인 마름근과 등세모근의 이름만 봐서는 어디에 위치하고 어떤 기능을 수행하는 지 알 수 없다. 하지만 근육의 능력에 대한 강력한 단서를 제공할 수도 있는데, 우리는 사각형인 마름근은 한 방향으로만 수축해 아마도 안정성을 담당하는 반면, 등세모근의 섬유는 다양한 각도로 수축할 수 있기 때문에 가동성이 좋을 것이라고 유추할 수 있다.

위치한 곳의 이름을 딴 근육들은 그 근육이 대략 어디에 있는지를 알려준다. 예를 들어, 앞정강근(tibialis anterior)은 당연히 정강이뼈의 앞에 있을 것이다. 그리고 여기서 좀 더 발전시켜 앞정강근이 있다면, 그 반대편에 뒤정강근(tibialis posterior)도 있을 거라고 충분히 예상할 수 있다(그리고 놀랍게도 실제로 있다!). 이러한 원리는 그 기능으로 이름 붙여진 근육들에도 마찬가지로 적용해볼 수 있다. 굽힘근이 있다면(예를 들어 긴엄지굽힘근), 폄근도 있을 가능성이 높으며(이 경우에는 긴엄지폄근), 모음근과 벌림근의 관계도 마찬가지 이다. 이런 확장적 접근은 우리가 앞으로 다룰 근육들에는 대부분 적용되지만 엉덩이 쪽에서는 별로 해당되지 않는데, 모음근으로 이름 붙여진 근육들은 여럿 있지만 벌림근들은 벌림근 대신 주로 근육들의 위치인 엉덩이(볼기)에서 이름을 따왔기 때문이다.

해부학적 이름들은 기능에 대한 정보를 충분히 제공하지 못하고, 기능적 이름들은 위치에 대한 정보를 제공하

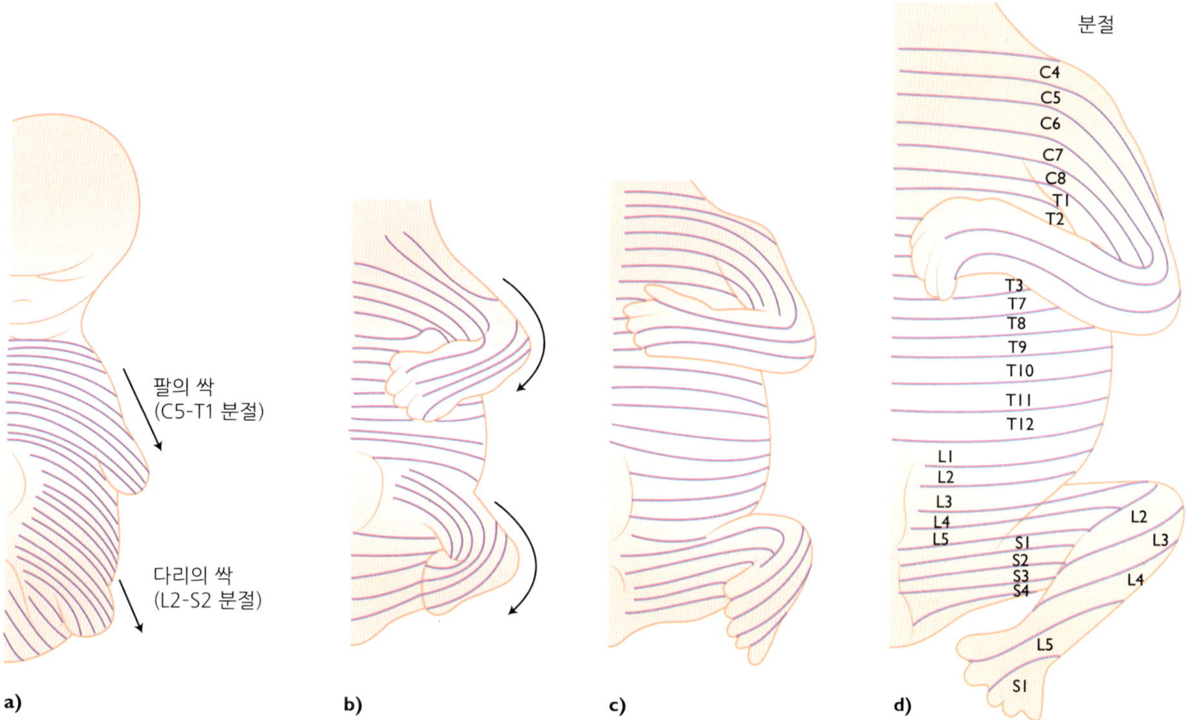

그림 6.1. 팔의 싹(upper limb buds)은 발생 4주차 즈음에 보이기 시작하며(a) 다리 싹(lower limb buds)은 한 주 늦게 보이기 시작한다. 그 다음 2~3주 동안 팔다리 싹의 끝 부분이 편평해져 손, 발과 비슷한 주걱모양이 되고 팔의 몸 쪽 부분은 바깥쪽으로 회전하고 다리는 안쪽으로 회전한다(b & c). 다리의 무릎 아래 부분은 더욱 돌아가 엄지발가락이 안 쪽을 보게 된다 (d). 보라색 선들은 피부 신경분포의 척수 분절(피부분절)을 의미하며 발생과정에서의 팔다리 회전을 시각적으로 표현하기 위해 그려졌다.

지 못하는 것처럼 보이지만, 위치와 기능은 본질적으로 독립적일 수 없다. 예를 들어, 만약 근육이 목말 관절 앞을 가로지른다면 발등쪽굽힘근일 것이고 관절 뒤를 가로지른다면 발바닥쪽굽힘근일 것이다. 역으로 만약 근육이 발바닥굽힘근(plantar flexor)이라면 관절의 뒤를 가로지를 것이며, 발등쪽굽힘근(dorsiflexor)이라면 앞을 가로지를 것이다.

기능으로 구조를 추론하고 구조로 기능을 추론할 수 있다는 점은, 기능과 구조가 긴밀하게 얽혀있음을 보여주는 또 다른 예시일 뿐이다(그림 3.3 참고). 근육의 기능은 관절을 가로지르는 각도에 의해 결정되므로 관행적으로 이름 붙여진 앞정강근이 목말관절 앞을 가로지를 것이라고 합리적으로 유추할 수 있고, 기능적으로는 발등쪽굽힘근일 것이며, 반대로 뒤정강근은 목말 관절의 반대쪽 면을 가로지른다고 예상할 수 있다. 근육의 위치가 그 역할을 결정짓는 것은 당연하다.

같은 원리를 적용해 반대로 그 기능으로 이름 지어진 근육의 위치를 추정할 수도 있다. 예를 들어, 긴엄지굽힘근은 발에서는 바닥쪽, 다리에서는 뒷면에 위치할 것이다. 그렇다면 발과 다리의 등쪽에는 그에 대응되는 긴엄지폄근이라고 불리는 근육이 존재할 것이라고 유추할 수 있으며 실제로 존재한다. 상체에서는 굽힘근은 관절의 앞을, 폄근은 관절의 뒤에 위치한다. 이러한 관계는 하체에서는 반대인데 왜냐하면 *자궁내(in utero)* 발달 과정에서 팔다리 싹(bud)이 회전하면서 다리의 "앞"면이 뒤를 보게 되기 때문이다(그림 6.1). 다리 싹의 회전에 의해 발의 등쪽면이 발의 윗부분에 위치하게 되었고, "발등쪽굽힘(dorsiflexion)"이란 용어가 그 윗면을 정강이쪽으로 당기는 움직임을 뜻하게 된 것이다.[1]

1 고래나 상어의 몸 꼭대기에는 등을 보호하는 역할을 하는 강력한 등쪽 지느러미가 있고, 민감한 구조물들이 주로 위치한 배쪽 면을 앞면으로 간주한다. 인간도 발생과정 중 다리가 회전하면서 이와 비슷한 경향을 보이는데 일반적으로 발등의 배쪽(뒷면)보다 등쪽(앞면)에 혈관과 같은 섬세한 구조물들이 지나가기 때문에 부피가 크고 더 보호받게 된다.

구조물에 이름을 붙이는 관행에 대해 안다면, 대부분의 경우 각각의 이름이 붙은 이유와 근거가 있기 마련이므로 해부학 암호를 해독하는데 도움이 된다. 하지만 이러한 법칙들을 설명한다 해도 근육과 그 역할에 대한 공부는 단순 암기로 귀결된다. 종아리근육의 경우 수년 전 fibularis muscle로 명칭이 바뀌었음에도 불구하고 아직도 많은 논문에서 peroneal muscle이라고 쓰는 것을 보면, 용어에 대한 습관이 바뀌는 데에는 시간이 필요한 듯하다. 이 두 가지 이름은 서로 다른 언어에서 왔는데 *peroneal*은 그리스어, *fibularis*는 라틴어에서 왔다. 두 단어 모두 핀 모양의 종아리뼈를 지칭하는데(인간은 아니지만 다른 동물들의 종아리뼈는 실제로 핀으로 사용되곤 했다) 라틴어에서는 종아리뼈를 그리스어에서는 종아리뼈에 붙어 있는 근육을 지칭하기 때문에 혼돈이 발생한다. 정강이뼈와 정강이근육 둘 다 라틴어(tibia)를 쓰고 있기 때문에 일관성을 위해 종아리근육 이름에도 라틴어인 *fibularis*가 그리스어인 *peroneal*을 대신하게 되었다. 안타깝게도, 여전히 과학논문에서도 peroneal muscle이 등장하는 것을 보면, 아직 모든 사람들이 예전의 습관을 바꾸지는 않았나 보다.

발의 움직임을 묘사할 때 쓰는 벌림(abduction)과 모음(adduction)의 해부학적 기준도 상당히 헷갈리는 부분 중 하나이다. 두 가지 방법이 있는데, 하나는 두 번째 발가락의 중심선(축)을, 다른 하나는 몸의 중심선(정중선, 그림 6.2)에 대한 움직임을 기준으로 잡는 방법이다. 다음 장에서 내재근을 다루며 발의 움직임을 묘사할 때 보겠지만, 참고한 자료들이 두 번째 발가락을 기준으로 삼고 있기 때문에[2] 우리도 축을 기준으로 삼고 있다.

축을 기준으로 하는 방법은 발가락의 움직임을 표현할 때 다른 발가락이 기준이 되는 반면, 정중면을 기준으로 하는 방법은 몸을 기준으로 한 발 전체의 움직임을 말한다. 두 방법 모두 사용될 수 있으며 문맥을 살피면 그렇게 헷갈리지는 않을 것이다. 예를 들어, 발가락을 펼치면 두 번째 발가락의 중심선으로부터 벌어지고, 발배쐐기관절은 정중면을 기준으로 벌어진다.

근육, 주머니, 활차

5장에서 근막이 효율성을 증대시키는 세 가지 기전에 대해 알아보았다. 근육이 같은 길이로 머무를 수 있게 하는 힘줄의 용수철과 같은 역할, 힘의 길이와 힘의 속도 비율을 증가시킴으로써 출력되는 힘을 증폭시키는 근막의 역할, 근육이 길이와 속도 면에서 편심성으로 움직이게 함으로써 변형을 감속 혹은 감쇄하여 근력을 최적화시키는 힘줄의 역할이 그 것이다(그림 5.18). 이와 비슷하게 근섬유의 다양한 기능을 구분 지어 부르기도 하는데, 경도 조절을 통한 중력 저항 버팀대(gravityresistant struts), 탄력 있는 용수철로 이루어진 제어장치, 가속력을 발생시키는 전동기, 탄성력을 저장하는 조절장치가 그것이다(Farris & Raiteri 2017a&b).

근육과 근막은 MTU(근육과 힘줄의 유닛)로서 함께 일하며, 움직이는 동안 끊임없이 이상적인 경도를 찾는다. 이런 의미에서 움직임이 없을 때, 예를 들어 가만히 서 있을 때에도 어떤 근육들은 MTU의 역할인 버팀대가 되기 위해 긴장상태를 유지해야 한다. 대부분의 고유감각기관 사이의 정보전달은 전의식(前意識, preconscious)적이며 대부분의 감각정보는 발바닥, 발, 발목의 조직으로부터 온다. 그래서 발자체의 건강 뿐 아니라 균형, 몸의 나머지 부분과의 협응을 위해서도 발 조직의 건강과 신발이 중요하다.[3]

Morton은 발이 다양한 큰 힘, 특히 그 중에서도 중력을 다루어야 한다고 계속 강조하였으며, 비록 운동량에 대해서는 직접적으로 언급하지 않았으나 그의 저서에서

2 손과 손가락의 움직임을 묘사할 때에도 같은 문제가 발생하는데, 관습적으로 검지가 아니라 중지를 기준으로 한다.

3 고유감각 정보는 몸의 전체 기능에 있어서 아주 중요하며 이보다 더 자세히 다룰 만한 가치가 있다. 더 자세히 알고 싶다면 Emily Splichal 박사와 Naboso Technology의 논문을 추천한다.

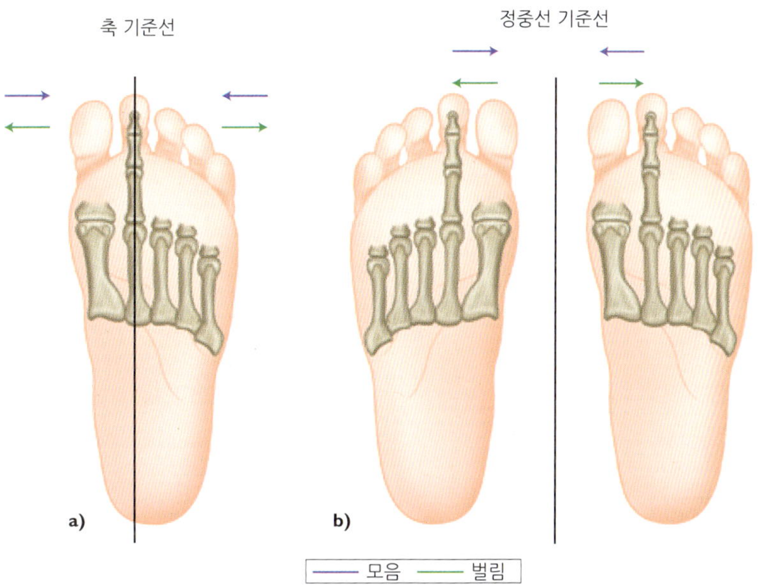

그림 6.2. 발과 발가락의 모음, 벌림을 묘사하는 두 가지 방법이 있다. 하나는 두 번째 발가락의 중심선을 기준으로 하여 발허리뼈와 발가락의 상대적인 움직임을 얘기하는 방법이고(a), 다른 하나는 몸의 정중선을 기준으로 하며 발가락보다는 발의 움직임을 얘기할 때 많이 쓰는 방법이다 (b).

움직임의 발생과 조절에 있어서의 근육의 역할에 대한 내용과 함께 간접적으로 다루었다. Morton은 "효율성을 위한 경제적 전략에 직접적으로 기여하기 위해 내재되어 있는 현상"이라고 탄성력의 이용과 에너지의 재활용에 대해 서술하였으며(1952, 250p), 중력을 운동량보다 더 중요시 하였다. 중력은 직관적으로 이해하기 쉬운 편이나 운동량의 경우 그 역할과 연조직에 미치는 영향이 좀 더 복잡해 보인다. 위를 향하는, 아래를 향하는, 그리고 회전하는 운동량은 움직임을 조절하기 위해 조직을 늘이며, 이러한 편심성 외력은 앞 선 장에서 다룬 초기장력과 반동을 형성하는데 도움을 준다.

두 발이 평행에 가깝기 때문에 우리는 "흔들지레(rockers)"(뒤꿈치heel, 발목ankle, 발 앞부분forefoot, 발가락toe)를 앞으로 굴릴 수 있으며 앞 방향의 운동량은 반드시 연조직에 의해 조절되고 감속되어야 한다. 뼈의 형태, 관절의 정렬, 연조직의 각도가 모두 협력하여 우리를 발 하나당 세 개의 주요 접촉점 위에 골격을 수직으로 쌓을 수 있게 하고 그 위를 굴러 앞으로 나아가게 하는 효율적인 시스템을 구축해준다. 기본적 요소를 따로 놓고 생각해보면 이 모든 것이 경이롭고 꽤나 단순하다.

발과 발목의 전체적인 배열을 이해하는 데 가장 중요한 열쇠는 두 발목 관절의 정렬과 다리에서 발로 근육이 교차하는 각도이다(그림 6.3). 목말 관절 뒤를 지나는 일곱 개의 주요 힘줄이[4] 발바닥쪽굽힘의 중요성(근육의 가속운동을 고려한다면)과 발등쪽굽힘의 조절에 어느 정도의 힘이 필요한지(근육의 감속운동과 지지대 역할을 생각한다면)를 말해주고 있다.

발목 관절의 두 축 덕분에 우리는 두 발만으로도 중심을 온전히 잡을 수 있다. 인간의 발은 발목관절의 뒤쪽 보다는 앞쪽이 길어서 몸이 약간 앞으로 기울어진 상태에서 균형이 더 잘 잡히는 경향이 있으며. 앞으로 너무 기울어지지는 않게 하기 위해 목말뼈 축의 뒤에 더 많은 근육(부피와 개수 면에서)을 가지고 있다. 하지만 인간의 발은 폭이 좁기 때문에 움직이는 동안에 좌우로는 안정적인 기반을 제공해주지 못한다. 뿐만 아니라 목말밑 축

4 가마지근, 장딴지근, 긴/짧은종아리근, 뒤정강근, 엄지굽힘근, 짧은발가락굽힘근, 이렇게 일곱 개이며 약한 근육인 장딴지빗근 또한 포함시키고 싶다면 8개이다.

(그림 6.3b에서 $U-U^1$ 표시) 상의 발꿈치뼈와 목말뼈 사이의 어긋남으로 인해, 태생적으로 좌우 방향으로는 불안정할 수 밖에 없어 양쪽으로 기울지 않도록 발목을 잡아주고 균형을 맞춰줄 근육이 필요하다.

앞의 장들에서 보았듯이 발꿈치뼈의 치우침 덕에 발이 엎침으로 열릴 수 있긴 하지만, 목말뼈와 발꿈치뼈 사이의 뼈정렬은 불안정함과 강한 국소적 압박을 유발한다. 그러한 불안정함은 뒤꿈치를 디딜 때의 충격을 흡수하는데 도움이 되며, 이어서 발생하는 엎침이 주변의 연조직을 변형시키는데 이때 사용되는 에너지는 발가락을 떼기 위해 발이 단단한 지렛대로 다시 뒤침 되는데 재활용된다.

다시 한번 강조하지만 발의 양쪽에는 지지, 감속, 조절을 위해 더 많은 인대가 있어야 한다. 발의 반구 모양, 발꿈치-목말뼈의 어긋남, 목말밑관절의 안쪽 기울어짐이 모두 발 안쪽 면의 불안정함을 초래한다. 앞으로 다루겠지만 목말밑관절의 안쪽을 가로지르는 일곱 개의 주요 힘줄[5]은 모두 다른 각도로 다른 곳에 부착되어있어, 각 보행 단계마다 필요한 적절한 엎침과 견고한 뒤침이 모두 가능케 하는 광범위한 움직임을 구사한다.

Morton(1952)은 다리와 팔의 힘을 비교하며, 어린 아이도 두 발로는 본인의 체중과 같은 22.7kg의 힘으로 누를 수 있는 반면, 두 손으로는 성인 남자도 22.7kg를 간신히 누를 수 있다고 지적하였다. 팔꿈치는 구부리고 측정한 반면 장딴지 근육은 무게중심 거의 바로 아래에 두고 측정했기 때문에 그리 정확한 비교는 아니지만, 팔다리의 해부학적 구조가 유사함에도 불구하고 상대적으로 근력 차이가 많이 나는 것은 사실이다. 다리와 발의 근육은 가속(달리기와 걷기) 그리고 감속(착지할 때의 감쇄) 동안 몸의 운동량을 조절해야 하며, 이때 주로 발꿈치가 들리고 발의 공이 땅에 닿아있다.

5 목말밑관절 안쪽의 주요 힘줄들은 가자미근, 장딴지근, 뒤정강근, 긴엄지/발가락굽힘근, 앞정강근, 긴엄지폄근 힘줄이다

뒤꿈치가 들릴 때, 발목복합체에 작용하는 지지점, 발의 공, 무게중심 사이에 어긋남이 발생한다. 앞서 보았듯이 이러한 "긴 지렛대"는 발에 있는 여러 뼈들로 이루어져있어 한 두 개의 뼈로 이루어진 넙다리뼈나 정강이뼈 지렛대와는 차이가 있다. 넙다리뼈는 주변의 근육들로부터, 정강이뼈는 거기에 붙어 있는 연조직들과 삼각형의 단면으로부터 지지와 압박을 받는다. 발은 불규칙한 모양의 뼈들이 이루는 긴 선으로 안정적인 지렛대를 이루어야 한다. 우리는 4장에서 뼈들이 맞물려서 만들어내는 "형태적 닫힘"을 다루었고, 연조직이 이루는 "닫힌 힘"에 대해서도 언급하였으며 이제 그에 대해 더 자세히 알아볼 차례이다.

다리에서부터 발로 전해지는 MTU는 발의 닫힘 기전에서 중요한 부분이며, 이는 발의 구조와 발목의 도르래를 타고 도는 경로에 의해 가능하다(그림 4.6). 네 개의 다리 구획 중 세 개의 구획에서 오는 힘줄은 목말관절 축의 뒤에 있어 발이 들어올려져 앞꿈치가 디뎌질 때 발을 지지하며[6] 발등쪽굽힘을 위해 앞 구획이 제공하는 힘의 네 배 이상의 발바닥쪽으로 굽히는 힘을 함께 발생시킨다.
가장 크고 강력한 발바닥굽힘근인 가자미근과 장딴지근은 발꿈치뼈에만 붙어 있어, 다른 힘줄들이 복사뼈 주변을 감싸고 지나가 발의 중간 부분과 앞부분까지 연결되어 있는 것과 대조적이다. 깊은 뒷구획 근육들은 모두 안쪽을 지나고 가쪽 구획 근육들은 복사뼈의 가쪽을 지나는 반면, 가자미근과 장딴지근은 발의 정중선과 거의 일치한다. 각 구획은 발의 움직임과 균형에 있어서 서로 다른 역할을 수행하며, 강력한 근육과 길고 탄력 있는 힘줄로 이루어져있어 발이 수행해야 하는 많은 역할들 사이를 전환하는데 도움을 준다. 근육은 우리의 몸을 앞으로 나아가게 하고, 균형잡고, 충격을 흡수해야 하며, 주변으로부터 기계적 정보와 장력 정보를 받아들여 경도와 수축의 방향을 끊임없이 조절해야 한다.

6 발바닥굽힘근은 발의 공부터 뒤꿈치까지 착지할 때의 감속을 지지하는 역할도 한다.

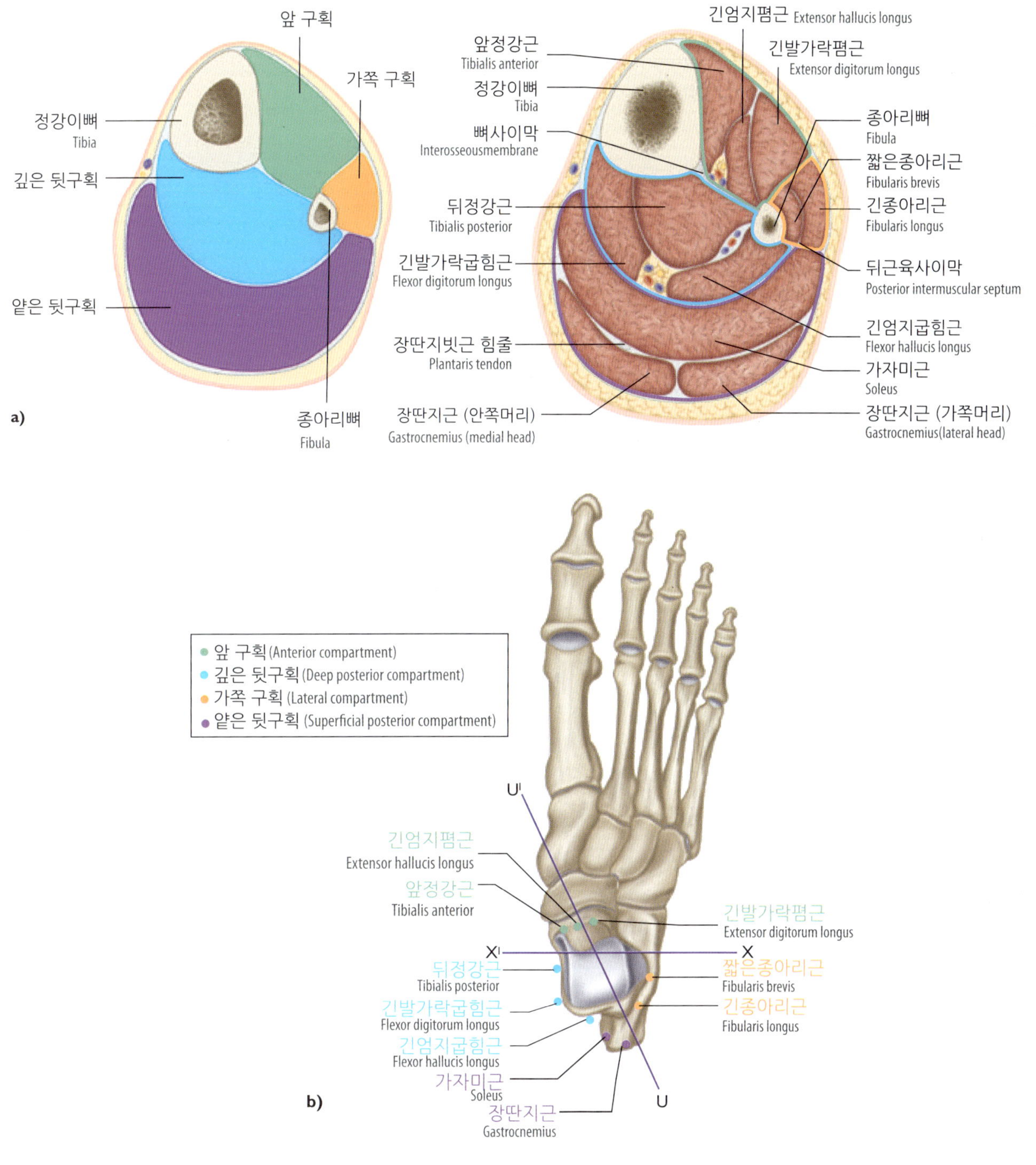

그림 6.2. a) 각 구획의 근육들은 발의 서로 다른 면과 연결되기 때문에 서로 다른 사분면으로 발목을 지나간다. b) 두 개의 주된 관절 축은 외재근의 조절이 필요하다. 목말관절의 발바닥쪽굽힘/발등쪽굽힘은 X–X[1] 축을 따라 일어난다. 목말관절의 축 뒤를 지나가는 모든 근육은 발바닥굽힘근으로, 축 앞을 지나는 근육들은 발등굽힘근으로 작용한다. 목말밑관절의 안쪽번짐/바깥번짐은 U–U[1] 축을 따라 일어나며 목말밑관절의 안쪽으로 지나가는 근육들은 안쪽번짐을, 가쪽면을 지나가는 근육들은 바깥번짐을 일으킨다. 보행 중에 근육이 하는 일반적인 역할을 이해하기 위해 이러한 "작용"을 기능적 측면에서 반대로도 생각해봐야 한다. 목말관절의 뒤에 있는 근육들은 발목 흔들지레 보행 주기 동안 일어나는 발등쪽굽힘 조정과 착지의 조절에 꼭 필요한 발등쪽굽힘의 감속을 담당한다. 목말밑관절 축 안쪽의 근육들은 지면과의 접촉에 대한 반응으로 엎침의 일부인 바깥번짐을 감속함으로써 발가락 떼기에 앞서 발이 안쪽번짐과 뒤친 상태로 전환되는 것을 도와준다(출처: Kapandji 2018.)

피부지지띠(Retinacula) – 단순한 힘줄 띠 그 이상

앞서보았던 것처럼, 해부학은 복잡한 구조와 그들의 상호작용을 제한적인 언어로 설명해야 한다는 본연의 한계가 있다. 유지한다는 뜻의 라틴어 retinere에서 따온 피부지지띠(retinacula) 또한 그 이름 때문에 오해를 받는 경향이 있다. 감사하게도, Carla Stecco가 이끄는 Padua group의 기념비적인 논문 덕에 이 중요한 구조물에 대한 이해의 지평이 넓어지고 명확해질 수 있었다(Stecco 外 2010).

27개의 다리 표본을 다양한 방법으로 연구한 결과, 발목 피부지지띠가 아랫다리의 깊은 근막인 종아리근막의 연장이라는 것을 확인하였다. 피부지지띠를 깊은 근막층의 다른 근막들과 분리시킬 수는 없지만, 조직의 두께로 쉽게 구분된다.

종아리근막의 나머지 부분처럼 피부지지띠도 결의 방향이 다른 세 층의 평행한 아교섬유조직으로 이루어져 있으며, 이 세 층은 느슨한 결합으로 된 얇은 층으로 분리되어 있다. 이러한 구조를 봤을 때, 종아리근막과 비교하여 피부지지띠의 아교층 밀도는 더 높고 느슨한 결합조직 층은 더 얇다는 것을 알 수 있다. 피부지지띠가 종아리근막의 두꺼워진 부분임에도 불구하고, Stecco 外는 피부지지띠가 일반적으로 알려진 사실과 다르게 도르래 시스템에서 중요한 부분을 감당할 만큼 충분히 강하지는 않다고 주장하였다.

논문은 오히려 피부지지띠가 다양한 근육, 힘줄, 뼈와 연결되어있음으로써 자세와 긴장도 변화를 민감하게 감지한다고 주장한다. 피부지지띠에는 많은 신경섬유와 고유감각수용체가 분포하고 있기 때문에 수동적인 안정장치가 아닌, 발목의 자세와 움직임 감지에 특화된 막 구조물이라고 볼 수 있다.

가쪽 구획과 깊은 뒷구획의 긴 인대들은 곳곳에 위치한 뼈로 이루어진 고랑을 따라가며 목말 도르레를 감싸고 있으며, 강력하고 두꺼운 막인 피부지지띠에 의해 제 자리에 붙들려 있다(그림 6.4). 피부지지띠는 힘줄 고랑을 덮고 있는 일종의 지붕을 형성해 힘줄이 홈에서부터 튕겨 나가는 것을 방지한다(만약 앞정강근 힘줄이 발목의 앞쪽에서 "끈으로 묶여"자리에 붙들려 있지 않고 정강이 중앙에서부터 발허리뼈까지 바로 연결되면 어떨지 상상해보자). 피부지지띠는 다른 구조물을 지지하고 방향을 잡는 역할뿐만 아니라 고유감각에 있어서도 중요한 역할을 한다.

피부지지띠는 단순한 띠가 아니라, 엎침과 뒤침 동안의 근육 긴장도를 감지하는데 특화된 기계수용체를 함유하고 있다(Adstrum 外 2017). 피부지지띠가 종아리근막이 두꺼워진 부분이니만큼 넙다리근막과도 연결되어 있으며, 이러한 결합조직의 연결성이 "아마도 발목의 고유감각수용계를 변형시켜 피부지지띠까지 변칙적으로 끌어당겨 옮겼을 것이다"(Stecco 外 2010, 209p).

교과서에 묘사되는 것과는 다르게 피부지지띠의 경계는 뚜렷하지 않으며 개개인의 해부 구조와 생활습관에 따라 다르다. 피부지지띠는 깊은 힘줄의 변형에 민감하여 조직의 연속성으로 인해 먼 쪽의 움직임도 감지한다. 덕분에 발목의 안정성과 조절에 장애가 있는 경우에, 먼 쪽 기계수용 조직에 과도한 변형을 발생시킬 수도 있는 골반과 넙다리 조직의 기능과 변형률을 평가하는 게 유용할 수 있다.

결합조직 구획

앞 장에서 보았다시피, 힘의 조절에 있어서 막 구획(fascial compartment)의 역할은 중요하지만 저평가 되어왔다. 아직 그 역할이 다 밝혀진 것은 아니지만, 겉을 싸고 있는 막에는 분명 많은 역학적인 효용이 있다. 먼저 발목 주변의 피부지지띠를 보면, 그 막이 이루는 평면에 여러 근육들이 부착되어 있으며, 구획들이 그 안의 더 깊은 조직들을 단단하게 하고 압박하는 역할을 해준다.

다리를 감싸고 있는 깊은 근막인 종아리근막은 넙다리의 넙다리근막에서부터 이어져 있으며 넙다리두갈래근, 넙다리빗근, 두덩정강근, 반막모양근, 반힘줄근과 같은 몇 가지 근육들을 감싸며 연결되어 있다(Standring, 2008). 종아리근막은 종아리뼈와 정강이뼈 복사뼈의 뼈

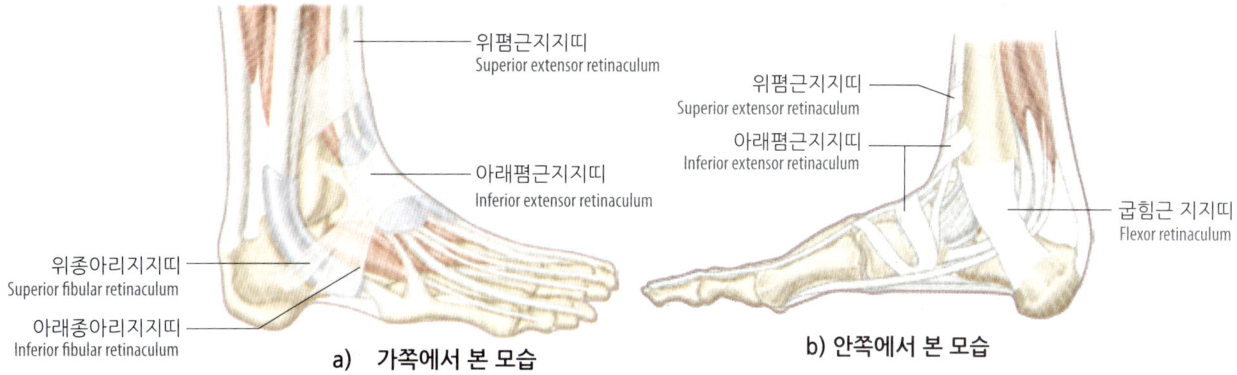

그림 6.4. 힘줄들은 뼈로 된 고랑을 따라 복사뼈 주변을 지나가며, 기계수용체 역학을 하는 깊은 근막의 두꺼운 부분에 의해 제 자리에 붙들려 있다. 이 두꺼운 부분인 피부지지띠의 섬유 방향은 규칙적이며, 움직임과 감각에 있어서 중요한 역할을 수행한다(출처: Wood Jones 1944.)

막에 섞여 들어가며, 앞정강근과 긴발가락폄근이 연결되는 부위인 몸 쪽 앞부분의 조직이 특히 치밀하다. 종아리근막은 넙다리와 아랫다리의 수축성 조직으로부터 받은 섬유로 이루어져 있기 때문에 근섬유들이 무릎과 발목 운동의 조절을 위해 일할 때 단단해진다.

깊은 근막은 아랫다리의 여러 근육의 속과 주변까지 이어져 그림 6.3에서 볼 수 있는 다리의 속 구획들을 구분하는 막인 앞, 뒤 사이막을 이룬다. 깊은가로근막은 뒷구획과 깊은 뒷구획 사이에 있어 오금근(popliteus)을 감싸고 있으며 반막모양근과 연결된다. 정강이뼈와 종아리뼈 사이의 조직인 뼈사이막 역시 뒤정강근과 함께 섞여 먼 쪽 정강종아리관절의 뼈 사이 인대와 연결된다.

이러한 구획들은 흔히 서로 분리되어 있으며 수동적인 근육 밀폐용기 정도로 묘사되는 경향이 있으나, 사실은 생체역학적으로 능동적이고 자극에 반응한다. 이 조직의 겉 층은 깊은 수축성 근육과 연결되고 이어져 있으며 인대, 관절주머니와도 연결된다. 각각의 막 층은 몸의 운동, 감각계의 일부로서 작동하고 협력해 움직임을 조절하고 지탱하는데 일조한다.

막섬유를 하나로 연결된 주체로 봐야 하는 것이 맞지만, 몸을 부분으로 나누어 다뤄야 해부학적으로 서술하기 더 쉬운 것도 사실이다. 그래서 이미 전에도 한번 언급한 적이 있던 해부학의 표현에 대한 문제에 다시 봉착하게 된다. 움직이는 동안에 발생하는 변수들에 의한 혼란을 배제하는 "수동적" 관습의 해부학을 따를 것인가, 아니면 처음에는 좀 헷갈릴 수 있지만 많은 변수들을 함께 고려해 전체를 하나로 다룸으로써 보다 통찰력 있고 깊이 있는 이해가 가능한 기능 해부학을 따를 것인가? 여기서는 논리적이고 구조적인 서술을 위해, 전통적인 네 구획으로 구분하는 방법을 따르되 기능적 측면도 함께 고려하는 방법을 취하려 한다.

얕은 뒷구획

얕은 뒷구획은 아마도 해부학에 있어서 가장 유명한 영역일지도 모르며, 장딴지근(gastrocnemius), 가자미근(soleus), 장딴지빗근(plantaris) 세 개의 근육과 아킬레스건으로 이루어져 있다(그림 6.5). 아킬레스건은 종아리세갈래근(triceps surae, *sura*는 라틴어로 종아리를 뜻함)으로부터 형성되는데, 종아세갈래근은 장딴지근(그리스어 *gaster*는 위(stomach)를, *kneme*는 다리를 뜻한다)과 가자미근(라틴어 *solea*는 근육의 모양과 비슷한 생선이름이기도 하며 발바닥 sole을 뜻하기도 한다)으로 이루어진 합성 근육이다.

이 두 개의 주요한 아랫다리 근육이 결합해 몸의 가장 두껍고 강한 힘줄을 형성하며, 발목의 발바닥쪽굽힘을 위해 쓸 수 있는 힘의 93% 정도를 감당하고, 그 보다 더 자주 발등쪽굽힘을 조절하고 감속하는 역할을 한다. 아킬레스건의 감속 역할과 달리기, 한 발 뛰기, 걷기와 같은 규칙적이고 반복적인 운동 중에 어떻게 에너지를 재활용하는지를 안다면 그 위치와 강력한 힘이 납득될 것이다.

가자미근과 장딴지근의 섬유가 서로를 감싸고 돌기 때문에 가자미근이 발꿈치뼈 안쪽 면에 붙을 수 있으며 아킬레스건은 나선형 구조를 갖게 된다. 나선형 구조는 강인함과 탄력을 주며 평균 15cm[7] 길이에서 4% 정도 늘어날 수 있다. 아킬레스건의 변형은 그 물결모양의 주름진 섬유 덕분에 뛰어난 복원력을 보여준다. 전체 길이의 4%이상 늘어나면 아킬레스건의 아교 교차결합(collagen cross-links)이 끊어지기 시작해 변형 단계에 들어서고 8% 이상 늘어나면 완전 파열로 이어지며 이는 폭발적인 움직임 동안에 일어날 수 있는 아주 흔한 부상 중 하나이다.

전력 질주의 초기 단계에 요구되는 추진력을 얻기 위해서는 근력만으로는 충분하지 않다(Lai 外 2016). 추가적인 힘을 발생시키기 위해서는 최적의 힘-길이, 힘-속도 관계에 해당하는 아킬레스건의 변형에 의한 도움이 필요하다. 아킬레스건의 변형을 이용하는 가장 일반적인 운동 전략은 초기 가속 구간 동안에 뒤꿈치를 "눌러" 내리는 것이다. 뒤꿈치를 내리면 발목이 발등 쪽으로 굽혀지며 몸이 앞방향으로 밀어지고 반동에 의해 힘줄이 재빠르게 늘어난다. 급격한 연장(이로 인해 힘줄이 단단해지고 변형률이 감소하기도 한다)과 강한 힘이 합쳐져 때로는 너무 과도한 힘줄의 변형이 유발되면 관중석에 들릴 정도의 "총소리"가 나면서 아킬레스건이 끊어지기도 한다.

7 15cm는 평균 길이이며 사람마다 그 길이는 다양하다.

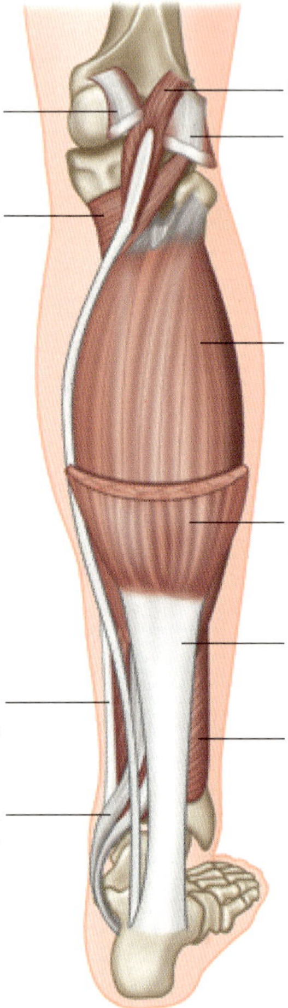

그림 6.5. 얕은 뒷구획(Superficial posterior compartment.)

가자미근-몸쪽 부착부위: 가자미근 선, 정강이뼈 뒷면, 종아리뼈 머리의 뒷면. **먼쪽 부착부위:** 아킬레스건을 거쳐 발꿈치뼈 꼭대기의 안쪽 부분. **작용:** 목말관절의 발바닥쪽굽힘.

장딴지근-몸쪽 부착부위: 넙다리뼈 관절융기의 뒷면. **먼쪽 부착부위:** 아킬레스건을 거쳐 발꿈치뼈 꼭대기의 가쪽 면. **작용:** 목말관절의 발바닥쪽굽힘.

장딴지빗근-몸쪽 부착부위: 넙다리뼈의 가쪽 관절융기 위 선. **먼쪽 부착부위:** 아킬레스건을 거쳐 발꿈치뼈. **작용:** 장딴지빗근은 약한 발바닥굽힘근이자 약한 무릎 굽힘근으로 간주된다.

아킬레스건이 용수철과 같은 역할을 한다는 사실은 인간의 아킬레스건이 침팬지의 아킬레스건보다 더 길고 두 배나 무겁다는 사실로 반증될 수 있다(Aiello & Dean 2002). 인간의 아킬레스건은 더 많은 결합조직을 가지고 있고, 더 많은 변형에너지를 전달할 수 있으나, 그 변형은 반드시 연결되어 있는 근육들에 의해 조정되어야 한다. 다리근육의 PCSA와 섬유의 길이를 나타낸 그래프

부착부위와 작용을 정리한 목록에 대해 주의해야할 몇 가지 사항이 있다. 보다 자세한 정보 제공을 위해 목록을 정리하였으나 거의 모든 해부학책에서 볼 수 있는 내용이기도 하다. 그 내용은 해부학적 변이와 저자의 기호 때문에 참고자료에 따라 책마다 다를지도 모른다. 5장에서 논의하였다시피, 대부분의 자료에서는 그 "작용"이 해당 근육에 아무 저항이 가해지지 않은 상태에서 딱 그 근육만 수축하는 상태인 열린사슬움직임이라는 점을 명시하지 않고 있다. 즉, 거의 불가능한 상황을 전재로 하고 있다.

근육은 주된 용도에 따라 "발바닥굽힘근"혹은 "안쪽번짐근(invertors)"과 같이 그 역할과 함께 다뤄질 수 밖에 없지만 이로 인해 근육의 더 넓은 기능을 배울 기회가 방해 받는다.

당신이 근육을 시각화하고 움직임을 조절하는 근육의 기능-일반적으로 알려진 "작용"에 정반대인 경우도 흔한-을 염두에 두고 유연한 시각을 잃지 않길 간절히 기원한다.

내가 여기서 참고한 자료는 표면, 촉진 해부학을 이해하기 쉽게 풀어 쓴 〈Trail Guide to the Body by Andrew Biel〉 5판이며, 인간의 해부를 3차원으로 다루는 좋은 책이다.

는 가자미근의 잠재적인 근력이 가장 크다는 것을 보여준다(그림 6.6 참고). 가자미근섬유의 개수는 사람마다 다르지만 주로 아킬레스건의 2/3를 담당하고 있다.

Dalmau-Pastor 外 (2014)의 연구에 의하면, 아킬레스건의 구성을 봤을 때 가자미근섬유가 장딴지근섬유보다 더 높은 비율을 차지하는 사람이 52%이다. 과반수의 경우 아킬레스건이 가자미근으로부터 더 많은 섬유를 받는 이유는 가자미근의 강력한 힘과 무엇보다도 힘줄이 발꿈치뼈의 안쪽 면에 붙는다는 사실을 생각하면 쉽게 이해가 간다. 엎침은 발꿈치뼈의 안쪽 기울음을 유발하고 발꿈치뼈의 안쪽 기울임은 엎침을 유발하며 가자미근의 위치와 강력함은 충격흡수뿐만 아니라 발이 다시 뒤침 상태로 돌아가는 것을 완벽하게 도와준다.

가자미근섬유의 길이를 보면(그림 6.6) 발목의 움직임에 있어서 중요한 역할을 하고 있음에도 불구하고, 움직임의 범위가 제한적이라고 생각할 수도 있다. 가자미근은 다리 근육 중 섬유 길이가 가장 길어 덕분에 더 넓은 범위의 움직임을 조절할 수 있는 두덩정강근, 반힘줄근과는 대조적이다. 근육의 길이를 희생해야 근력을 얻을 수 있다는 것이 일반적인 해부학 상식이며, 예를 들어, 깃털근육은 작은 부피 안에 더 큰 힘을 채워 넣을 수 있지만 그 만큼 섬유 길이는 짧아 근육의 가동범위는 줄어든다. 이러한 길이와 근력 사이의 일종의 반비례 관계는 해부학적 이론에 해당하고 실제 기능해부학에서는 늘 그렇지만은 않다. 조직의 구조에 관한 비용 편익 분석이 제대로 이루어지려면 막 섬유도 변수로 고려되어야 하며, 이러한 복합 조직의 운동 범위는 근섬유의 길이뿐만 아니라 힘줄의 길이와 경도에도 영향을 받는다.

모든 발바닥굽힘근이 그렇겠지만, 특히 가자미근과 장딴지근은 근섬유의 길이가 짧은 대신 길고 탄력 있는 힘줄과 연결되어 있으며 움직이는 동안 상당한 응력이 가해지는 곳에 위치한다. 착지, 걷기, 달리기 중 발생하는 충격력은 강력한 근육에 의해 억제되고 조절되며 근육 주변 아교섬유의 역학적 특성이 그러한 근육의 역할을 보조한다. 탄력 있는 힘줄이 근육의 그러한 기능을 일부 대신하고 움직임을 용이하게 하며 근섬유의 힘-길이 관계와 힘-속도 관계에 상당부분 기여하기 때문에 근섬유 자체는 그렇게 많이 늘어날 필요가 없다. 전력 질주, 점프, 착지, 어떤 움직임 중이든, 발 위에 있는 몸의 추진을 조절할 때 이러한 조직들이 하는 역할을 알아야 한다. 해부학적 구조는 반드시 기능적 환경의 관점에서 이해해야 한다.

가자미근과 장딴지근은 둘 다 무릎 뒤를 지나지만 먼 쪽에서는 가자미근만 목말관절을 지나간다는 차이점이 있다. 각 근육들이 발꿈치뼈 꼭대기의 다른 면에 부착되어 있어, 강한 단일 관절 근육인 가자미근만 있는 것보다 안쪽번짐/바깥번짐을 더 강력하게 조절할 수 있다. 지금까지 살펴본 바와 같이, 발의 목말뼈가 끼워 넣어져 있는 반구형 정렬은, 지면과의 충돌 시 발꿈치뼈가 안쪽으로 기운다는 것을 의미하며 뼈의 위치가 발의 유연한 접합

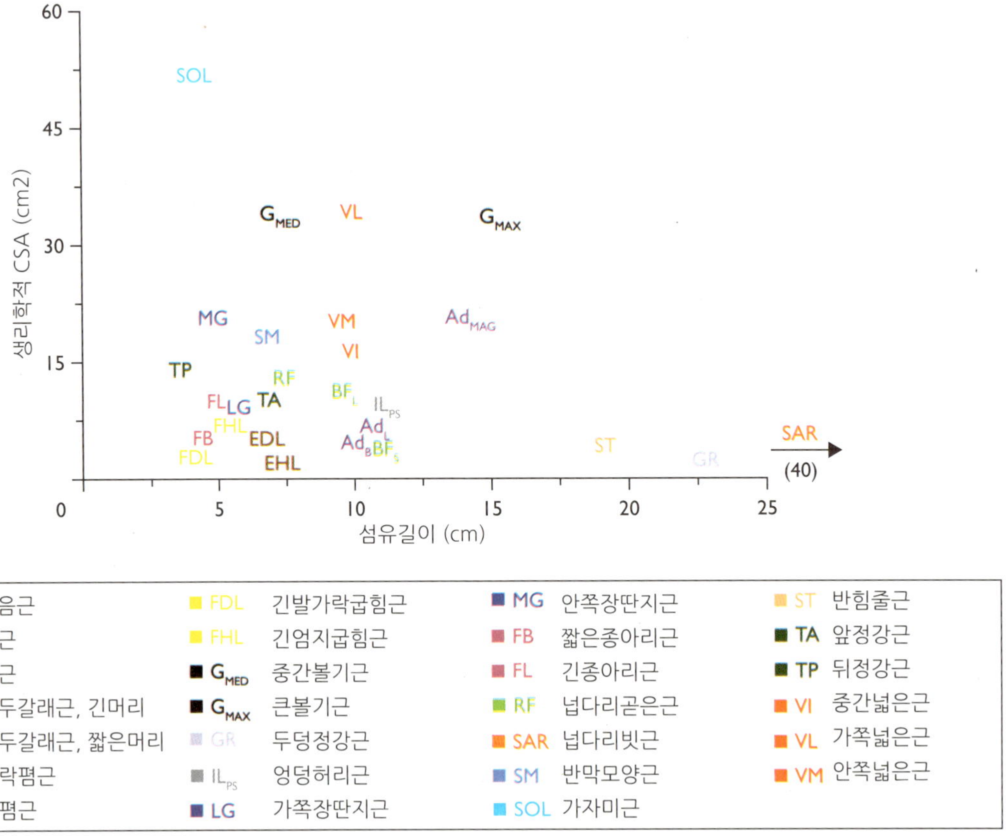

그림 6.6. 아랫다리 근육들의 섬유 길이와 PCSA 산포도(그림 5.14도 참고). 섬유의 길이는 근육이 길어지고 짧아지는 능력과 연관 있다. 섬유가 길수록 가동범위는 늘어나며 PCSA는 출력할 수 있는 힘의 최대값을 의미한다(출처: Lieber & Ward 2011).

부/단단한 지렛대 설정에 중요한 열쇠가 된다. 강력한 단일 관절 근육인 가자미근은 발꿈치뼈의 안 쪽에 붙어있어 무릎의 폄, 굽힘과 별개로 발꿈치뼈 기울음을 더 잘 조절할 수 있다.

넙다리뼈의 위치에 따라 장딴지근섬유의 근력-길이 관계가 달라지기 때문에 장딴지근의 길이도 넙다리뼈의 영향을 받는다. 이와 대조적으로 가자미근섬유의 길이는 발목 관절의 위치에 의해서만 영향을 받는다. 착지할 때 관절의 자연스러운 움직임을 생각해보면(그림 4.8c 참고), 발목은 발등 쪽으로 굽혀지고, 무릎과 고관절은 둘 다 굽혀지며, 발은 GRF에 대한 반응으로 뼈와 관절의 정렬을 통해 엎침이 된다. 무릎을 굽히면 장딴지근의 길이가 짧아지고 발과 발목에 가해지는 응력을 조절하는 능력이 줄어든다. 가자미근의 힘-길이 관계는 무릎 굽힘에 영향을 받지 않으며, 가자미근섬유가 늘어나면 근육이 발등쪽굽힘과 발의 엎침 둘 다를 감속하는 능력을 향상시켜 더 국소적이고 독립적인 조절을 가능하게 한다.

가자미근은 아랫다리의 혈액을 위로 쥐어 짜주는 말초 정맥 펌프의 역할도 한다. 앞에서 언급하였다시피, 인간의 발이 길어지면서 목말관절에서 몸이 앞으로 약간 기울어 발의 앞부분에 무게중심이 더 실리게 되었다. 이러한 상대적인 발등쪽굽힘은, 가자미근에 지속적인 긴장을 유발하기 때문에 피로를 잘 견디는 1형 근섬유로 이루어지게 되었다. 이 반중력 근육의 지속적인 활성이, 근육을 감싸고 있는 치밀한 근막으로 하여금 정맥 순환을 도와주게 한다.

느리고, 안정적이며 강력한 가자미근은, 빠른 연축 섬유로 이루어져있어 아랫다리를 민첩하게 움직여주는 장딴지근과는 대조적이다. 장딴지근은 방추근육으로 분류되기도 하며 깃털근육으로 분류되기도 한다. 그만큼 개인마다 차이가 있기도 하고 근육의 역할이 다양함을 시사한다. 장딴지근은 많은 II형 빠른 연축섬유와 약간의 깃털섬유로 이루어져 있기 때문에 주변의 짧은 근육들보다 더 빨리 힘을 전달할 수 있다. 가자미근섬유보다는 깃털근의 특징이 적을지도 모르지만, 장딴지근섬유 역시 짧은 편에 속하며, 장딴지근 MTU도 가자미근이 그러하듯이 길고 두꺼운 아킬레스건의 많은 보상작용에 의해 도움을 받는다.

뒷구획의 마지막 근육은 장딴지빗근(*plantaris,* 라틴어로 잔가지 혹은 새순)으로 여러 개의 방추근육으로 이루어져 있어 발바닥쪽굽힘/발등쪽굽힘과 막구획의 경도 조절을 위한 "고유감각 기관"의 역할을 한다. 장딴지빗근은 크기가 작은 방추근육으로, 손의 긴손바닥근에 상응하는데, 긴손바닥근은 손바닥널힘줄에 연결되는 반면 장딴지빗근은, 만약 있다면,[8] 짧아서 발바닥널힘줄과 이어지지는 않는다. 장딴지빗근은 그 민감성과 막과의 연결성으로 인해 발바닥굽힘근으로 직접적으로 작용한다기보다는, 막구획 안의 전체적인 긴장에 일조하는 것에 가깝기 때문에, 외과적 수술에서 다른 손상된 힘줄을 대체하기 위한 이식체로 흔히 사용된다.

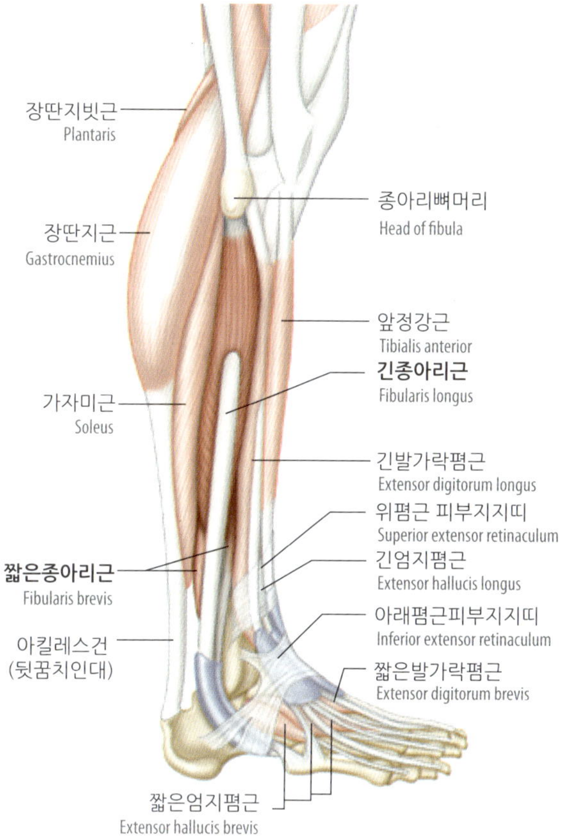

그림 6.7. **가쪽 구획(Lateral compartment)**

긴종아리근–몸쪽 부착부위: 종아리뼈머리와 종아리뼈 가쪽의 몸쪽 2/3. **먼쪽 부착부위:** 첫 번째 발허리뼈 머리의 바닥과 중간쐐기뼈. **작용:** 목말밑관절의 바깥번짐과 발바닥쪽굽힘

짧은종아리근–몸쪽 부착부위: 종아리뼈의 먼쪽 2/3. **먼쪽 부착부위:** 다섯 번째 발허리뼈의 붓돌기. **작용:** 목말밑관절의 바깥번짐과 발바닥쪽굽힘.

가쪽 구획

가쪽 구획(Lateral compartment)은 여러 흥미로운 근육들을 포함하고 있으며, 근육들의 작용을 해석할 때 열린 시각을 가져야 할 필요가 있다. 종아리근은 목말밑관절의 가쪽을 지나기 때문에 발의 바깥번짐(evertors) 근육으로 가장 자주 언급되며, 바깥번짐은 발의 엎침과 관련 있다(그림 6.7 참고). 하지만 종아리근이 만들어내는 발목의 바깥번짐은 열린사슬 움직임이므로 우리는 발을 지면 위에 두고 닫힌 역학적 사슬 상태의 근육을 파악해야 한다. 뒷구획에 대해 다룰 때는 닫힌사슬과 열린사슬 사이의 전환을 시각화하는 것이 수월했지만 종아리근을 다룰 때는 이와 같은 전환이 더 어렵게 느껴질 수 있다.

짧은종아리근은 다섯 번째 발허리뼈의 바닥에 붙어 있으며 긴종아리근은 입방뼈 밑을 지나 발을 가로질러 첫 번째 발허리뼈 몸쪽 끝으로 향한다. 그래서 이 두 근육은 반구의 중요한 부분인 가로 지름 양 끝에 각각 부착되어 보행 중 뒤침이 시작될 때 발의 형태를 유지하는 역

8 전체 인구의 5~10%는 장딴지빗근이 없다.

할을 한다.

종아리근은 가쪽복사뼈 뒤를 지나가 발바닥쪽굽힘(plantar flexion)(열린사슬)을 보조하며 발등쪽굽힘(dorsiflexion)(닫힌사슬)도 조절한다. 힘줄들은 온윤활집 안에 묶여 피부지지띠 밑을 지난 다음 분리되어 발꿈치뼈의 가쪽면을 따라 양쪽 종아리 도르래를 지나 발의 양쪽면에 있는 최종 목적지에 도달한다 (그림 4.24b, 4.27a, & 6.10).

긴종아리근은 뼈들과 긴발바닥인대 사이의 홈을 따라 발바닥을 가로질러간다. 힘줄은 일반적으로 두 가닥으로 되어 있는데, 하나는 첫 번째 발허리뼈 바닥의 가쪽면에 붙고, 다른 하나는 안쪽쐐기뼈의 가쪽면에 붙어 이 두 뼈를 더욱 안정적으로 만든다. 간혹 힘줄이 세 가닥인 경우도 있는데 그럴 경우 세 번째 가닥은 두 번째 쐐기뼈에 섞여 들어간다.

긴종아리근 힘줄은 첫 번째 발허리뼈에 붙어있기 때문에 1열을 다른 열들을 향해 끌어당기며, 뒷꿈치가 들리고 발가락들이 펼쳐지기 시작 할 때 1열이 발바닥쪽으로 굽혀지도록 한다는 면에서 중요하다(그림 4.40a~d 참고). 긴종아리근의 힘이 약해지면 발의 뒤침에 필요한 안정성과 발가락이 충분히 펴지는 데에 부정적인 영향을 주기도 한다. 긴종아리근의 기능 저하로 인해 발가락이 덜 펴지면서, 닫힌 힘에 기여하는 다른 발바닥조직들도 충분히 견고해지지 못하는 연쇄작용이 발생할 수 있다.

강력하고 짧은 깃털근육인 짧은종아리근은 몇 가지 중요한 역할을 수행한다. 다섯 번째 발허리뼈의 붓돌기를 몸쪽으로 잡아당김으로써, 긴종아리근의 힘줄이 입방뼈 밑을 지나갈 수 있는 공간을 확보해줄 뿐만 아니라 발의 반구를 전체적으로 지지해주는 역할도 한다(그림 6.8). 짧은종아리근은 입방뼈 밑에서 두 번째로 꺾여야 하고 이 곳이 부상에 취약한 부위가 된다(Hallinan 外 2019). 얕은 종아리 피부지지띠는 꺾여있는 힘줄을 제 자

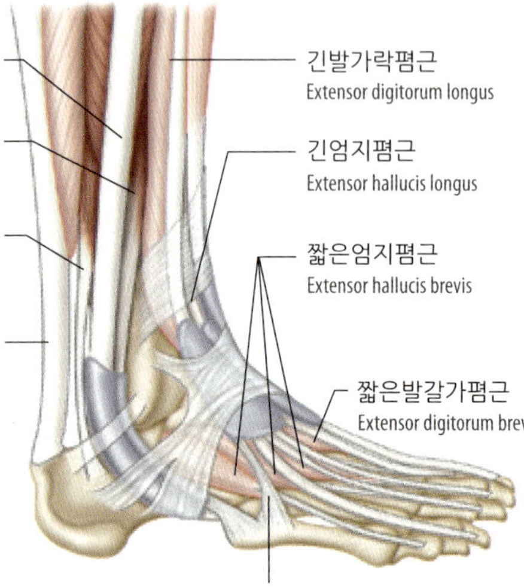

그림 6.8. 피부지지띠 밑을 지나는 종아리근 힘줄은 가쪽복사뼈를 감싸고 돌기 때문에 힘줄을 감싸고 있는 힘줄윤활집에 염증이 생기는 경우가 있다. 짧은종아리근은 다섯 번째 발허리뼈를 뒤로 당김으로써 긴종아리근이 발 밑을 지나기 위해 두 번째로 꺾이는 공간인 입방뼈 아치를 확보해준다.

리에 붙잡을 수 없기 때문에 힘줄이 원래의 위치인 뼈 고랑 사이를 빠져 나온다. 발목에서 고랑 안에 들어왔다 나갔다 하는 힘줄의 "튕김"은 만져지는 경우가 흔하며 종아리근의 역학적 효율과 기계수용 정보 입력에 영향을 미친다.

짧은종아리근은 발목의 가쪽에 위치해 가쪽 염좌를 능동적으로 예방하는 중요한 역할을 하며 제3종아리근도 이에 일조한다(그림 6.8). 제3종아리근은 다른 "종아리근"들과는 다르게 발의 꼭대기에 붙어 발등쪽굽힘근(발바닥굽힘 방지근) 역할을 하며, 그 위치와 다른 피부지배로 인해,[9] 공식적으로는 가쪽 구획이 아닌 앞 구획으로 분류된다.

제3종아리근과 제4종아리근은 모두 두 발 보행을 위해 최근에 이루어진 진화의 산물로 여겨지기도 한다. 이 작은 변이 근육들은 인간에서만 보이는 구조물이긴 하지

9 제3종아리근은 깊은종아리신경의 지배를 받으며, 가쪽 구획의 근육들은 얕은 종아리신경의 지배를 받는다.

만 전체 인구의 약 8%에서만 관찰된다[10](Rios Nascimento 外 2012). 이전보다 두 근육이 관찰되는 경우가 늘고 있으나, 이는 그만큼 관심이 늘어나고 영상기술이 좋아졌기 때문이지 그 사이에 진화가 더 일어났기 때문은 아닐 것이다.

제4종아리근은 다양한 증상과 연관 있긴 하지만 증상이 없는 경우가 더 많다. 제4종아리근의 유무와 기능장애가 연관 있어 보이는 이유는 발목문제로 검사를 진행하다가 이 근육을 발견하는 경우가 많기 때문이다.

깊은 뒷구획

쉬운 암기를 위해 흔히 "**T**om, **D**ick, and **H**arry"[11]로 외우는 깊은 뒷구획의 근육들인 뒤정강근(tibialis posterior), 긴발가락굽힘근(flexor digitorum longus), 긴엄지굽힘근(flexor hallucis longus)의 힘줄은 발목의 안쪽면 주변을 지나간다(그림 6.9 참고). 깊은 뒷구획은 가쪽 구획과 반대 방향의 힘으로 균형을 잡아주며 가자미근의 충격흡수 기능과 뒤침 기능을 지지해준다. 깊은 뒷구획과 가쪽 구획은 마치 자전거의 보조바퀴와 같이 발이 세로면 상에서 움직일 수 있도록 방향을 잡아주지만, 어느 정도는 좌우로도 움직일 수 있게 해준다. 발목복합체를 발바닥쪽으로 굽히는 힘의 대부분은 두 구획에 있는 다섯 개의 주요 근육 중 가장 강력한 종아리근과 뒤정강근에서 오지만, 다른 힘줄들이 함께 발바닥쪽으로 굽히는 힘의 마지막 7% 정도를 담당한다.

뒤정강근은 발의 중간부분에 붙어 몇 가지 중요한 기능을 수행한다. 힘줄은 안쪽복사뼈의 고랑 주변을 감싼 다음에, 두 개의 주요 가닥으로 갈라진다(그림 6.10). 대부분의 큰 힘줄들은 발배뼈에 붙으며, 일부 섬유는 안쪽 쐐기뼈에 연결되고 몸쪽에서는 목말받침돌기의 끝에 연결된다. 좀 더 작은 힘줄의 두 번째 가닥은 내재근인 짧은 엄지/발가락굽힘근을 위한 부착부위가 되어주며, 쐐기뼈, 2~4번 발허리뼈의 바닥, 입방뼈(주로 여기서 짧은종아리근과 합쳐진다)에 붙는다.[12]

뒤정강근은 발을 뒤침으로 당기는 능력이 있으나 가만히 서있을 때는 일을 하지 않는다는 점에서 가자미근과는 다르다. 쐐기뼈와 발허리뼈의 아랫면에는 뒤정강근이 붙는 뾰족한 부분들이 여럿 있으며 그 위치는 뼈들을 한데 모아주는데 이상적이다. 하지만 뒤정강근의 주된 역할은 운동이다. 짧은 근섬유들과 긴 힘줄로 이루어진 깃털근육은 발목을 발등 쪽으로 굽힐 때 안쪽복사뼈를 활차로 활용한다. 발등쪽굽힘은 10~15°밖에 안되지만 힘줄을 늘려주고 단단하게 해 발의 중간 부분이 닫히는 것을 도와주고 발목인대결합 역시 지지해준다(그림 6.11).

뒤정강근은 가자미근의 근력과 비교불가이긴 하지만 세 번째로 강한 발바닥굽힘근이다. 뒤정강근의 PCSA는(그림 6.6 참고) 넙다리곧은근, 엉덩허리근, 넙다리두갈래근과 그 외 크고 강한 근육들보다도 더 큰 힘을 낼 수 있음을 보여준다. 뒤정강근은 상대적으로 높은 PCSA 값을 가지지만 가동범위는 짧아(기껏해야 1~2cm) 운동 중에 안정감을 제공함으로써 가자미근을 이상적으로 보조해준다. 더 강력한 가자미근이 발꿈치뼈를 조절한다면, 뒤정강근은 발의 안쪽면, 특히 발배뼈를 조절하며 능동적인 지지를 제공하고 용수철인대와 발의 반구 가장 높은 곳 주변의 다른 많은 조직들을 강화한다.

슬프게도, 뒤정강근힘줄은 제 기능을 충분히 하지 못하는 경우가 흔하며, 위와 같은 일차적인 동적 안정화장치로서의 역할을 못하면 세로아치의 일차적인 정적 안정화장치인 용수철 인대에 과한 변형을 유발할 수 있다. 너무 쓰지 않아서, 혹은 반대로 과사용이나 남용으로 인해 뒤

10 연구에 따라 그 빈도는8~26%로 다양하다 (Rios Nascimento 外 2012).

11 이 유명한 암기법은 세 근육 이름에서 진하게 쓴 알파벳을 하나씩 따와서 만들어졌다.

12 뒤정강근의 부착점은 자료마다 다르나 위에 나열한 것이 가장 일반적이다. Olewik의 2019년 연구를 참고하였다.

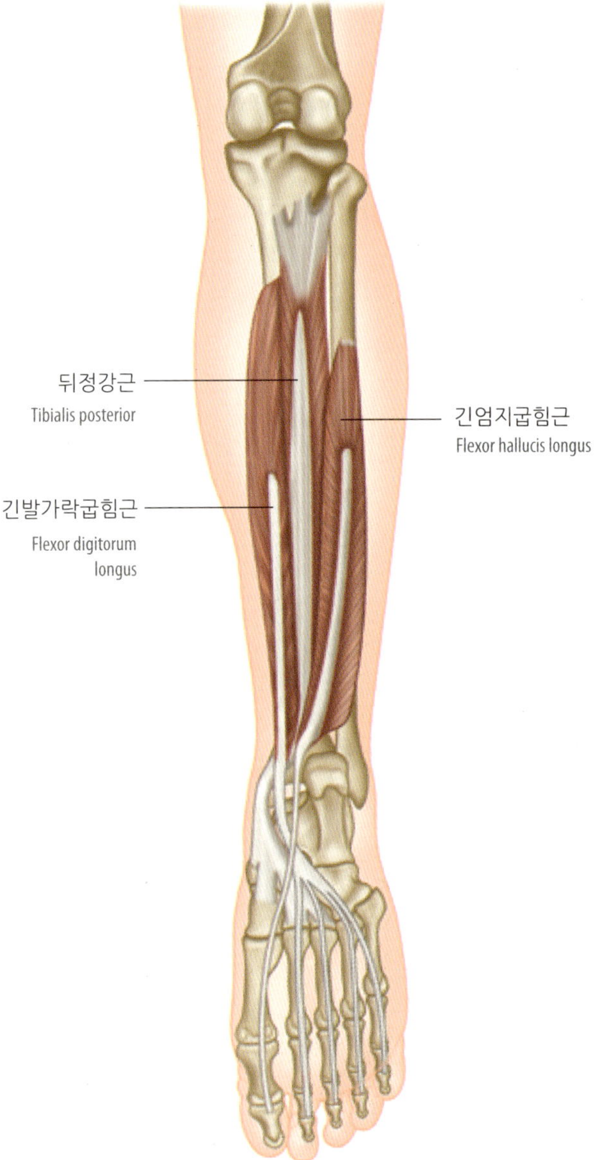

그림 6.9. **깊은 뒷구획.**

뒤정강근–몸쪽 부착부위: 정강이뼈와 종아리뼈 기둥의 몸쪽 뒷면과 뼈사이막. **먼쪽 부착부위:** 발배뼈의 발바닥면, 세 개의 쐐기뼈 모두, 입방뼈, 2~5번 발허리뼈의 바닥. **작용:** 발바닥쪽굽힘과 안쪽번짐.

긴발가락굽힘근–몸쪽 부착부위: 정강이뼈 뒷면의 중간. **먼쪽 부착부위:** 2~5번 발가락의 끝마디뼈. **작용:** 2~5번 발가락의 굽힘, 약한 발바닥쪽굽힘과 안쪽번짐.

긴엄지굽힘근–몸쪽 부착부위: 종아리뼈 뒷면의 가운데 절반. **먼쪽 부착부위:** 엄지발가락 끝마디뼈. **작용:** 엄지발가락의 굽힘(MTJ와 IPJ), 약한 발바닥쪽굽힘과 안쪽번짐.

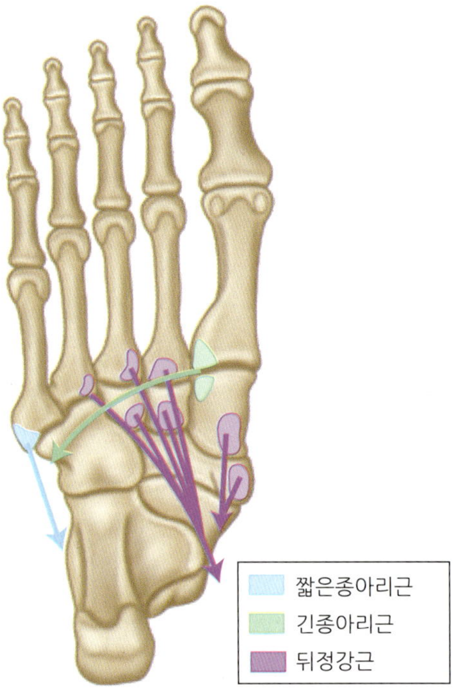

그림 6.10. 뒤정강근으로부터 나온 힘줄은 밖으로 뻗어나가 발 중간부분에 위치한 대부분의 뼈들에 붙는다. 뒤정강근이 뼈들을 뾰족한 부분을 동시에 당기며, 두 종아리근육이 양쪽에서 받쳐줘 발의 가로 방향의 안정성을 유지하는데 일조한다.

정강근이 제대로 힘을 내지 못하면 "후천적 평발"[13]로 이어져 전반적인 운동능력 제한과 발의 안쪽면(인대 염좌) 혹은 가쪽면(종아리뼈와 발꿈치뼈 사이의 충돌)에 통증이 발생할 수 있다. 장기적으로 봤을 때 후천적인 평발은 관절염이나 뼈돌기와 같은 구조적인 문제로 이어질 수 있다. (8장과 9장의 평가와 교정운동 참고.)

뒤정강근은 같은 구획에 있는 긴엄지굽힘근과 긴발가락굽힘근으로부터 추가적인 지지를 얻는다. 긴엄지굽힘근(flexor hallucis longus, FHL) 힘줄에 의한 경로는 엄지발가락의 먼 쪽 끝을 향하며 목말받침돌기 바로 밑을 지나기 때문에 특히 뒤침을 도와 준다(그림 4.4참고). 엄지발가락을 펴서 당기면, 안쪽 세로아치가 들리고 권양기 원리(windlass mechanism)에 의해 발이 뒤침 되어 길고 둥근 힘줄이 발바닥쪽에서 잘 만져진다.

13 "성인의 후천적인 평발 변형"으로도 알려져 있으나 "변형(deformity)"이란 표현이 주는 부정적 어감 때문에 필자의 경우 쓰지 않는 용어이다.

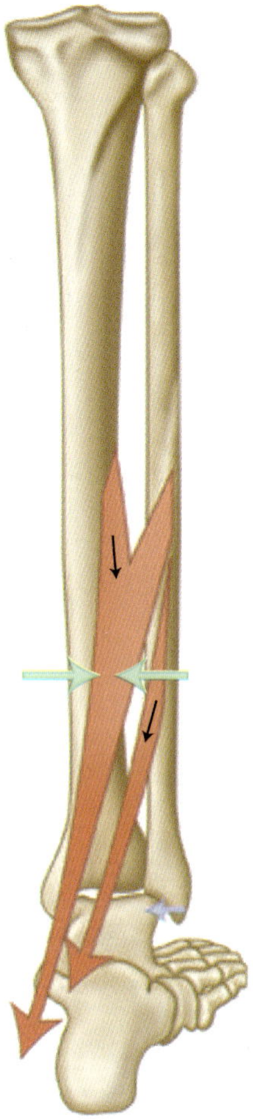

그림 6.11. 뒤정강근은 종아리뼈, 뼈사이막, 정강이뼈에 붙어 있어 발목을 발등 쪽으로 굽힐 때 두 아랫다리뼈를 한데 모아준다. 발목쪽굽힘 시에 종아리뼈와 정강이 뼈가 함께 당겨져 발목복합체를 지지하려면, 목말뼈의 넓은 앞부분이 반드시 두 복사뼈 사이로 들어와야 한다(출처: Kapandji 外 2019.)

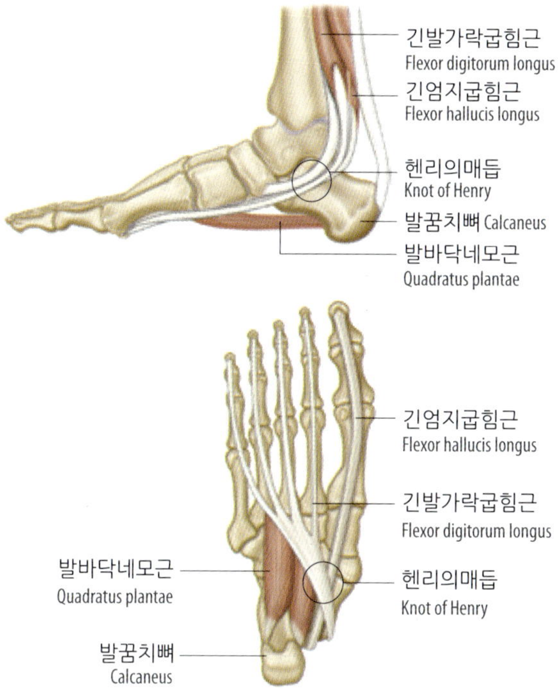

그림 6.12. FHL과 FDL의 힘줄은 발배뼈 밑을 가로지르며 발의 반구를 지지하는 장력에 일조한다. 두 힘줄은 인대윤활집으로 감싸져 있어 매끄럽게 움직일 수 있지만, 그 부위에 과부하가 오면 구조물이 찢어지거나 염증이 발생하기 쉽다(Rajakulasingam 外 2019).

엄지발가락을 펴면 대부분의 발바닥 조직이 단단해지며 (7장에서 더 자세히 다룰 예정), 특히 FHL 힘줄이 목말받침돌기를 드는 것을 도와 발가락 떼기를 준비하기 위해 뒤꿈치가 들릴 때 발 안쪽을 지지하도록 한다. 그래서 이렇게 움직임이 묶여있기 때문에, 어떠한 이유에 의해서든지 발가락이 잘 펴지지 않으면 FHL 힘줄의 경도도 약해지므로 목말받침돌기가 들어올려지고 지지되는 것 역시 원활하지 않게 된다.

FHL은 긴발가락굽힘근(flexor digitorum longus, FDL)의 지지를 받으며, 두 근육은 "헨리의 매듭(knot of Henry)"이라고도 불리는 반구의 가장 높은 곳 거의 바로 밑에서 서로를 가로지른다(그림 6.12). 긴발가락근은(digitorum longus) 네 개의 발가락을 굽히는 역할을 하지만 굽히는 정도와 강도는 긴엄지굽힘근보다 훨씬 덜하고 약하다.

발과 발목 주변의 많은 근육들이 여러 갈래로 나뉘어 여러 군데에 부착하는 것처럼, FDL의 인대 갈래가 FHL에 연결되어있기도 하며 반대로 FDL의 인대 갈래 역시 FHL에 연결되어 있기도 하다. FDL힘줄은 발가락을 향해 부챗살처럼 뻗어나가 짧은 보조 발가락굽힘근(toe flexors), 벌레근의 부착부위가 되며 몸쪽으로는 발바닥네모근(quadratus plantae)으로부터 부착부위를 제공받는다.

발바닥네모근(발바닥의 피부 가까이에 있는 사각형의

근육, 그림 6.12 & 7.10 참고)은 뒤쪽으로는 발꿈치뼈에 바로 붙어있어 FDL이 똑바로 당겨지는 것을 돕는다고 하지만, 이는 FDL의 주요 기능이 나뭇가지를 움켜쥐는 것이었던 시절에 더 맞는 설명이다. 좀 더 기능적으로 두 발 보행의 관점에서 본다면, 발바닥네모근은 보행 중 발가락 펴지는 세로방향과 정렬이 일치함으로써 FDL이 뒤꿈치 움직임의 방향을 조절할 때 도와준다고 보는 것이 타당하다.

앞 구획

아랫다리(leg)에 있는 구획들은 체액이 순환하고 근육 수축이 가능할 수 있도록 어느 정도는 늘어날 수 있지만, 앞 구획(anterior compartment)은 네 구획 중 팽창할 수 있는 정도가 가장 적기 때문에(Standring 2008), 그 안의 구조물의 부피가 늘어나면 심각한 문제로 이어지기 쉽다. 구획 안의 부피 증가는 외상에 의해 급격하게 일어날 수도 있고 운동강도의 변화 등에 의해 천천히 일어날 수도 있다. 구획 내 압력 증가에 의한 증상은 혈류 감소와 통증부터 가동범위의 감소까지 다양하다. 급성기에는 구획을 터 주는 외과적 시술의 개입이 필요하지만 서서히 발생한 경우에는 휴식이나 신체활동에 변화를 주는 것만으로도 증상이 완화되기도 한다. 구획증후군이 적절히 치료되지 않으면 혈행이 방해되고 조직괴사로 이어져 다리의 건강을 위협할 수 있으므로[14] 외과적인 개입이 반드시 필요하다. 하지만 우리가 5장에서도 보았듯이, 근막절제술을 통해 감압이 되면 근육이 낼 수 있는 힘이 최대 16%까지 감소하기도 한다(Garfin 外 1981).

앞 구획의 약화를 가져올 수 있는 또 다른 취약점은 온종아리신경(common fibular nerve)[15] 이 종아리뼈 목 주변을 감싸며 지나가는 경로이다. 신경이 지나는 위치는 부상이 쉽게 일어나는 곳이며, 신경 손상시 발목 발등굽힘근에만 이완 마비가 일어날 수 있다. 앞 구획의 작용을 직접적으로 보상해 주는 근육이 없기 때문에 발등쪽굽힘이 소실되면 보행에 큰 영향을 미친다.

앞 구획은 앞정강근(tibialis anterior), 긴엄지폄근(extensors hallucis), 긴발가락폄근(digitorum longus), 이렇게 세 개의 주요 근육으로 이루어져 있다(그림 6.13). 이 근육들은 모두 발을 정강이뼈 앞쪽으로 들어서 당기며(즉, 발등쪽굽힘), 이는 보행 중 뒤꿈치 디딤 다음에 일어나는 발의 떨어짐을 조절하기 위해 필요한 움직임이다. 앞 구획의 근육들은 약하고 짧지만(그림 6.6 참고), 보행의 뻗음 단계 중 발을 치우기 위해서, 또 뒤꿈치 디딤 이후의 감속을 위해서 꼭 필요하다(그림 5.2 & 6.14 참고).

보행 단계 중 발 뻗음 단계 동안, 앞 구획은 발가락을 들어올리기 위해 발목을 발등 쪽으로 당긴 다음 뒤꿈치 디딤 후의 발 떨어짐을 조절한다. 만약 이 구획에 의한 힘이나 조절이 소실된다면, 발을 뻗을 때 발가락이 들어올려지지 않아 위험할 수 있으며 발바닥굽힘이 급격히 일어나는 동안에 발이 효과적으로 감속되지 않아 뒤꿈치 디딤 뒤에 발 때림(foot slap) 소리가 들리게 된다.

앞 구획 기능 결핍에 대한 일반적인 보상 유형들은 다음과 같다: 1. 뒤뚱거리는 걷기. 발을 들기 위해 몸을 반대쪽으로 기울인다. 2. 바깥쪽으로 휘두르며 걷기. 다리를 뻗을 때 고관절을 벌려 발을 인위적으로 들어올린다. 3. 높게 딛는 걷기. 같은 쪽 고관절 굽힘을 증가시켜 발을 든다.

앞 구획에서 내려온 힘줄들은 강력한 폄근 피부지지띠 밑을 지나 발로 향한다. 피부지지띠의 윗부분은 정강이뼈와 종아리뼈 사이를 지나며, Y-모양의 아랫부분은 발꿈치뼈의 가쪽에서부터 안쪽복사뼈와 발 등 주변을 지나 발바닥의 깊은 근막에 섞여 어간다(Aeillo & Dean 2002).

14 산소와 영양분 공급이 중단되면서 조직세포가 괴사한다.

15 Common peroneal nerve라고 하기도 하나, 종아리 관련 용어들을 라틴어로 통일하고자 하는 노력의 일환으로 위와 같이 쓴다.

앞정강근은 피부지지띠 밑을 지나 첫 번째 발허리뼈의 안쪽면, 안쪽쐐기뼈, 이렇게 두 개의 부착 부위에 가서 붙으며,[16] 뒤정강근의 길항근으로서 목말관절의 발바닥쪽굽힘/발등쪽굽힘 축을 조절할 뿐만 아니라, 목말밑관절의 안쪽번짐에 대해서는 협동근으로 작용한다(그림 6.3참고). 앞정강근이 발을 안쪽으로 번지는 능력이 있다는 것은 뒤꿈치 디딤 시 발생하는 충격력을 감당하기 위해 발이 뒤침 될 때 근육이 이를 지지해준다는 뜻이다. 다리가 앞으로 뻗어지고 앞 구획이 발을 발등쪽굽힘으로 당기면서, 앞정강근의 긴장에 의해 발 뻗음 단계 동안 어느 정도의 뒤침이 일어나게 한다(그림 6.14 참고).

두 개의 긴 발가락폄근(long toe extensors) 또한 피부지지띠 아래를 지나며 깊은뒤 구획에 있는 두 개의 긴굽힘근들과 반대의 작용을 한다. FDL의 힘줄이 벌레근을 위한 부착부위를 제공하듯이, 짧은발가락폄근(extensor digitorum brevis)도 그에 대응하는 긴발가락폄근의 힘줄들에 가서 붙는다. 많은 길고 짧은 발가락굽힘근(toe flexors)과 폄근(toe extensors)이 발가락 관절을 감싸고 있는 복잡한 구조의 결합조직에 섞여 들어가며 이에 대해서는 다음 장에서 내재근에 대해 다루면서 더 자세히 설명하도록 하겠다.

긴발가락폄근의 힘줄은 발가락 첫마디뼈를 덮는 폄근의 연장선이 되어 두 개의 가쪽 띠와 하나의 중앙띠로 나뉜다. 중앙띠는 중간마디뼈에 붙으며 가쪽 띠들은 다시 모여 끝마디뼈의 몸쪽 끝에 붙는다.

위에서 언급하였다시피, 앞 구획에서는 제3종아리근이라는 가외 근육을 흔히 볼 수 있다. 인간에서만 보이는 이 특징적인 근육은 긴발가락폄근에 머리가 하나 더 붙어있는 것으로 보이는데, FDL과는 다르게 다른 발가락에는 도달하지 못하고 다섯 번째 발허리뼈에 가서 붙는다.

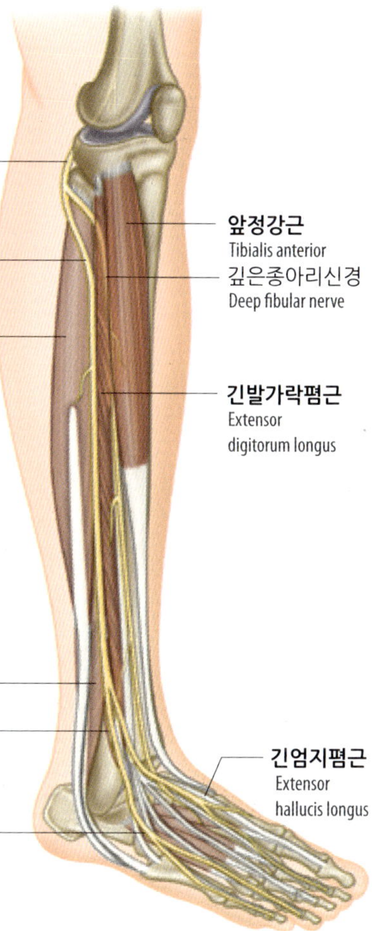

그림 6.13. 앞 구획

앞정강근–몸쪽 부착부위: 정강이뼈의 가쪽 관절융기, 종아리뼈 몸통의 몸쪽 앞면, 뼈사이막. **먼쪽 부착부위:** 안쪽쐐기뼈, 첫 번째 발허리뼈의 몸쪽 끝. **작용:** 발등쪽굽힘, 목말밑관절의 안쪽번짐

긴발가락폄근–몸쪽 부착부위: 정강이뼈의 가쪽 관절융기, 종아리뼈 몸통의 몸쪽 앞면, 뼈사이막. **먼쪽 부착부위:** 2~5번 발가락의 중간마디뼈와 끝마디뼈. **작용:** 2~5번 발가락의 발허리뼈관절과 발가락사이관절의 폄, 발등쪽굽힘, 바깥번짐.

긴엄지폄근–몸쪽 부착부위: 종아리뼈의 앞면의 중간, 뼈사이막. **먼쪽 부착부위:** 엄지발가락의 끝마디뼈. **작용:** 엄지발가락의 폄, 발등쪽굽힘, 안쪽번짐

제3종아리근은 발목복합체를 가로지르며 앞정강종아리인대(가장 빈번히 염좌가 일어나는 인대)를 보호하기 위해 갑작스런 안쪽번짐을 감지하는 중요한 고유감각수용 역할을 하는 것으로 생각된다.

16 앞정강근의 힘줄은 똑 같이 반씩 갈라지거나 한쪽은 굵고 한쪽은 가늘게 갈라져 안쪽쐐기뼈와 첫 번째 발허리뼈에 붙는 경우, 첫 번째 발허리뼈에 두 가닥이 붙는 경우, 안쪽쐐기뼈에 하나의 힘줄만 붙는 경우 등 다양한 변이를 보인다(Olewnik 外 2019).

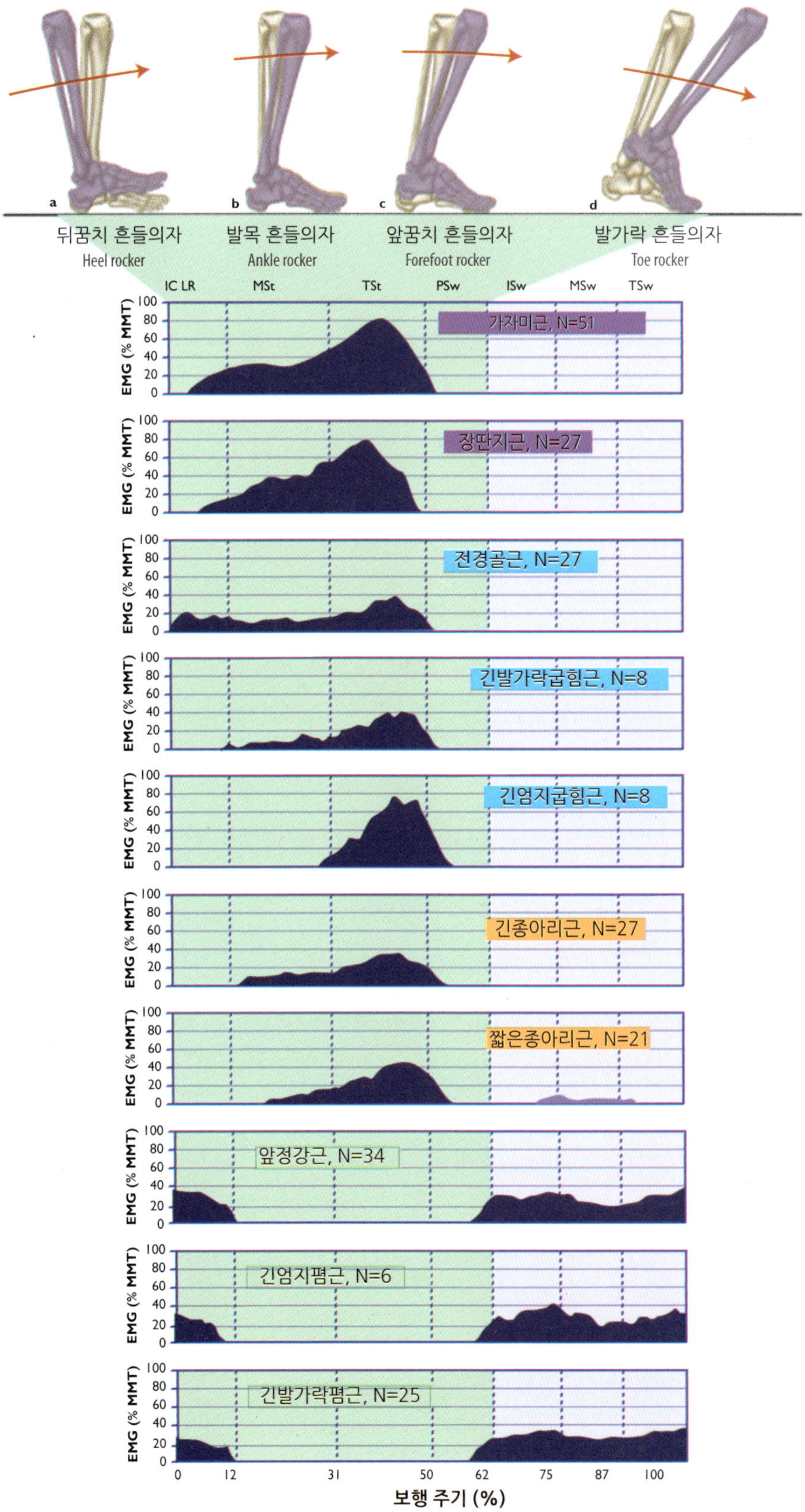

그림 6.14. 보행 주기에 따른 EMG 결과. 앞 구획과 다른 세 구획이 활성화되는 시기의 차이에 주목하길 바란다. 발 뻗음 단계(앞 구획)와 디딤 단계(다른 세 구획)가 번갈아 가며 근육 활성도가 증가한다(출처: Perry and Burnfield 2010.)

보행 주기와 외재근

보행 주기(gait cycle)에 관한 연구들에 대해 다루기에 앞서, 몇 가지 짚고 넘어갈 주의 사항이 있다. 우선, 아마도 가장 중요한 것일 텐데 거의 모든 보행 연구들이 편평한 바닥에서,[17] 피실험자가 편하게 느끼는 보행속도로 이루어 진다는 사실이다. 하지만 현실에서는 모든 정상 보행이 다양한 지면에서 다양한 속도로 이루어진다. 보행 주기를 통해 나타내는 정보들은 특정 움직임이 일어날 때 근육들이 무슨 일을 하는지 시각화 하고 "실생활에서의 움직임"에 대한 해석을 돕기 위해 이상적 상황을 가정한다.

EMG 결과 해석의 정확도에 대해서도 논란의 여지가 있는데 개인에 따라 결과가 다를 수도 있고 센서의 위치, 민감도와 같은 다양한 변수들에도 영향을 받을 수 있기 때문이다. 하지만 앞서 말한 전제처럼, 우리는 일반적인 근육의 활성 시간을 대략적으로 파악하기 위해 EMG 결과를 참고하는 것이므로 그런 미묘한 차이는 여기서 그다지 중요하지 않다. 그래프의 검은색 영역(그림 6.14)은 언제 근육들이 활성화되는지 보여주며 그 높이는 수축의 강도를 나타낸다. EMG를 해독할 때의 어려움 중 한가지는 근육 수축의 종류-편심성, 동심성, 등척성-는 구분되지 않기 때문에 수축의 종류를 발과 발목의 움직임에 대한 지식을 기반으로 추측하여야 한다는 점이다. 다행히 우리가 이전의 장들에서 아래 결과를 해석하는데 필요한 지식들을 많이 축적해왔으므로 그 과정이 그리 어렵지는 않을 것이다.

보행 주기에 대한 용어가 혼란스럽게 느껴질 수 있지만, 너무 자세하게 파고드는 것은 우리의 목적에 부합하지 않는다. 우리는 그저 두 개의 주요 단계(그림 6.14 참고)인 디딤 단계(발이 땅에 닿아 있을 때, 초록색)와 뻗는 단계(발을 앞으로 휘두를 때, 보라색)만 보면 된다. 이 두 단계는 두 개의 기능적 사건에 의해 분리되는데, 하나는 발이 지면에서 떨어지는 발가락 떼기이며 다른 하나는 발이 다시 땅에 착지하는 뒤꿈치 디딤이다. 쉬운 이해를 위해 한 쪽 발만 따라가며 전체 보행 주기를 본 다음 이를 0%부터 100%까지 나누어 다루는데, 보행은 반복 주기 운동이기 때문에 0%와 100%에서 일어나는 일은 같다. 즉, 뒤꿈치 디딤은 뻗는 단계의 끝이자 새로움 디딤 단계의 시작이며 이 주기가 반복된다.

디딤과 발 뻗음을 구분하는 지점은 보행 주기의 62% 지점인 발가락 떼기이며, 이는 전체 보행 시간 중 62%는 발이 땅에 붙어있고 나머지 48%는 공중에 떠 있음을 의미한다. 많은 자료들에서 이 지점을 일컬어 밀고 나감(push-off)이라는 용어를 쓰기도 하지만 이는 수의적인 수축-동심성 근육 활성을 통해 앞으로 미는-을 뜻하므로 그 것이 꼭 필요하지는 않은 상황, 특히 편평한 바닥에서 일정한 속도로 걷는 경우에는 발가락 떼기(toe-off)라는 표현을 더 선호한다.

그림 6.14에서 가장 먼저 주목해야 할 것은 세 개의 발바닥 굽힘 구획(뒤, 깊은뒤, 가쪽 구획)과 발등쪽굽힘 구획(앞 구획)의 차이이다. 세 개의 발바닥 굽힘 구획은 디딤 단계 중에만 활성화되며, 이는 발가락 떼기 바로 전에 활성 되어 뻗음 단계 전반과 디딤 단계 초기 동안 활성 상태에 머무는 앞 구획과 차이를 보인다.

앞 구획의 활성은 기능적 관점에서 결과를 해석해야 이해가 간다. 위에서 언급하였듯이, 발등 굽힘근들은 뻗음 단계 동안 발을 정돈시키는 역할을 하며 발등쪽굽힘을 만들어 내기 위해 동심성 수축을 한다. 뒤꿈치 디딤[18] (표에서 0% 지점)시, 앞 구획은 편심성 수축과 뒤꿈치 흔들지레를 통해 급격한 발바닥쪽굽힘을 조절해야 한다. 즉,

17 이러한 검사는 일반적으로 대부분 러닝머신 위에서 이루어지며, 러닝머신 위에서 발 밑으로 끊임 없이 움직이는 벨트 위를 걷는 것은 실생활에서의 보행과 차이가 있다는 점에서 검사 결과의 실효성에 대한 논란의 여지를 제공한다. 이 두 보행이 다르다는 것은 굳이 과학자가 아니더라도 알 수 있으며, 아직까지는 과학계에서도 편의상 러닝머신을 이용해서 실험하라고 조언하지 않을까 싶다.

18 뒤꿈치 디딤을 "최초의 접촉"이라고 부르는 경우도 있는데 달릴 때는 뒤꿈치를 먼저 딛지 않는 경우도 있어 적절하지 않은 표현이라는 의견도 있다.

앞 구획은 뻗음 단계 동안에는 짧아졌다가 뒤꿈치 디딤 때 늘어나 발바닥쪽굽힘을 감속하고 발의 착지를 조절한다(0~12%). 이러한 부분이 EMG 활성도를 해석할 때 주의해야 하는 이유이다. 결과표는 근육의 움직임이 동심성인지, 편심성인지, 등척성인지 말해주지 않으며 기능적 관점에서 관절을 가로질러 어떤 일이 일어나는지 해석하는 사람이 추론해야 한다.

발바닥굽힘근 중 뒤정강근만이 디딤 단계의 초기부터 활성화되어 다른 발바닥굽힘근 대부분의 활성이 감소하는 대략 50% 지점까지 활성 상태에 머무른다. 뒤정강근이 최대치까지 수축하지는 않지만, 표를 보면 두 개의 꼭짓점을 갖는다. 앞의 꼭짓점은 뒤꿈치 디딤 직후에 나타나며 이때 뒤정강근의 활성이 발의 반구의 안쪽, 즉, 뒤정강근의 발배뼈 부착 부위를 지지하는 시점이다. 이렇게 충격력과 일련의 힘의 어긋남에 대응하기 위한 발 전체의 착지와 엎침을 조절할 준비가 된다.

발 앞부분이 완전히 땅에 닿으면, 몸의 추진력에 의해 12% 지점에서 다리가 목말뼈와 정강이뼈 사이의 발목 흔들지레(ankle rocker)를 타고 발 위를 넘어간다. 발목 관절이 발바닥쪽굽힘에서 발등쪽굽힘으로 바뀌면서 발바닥굽힘근들에 의한 감속이 필요한데, 이때 나머지 뒷근육들이 활성화 된다. 그 과정의 초반에 뒤정강근에 도움을 주는 근육이 가자미근이며, 아마도 뒤꿈치가 디뎌질 때 발꿈치뼈가 안쪽으로 기울면서 근육이 활성화되는 것으로 보인다.

뒤꿈치가 디뎌진 다음 무릎은 약간 굽혀졌다가 발목이 발등 쪽으로 굽혀지면서 다시 펴진다. 이는 골반이 발을 넘어 앞으로 움직이는 동안 아랫다리가 목말뼈 위를 지나가면서 발바닥굽힘근에 의해 정강이와 종아리가 감속되기 때문이다. 두 개의 큰 발바닥굽힘근인 가자미근과 장딴지근은 발목 흔들지레의 진행을 감속시키며(이 작용이 무릎이 펴지도록 도와준다) 장딴지근이 점진적으로 수축을 준비하는 보행 주기 초기에 가자미근이 먼저 수축하기 시작하고 무릎이 펴지면서 결과적으로 뒤꿈치가 들린다.

실험적으로 통제된 환경에서, 뒤꿈치 들림은 고관절, 무릎, 발목 관절이 정상 움직임 범위의 한계치까지 움직인 결과이다. 몸의 추진력은 몸을 앞으로 움직이며, 잠시 골반의 궤적만을 생각해본다면 골반이 발 위를 넘어 앞으로 움직일 때 고관절이 펴진다. 골반이 자연스러운 움직임의 한계치까지 펴지는 동안 고관절 인대가 늘어나면 보폭에 영향을 미칠 수 있는 유일한 부분은 발 흔들지레(foot rockers)가 된다. 처음에는 발 앞꿈치 흔들지레(forefoot rocker)가, 그 다음에는 발가락 흔들지레(toe rockers)가 골반을 더 앞으로 보내 주며, 흔들지레들이 거기서 더 움직여주면서 발꿈치가 들릴 수 밖에 없고 발가락이 펴지기 시작한다(우리는 이미 이 과정을 운동 5.1을 통해 경험하였다).

31% 즈음에서 뒤꿈치가 들릴 때, 발은 온전한 형태 유지를 위해 더 많은 힘이 필요하다. 이때까지 무릎 역시 계속 펴져있어 두관절근인 장딴지근을 늘려 무릎이 구부러져 있는 동안 더 많은 일을 하는 단일 관절근인 가자미근을 도와주도록 한다. 이러한 두 근육, 한 관절, 두 관절의 정렬은 가자미근이 무릎이 구부러질 때 발을 지지할 수 있게 해줄 뿐만 아니라 장딴지근의 힘이 가장 필요할 때, 그 힘을 받기 위해 무릎이 펴지는 몸의 자연스러운 움직임을 이용할 수 있게 해준다.

발이 발가락 흔들지레 단계로 진입하면서, 몸의 가장 강력한 근육인 가자미근과 장딴지근 모두 거의 최대치만큼 수축한다. 수축은 뾰족한 꼭지점까지 점진적으로 증가하다가 상당히 빠르게 감소한다. 두 개의 긴발가락굽힘근(toe flexors)(FHL과 FDL)은 오직 디딤 단계의 후반부 동안에만 관여하며, 두 주요 장딴지 근육들보다 약간 더 늦게까지 활성상태에 머무른다.

FHL과 FDL의 활성은 두 종아리근의 활성을 반영하

며, 아직 근육들은 약간만 수축하고 있으나 발가락이 펴지기 시작하는 수축 최대점을 향한 준비를 하게 된다. 종아리근은 발바닥쪽굽힘과 발목의 바깥번짐 외에도 발을 안정화 시키는데 필수적인 역할 또한 수행한다는 점을 기억할 필요가 있다. 예를 들어, 긴종아리근의 경우 엄지발가락을 펴기를 돕기 위해 첫 번째 발허리뼈를 발바닥쪽으로 굽힌다(그림 4.40 참고).

기능적인 수요를 생각한다면, 발이 단단한 지렛대를 이룰 때 연조직이 제공하는 지지력을 이해하는데 도움이 될 것이다.

움직임에 입각한 해석은 근육 활성의 시점을 설명해주고, 근육 수축의 방향, 특히, 추진력 조절을 위한 편심성 수축을 더 잘 파악할 수 있게 해준다.

정리

이번 장에서도 형태와 기능에 대한 탐구를 이어나갔으며 추가적으로 근육의 구조, 위치, 힘줄이 관절을 가로지르는 각도에 대해서 알아보았다. 아랫다리를 네 개의 구획으로, 발목복합체를 두 개의 축으로 나눔으로써 각 근육의 작용을 명료화하려고 노력하였다.

목말관절 앞을 지나는 근육들은 발등쪽굽힘근으로 분류되며, 반대쪽인 목말관절 뒤에는 그보다 더 많은 개수의 발바닥굽힘근들이 지나간다. 발바닥굽힘근의 개수가 더 많고 강력한 이유는 급격한 발등쪽굽힘을 감속하기 위해서이다. 그 힘은 깃털 섬유와 튼튼하고 질긴 힘줄, 특히 꼬여있는 아킬레스건에 의해 더욱 강화된다.

안쪽번짐근(invertors)과 바깥번짐근(evertors)은 목말밑관절의 안쪽과 바깥쪽을 가로지르며 좁은 발을 위한 좌우 안정성을 확보해준다. 근육들의 대부분은 발바닥굽힘근이기도 하며 움직이는 동안 주로 발등쪽굽힘과 연관된 강한 힘에 의해 긴장한다. 이러한 근육들, 특히 뒤정강근과 종아리근은 중간 발에 부착되어 발을 뒤침으로 만들고 닫힌 힘을 이룬다.

외재근은 연결 부위에 따라 세 무리로 나눌 수 있다. 한 무리는 발꿈치뼈의 꼭대기에, 다른 한 무리는 중간 발에, 나머지 한 무리는 모두 발가락에 붙어 해당 부위의 굽힘과 폄을 담당한다. 두 개의 긴 발가락굽힘근(toe flexors)은 발의 반구 안쪽을 받치고 있기 때문에 보행과정 중 발가락 떼기에서 특히 중요하다.

이번 장을 통틀어서 기억해야 할 한가지는 근육의 작용을 해석하거나 서술할 때 유연한 관점을 유지해야 하며 근육이 동심성으로 수축하는지 ("작용") 혹은 감속을 위해 일하는지 (주로 "작용"의 반대되는 일)를 구분할 수 있어야 한다는 것이다. 몸을 통해 작용하는 힘들은 근육이 힘을 발생시키기 위해 일 할 때는 내부적으로 생성될 수 있고, 다른 근육 움직임을 방해하거나 감속이 필요한 경우에는 외적 요인에 의해 발생할 수도 있다.

근육힘줄의 경로(FHL과 같은)와 일반적인 움직임의 원리(발가락폄과 같은)에 익숙해진다면 2차원의 책에서는 구현해 내기 어려운 해부학을 4차원적으로 이해하는데 도움이 될 것이다.

CHAPTER 7

내재근(Intrinsic muscles)

발의 형태와 기능은 완벽한 인체의 신비로써, 인간의 움직임과 분리시킬 수 없기 때문에 동떨어진 개체로 연구되어서는 안 된다.
발이 인간 고유의 특성을 띠게 된 후로도 마찬가지지만, 발의 생리학은 그저 인류 특유의 꼿꼿한 자세로 몸을 지탱하고 운반하기 위한 변화 그 자체인 것이다.

Morton 1935

개론

계통발생학적 유산과 진화 역학의 결과로 인간의 발은 손과 닮은 형태를 갖게 되었다. 손과 발의 전체적인 유전자 설계도는 유사하며 두 구조물의 뼈와 연조직들은 해부학자가 아니더라도 하나씩 짝지을 수 있을 정도로 비슷하다. 인간의 발과 다른 유인원들의 발 사이의 관계도 이와 같다. 2장에서 살펴보았듯이 이러한 유사함은 우연이 아니며, 다윈은 대부분의 진화가 이미 있던 구조물의 용도 변경이라고 얘기한 바 있다. 하지만 인간의 발을 이해하기 위한 여정에는 한 가지 장애물이 존재한다. 처음에는 불분명해 보일 수도 있는 그 장애물은 바로 마치 발을 여전히 물체를 잡기 위한 부속품처럼 해석하는 경우가 많다는 점이다. 여기서 다시 한번 근육들의 이름을 짓는 문제에 봉착하게 된다.

인간의 생리학적 특성 중 하나는 대상의 형태적 일관성을 인식하고 그 것의 기원, 크기, 색깔에 관계 없이 잘 이용하는 능력이다. 이러한 인지적 일관성은 어감상으로도 그렇지만 일반적으로 유용하다는 인식이 있다. 인지적 일관성 덕분에 우리는 공항에서 이전에 운전해 본 적 없는 차종의 렌터카에 올라타 한 번도 달려본 적 없는 도로 위에서도 무리 없이 운전할 수 있다. 대부분의 차들은 운전법이 대체로 비슷하고 도로도 비슷하기 때문에 가능한 일이다.

인지적 일관성은 우리가 손과 발을 매우 유사한 구조로 파악하게 함으로써 문제를 일으킨다. 우리는 놀라울 정도로 손이 물체를 잡는 능력을 당연하게 생각한다. 인간의 손과 발에서 서로 대응되는 근육들은 유전적인 공통점을 가지며[1] 전통적인 명명법을 따라서 유사한 이름을 붙인다. 하지만 비슷한 형태와 비슷한 유전학적 기원을 가졌다고 해서 그 기능이 같음을 의미하지는 않는다. 비록 구조물들이 비슷해 보이고 비슷한 위치에 붙어있다 하더라도-다윈이 지적하였듯이-용도는 변경되었을 수 있음을 기억할 필요가 있다.

다른 유인원들도 상당한 시간을 두 발로 걸으며 보냈을지도 모르지만, 여전히 유인원 발의 주된 용도는 물체를 잡고 다루는 것이다. 대부분의 인간에서 움켜쥐는 일은

1 상동(homologous)이란 유사한 유전적 기원을 갖는 구조물을 뜻하는 용어이다.

더 이상 발의 주요 기능이 아니며 어쩌면 부수적 기능조차 못될 정도이다. 몇몇 전통적인 작명법은 근육의 기능적 일관성을 전제로 하지만, 연조직은 기능적으로 변형될 수 있고 필요한 움직임에 따라 그 역할이 바뀔 수도 있다는 점에서 합당한 전제라고는 할 수 없다. 그리고 이는 발의 연조직의 경우에 특히 더 그러하다.

1940년대 초에 해부학자 F. Wood Jones은 대부분의 책들이 발을 마치 손인 것처럼 다루기 때문에 오직 근육의 "작용"만이 학문적 관심의 대상이 되고 있다고 지적하였다. (Wood Jones에 의하면 발은 체중부하를 받는 추진장치이기 때문에 지면과의 충돌에 의해 터지지 않기 위한 내구성이 필요하며, 발 위에서 움직이는 몸의 엄청난 휘청거림을 버티기 위한 안정적인 기반을 제공해야 한다.) 이러한 견지에서, Wood Jones는 발의 근육 구조를 기능적으로 이해하기 위한 몇 가지 유용한 제안을 하고 있다.

Wood Jones는 먼저 "작용"을 모두 열린사슬의 고립되지 않은 움직임-위에서 설명한 발의 역할에 전혀 부합하지 않는-으로 가정하는 어리석음을 비판하며 그건 시험 공부 하는 사람에게나 중요하다고 하였다. 그 다음으로 지적한 점은 "정지점"(origin)이 "기시점"(insertion)을 향해 움직인다는 통념이다. 앞에서도 이 문제에 대해 언급하긴 하였으나, "작용"을 얘기할 때에도 여전히 "정지점"이 "기시점"을 향해 움직인다는 관습을 따르고 있음을 지적했다는 점이 흥미로우며, 그만큼 그러한 관습이 박멸되기 힘들다는 증거이다.[2] 예를 들어, 수영장 옆에 서서 칵테일을 홀짝거리는 동안에도 굽힘근들은 엄지발가락을 구부리고 있으며, 우리의 몸은 발가락 떼기 자세를 향해 움직이려 하겠지만 발가락들은 땅에 단단히 뿌리내리고 있을 것이다. 그러므로 6장에서 발바닥굽힘근을 다루며 분석하였듯이 통념과는 다르게 "기시점"이 "정지점"으로부터 멀어지는 움직임이 일어난다.

인지적 일관성을 추구하는 인간의 자연스런 본능은 발을 더 기능적으로 이해하는 데에 방해가 되기도 한다. 우리가 주어진 근육의 이름을 배우면서, 그 이름들 때문에 어떤 막다른 골목에 도달할 수 있다는 뜻이다. 발가락의 굽힘근과 폄근이 바로 이런 경우인데 자연스럽게 서로 대항작용을 한다고 생각하게 된다. 그러나 발의 복잡한 세계에서 근육들은 발가락의 다관절 정렬과 발가락 폄근 덮개와 협력하며 움직인다.

근육에 관해 진정으로 이해하기 위해서는 근육의 이름이나 작용이 아니라 그 위치를 알아야 한다(물론 다 아는 게 더 좋겠지만 말이다![3]). 근육이 어디에 붙는가? 어떤 관절을 가로지르는가? 그 관절들은 주로 어떤 힘들을 다루어야 하는가? 이러한 질문들에 답할 수 있어야 한다.

발에 있는 근육들의 주된 역할은 발이 충격력에 의해 터져버리지 않게 하는 것과-발을 터트리고 싶은 사람은 없을 것이다!-뼈들을 다시 뒤침 되게 한데 모아주는 일이다. 그래서 발뼈 사이를 주행하는 조직들의 주요 임무는 뼈들을 온전하게 서로 연결하는 것이다. 근육은 움직임 이전에 안정성 확보를 먼저 해야 한다. 대부분의 경우 발의 움직임은 발 외적인 요인들-몸의 나머지 부분에 이미 존재하거나 다리보다 윗부분의 더 큰 근육에서 오기 때문에 그만큼 역학적으로 더 효율적인-에 의해 이루어진다. 발은 주로 그 위에 있는 몸의 움직임에 반응하며 끊임 없이 그 형태와 긴장도를 바꾸고 대응하면서 그 움직임이 원활히 일어날 수 있게 하는 기반을 제공한다.

순응도가 좋은 발은 발의 여러 부분에 걸쳐 자동적으로 미세 조정을 하며, 발의 경도를 세밀하게 조절할 수 있는 근육 구조를 갖는다. 그러한 역할의 상당부분을 내

2 모순되지만 나 역시 이 책에 "작용"들을 정리함으로써 전통적인 방식을 따르고 있다.

3 특히 시험에서는 그러하다! 이 책의 개념을 제대로 숙지하고 있고 수업 시간에 이 책을 참고 도서로 쓴다고 해도, 전통적인 교육기관의 시험에서는 그에 맞는 답을 쓰시길 바란다

재근이 수행하게 되며 그래서 내재근을 일컬어 "발의 핵심(core of the foot)"이라고 하기도 한다(McKeon 外 2014). 앞으로 알게 되겠지만, 발의 내재근은 최근 들어 더욱 주목을 받고 있다. 이는 대부분 신발 최소화에 대한 관심이 다시금 커지고 있기 때문이다. 딱딱한 심이 들어 있는 밑창의 신발을 신지 말아야 발이 지면의 굴곡에 더 적절하게 반응 할 수 있다는, 이전보다 발을 지면과의 상호작용에 중점을 두고 이해하려는 추세이다. 지면의 모든 변화는 발에 자극을 줌으로써 발의 작은 뼈들 각각을 안정화시켜야 하는 내재근에도 자극을 준다.

내재근은 특히 발가락 떼기를 할 때 중요하다. 밑창이 단단한 신발은 뒤꿈치가 들리고 발가락이 펴질 때 발을 외부에서 잡아준다면, 단순화된 신발은 지지력은 약하지만 내재근이 발 안에서 단단한 지렛대를 형성할 수 있도록 해준다. 그래서 어떠한 운동에서든지 순발력 있고, 똑똑하고, 튼튼한 발을 만드는 것이 기본이다.

9장에서 다루겠지만, 발을 기능적으로 이해한다면 발의 운동에 대한 내용을 다룰 때 도움이 된다. 손전문 물리치료사가 다양한 악력 도구들을 사용한다면(주로 "정지점"이 "기시점"을 향해 가는), 발은 더 큰 힘을 감당할 수 있도록 중량 부하가 필요하며 몸의 나머지 부분과 자세 변화에 즉각 반응하는 법을 배워야 한다(주로 "기시점"이 "정지점"으로부터 멀어진다!). 움켜쥐는 동작으로만 발 근육을 운동시킨다면 근력적인 측면뿐만 아니라 고유감각과 움직임 조절 면에 있어서도 운동 효과가 떨어질 것이다.

지면과 몸 사이의 중재자로서, 발은 압력과 각도의 변화를 감지해야 한다. 발은 놀라울 정도로 민감하면서도 체중의 몇 배에 달하는 힘을 감당할 수 있다. 우리가 하루 종일 발을 신발이라 불리는 꽉 막힌 작은 틀 안에서 쥐어짜며 서고, 걷고, 달리고, 도약하고, 한 발로 뛰는 동안에도 발은 피부와 근육을 통해 고유감각을 수용하고 있다. 발 뼈들 사이의 어떤 움직임이든지 내재근을 늘리고 변형시켜 프레리텐셔닝을 구축할 뿐만 아니라 근육방추를 자극하는 역할도 한다. 근육방추의 기계수용체는 여러 정보원 중 하나일 뿐이다. 땀으로 축축하고 간지럼을 잘 타는 발의 피부층은[4] 기계수용세포가 풍부해 외부 자극으로 인해 활성화될 준비가 늘 되어 있다.

발의 해부학에 대한 내용을 마무리 짓는 이번 장에서는 발이 어떤 식으로, 어쩌면 서로 상충하는 것처럼 보일 수도 있는, 강한 힘을 흡수하는 역할과 감각수용체로서의 역할을 동시에 수행하는지 알게 될 것이다. 이번 장에서는 앞에서 다루었던 여러 기능적인 주제들–특히 힘의 강화를 위한 막 조직의 역할–을 집대성할 계획이다. 그리고 이 후의 장들에서는 발의 기능적 능력을 평가하고 향상시키는 방법들에 대해 다룰 예정이다.

발등 VS 발바닥– 민감한 발바닥

앞서 논의한 바와 같이, *자궁내(in utero)* 발달 중 다리가 회전하면서 "앞면"이 등쪽으로 가고 뒷면이 앞으로 오게 된다(그림 6.1 참고). 발의 윗면인 발등은 주로 뼈로 이루어져 얇은 피부층과 근막으로 감싸여 있으며 일반적인 발등(dorsal)/발바닥(plantar) 정렬을 유지하고 보호하는 역할을 한다. 반면, 발의 연조직 대부분은 털이 없는 발바닥면에 존재하며 일상 생활 중에 발생하는 응력과 변형을 발바닥이 감당할 수 있게 하는 몇 가지 특징을 보인다.

발바닥의 피부는 두껍고 많은 땀샘이 분포하며, 누구나 한번쯤은 해변에서 긴 여름 휴가를 보내면서 경험해봤겠지만 압력에 대한 노출이 증가하면 거기에 적응해 피부와 그 밑의 층까지 두꺼워진다. 손을 많이 쓰는 작업을 하면 손바닥 피부가 단단해지는 것처럼, 맨발로 다니

4 흔히 털이 없는 피부라 일컬어지는 발바닥 피부에는 신경 말단과 땀샘이 높은 밀도로 분포하고 있다.

면 발바닥 피부가 두꺼워지지만 그렇다고 해서 촉각이 둔해지지는 않는다(Holowka 外 2019).

발꿈치뼈 밑에 있는 피부에는 치밀한 지방으로 이루어진 두꺼운 층이 발달해 충격 흡수를 도와주며, 구획으로 나뉘어 있어 제 자리에 붙들려 있다(그림 7.1). 뒤꿈치 밑 지방 패드의 두께는 약 18mm 정도이며 다양한 각도로 조직을 가로지르는 탄력 섬유로 지탱되는 U자 모양의 기둥들로 이루어져 있다. 뒤꿈치 주변의 조직은 충격력을 잘 받아들이도록 배치되어 있다. 뒤꿈치의 지방패드는 발허리뼈 머리 밑의 지방패드와는 다르게 발가락 떼기와 관련된 압박(compression)과 전단력(shearing force)를 견딜 수 있어야 한다(Standring 2008).

땅, 양말, 신발과의 접촉과 마찰에 의해 피부가 일시적으로 고정되는 동안 그 안의 깊은 구조물들은 여전히 어느 정도의 추진력을 가지고 있기 때문에 끊어지려는 힘인 전단력이 흔히 발생한다. 강한 인대들이 피부층과 지방층 사이를 지나며 마치 배와 닻 사이의 밧줄처럼 둘을 연결시키고 있다. 이 수직의 인대는 피부지지띠(라틴어로 *retinere*는 유지하다, *cutis*는 피부를 의미)라고 불리며 발의 피부, 그 밑의 지방패드, 더 깊은 곳에 있는 근육과 뼈 사이의 미끄러지는 정도를 조절한다.

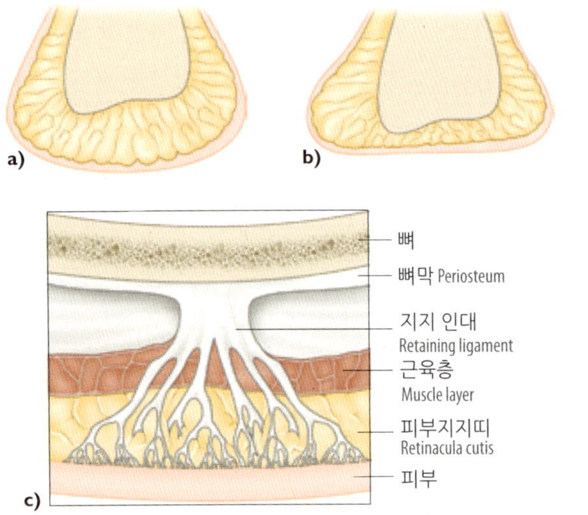

그림 7.1. 발꿈치뼈는 충격력으로부터 두껍고 치밀한 지방세포 층에 의해 추가적인 보호를 받는다. 지방은 U자형 기둥모양의 정렬을 이루며(a & b)강력하고 팽팽한 피부지지띠에 의해 지탱되고 그 자리에 붙들려 있다 (c).

피부지지띠가 없으면, 발에 있는 뼈들이 피부 속에서 이리저리 미끄러져 움직임을 조절하기 어렵다. 몸 전반에 걸쳐 피부지지띠 길이와 개수는 부위에 따라 다르며, 얼굴, 무릎, 허리와 같이 유난히 잘 늘어나는 피부에서도 피부지지띠를 흔히 볼 수 있다(Nash 外 2004). 발등 피부와 발바닥 피부를 비교해보면 발등 피부가 더 유동적임을 알 수 있다. 발바닥 층 사이의 더 짧고 강력한 묶임은 층 사이에 힘이 더 직접적으로 전달되게 하여 마찰을 줄여준다. 잘 맞지않는 양말을 신고 고무장화를 신은 상태에서 예상보다 오래 걷게 되었을 때 느껴지는 그런 마찰 말이다.[5]

뒤꿈치 지방패드가 줄어드는 현상은 생각보다 흔하며, 특히 중년에서 많이 발생한다. 지방패드의 위축은 아교질의 탄성력 감소와 아교섬유 종류의 비율 변화가 원인일 수 있는데 이는 자연스러운 노화현상이다. 이 현상은 특히 폐경기 여성에서 두드러지는데, 에스트로겐이 감소하면 탄성 있는 III형 아교섬유의 합성이 줄어들고 탄성이 덜한 I형 아교섬유가 증가하기 때문이다(Fede 外 2019).

충격 흡수와 보호를 차치하고서라도 발바닥 지방층의 두께와 탄력 감소가 위험한 이유는 그것이 기계수용체에도 영향을 미치기 때문이다. 자세 조절은 다양한 정보에 의존하며 하체에서 일어나는 국소 반응의 대부분은 발바닥에 입력되어 들어오는 정보[6]에 의존한다. 손바닥에도 그러하듯이, 발바닥에도 진동, 장력, 압력과 같은 다양한 자극들에 반응하는 기계수용체들이 풍부하게 분포해있다(그림 7.2, Viseux 2020).

5 아마 비도 왔을 것이고 물웅덩이를 첨벙거리며 걷는 재미도 시들해지면서 마찰로 인한 물집만 잔뜩 남은 아주 끔찍한 경험이었을 것이다

6 들신경(afferent nerve)은 척수로 신호를 보내며 그에 대한 반응이 날신경(efferent nerve)에 의해 말초로 되돌아 온다.

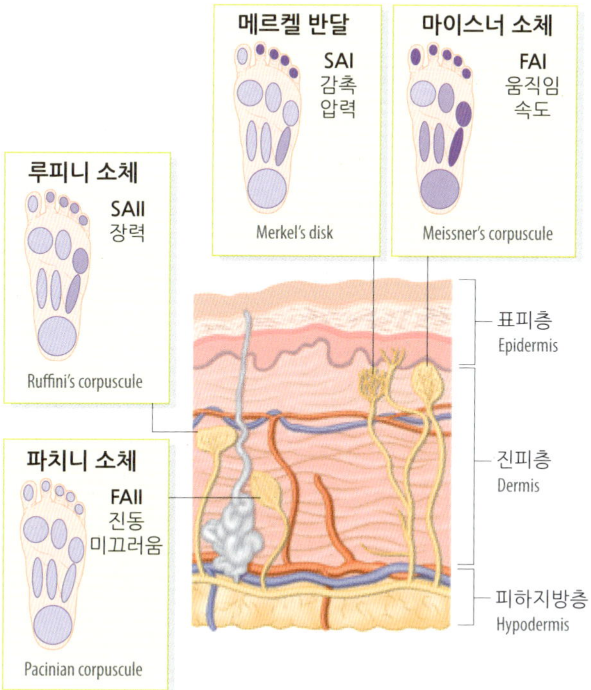

그림 7.2. 네 가지 종류의 기계수용체가 발바닥의 피부층 안에 있어 들신경 정보를 중추신경계에 전달한다. 각 종류의 수용체는 위 그림과 같이 서로 다른 감각에 관여한다. 분포밀도는 진한색(높은 밀도)부터 옅은색(낮은 밀도)까지 음영을 달리해 표현하였다. 신경 말단은 각기 다른 시점에 자극을 감지하며 자극이 존재할 때 정지 신호에 소요되는 시간에 따라서 느린 순응(slow adapting, SA) 혹은 빠른 순응(fast adapting, FA)으로 나뉜다 (출처: Viseux 2020.)

발은 몸의 무게중심을 알려주는 일차적인 정보원이며 몸의 움직임과 자세는 땅에 대한 상대적인 개념이기 때문에 발이 고유감각 조절 대부분을 담당한다. 균형감각과 자가 조정 능력에는 속귀의 반고리관, 눈, 뒤통수밑 근육과 같은 다른 기관들도 관여하지만 땅과의 관계에 대한 되먹임을 제공하는 기관은 발이 유일하다. 발은 피부층에 있는 다양한 기계수용체를 통해 그 역할을 수행한다.

피부신경 말단은 근육이 늘어나는 정도를 감지하는 또 다른 종류의 기계수용체인 근육 방추와 협력한다. 여기에 역학적으로 민감한 발목 주변의 피부지지띠로부터의 정보가 더해지고, 발복합체가 자동반사를 통한 자세조절과 의식적인 자세조절을 위한 상당량의 정보를 제공한다(Viseux 2020).

자세 조절에는 의식과 무의식이 둘 다 관여하며, 확실하고 이상적인 수용체 자극과 균형 잡는 연습을 통해 강화될 수 있다. 밑창이 얇고 부드러운 신발의 장점 중 하나는 교란되지 않은 역학 정보를 발로 전달해 준다는 점이다. 일반적인 신발은 발의 위치에 대한 감을 떨어뜨린다(Holowka 外2019, Robbins 外 1995).

운동 조절과 조정은 훈련을 통해 향상될 수 있으며, 이 사실은 파킨슨병과 같이 신경학적 문제가 있는 환자들에게 특히 중요하다(Olson 外 2019). 운동은 요령과 힘을 둘 다 길러주며 프로그램에 따라 둘 중 하나에 더 초점을 맞춰 최적화 될 수도 있다. 신경학적 문제가 있는 사람들에게 필요한 프로그램은 체중부하운동과 균형잡기 운동을 둘 다 포함하고 있어야 한다.

구획(compartments)

지방 세포들이 그 자리에 있어야 하는 것처럼 근육들도 마찬가지이다. 몸의 다른 부분도 그러하듯이 발의 연조직도 물론 구획으로 나뉘어 있다(그림 7.3). 아랫다리의 구획을 다루면서 보았듯이, 발의 구획에도 장단점이 있다.

구획 부분의 단점은 구획증후군과 관련되어 있는데, 주로 외상에 의해 생기며 부종으로 인해 적절한 기능을 하지 못하는 상태이다. 발의 구획증후군은 대부분 사고에 의한 급성반응으로 나타나기 때문에 운동에 의한 점진적 압력 증가에 의해서도 생길 수 있는 다리의 구획증후군보다는 상대적으로 덜 알려져 있다.

어쨌거나 살면서 발의 구획증후군을 마주하게 될 가능성은 있으며, 특히 발 운동의 개념을 알아가는 이 시점에서, 발의 구획증후군이 기능 장애의 원인이 될 수도 있으므로 알아두어서 나쁠 건 없다. 구획증후군을 평가하게 될 일은 거의 없겠지만(그것은 도수치료사나 운동

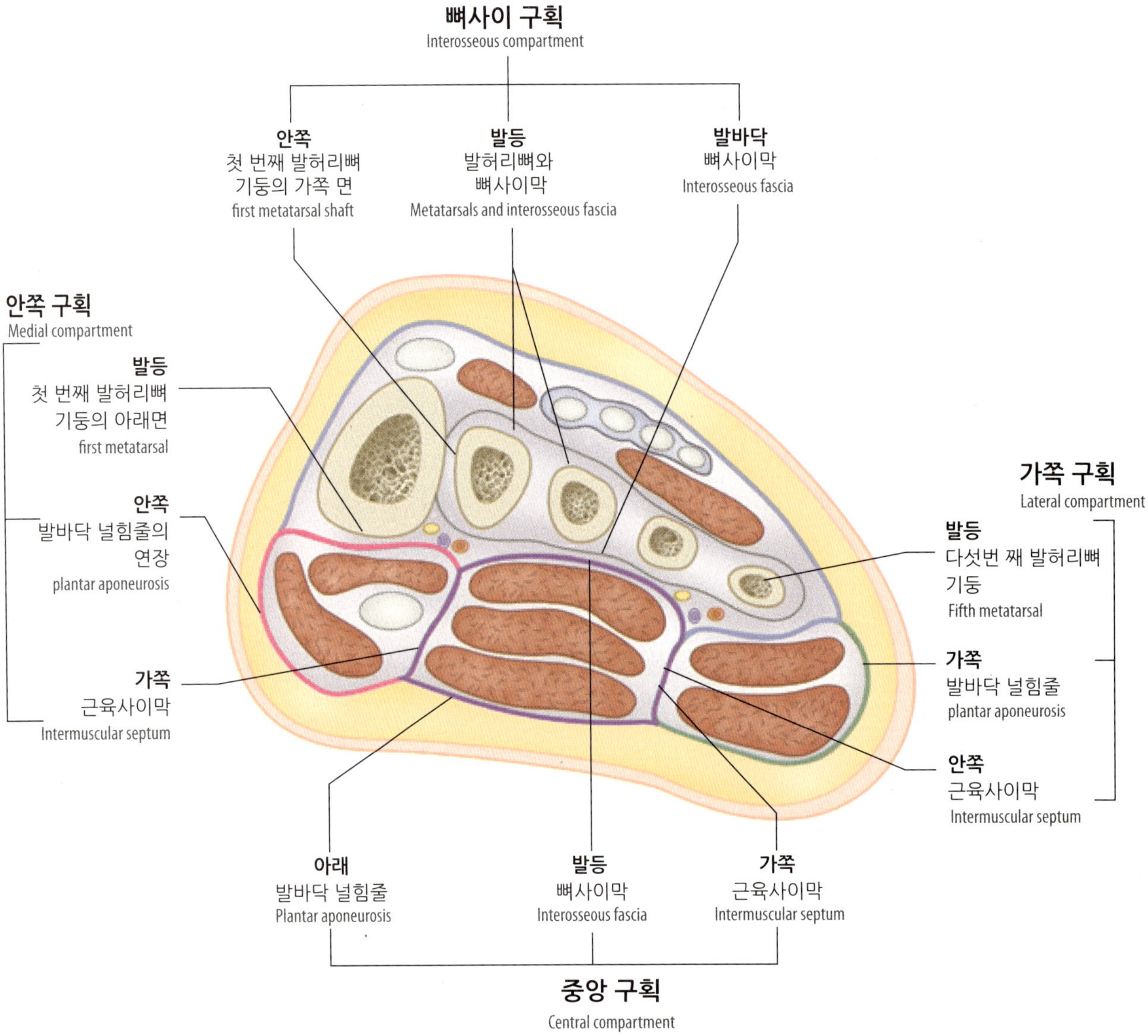

그림 7.3. 네 개의 주요 구획과 그 경계들. 나누는 방법에 따라 다르게 구분 짓기도 하며 구획의 개수도 세 개에서 열 개까지 다양하다 (Reach 外2015).

치료사의 영역 밖이기도 하다), 얼마나 많은 구획들이 발에 있는지, 그 압력들을 어떻게 측정하는 지, 그리고 가장 중요한, 과도한 압력을 해소시켜주려면 어디를 절개할 것인지를 판단해야 하는 외과의사에게는 좀 더 도움이 될 것이다.

발 구획의 개수에 대해서는 많은 의견들이 존재하며, 3, 4, 5, 8, 9, 10개 등 문헌마다 제시하는 구획의 개수가 다양하다(Reach 外 2007). 구획의 개수는 연구가 언제 어떻게 진행되었는지에 따라 다를 수 있으나 대부분의 자료들에서는 발을 네 개 혹은 아홉 개의 구획으로 나눈다. 여기서는 우리의 목적에 더 부합하고 가장 빈번하게 사용 되는 네 구획으로 나누는 방법을 채택하도록 하겠다. 독자들이 앞으로 접하게 될 대부분의 자료에서도 아마 발을 네 구획으로 구분할 것이다.

우리의 주 목적은 일련의 주머니와도 같은 구획으로 구성된 발의 근육구조를 이해하는 것이며, 5장에서 보았던 것처럼 그러한 구조가 힘의 출력에 도움이 된다. Yamauchi와 Koyama의 연구(2019)에 의하면 앉아 있을 때보다 서 있을 때 발가락 굽힘근의 근력이 증가한다. 실험 대상이 서있으면 발 변형[7]에 의해 충분한 엎침이 일어나기 때문에 발이 펼쳐지면서 막조직의 장력이 증가한다. 발에 무게를 싣지 않았을 때보다 질긴 "주머니" 안에서 일할 때 발가락굽힘근의 근력이 더 크다.

5장에서 유압 증폭(hydraulic amplification)의 개념을 소개하며 어떻게 적당한 구획 내의 압력이 근력을 증가시키는지 설명하였다. 이 개념은 발의 반구에서도 적용되어 내재근이 마치 공기로 부풀리는 고무보트처럼 충격을 흡수하고 발등을 들어올리는 두 가지 역할을 할 수 있게 한다.

당연하다고 생각하겠지만, 내재근은 더 많이 사용할수록 그 크기와 근력이 증가한다. 이 당연한 사실이 "맨발" 옹호자들의 가장 중요한 근거가 된다. 맨발인 상태에서는 현대의 신발이 주던 감쇄효과가 사라지기 때문에 발이 원래했어야 하는 본분을 수행하게 되면서 발뿐만 아니라 몸의 다른 부분에도 이로운 영향을 미친다는 주장이다.

Miller 外 (2014)는 이에 대해 알아보기 위해 12주간의 달리기 프로그램이 건강한 러너들의 발에 미치는 영향을 비교 연구하였다. 33명의 러너들을 무작위로 군을 나누어 실험하였고 다양한 계측 결과, 최소한의 신발을 신은 군에서 짧은발가락굽힘근과 새끼벌림근의 단면적과 부피가 증가하였고 세로아치의 경도도 확연히 증가하였음을 확인하였다.

결과는 예상했던 그대로이며 전형적으로 보일만큼 과학적이다. 달릴 때의 부하를 증가시키면서 그 때 발생하는 힘에 발을 적응시키는 것이다. 어떤 근육이든지 휴식과 회복을 포함한 적절한 훈련 일정에 따라서 운동 부하를 늘린다면 발달 한다. 비록 대부분의 사람들은 발보다는 위팔두갈래근이나 넙다리네갈래근을 기르는 편이 더 가치 있다고 생각하겠지만 운동으로 인한 근육의 "부피 증가(bulk up)"는 발에서도 마찬가지 이다. 보디빌더들은 아주 "펌핑"된 상태를 "공기를 채웠다"고 표현하기도 한다. Miller의 연구에 의해 그러한 펌핑이 발의 아치를 지지하는데 직접적인 도움을 주며, 발바닥 근육의 부피와 발바닥 내재근의 단면적이 증가하면서 근력과 밀접한 연관이 있는 것으로 밝혀졌다(Kurihara 外 2014).

목적에 맞게 발을 가장 일반적인 방법에 따라 네 개의 구획으로 나눌 것이며, 앞으로 접하게 될 대부분의 자료에서도 아마 이렇게 네 구획으로 나누고 있을 것이다.

1. 안쪽 구획(Medial compartment). 엄지벌림근, 짧은엄지굽힘근, 긴엄지굽힘근의 힘줄, 안쪽발바닥 동맥, 정맥, 신경.
2. 중앙 구획(Central compartment). 이 구획은 다시 세 개의 층으로 나뉜다. 첫 번째 층은 엄지모음근을 포함하고 있다. 두 번째 층은 발바닥네모근 벌레근, 덧발가락굽힘근, 엄지모음근, FHL과 FDL의 힘줄을 포함하고 있다.
3. 가쪽 구획(Lateral compartment). 새끼벌림근, 짧은새끼굽힘근, 새끼맞섬근, 가쪽발바닥 동맥, 정맥, 신경.
4. 뼈사이 구획(Interosseous compartment). 이 구획은 다시 발등 부분과 발바닥부분으로 나뉜다. 발등쪽에는 발등 뼈사이 근육이 있으며 발바닥 부분에는 발바닥쪽 뼈사이근, 발바닥 동맥, 정맥, 신경이 있다.

발등쪽 뼈사이 구획 위를 지나는 긴/짧은폄근의 힘줄을 감싸고 있는 힘줄집을 또 하나의 구획으로 친다면 다섯, 뼈사이 구획을 둘로 나눈다면 여섯, 중앙 구획을 다시 세 개로 나누고 싶다면 여덟, 발바닥네모근을 따로 분리시켜 중앙구획의 발꿈치 부분을 또 다른 구획으로

7 변형(deformation)"이 어감 상 안 좋게 들리겠지만 여기서는 발이 엎침 되고 뼈가 조금씩 펼쳐진다는 뜻이다.

친다면 아홉 개의 구획으로 구분할 수도 있다. 어쨌거나 구획이 몇 개인지에 대한 논의는 상당히 학술적이며, 사람마다 의견이 다르기 때문에 누군가가 특정 입장을 너무 고수한다면 타인으로 하여금 화를 내게 할 수 있다. 그러니 조심하기 바란다.

구획증후군인지 아닌지 걱정스러운 상황이라면 진료를 통해 제대로 진단받게 하는 편이 제일 좋겠지만, 다섯 개의 P(five Ps)라고 하는 연상기억법을 통해 일반적인 증상들인 통증(Pain), 창백함(Pallor), 이상감각(Paresthesia), 마비(Paralysis), 맥박소실(Pulseless ness)을 쉽게 외울 수 있다. 각각의 증상들은 증가된 구획 내의 압력이 그 구획 안을 지나는 신경혈관다발에 어떤 영향을 미칠지를 생각한다면 쉽게 이해가 간다. 혈관이 눌리면 그 지역을 오가는 혈행과 신경 전도에 영향을 미치고(통증과 맥박소실)/ 부종과 조직 손상은 통증과 피부색 변화(창백함)를, 신경 신호의 제한은따끔거리는 느낌(이상감각), 운동실조, 심하면 아예 움직이지 않는(마비) 증상까지 초래한다.

네 개의 근육층

아랫다리(leg)의 뒷면에 튼실한 장딴지의 근육들이 주로 분포하듯이, 발의 연조직도 발이 하는 일의 대부분을 수행하는 발바닥 쪽에 분포하고 있다. 일반적으로 발로 물건을 잡을 수 있는 유인원들의 발바닥 근육이 더 발달해 있다고 하지만(Aiello & Dean 2002), 이에 대해서도 인간의 상대적으로 약한 발바닥이 현대의 신발과 맨발로 생활하지 않는 문화적 요인 때문이라는 의견이 있는 등 논란의 여지가 있다(위의 발 구획의 개수처럼!). Morton과 그의 동시대 사람들은 무엇이 옳고 적절한지에 대해 다양한 생각들을 갖고 있었기 때문에 발의 해부와 건강을 다룬 20세기 초중반의 자료들은 오늘날의 깨어있는 연구자들에게는 불편하게 느껴질 수도 있다. 성차별주의, 인종차별주의, 순혈우월주의를 "그때는 다 그랬다"며 옹호할 수는 없겠지만 그 시대의 풍조가 그러했던 것은 사실이다. 오늘날 우리는 신발이나 신발의 유무로 그 사람의 전부를 평가하지는 않는다.[8]

전통적으로 교과서마다 네 개의 근육층을 일반적으로 겉층에서부터 속층까지 들어가며 단계적으로 다룬다. 흥미롭게도 발바닥근막(발바닥널힘줄이라고 하기도 한다[9])의 두껍고 튼튼한 "인대"는 포함되지 않으며 주로 별개의 구조물로 여겨지지만 이를 첫 번째 층에 포함시켜야 한다는 의견도 있다.

앞서 언급했던 것처럼, 해부학적 서술은 기능과 구조 사이의 혼돈으로 가득하며, 특히 분리해서 설명(해부)할 때의 편의성과 전체를 기능적으로 해석하고자 하는 욕구가 충돌 할 때 그러하다. 발바닥근막은 그러한 충돌의 피해자이며, 주변 근육들과 많은 관계를 맺고 있음에도 불구하고 제대로 연구되기 시작한지는 그리 오래되지 않았다. 예를 들어, Wood Jones는 1994년 저서에서 짧은발가락굽힘근과 발바닥근막 사이의 관계를 설명하며 "뒤꿈치에 견고히 묶여 있다"고 하였다. 하지만 앞으로 알게 되겠지만 발바닥근막은 다른 많은 수축성 조직과 연결되어 있다. 그래서 van der Wal은 발바닥근막을 "움직이는 주체(dynaments)"라는 개념을 통해 설명하며 발바닥근막을 순수하게 수동적인 구조물인 인대로 보지 말아야 하며 관절이 흐트러지는 것을 방지할 뿐만 아니라 주변 근육들과의 연결성을 통해 경도를 조절하는 능력도 있다고 하였다(van der Wal 2009).

발바닥근막의 강한 중앙 부분은 발꿈치에 부착되어 있는 뒤쪽에서는 좁아진 후 발가락으로 넓게 가지를 뻗는다(그림 7.4). 가지는 가로인대에 의해 서로 엮여 있어 발가락들이 너무 펼쳐지지 않도록 한다. 다섯 개의 가지들

8 어쩌면 아직 그런지도?

9 이 구조물의 이름에 대해서도 의견이 갈리는데, 근육 주변을 감싸고 있기 때문에 발바닥 "근막"이라고 해야 한다는 의견이 있고, 근육과 연결되어 움직이기 때문에 발바닥 "널힘줄"이라고 해야 한다는 의견도 있다. 두 의견 모두 말이 되기 때문에 이 책에서는 표현의 다양성을 위해 발바닥근막과 발바닥널힘줄 두 용어를 섞어서 사용하고 있다.

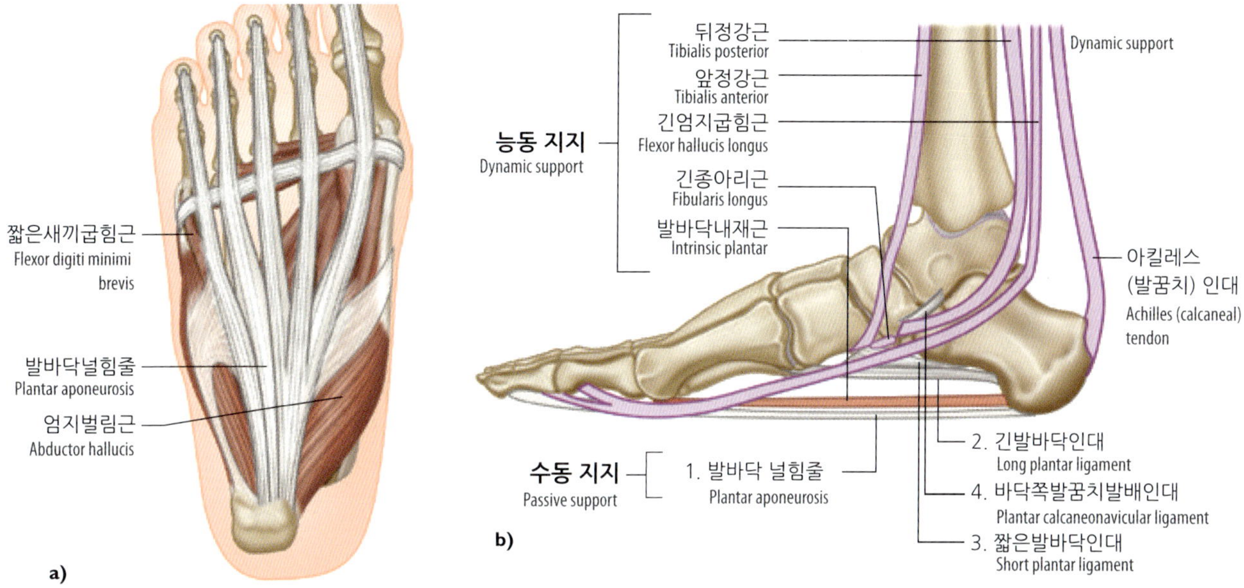

그림 7.4. a) 발바닥널힘줄을 밑에서 보면 발꿈치뼈에 튼튼하게 연결되어 있는 몸쪽 부착부위에서 중앙띠로부터 갈라져 발볼까지 이르러 가로 섬유들에 의해 한데 엮여 있는 경로를 볼 수 있다. 널힘줄은 옆으로 펼쳐져 가쪽으로는 짧은새끼굽힘근을 감싸며 안쪽으로는 엄지모음근을 감싼다. b) 이 안쪽에서 바라본 모습은 앞의 장에서 다루었던 외재근에 의한 지지 원리를 해부 구조로 분석한 것으로, 발바닥널힘줄(발바닥근막이라 하기도 함)에 의한 "수동적"지지의 세 주요 층과 긴/짧은발바닥인대를 보여준다. (출처: Wood Jones 1944.)

과 그것들을 연결하고 있는 띠들은 발허리뼈 사이의 지방패드에 있는 고정점에 묶여 발가락을 추가적으로 보호하며, 지방패드는 뼈 사이를 지나가는 신경혈관을 보호한다. 널힘줄은 아주 많은 중요한 기능들을 수행하고 있으며 피부지지띠를 통해 피부와 연결되어 있기 때문에 높은 압력이 가해져도 그 자리에 고정되어 있다.

발바닥널힘줄은 새끼벌림근 주변을 측면에서 감싸며 발바닥근막띠의 가쪽 일부를 이루며 발꿈치뼈의 겉면과 다섯 번째 발허리뼈의 몸쪽 끝을 연결한다. 그래서 근막과 짧은새끼벌림근은 긴종아리근이 지나는 통로인 발꿈치입방 연결까지 이어지며, 이 부위는 엎침 동안에는 짧아지고 뒤침을 위해서는 다시 길어져야 한다. 여기가 단단한 지렛대를 형성이 잘 안되는 발을 진찰할 때 확인해야 하는 중요한 곳이다(이에 대한 내용은 8장에서 자세히 다룰 예정이다.)

인간의 발바닥널힘줄은 그 형태와 강도면에서 독특하다. 양묘기(揚錨機, windlass) 원리는 1950년대 Hicks가 쓴 일련의 논문들을 통해 제안되었다. 그 때부터 양묘기 원리는 인간의 발이 어떻게 다른 유인원들의 발과

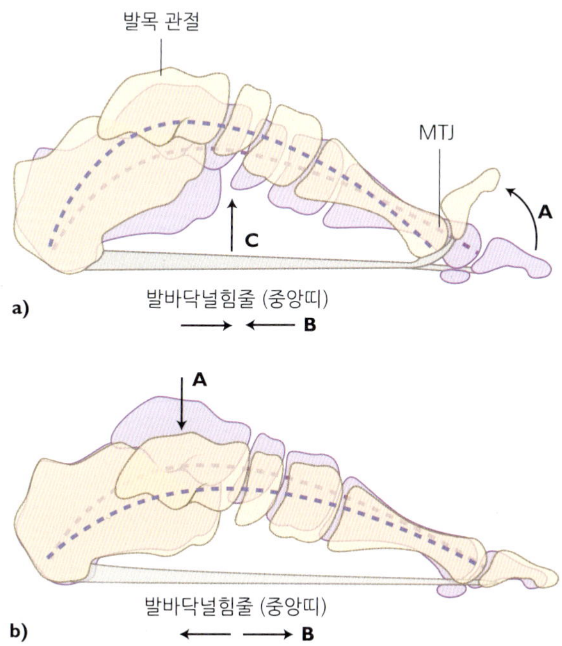

그림 7.5. Hicks(1955 & 1956)의 양묘기 원리를 입증한 연구 이래로, 발바닥근막을 발가락 떼기를 위한 단단한 지렛대를 형성하기 위한 필수 요소로 여겨져 왔다(a).발바닥근막은 탄성에너지를 포착하기 위해 하중에 의해 변형되기도 하며, 운동 효율에 일조한다(b). Sichting과 동료들은 이 두 역할이 탄력과 단단함을 동시에 갖기 어렵다는 점에서 상호 배타적이라고 주장하였다. (출처: 2020.)

다르게 발가락 떼기를 준비하며 단단해지는 지를 설명할 때 빠지지 않고 등장하게 되었다. 하지만 이전에 알려진 것과는 다르게 유인원의 발바닥근막을 비교한 최근의 연구들에서 아래 그림과 같이 몇몇 종들 역시 잘 발달한 중간띠가 있어 양묘기(windlass) 원리가 일부 적용 돼 발이 단단해 지는 것을 돕는다고 밝혀졌다(Sichting 外 2020).

양묘기 원리가 인간 발의 "경화 원리"(stiffner)중 가장 중요하다는 믿음은 최근 들어 Farris 外(2020)의 논문에 의해 흔들리고 있으며, 발바닥널힘줄이 어떻게 충격을 흡수하는 용수철 역할을 함과 동시에 뒤꿈치와 발가락 사이의 "단단한 매듭"을 형성할 만큼 충분히 단단해질 수 있는지 의문이 제기되고 있다. 연구에 따르면 발가락을 펴기위해 발이 들릴 때의 안정성에는 발바닥 내재근이 발바닥근막보다 더 큰 역할을 하는 것으로 보인다.

단단한 지렛대의 형성과 유지에 어떤 하나의 원리만이 아니라 뼈구조(중간목말 잠김, midtarsal lock), 발바닥근막, 외재근, 내재근을 한데 섞는 여러 전략들이 함께 관여하는 것으로 생각된다. 움직임이 일어나는 동안 단단한 지렛대를 형성하고 유지하는 책임을 여러 조직들이 주고 받는다.

발바닥근막이 단순한 수동적인 인대 이상임은 분명하며, 아킬레스건의 수축성 조직, 짧은새끼굽힘근, 엄지벌림근(Stecco 2015), 짧은발가락굽힘근(Wood Jones 1944)과 연결되어 있기 때문에 오는 효과도 있다고 추측하고 있다. 풍부한 기계수용체와 많은 근육과의 연결 덕분에, Stecco는 발바닥근막을 "발바닥의 근육을 길잡이하고 움직이는 동안에 모든 구조물들이 협력하도록 돕는 마부"라고 비유하며 연결된 조직 사이의 상호작용을 더욱 강조하여 표현하였다(그림 7.6). 조직들 간에 역할과 책임이 나뉘며, 조직들이 공통된 역학적 목표를 위해 여러 단계 걸쳐 협력한다는 점에서 위와 같은 표현은 적절하다. 발이 뒤침 될 때와 발가락이 떨어질 때 발생

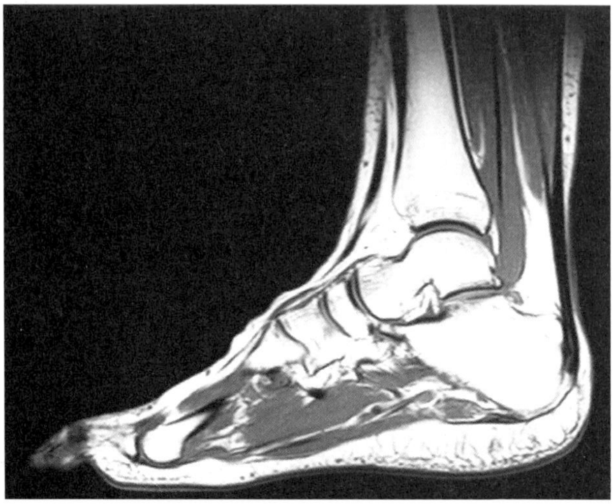

그림 7.6. 위 MRI사진은 발꿈치뼈 주변의 아킬레스건부터 발바닥근막까지의 연속성 덕분에 종아리세갈래근에 의해 발바닥근막이 늘어 날 수 있음을 보여준다. 짧은발가락굽힘근이 발바닥근막의 깊은쪽 면 위에 있다가 연결된다는 것도 볼 수 있다. Van der Wal이 2009에 주장하였다시피 내재 수축근과 외부 수축근 모두 발바닥근막을 늘릴 수 있는 만큼, 근인대층은 수축성 조직의 능동적인 연장으로 다루어져야 한다.

하는 강한 힘을 생각하면 특히 그러하다.

Morton과 Wood Jones가 우리에게 경고한 것처럼, 움직이는 몸은 교과서적인 해부학을 통해서는 기능적으로 파악할 수 없다. 상호작용과 연결성은 중요하며 최근에 들어서야 관련 연구를 통해 전체론적, 기능적 관점에서 해석되고 있다. Sichting 外(2020)의 논문에서는 이를 다양한 유인원의 발바닥근막 섬유의 주된 방향 분포 분석을 통해 아름답게 설명하고 있다(그림 7.7참고). 오직 인간만 발바닥근막의 중앙과 가쪽 섬유가 모두 뒤에서 앞을 향하고 있어 세로방향이 주를 이루고 있다. 그림 1.8에 있는 보행 유형과 짝지어 보면, 다른 유인원들은 가쪽에서 안쪽으로(그림 7.7b, c, & e참고) 혹은 안쪽에서 벌어진 엄지발가락 쪽(그림 7.7a & e참고)으로 힘을 전달하며 이는 보행 유형과 조직 구조 사이에 상관관계가 있음을 나타낸다.

발바닥널힘줄 섬유의 주된 방향은 뒤꿈치부터 발가락까지 네 개의 흔들지레를 거치는 진행 방향과 일치하며,

하나의 기능 단위로서의 아킬레스건(Achilles Tendon), 발꿈치뼈(Calcaneus), 발바닥근막(Plantar Fascia)

발바닥근막과 아킬레스건 조직 간의 연결성에 대한 연구가 진행된 지는 꽤 오래 되었으며 1995년 (Snow 外)으로 거슬러 올라간다. 이 연구에서 출생 직 후에는 두 구조물 사이에 강한 연결성을 보이지만 성장하면서 약화되고 연결성의 기능적 중요성도 점차 줄어든 다는 결과가 얻어졌다.

하지만 최근의 두 논문이 뒤꿈치 부근의 뼈와 연조직의 정렬에 대한 내용을 더욱 명료화하였다. 한 논문은 발바닥근막과 아킬레스건이 발꿈치뼈 양면에서 조직의 두께, 단면적에 있어서 형태적 유사성을 보인다는 것을 밝혀내었다(Singh 外 2021, 그림 7.6). 저자는 이 비교 측정값이 두 강력한 아교 구조물 사이에 기능적 관계가 있음을 뜻한다고 주장하였다.

그보다 앞선 연구에서는 아홉 명의 성인을 대상으로 뒤꿈치 부근의 얕은 뼈조직을 연구하였다(대상 연령 28~93세, Zwirner 外 2020). 논문에 의하면 얕은 기둥구조의 방향이 두 연조직의 양끝을 향하고 있다. 이렇게 위아래 방향의 기둥구조의 정렬은 그림 7.6에서 뚜렷하게 보이는 사선 방향으로 펼쳐지는 기둥구조의 모양과는 확연히 대조된다.

발꿈치뼈 뒤 주변 뼈의 겉층에 아교섬유와 지방세포가 포함되어 있다는 것 또한 발견하였으며 이는 이전에 연조직이던 연결이 일부 석회화되었으나 아킬레스건과 발바닥근막 사이의 기능적 연결로서의 역할은 지속하고 있음을 의미한다. 이 기능적 연결은 발바닥근막을 풀어주기 위해 정강이를 늘려주고 강화운동을 시행하는 치료전략에 대한 근거를 뒷받침해준다.

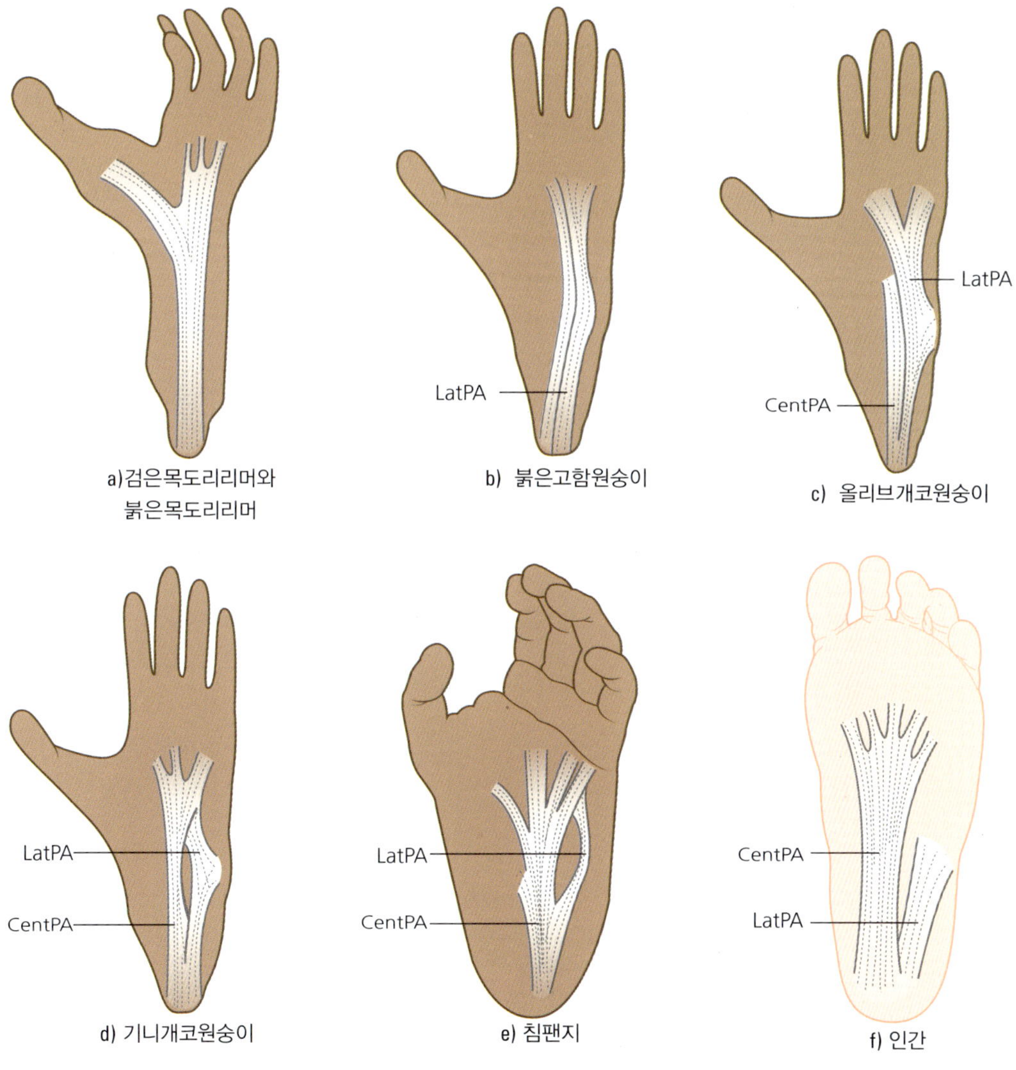

그림 7.7. 유인원들의 발은 크게 여섯 가지 유형으로 나눌 수 있으며 오직 인간의 발에서만 발바닥널힘줄(plantar aponeurosis, PA) 조직이 일관되게 앞-뒤 방향으로 곧음을 볼 수 있다. 다른 종들의 경우 널힘줄의 일부가 가쪽으로 치우치거나(latPA) 중앙에(centPA)있는 정도가 다양하다. (출처: Sichting 外 2020.)

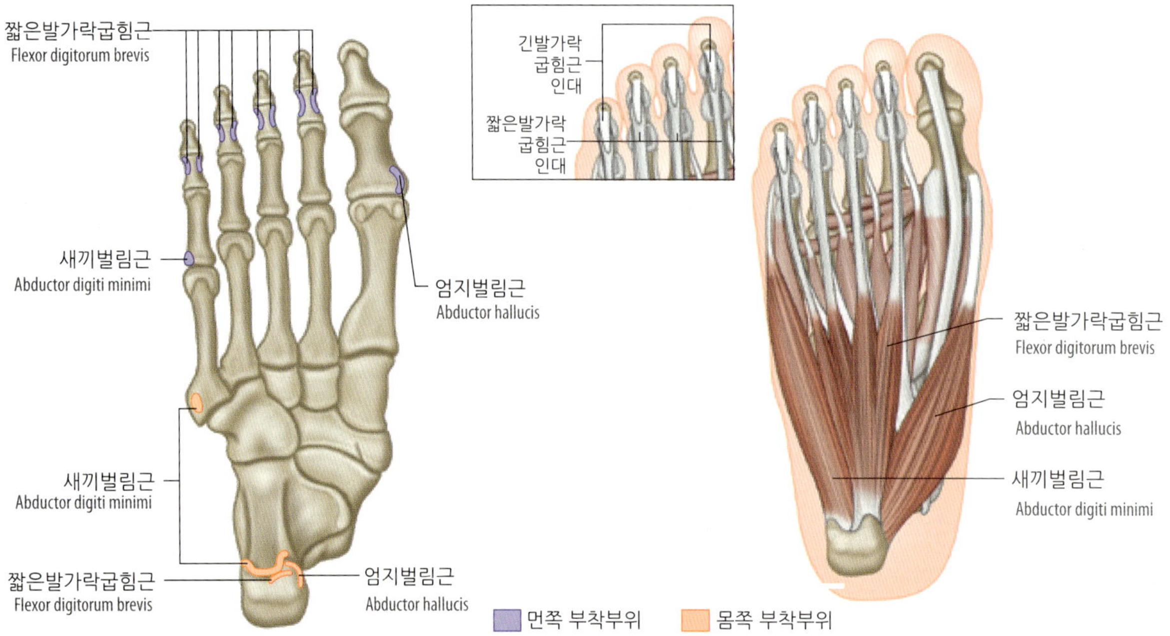

그림 7.8. **내재근의 첫 번째 층.**

짧은발가락굽힘근–몸쪽 부착부위: 발꿈치뼈 안쪽 돌기, 발바닥널힘줄. **먼쪽 부착부위**: 2~5번 발가락 가운데마디뼈. **작용**: 2~5번 발가락 가운데마디뼈의 굽힘(몸쪽발가락사이관절(proximal interphalangeal joints, PIPs)).

엄지벌림근–몸쪽 부착부위: 발꿈치뼈의 안쪽돌기, 발바닥널힘줄. **먼쪽 부착부위**: 엄지발가락의 첫마디뼈(MTJ). **작용**: 엄지발가락의 벌림, 엄지 MTJ의 굽힘.

새끼벌림근–몸쪽 부착부위: 발꿈치뼈의 가쪽돌기, 발바닥널힘줄. **먼쪽 부착부위**: 새끼발가락의 첫마디뼈. **작용**: 새끼발가락의 굽힘(MTJ). 새끼발가락의 벌림(MTJ).

앞의 장에서 외재근의 EMG 결과를 해석할 때 보았던 흥미로운 경향성과도 일치한다(그림 6.14 참고). 외재근은 모두 보행 주기의 50% 이후에 활성도가 감소한다. 그 즈음에 뒤꿈치가 들리기 시작하고 발가락이 펴진다. 발목 안정화장치(외재근들)의 일이 완료되고 나면 네 층의 내재근이 담당하는 단단한 지렛대의 영역으로 넘어간다(Farris 外 2020, Zelik 外 2014).

1. 첫 번째 층–얕은 층

첫 번째 발바닥 층에 있는 세 개의 근육은 발꿈치뼈에서부터 발가락까지 거의 삼각형에 가깝게 펼쳐진다(그림 7.8). 오직 짧은발가락굽힘근(가운데 있는)만이 발가락굽힘근으로 이름 붙여지긴 했지만 세 근육이 모두 발가락 굽힘에 관여한다(Mickle 外 2012). 그래서 근육들은 발가락 폄의 감속과 조절에 관여하며, 세 근육 모두 발의 반구에 펼쳐져 있어 뒤꿈치가 들릴 때 발꿈치뼈를 발가락쪽으로 당기는 것을 도와 발가락 떼기를 준비한다. 발가락 떼기에서의 기능적 자세는 위에서 다루었다시피 발의 안쪽을 단단하게 하며 발가락 떼기를 준비하기 위한 단단한 지렛대를 유지시켜준다.

짧은발가락굽힘근은 몇 안 되는 "짧은"근육 중 하나이며 같은 관절을 가로지르는 "긴"근육의 겉에 위치한다. 긴발가락굽힘근은 다리의 뒤쪽에서부터 발가락끝마디뼈까지 이어져 있으며 짧은발가락굽힘근보다 깊은 곳에서 발바닥을 가로질러 간다. 짧은발가락굽힘근의 힘줄은 긴 힘줄이 발가락끝마디뼈까지 가서 닿을 수 있게 첫마디 뼈에서 갈라져야 한다(그림 7.8의 작은 그림 참고).

긴 근육들은 굳이 깊은 조직들 안을 통해 지나갈 필요가 없고, 그 겉에서 건너 뛰어 말단에 연결되는 게 더 효율적이라는 점에서 이와 같은 관계는 이례적이다(그림 7.11 참고). 비슷한 정렬이 손바닥에서도 관찰되며 크고 강한 근육이 끝마디뼈에 붙어 물체를 잡거나 다룰 때 용이하도록 한다.

발가락 마다 근육이 차례대로 붙어있기 때문에 각 관절의 미세조작이 가능하지만 발가락을 따라 근육이 먼 길을 가야 하기 때문에 물체를 잡는 능력은 감소하게 된다. 이러한 거리에 따른 기계적 능력 감소를 상쇄시키기 위해 더 강한 근육이 끝마디뼈에 연결되고 짧은 내재근이 몸쪽발가락뼈사이관절을 움직여 더 강한 힘을 낼 수 있게 한다.

긴 내재근이 끝마디뼈에 연결되어 있는 것에는 많은 장점이 있다. 위에서 간단히 언급했듯이 가용할 수 있는 힘이 증가하며, 다리의 무게가 같다고 가정했을 때 끝부분이 무거울수록 이를 움직이기 위해 더 많은 에너지가 필요하므로 크고 무거운 근육힘살이 몸쪽에 가깝게 위치하면 에너지 소모를 줄일 수 있다. 끝마디뼈에 부착되는 근섬유의 길이 증가는 섬유길이와 가동범위가 직접적으로 연관되어 있다는 점에서도 유리하다. 근섬유가 길수록 짧아질 수 있는 길이 또한 길다. 그래서 더 긴 근육이 더 많이 움직이는 뼈에 붙는 편이 붙잡는 힘을 강화하고 운동범위를 증가시켜 준다는 면에서 보다 합리적이다.

위에서 다루었다시피, 몇 개의 논문들은 이 내재근의 첫 번째 층이 발바닥널힘줄과 밀접한 관계를 맺고 있으며, 근육들이 섞여 들어 부착되는 발꿈치뼈의 앞부분에는 높은 응력이 집중되는 부위가 생긴다고 말하고 있다. 대부분의 책들은 내재근의 발가락을 움직이는 역할을 강조하지만, 뒤꿈치의 상대적으로 좁은 면적에 집중되어 뿌리내리고 있다는 사실 또한 중요하다. 이는 발가락을 떼는 자세에 진입할 때 세로면에 가까운 발의 진행방향과 그 섬유 방향이 일치하는 발바닥널힘줄의 중간 부분과 짧은발가락굽힘근이 있는 가운데 부분에서 특히 그러하다. 짧은발가락굽힘근과 발바닥근막 섬유의 부착부위가 가깝고, 이들 조직이 서로 연결되어 있기 때문에 이 부위에 발생한 통증의 원인을 구분하기 어렵게 만들

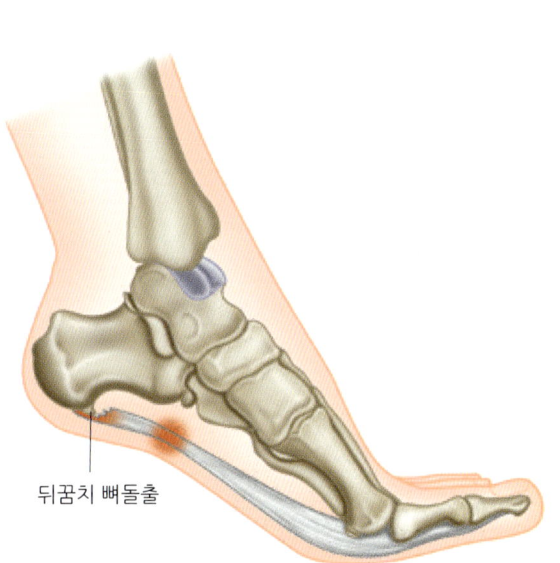

그림 7.9. 발꿈치뼈의 앞돌기는 강한 응력을 받는 부위이기 때문에 뒤꿈치 뼈돌기가 생기기 쉬우며 그로 인해 통증과 불편감이 유발될 수 있다(하지만 증상이 없을 수도 있다!). 발바닥널힘줄과 내재근의 첫 번째 층 조직들의 부착부위에도 역시 다양한 문제가 발생할 수 있기 때문에 전문가의 감별진단이 필요하다.

수 있다. 뒤꿈치 뼈돌기, 발바닥근막염, 파열뿐 아니라 다른 많은 문제들이 생길 수 있는 부위이기 때문에, 이 부위의 통증에 대한 적절한 치료가 이루어지기 위해서는 정확한 감별진단이 필요하다(Yi 外 2011, 그림 7.9).

2. 두 번째 층

발바닥네모근은 *보조발가락굽힘근(flexor digitorum accessories)*[10] 이라 불리기도 하는데 나는 후자는 근육의 진짜 기능과는 거리가 있는 표현이라 생각해 좋아하지 않는다. 발바닥네모근은 다른 유인원들의 발에는 존재하지 않으며 유인원과 원숭이의 비스듬한 발바닥널힘줄한 각도와 뒤뚱거리는 보행의 연관성을 다시 한번 상기시키고 싶다. 인간의 발바닥널힘줄은 일자형이며 걸음걸이도 일자에 가깝다. 그러므로 발바닥네모근의 주요

10 가끔 긴보조발가락굽힘근(flexor digitorum accessorius longus)이란 근육을 갖고 있는 사람들도 있다. 일부 책에서는 발바닥네모근을 언급할 때 보조발가락굽힘근이라는 이름을 아예 언급하지 않기도 하므로 긴보조발가락굽힘근에 대한 내용을 접하면 혼란스러울 수도 있다. 발바닥네모근이 보조발가락굽힘근이라고 불리기도 한다는 사실을 모르면, 존재하지도 않는 짧은보조발가락굽힘근 (flexor digitorum accessorius brevis)을 찾으며 쓸 데 없이 몇 시간을 날릴지도 모른다. 어쩌면 우리를 일부러 헷갈리게 하려는 의도가 아닌가 싶다.

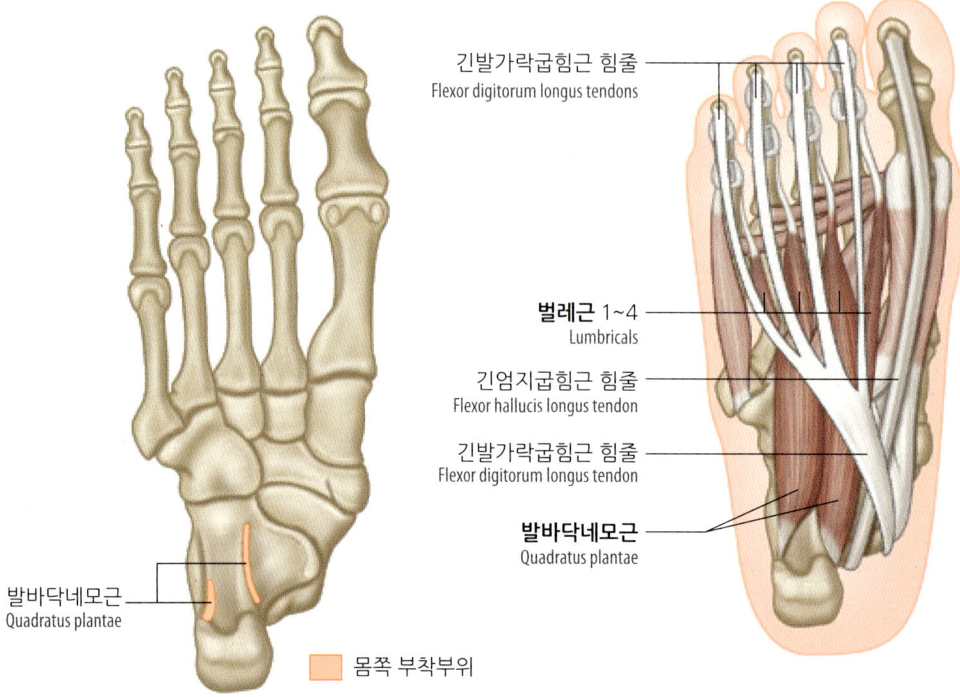

그림 7.10. **내재근의 두 번째 층**. 내재근의 두 번째 층은 긴발가락굽힘근 힘줄과 연결되어 있다. 발바닥네모근(보조발가락굽힘근이라 하기도 함)의 두 개의 머리는 발꿈치뼈의 앞에서부터 긴발가락굽힘근 힘줄까지 이어지며 발의 중간 부분을 가로질러 간다. 긴발가락굽힘근의 힘줄은 네 가닥으로 갈라져 각각 2~5번 발가락으로 가 벌레근의 부착부위가 되어주며, 먼쪽으로는 2~5번 발가락 첫마디뼈의 바닥에 붙는다.

발바닥네모근-몸쪽 부착부위: 발꿈치뼈의 안쪽면과 가쪽면. **먼쪽 부착부위**: 긴발가락굽힘근 힘줄의 뒤, 가쪽면. **작용**: 긴발가락굽힘근을 보조하며 2~5번 발가락의 굽힘을 돕는다. 흔히 긴발가락굽힘근이 당겨지는 방향을 바로잡는 역할이라고 설명한다.

벌레근-몸쪽 부착부위: 긴발가락근의 힘줄. **먼쪽 부착부위**: 2~5번 발가락 첫마디뼈의 바닥, 긴발가락폄근의 힘줄(발가락의 발등 쪽 면)-등쪽발가락 확장의 일부. **작용**: 2~5번 발가락 첫마디뼈를 MTJ에서 굽힌다. 2~5번 발가락의 중간마디뼈와 끝마디뼈를 발가락사이관절에서 펼친다.

기능은 긴발가락굽힘근이 발가락을 굽힐 때 "보조"하는 것이 아닌, 발가락이 펴질 때까지 추진력을 세로방향으로 조종하는 일이다. 지금까지 여러 번 그랬던 것처럼, 기능을 이해하려면 목록으로 정리된 일반적인 근육의 작용을 뒤집어서 생각해야 하는 경우가 흔하다. 그럼에도 불구하고 발바닥네모근의 각도와 위치에 관한 논의의 대부분에서, 발가락이 땅에서 떨어지기 위해 뒤꿈치가 들릴 때 필요한 발의 안정성이 언급되는 일은 드물다. 발바닥네모근은 발가락굽힘근으로써 가속하는 보행에 필요한 추가적 힘을 보탠다는 연구 결과가 있다(Aiello & Dean 2002). 발바닥네모근에 의해 생산되는 추가적인 힘이 우리가 걷는 속도를 올려야 할 때 발휘됨은 사실이지만, 그 힘이 추진력을 위한 것이라고 확신할 수 있을 까? 발바닥네모근의 활성은 빨리 걸을 때 증가하는 발의 불안정함을 완화시키기 위한 것이 아닐까? 둘 중 하나만 정답이란 법은 없다. 이 역시 학술적인 논의일 뿐이며 아마 두 가지 작용이 모두 필요한 만큼 동시에 일어날 것이다. 즉, 발바닥네모근은 추가적인 추진력을 내기 위해 발가락 굽힘을 도와주며, 그 때 발생하는 추가적인 힘은 발바닥면을 덮고 있는 근육의 구조를 통해 반구를 안정화 시킨다.

발 흔들지레(rockers)를 타고 넘는 세로 방향의 진행은, 처음에는 발바닥널힘줄부터 시작해 단단한 지렛대를 받쳐주는 연조직의 양묘기를 거친 다음 발가락이 더 펴지면서 더 깊은 층까지 이어진다. 내재근의 첫 번째 층이 발바닥널힘줄과 밀접하게 연관되어 있다면, 이 두 번째 층, 특히 발바닥네모근은 발을 강하게 지지해주는 또

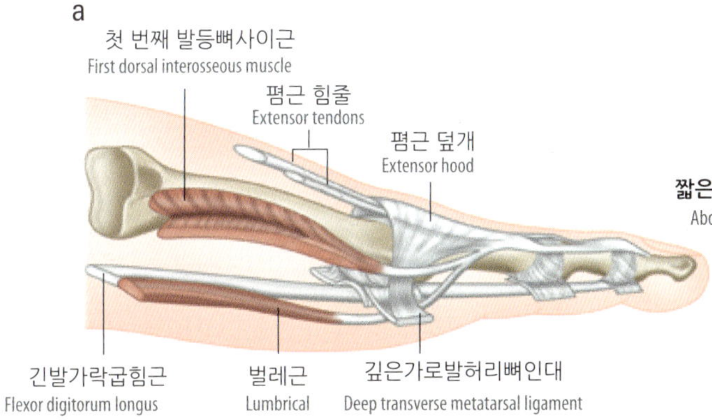

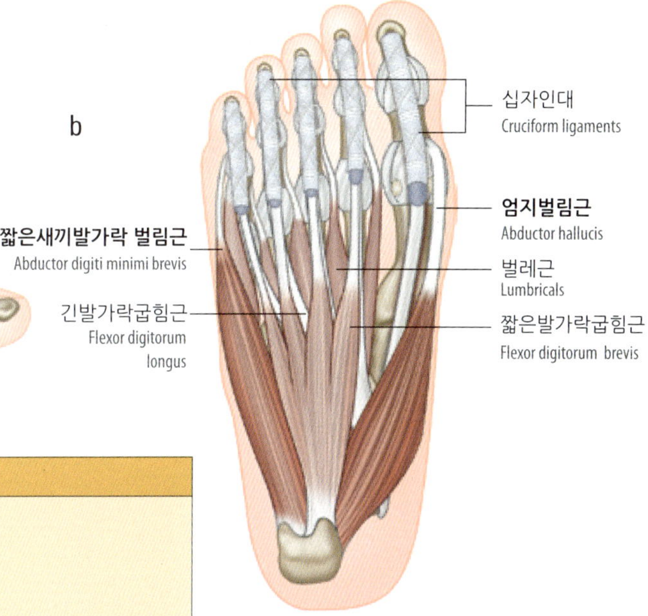

2~5번 발가락의 폄근확장

몸쪽 부착부위:

- 발가락첫마디뼈 등쪽면의 섬유확장

구성:

- 2nd, 3rd, 4th, 5th 발가락의 긴발가락폄근의 힘줄
- 2nd, 3rd, 4th, 5th 발가락의 짧은발가락폄근의 힘줄
- 2nd, 3rd, 4th, 5th 발가락 벌레근의 힘줄
- 2nd 발가락 발등뼈사이근 힘줄 두 가닥과 3rd, 4th 발가락 발등뼈사이힘줄 한 가닥 씩
- 3rd, 4th, 5th 발바닥뼈사이근의 힘줄

그림 7.11. a) **폄근확장**(extensor expansion)은 마치 그 자체로는 충분히 복잡하지 않은 것처럼 폄근 덮개(extensor hood), 발등확장(dorsal expansion), 덮개(hood), 발등널힘줄(dorsal aponeurosis) 등으로 불린다. 폄근확장은 대부분-그 이름에서도 알 수 있듯이- 폄근 힘줄과 연결되는 조직으로 이루어져 있으며 벌레근과 발바닥뼈사이근에도 뿌리를 내리고 있다. b) 발등 근막은 엄지벌림근, 새끼벌림근, 또 a)에 있는 폄근들의 힘줄과 연결되며 발가락을 감싸고 있는 근막과도 이어져있다. 경첩관절로 분류되는 발가락사이관절에는 발가락이 돌아가는 것을 방지해주는 자체적인 뼈지지물이 없으나, 십자인대에 의해 지지를 받아 뼈들 사이의 회전이 방지된다.

다른 구조물인 긴발바닥인대와 연관되어 있다(그림 7.10).

발바닥네모근에는 발꿈치뼈의 앞에서부터 나오는 두 개의 머리가 있으며, 그 사이에 긴발바닥인대가 위치한다. 둘 중 안쪽 머리가 더 크고 길며 가쪽 머리는 편평하고 주로 힘줄로 이루어져 FDL의 가쪽 경계에 붙는다.

많은 근육들이 그러하듯이 이는 개인마다 차이가 있어 가끔 아예 없거나 네 번째 발가락과 새끼발가락에 붙는 가쪽 가닥이 없기도 하며 9% 정도의 빈도로 세 번째 가닥이 존재하기도 한다(Pretterklieber 2018).

벌레근은 독특한 작은 근육들로, 힘줄에서 솟아나와 발가락의 굽힘과 폄 둘 다-각각 다른 관절이긴 하지만-에 관여한다(그림 7.10). 이 네 개의 작은 근육들은 긴발가락굽힘근의 힘줄에서부터 갈라져 나온다. 첫 번째 벌레근은 힘줄의 안쪽면에서 나오며 나머지 셋은 힘줄이 갈라지는 사이사이에서 하나씩 나오기 때문에 각각 두 가닥의 힘줄과 양 옆에서 부착되어 있다.

벌레근은 발가락관절 주변의 복잡한 널힘줄의 일부를 이루며, 긴발가락굽힘근(flexor digitorum longus)과 발가락의 폄근(toe extensors)이 발가락의 움직임을 미세하게 조작할 수 있도록 도와준다. 폄근 확장(extensor expansion)이라고도 하는 이 널힘줄은 피부지지띠에도 여러 가닥의 힘줄로 부착되어 있어 움직이는 방향을 바꿀 수 있다. 이러한 구조는 특히 벌레근에서 잘 관찰되는데 벌레근은 깊은가로인대 밑으로 내려간 다음 다시 중간/먼쪽발가락사이관절 위의 폄근덮개를 향해 올라간다(그림 7.11a).

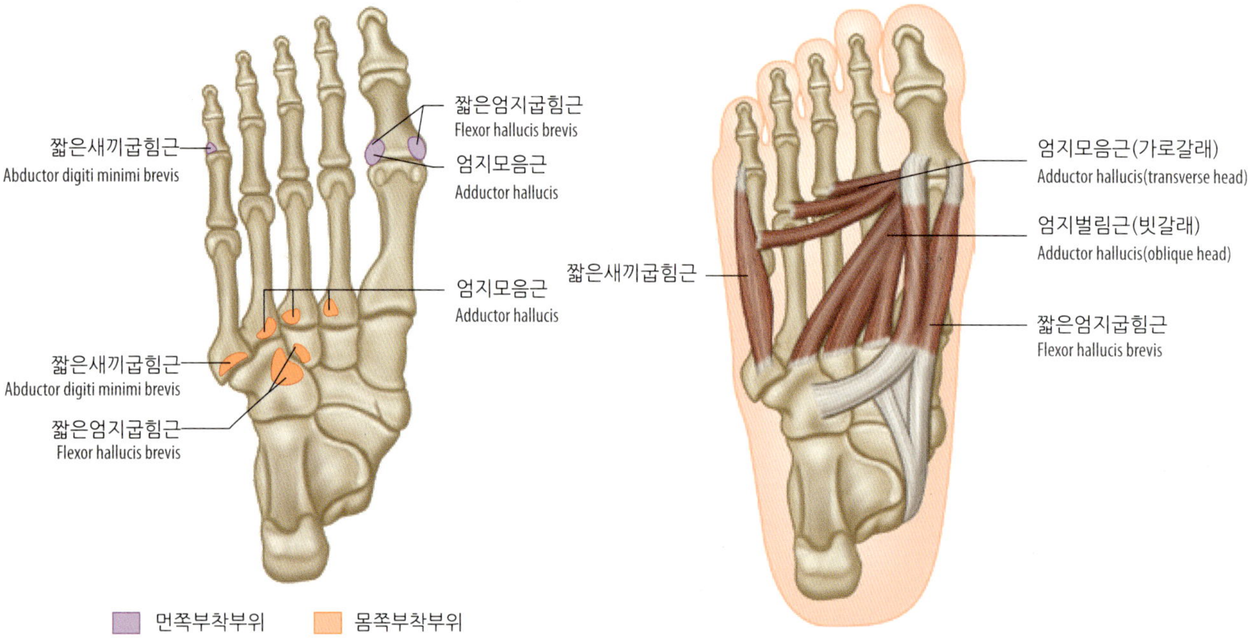

그림 7.12. **내재근의 세 번째 층**. 이 근육들은 발의 가쪽에서 안쪽으로 가로지르기 때문에 움직임에 관여하고 안정성을 강화하는 역할을 한다.

짧은엄지굽힘근–몸쪽 부착부위: 입방뼈와 가쪽쐐기뼈의 발바닥면. 먼쪽 부착부위–엄지발가락의 첫마디뼈 몸쪽 끝의 안쪽과 가쪽면. **작용**: 엄지발가락 MT의 굽힘.

엄지모음근–몸쪽 부착부위: 사선머리–2~4번 발허리뼈의 몸쪽 끝. 가로머리–3~5번 MTJ의 발바닥인대. 먼쪽 부착부위–엄지발가락 첫마디뼈의 가쪽면 몸쪽 끝. **작용**: 엄지발가락 MTJ의 모음과 굽힘."가로아치"의 지탱과 유지.

짧은새끼굽힘근–몸쪽 부착부위: 새끼발허리뼈의 몸쪽 끝. 먼쪽 부착부위–새끼발가락 첫마디뼈 몸쪽 끝. **작용**: 새끼발가락 MTJ의 굽힘.

3. 세 번째 층

여기에 속한 근육들은 목말뼈와 발허리뼈의 움직임을 깊은 층에서 조절하기 딱 좋은 곳에 위치하고 있다. 겉의 두 층이 발꿈치뼈의 모든 부착부위를 차지하고 있어 세 번째 층 내재근을 위한 공간은 남아있지 않기 때문에 발의 앞부분과 중간부분에 걸쳐 있으며 그 부위를 지지한다. 그래서 발꿈치뼈 대신 발목뼈중간과 발허리뼈에 부착되어 있다(그림 7.12a). 근섬유가 사방으로 고루 분포하며 발바닥에서 상자와 같은 모양을 형성하고 있어 다양한 각도를 이루는 뼈들이 온전히 그 자리에 있게 해준다.

세 개의 근육 갈래는(엄지모음근의 가로갈래와 빗갈래, 짧은엄지굽힘근) 발을 그릇 모양으로 모아 물체를 움켜쥘 수 있게 하고, 엄지발가락을 서로 다른 세 방향에서 묶어주고 있는 하나의 삼각형으로 생각할 수 있다. 가로머리는 발가락들을 모으기 딱 좋은 곳에 위치하고 있으며 발허리뼈 머리와 그 사이를 주행하는 인대들을 지지한다. 가로갈래는 엎침 동안에 늘어나 근섬유에 기계수용 정보를 제공하며, 먼 쪽 아치를 지지하는 힘을 강화하기 위해 그를 지탱하고 있는 막성조직의 장력조합을 활용한다. 이 삼각형의 다른 두 갈래인 짧은엄지굽힘근과 엄지모음근의 빗갈래는 안쪽 세로아치를 보조한다. 이 두 근육들은 발가락 첫마디뼈의 안쪽에서 만나 하나의 힘줄을 공유하지만, 신경지배는 다르게 받기 때문에 독립적으로 움직일 수 있다. 어쨌거나 세 개의 근육 갈래는 함께 발의 반구를 지지하며, 발로 도구를 잡을 때 발을 "그릇"과 같은 오목한 모양으로 만들어준다.

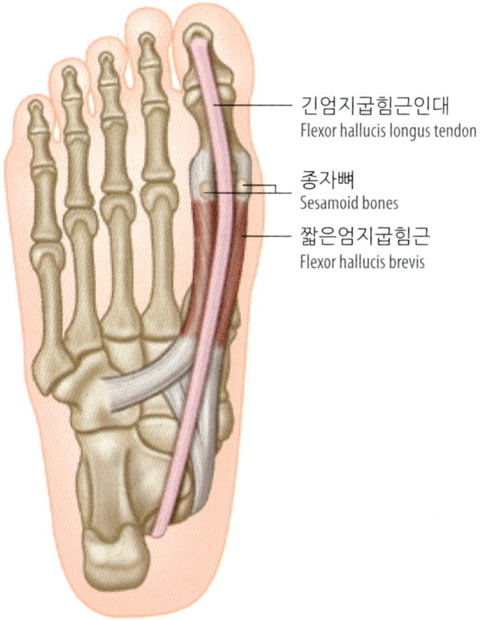

그림 7.13. 갈라진 짧은엄지굽힘근의 힘줄 안에 종자뼈가 하나씩 있다. 그 뼈들이 긴엄지굽힘근 힘줄의 경로를 설정해주지만, 다양한 발변형으로 인해 그 위치가 어긋날 수 있다. 그러한 발 변형 중 가장 흔한 것이 엄지발가락가쪽휨(hallux valgus, 무지외반)이며 반복적인 염좌에 의해 염증이 발생하게 된다.

짧은엄지굽힘근은 엄지발가락에 가까워지면서 둘로 갈라져 각각 안쪽으로는 엄지모음근, 가쪽으로는 엄지벌림근으로부터 힘줄을 받는다. 이 크고 강한 힘줄들 안에는 두 개의 종자뼈가 있어 긴엄지굽힘근 힘줄이 지나가는 굴을 형성한다(그림 7.13 참고).

짧은새끼굽힘근의 힘줄은 새끼벌림근에 섞여 들어간다. 일반적으로 다양한 곳에서부터 온 힘줄들이 섞여 들어 발가락에 부착되는 곳은 튼튼한 고정점이 되어주지만, 그로 인해 발가락 각각의 가동범위과 조작 능력은 떨어질 수 있다. 하지만 인간의 발에는 미세한 조작능력보다는 강력함과 안정성이 더 필요하다. 이 층에 있는 세 근육의 힘줄들은 MTJ 주변의 인대와 관절주머니에 섞여 들어가며 각각의 근육은 구조적인 온전함과 관절들의 가동성을 유지하는 역할을 한다. 발허리뼈 머리와 발허리발가락관절은 보행 중 발가락이 펴지는 단계에 돌입하면서 땅에 상당한 정도의 압력을 가한다. 이에 대응하

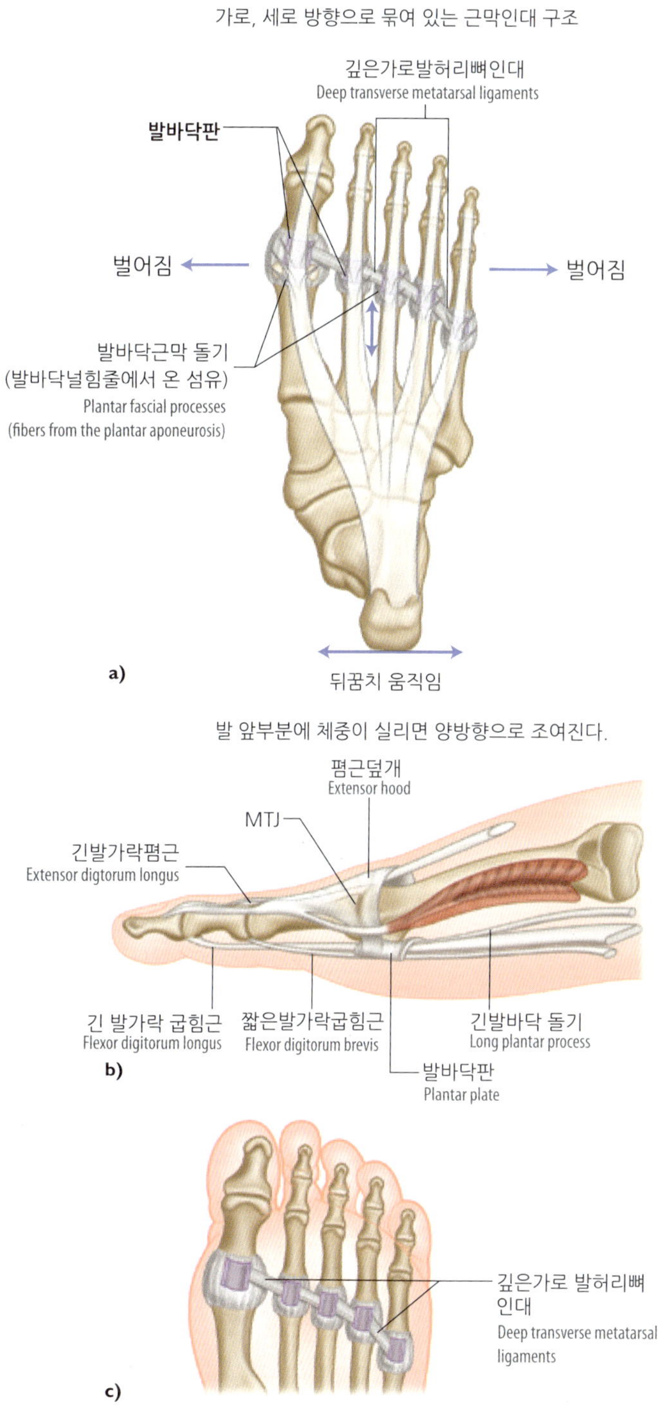

그림 7.14. a) 체중이 실리면 발은 마치 엎침 된 것처럼 펼쳐지며 발바닥의 조직은 단단해진다. 발의 온전한 형태는 여러 겹과 방향의 조직 층을 통해 유지된다. 발바닥널힘줄 섬유는 MTJ 주머니까지 이어지며 관절 밑의 발바닥판을 지지한다. b) 발바닥판은 충격을 흡수하며 움직이는 동안 발허리뼈 머리 위를 미끄러지지만 폄근들의 복잡한 띠에 의해 제 자리에 묶여 있다. c) Morton은 가로인대라고 불렀다 (1922).

기 위해 MTJ 주머니의 바닥 쪽 조직이 두꺼워져 있다. 관절을 보호하는 역할을 하는 두꺼워진 부분을 *발바닥판(plantar plate)*이라 하며 튼튼하고 두꺼운 근막 연결망의 일부로서 발바닥근막의 깊은 부분과 이어져있다(그림 7.14)

발허리뼈 바닥, 쐐기뼈, 입방뼈 사이의 안정적인 몸쪽 관절과 비교했을 때 발허리뼈 머리와 발바닥판 주변에는 어느 정도의 유동성이 필요하다. 모든 발허리뼈 머리 사이와 발바닥판을 아우르며 연결하고 있는 깊은가로인대가 발허리뼈 머리의 가동성/안정성 문제를 해결해준다. 깊은가로인대와 발바닥판이 가로방향의 고정클립 역할을 해, 발 앞부분이 너무 펼쳐져 버리지 않도록 발바닥판의 위치를 잡아주며 해부학적인 정렬을 유지한다.

발바닥널힘줄, 발바닥판, 깊은가로인대 간의 연결 때문에 발 엎침 동안에 발이 펼쳐지고 발 전체에 긴장을 준다. 발바닥널힘줄은 얕은 층에 위치하고 발의 대부분을 감싸고 있기 때문에, 엎침 동안에 발생하는 응력의 대부분을 받는다. 그래서 얕은 발바닥널힘줄 조직이 깊은굽힘근힘줄 주변을 감싸면서 발바닥판까지 연결되어 넥타이 고정클립과 같은 역할을 하며, 장력조합에 일조하여 역학적으로 효율적인 구조를 이룬다.

엄지모음근의 가로갈래는 발의 펼쳐짐을 감시하고 조절하기 위해 수축성의 반응을 하며, 지지력과 안정성을 확보하기 위해 관절주머니와 연결되어 있다. 치밀한 조직과 여러 강화 장치에도 불구하고 발바닥판은 쉽게 찢어지는 경향이 있으며, 그래서 간혹 발허리뼈 머리가 그것을 감싸고 있는 주머니 안에서 고정되어 있지 못하고 움직이기도 한다(Stainsby 1997).

깊은가로인대가 제 역할을 하지 못하면 엄지발가락가쪽휨(hallux valgus)이 유발될 수 있다. 초기의 비교해부학 논문에서 Morton은(1922), 인간의 경우 엄지와 검지 사이의 가로인대가 다른 발가락 사이 가로인대와 비교하였을 때 덜 발달되어 있다고 하였다.

Morton은 이를 나무 위에서 생활하던 조상들은 엄지발가락 가동범위가 넓어야 했기 때문에 그 해부학적 특성이 우리에게 일부 남겨졌기 때문이라고 설명하였다. 첫 번째와 두 번째 발허리뼈 사이의 약한 결속이 제1열을 2열로부터 멀어지게 하였다는 주장은, 엄지발가락가쪽휨증이 있는 발에서 엄지발가락 가로인대의 인장력 지지가 약하다는 것을 밝혀낸 사체 연구에 의해 설득력을 얻게 되었다(Abdalbary 外 2016).

4. 네 번째 층

두 쌍의 뼈사이근은 서로 거울상이 아니다. 바닥쪽뼈사이근은 3~5번 발가락에만 있으며 발가락 마다 근육머리가 하나씩만 있다. 이와 대조적으로 등쪽뼈사이근은 깃털근으로 근육머리가 그 옆에 열의 발허리뼈에서 나오며, 두 번째 발가락에도 있다(그림 7.15참고).

기능적으로 굽힘과 모음이 묶여 있는 것은 물체를 움켜쥘 때 발바닥이 닫혀야 한다는 점을 생각하면 당연하다. 반대로 나뭇가지든 도구이든 간에 잡았던 물체를 놓아주려면, 펴고 벌려서 여는 움직임이 필요하다.

뼈사이굽힘근(flexor interossei)이 3~5번 발가락에만 연결되어있긴 하지만, 발바닥면에 있는 다른 많은 근육들과 협력한다. 발을 움켜쥐기 위해서는 적절한 굽힘이 필요하며, 발가락을 펼 때도 굽힘근의 조절이 필요하다.

인간의 발가락은 대부분 발 앞부분과 발가락 흔들지레를 거쳐 나아갈 때의 추진력에 의해, 혹은 발가락이 떨어지는 동안과 직 후에 발가락이 들리면서 감소하는 저항에 의해 펴진다. 두 경우 모두 아주 적은 힘만이 요구되며 특히 굽힘근에 의한 충격 흡수와 비교했을 때 그러하다.

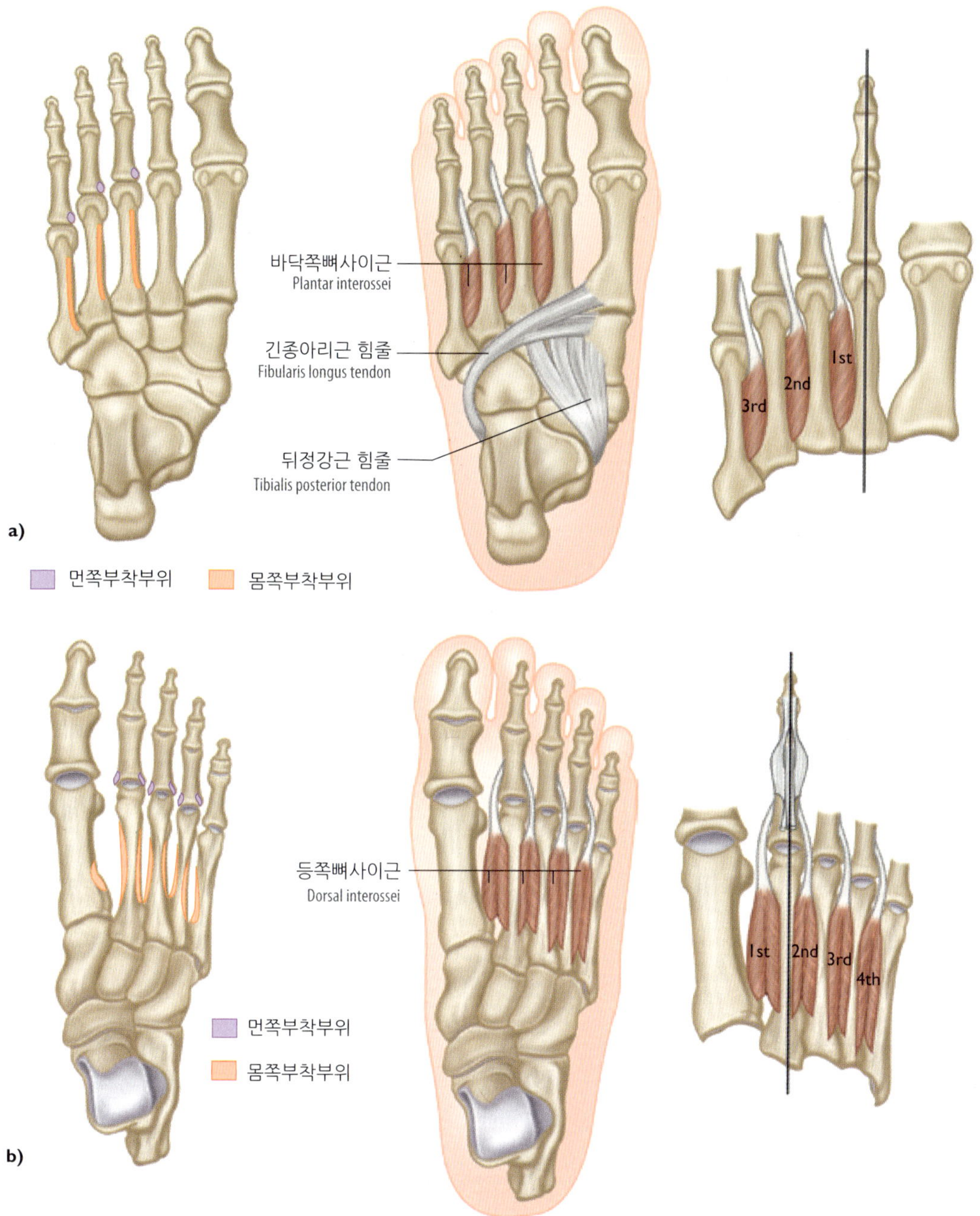

그림 7.15. **내재근의 네 번째 층.**

a) 발바닥 조직의 가장 깊은 층은 바닥쪽뼈사이근, 등쪽뼈사이근, 뒤정강근과 긴종아리근(앞의 장에서 다룬)의 힘줄로 이루어져 있다. 짧은뼈사이근은 흔히 앞글자를 따서 만든 연상 기억법 P-AD(Plantar ADduction, 발바닥 모음), D-AB(Dorsal Abduction, 발등 벌림)으로 외운다. 하지만 발가락을 그저 폈다 굽혔다 하는 것만으로도 이를 쉽게 확인할 수 있는데, 발가락을 구부리면 자연스럽게 발가락들이 모이고 반대로 펴면 발가락들이 벌어진다. b)발을 발등 쪽에서 바라보면 등쪽뼈사이근과 두 폄근(엄지폄근, 짧은발가락폄근)을 볼 수 있다.

바닥쪽뼈사이근-몸쪽 부착부위: 3~5번 발허리뼈의 안쪽 면. **먼쪽 부착부위**: 3~5번 발가락 첫마디뼈의 안쪽면. **작용**: 3~5번 발가락 MTJ의 굽힘과 모음.

등쪽뼈사이근-몸쪽 부착부위: 발허리뼈들 끼리 마주보는 면. **먼쪽 부착부위**: 첫번째-두 번째 발가락의 첫마디뼈. 두번째~네번째-2~4번 발가락 첫마디뼈의 가쪽면. **작용**: 2~4번 발가락 MTJ의 폄과 벌림.

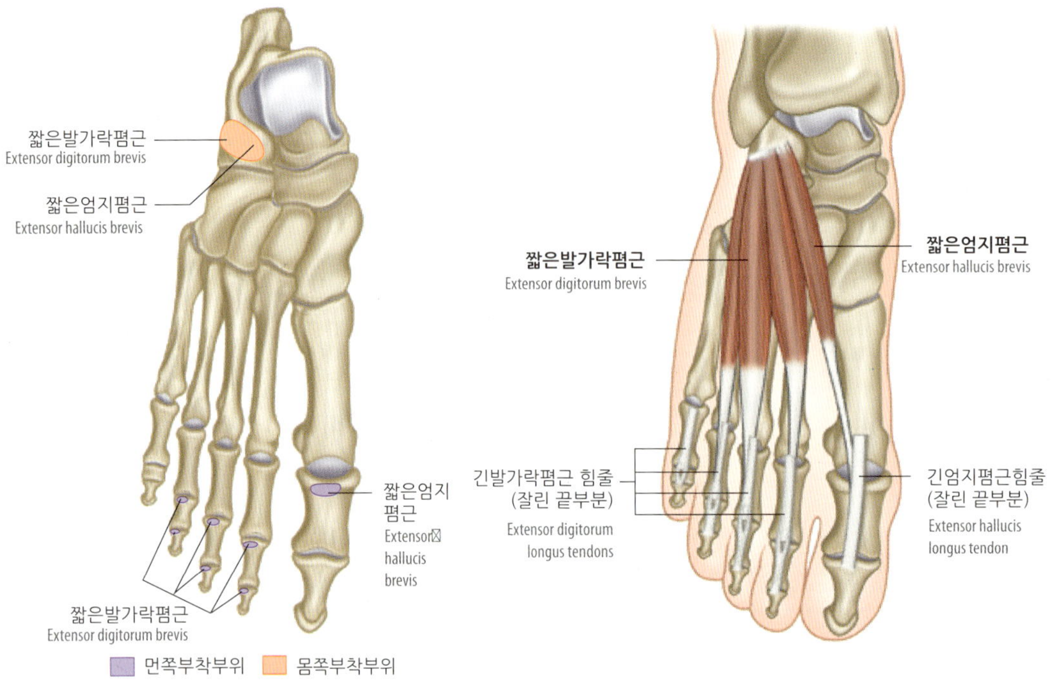

그림 7.16. **발등폄근(Dorsal extensors).**

짧은엄지폄근—몸쪽부착부위: 발꿈치뼈의 발등쪽면. **먼쪽 부착부위**: 엄지발가락의 첫마디뼈. **작용**: 엄지발가락 MTJ의 폄.
짧은발가락폄근— 몸쪽부착부위: 발꿈치뼈의 발등쪽면. **먼쪽 부착부위**: 2~4번 발가락의 첫마디뼈. **작용**: 2~4번 발가락 MTJ의 폄.

발가락폄근

짧은 발가락폄근(toe extensors)들은 가늘고 사람마다 형태가 다양한 근육이기 때문에 가끔 네 개의 갈래가 2~4번 발가락에 각각 붙는 하나의 근육으로 여겨지기도 한다(그림 7.16). 신발끈을 너무 꽉 묶어서 이 근육에 불편함을 느낄 때를 제외하고는 그 존재를 인식할 일이 거의 없다.

정리

내재근은 복잡한 계층 구조를 이루고 있으며 얕고 깊은, 길고 짧은 전형적인 해부학적 정렬에 완전히 부합하지는 않는다. 다양한 힘줄들로부터 온 조직으로 이루어져 발가락 관절들을 감싸고 있는 집(sheath)은, 힘줄의 경로가 되어주며 힘줄이 몸쪽이나 먼쪽 양방향으로 움직일 수 있게 해 섬세한 조작을 가능하게 한다. 이 복잡한 구조 덕분에 발가락관절의 굽힘과 폄을 보다 정교하게 조작할 수 있으며 손과 유사한 정렬을 갖게 해준다.

하지만 손과는 달리 인간 발의 주된 역할은 섬세한 조작보다는 힘의 조절에 가깝다. 힘의 전달과 감시에 관한 발의 많은 역할들 중에서, 자세와 움직임의 변화에 대응하는 조절 능력이 가장 중요하다. 이러한 역할들을 잘 이해한다면 내재근에 대한 흥미가 생길지도 모르지만, 내재근에 관심을 보이는 사람은 대부분 맨발 운동과 단순한 신발 착용의 장점에 대해 연구하는 사람들일 것이다.

발의 뒤침을 위한 발의 지지와 양묘기 원리에 대해 다루며 이 작은 근육들의 중요성을 강조하였다. 대부분의 내재근들은 앞뒤 방향이기 때문에 인간이 지금과 같이 똑바로 자연스럽게 보행할 수 있게 되었으며, 이는 다른 유인원들과는 달리 바닥근막의 결이 보행 방향과 일치하는 덕분이기도 하다. 발의 자연적인 모양 때문에 근육들이 대부분 삼각형이나 사각형의 배열을 이루며, 그와 같은 배열은 기능적뿐만 아니라 해부학적으로도 합리적이라고 할 수 있다.

발은 다섯 번째와 첫 번째 발허리뼈의 바닥, 뒤꿈치, 이렇게 세 개의 주요 지점에서 땅과 접촉하기 때문에, 흔히 이 지점들은 연결해 발바닥의 삼각형이라고 한다. 우리는 발꿈치뼈에서 발허리뼈로 펼쳐지는 혹은 그 반대로 발허리뼈에서 발꿈치뼈를 향해 모아지는 근육구조를 보았다. 보행 중 뒤꿈치가 들리고 발허리뼈가 지면에 뿌리내릴 때, 안쪽과 바깥쪽의 근육은 뒤꿈치를 향해 뒤쪽으로 당겨져 안쪽으로 모아진다. 우리가 발가락 떼기를 위해 필요한 발의 안정성을 생각한다면 이러한 설명이 더 잘 이해될 것이다.

뒤침 동안에 적절한 수준의 형태적 닫힘을 형성하는 뼈 본연의 역학에 대해서도 다루었다. 앞 장에서 외재근이 어떻게 닫힌 힘에 일조하는지를 보았지만, 외재근은 마지막 두 개의 발흔들지레로 넘어가기 전에 그 활성도가 줄어들기 시작한다. 마지막 두 흔들지레는 내재근이 인계 받아 발 내부의 안정성을 담당한다. 내재근은 McKeon과 그의 동료들이 "발의 핵심"이라 불렀던 것을 이룬다. 슬프게도 이 발의 핵심은 현대인의 정적인 생활습관과 안 좋은 신발에 의해 약화된다.

남은 장들에서는, 발의 수행능력을 평가하는 방법들에 대해 다루고, 몇 가지 발 운동법에 대해 알아본 다음, 신발의 역할에 대해 고찰하며 이 책을 마무리할 예정이다.

CHAPTER 8

발의 기능과 평가(Function and Assessment of the Foot)

개론

지난 몇 년간 강연과 연수 강좌를 통해 발의 기능과 평가에 대해 사람마다 다양한 감정을 갖고 있음을 알게 되었다. 모든 문제에 대한 답을 알게 될 것이라는 기대에 찬 분들도 있었고 간혹 만나게 되는, 복잡하고 해석하기 힘든 평가에 대한 두려움을 느끼는 분들도 있었다. 이번 장의 목표는 그런 모든 분들을 만족시키는 데에 있다. 다만 정형외과적인 평가 방법을 모두 다루는 것은 이 책의 범위 밖의 일이고 대부분의 독자들의 실무 범위 밖의 일이라 판단했음을 미리 밝혀둔다.

평가를 시행할 때 가장 중요한 것은 왜 그 평가를 시행하는지 알고 있는 것이다. 지금까지는 독자들을 각 조직의 기능적 역할에 대한 지식으로 무장시키는데 초점을 맞췄다. 우리는 어느 장에서는 세밀하고 자세한 내용을 보기 위해 바짝 다가 섰다가 다른 장에서는 큰 그림을 보기 위해 한 걸음 물러나기도 하였다. 이제는 조직과 그 기능 사이의 상호작용을 복습하면서 전체적인 그림을 완성 시키고자 한다. 발에 대한 이해는 견고한 기반이 되어주어 자신감을 갖고 고객들에게 평가와 운동을 적용할 수 있게 해 줄 것이다.

이번 장에서 다루는 평가들은 독자들이 지금까지 익힌 지식들을 점검하는 데 도움이 될 것이다. 각각의 검사들은 고객의 발에서 일어나는 일과 일어나지 않는 일을 구분해 주는 지, 그 유용성을 기준으로 선별되었다. 평가를 통해 얻어진 정보를 바탕으로 9장에 나오는 운동과 스트레칭 중 무엇이 필요한지 판단할 수 있다. 여기서 다룰 평가법들은 발에 무슨 일이 일어나고 있고 왜 일어나고 있는 지에 대해 자세히 파악할 수 있도록 도와준다. 이번 장은 발의 모든 인대와 관절에 대한 검사 방법을 나열한 지루한 목록이 아니다.

대중 매체는 운동과 평가를 점점 복잡하게 만드는 방향으로 유행을 몰아가고 있다. 그렇게 제공되는 정보들 대부분은 유용할 수 있지만, 정보가 부족한 상태에서 정확한 지식 없어 지나치게 복잡해지기만 하는 덫에 빠질 위험이 있다. 이번 장에 시간을 투자한다면 이미 알고 있는 내용들을 통합하고 큰 맥락 안에서 이해하게 될 것이다. 내가 이 책의 서두에 했던 약속은 발에 대한 이해를 돕는 것이지 모든 해부학적 기준점에 대한 점검표와 주입식으로 외워야 하는 모든 검사방법들을 제공하는 것이 아니며 그런 목적의 참고 자료들은 이미 다양하게 나와 있다. 앞으로 진화의 역사, 발의 기능적 역할, 뼈와 연조직이 제공하는 발의 잠재력에 기반을 둔 질문들인 "왜", "무엇을", "어떻게" 에 대한 답을 찾아갈 예정이다.

평가는 발의 주요 기능을 검사해주고 그에 수반되는 운동들은 그 기능을 강화해준다. 완전한 정형외과적 평가는 완전한 관리 및 치료 기술을 갖춘 사람에게만 가치가 있으며 이러한 복잡하고 수준 높은 기술은 도제식으로 선배 전문가들에게 직접 배워야 한다. 아래 검사들을 능숙하게 시행할 수 있고 연관된 운동들을 수행할 수 있다면 임상전문가로서 임상의 영역 안에서 앞으로 만나게 될 대부분의 발에는 도움을 줄 수 있다.

아래 나오는 평가들은 "이 조직이 해야 하는 일을 하고 있는가?"라는 질문에 기반하여 선별되었다. 그래서 우리는 발이 무엇을 할 수 있어야 하는가 재차 묻는 것으로 검사를 시작해야 한다. 발은 충격을 흡수하여 힘을 분산시킬 수 있어야 하고, 잘 움직이고 유연해야 하며, 앞으로 나아가기 위한 견고한 기반을 제공하기 위해 다시 뭉쳐질 수 있어야 한다.

Lieberman이 2장에서 지적하였듯이, 발에 대한 논의의 대부분은 걷기와 관련되어 있으나 인간의 발은 단순히 앞으로 내딛기 외에도 많은 과제를 수행한다. 발은 걷기는 물론이고 우리가 달리고, 도약하고, 착지하고, 싸우고, 쪼그려 앉고, 일어서고, 가만히 서있고, 밀고 당기고, 돌고, 비틀고, 춤출 수 있게 해준다. 이 모든 동작들은, 그리고 그 밖의 많은 동작들은 발이 지금과 같은 형태가 되도록 진화적인 압력을 불어넣었다. 효율적인 보행은 발이 지금과 같은 모양을 갖게 한 가장 중요한 지향점이었을지도 모르지만, 만약 효율적 보행만이 지향점의 전부였다면, 우리 인류가 지금처럼 성공하지는 못했을 것이다.

발의 기능은 크게 네 개의 범주로 나뉠 수 있다.

1. 충격 흡수
2. 가동 범위
3. 단단한 지렛대 정렬의 형성
4. 추진과 힘의 출력

충격 흡수

발의 충격 흡수(shock absorption)를 담당하는 주요 요소는 1. 두꺼운 지방패드에 의해 보호받고 있는 튼튼한 발꿈치뼈, 2. 발이 엎침 되면서 여러 관절들을 열어 힘을 연조직에 분산시키는 능력, 이렇게 두 가지이다. 엎침과 힘의 분배에는 우리가 5장에서 다루었던 다양한 역학들이 반영된다. 조직의 변형은 근력의 출력을 증가시키고 아교조직(collagenous tissues)에 탄성력을 실어준다.

충격 흡수는 일종의 힘의 분배라고 생각할 수 있다. 건강한 발에서는 하나의 조직이나 특정 부위가 모든 충격과 변형을 감당해야 하는 일이 일어나지 않는다. 이는 발이 열리고 엎침 되게 하는 일련의 뼈 정렬 덕분에 가능하다. 보행 중 한 쪽 뒤꿈치를 디딜 때나 점프하고, 도약하고, 달린 후에 발의 앞부분이나 중간 부분으로 착지할 때, 뼈를 통해 전해지는 힘의 자연스러운 반응으로 발은 엎침이 된다. 뼈 구조와 중력과 지면반발력 사이의 상호작용은(4장) 연조직이 충격을 감당할 수 있게 한다.

단단하고, 뻣뻣하고, 뒤침 되는 경향의 발은 뼈들이 충격력을 받게 되기 때문에 뼈에 손상을 줄 뿐만 아니라, 몸의 나머지 부분에 전달되는 고유감각 정보 또한 감소시킨다. 발에 의한 힘의 분배가 적절히 이루어지면 더 넓은 범위의 연조직이 관여하게 되며, 어떤 연조직에 받아들여진 힘이든 그 부위에 있는 기계수용체에 자극을 준다. 힘은 그러므로 정보이며 발은 전반적인 고유감각과 조절을 위해 몸의 나머지 부분에 정보를 올려 보내는 주요 배급사 역할을 한다.

고유감각정보는 기계수용체가 풍부한 발바닥뿐만 아니라 발, 다리, 골반의 연조직에 있는 감각수용체에 의해서도 감지된다. 정보의 대부분은 우리의 중추신경계까지 위로 전달되지만, 일부 기계 수용자극은 국소적으로 처리가 된다.

이렇게 국소적으로 처리되기 때문에 빠른 대처와 조직 경도의 미세 조정이 가능하다(Sawicki 外 2009). 척수반사의 속도도 끊임없이 변하는 힘의 환경을 조종해야 하는 발과 발목에 필요한 속도에 미치지 못한다. 그래서 힘의 분배경로를 간소화면 긴장도의 조절능과 효율성이 개선된다. 관절과 조직의 한계에 의해 힘의 분배가 막히거나 힘이 엉뚱한 조직에 쏠릴 수도 있으며, 이는 발이 처한 환경이 원인일 수도 있다.

신발은 종류와 착용하는 사람의 발 상태에 따라 발의 기능을 도와주기도 하고 제한하기도 하므로 어떤 평가를 시행하든지 함께 점검되어야 한다. 10장에서 신발에 대해 따로 다룰 예정이지만, 발의 역학에 대한 핵심만 알고 있다면 신발을 대강 보는 것만으로도 고객의 발이 무엇을 할 수 있고 할 수 없는지에 대한 정보를 어느 정도 얻을 수 있다. 자세한 평가에는 신발에 대한 조사, 맨발로 움직이게 하는 것과 신발을 신고 움직이게 하는 것이 모두 포함되어야 한다. 그리고 신발이 맨발을 진찰할 때는 명확히 보이지 않았던 문제들에 대한 해답을 제공해주는 경우가 자주 있다.

일반적으로 신발 광고들은 편안함과 충격흡수를 제공한다고 강조하지만 어떤 종류의 신발이든 발의 자연적인 충격 흡수 능력을 방해하거나 억제할 수 있다. 신발이 모두 나쁘다는 뜻이 아니다. 신발은 많은 기능을 제공하고 장애가 있는 발을 보조해주어 상당한 도움을 주기도 한다. 일부 매체에서 비춰지는 것과는 달리, 좋기만 하거나 나쁘기만 한 장비는 거의 없으면 그 또한 상황에 따라 달라진다. 신발이든 보호장구이든 간에 모든 장비는 힘의 전달을 교란시킬 수 있으며 그 것이 좋을 수도, 나쁠 수도 있다. 그 효과들이 무엇이고 왜 일어나는지 이해하는 일은 우리의 몫이다.

가동 범위

내 경험에 의하면, 많은 치료사들이 고객들의 실제 움직임과 가동 범위(range of motion) 검사를 통해 보여지는 움직임의 불일치로 인해 난감해 한다. 이럴 때 긴사슬 움직임(long–chain)과 짧은사슬 움직임(short– chain)을 구분하면 도움이 된다. 우리의 정상적이고 일상적인 움직임은 긴사슬 움직임이며 복합 동작으로서 많은 관절과 조직이 관여한다. 하지만 사슬 안에서 중요한 것는 각각의 관절과 조직이 적절히 기여하고 있는 지이다. 특정 부위만을 조사할 수도 있지만 긴사슬 움직임 안에 어디에 문제가 있고 어떤 원인에 의해 그 문제가 유발되는지 정확히 알기란 불가능에 가깝다.

모든 긴사슬 움직임을 위해서는 몸의 고정점 사이의 각 관절들이 관여해야 움직임의 목적이 달성된다. 손을 어딘가에 두려고 하는가? 한 발로 무언가를 차려고 하는가? 어깨 너머를 보기 위해 돌아보는가? 이러한 움직임 중 어떤 것을 하든지 적어도 하나의 발은 땅을 딛고 있으며, 그 발의 조직은 전체적인 움직임을 위해 어떠한 일을 해야만 한다.

내 연수 강좌에서 늘 하는 운동 중 하나가 앞의 장에서 몇 번 설명했던, 중립의 맨발로 서서 오른쪽으로 최대한 몸을 돌리는 동작이다. 이번에는 얼마나 많이 회전할 수 있는지 유념하며 발의 움직임을 느껴본다. 오른쪽으로 몸을 돌리면 왼발은 엎침 되고 오른 발은 뒤침 될 것이다. 만약 그렇지 않다면 골반이 같이 회전하는지 확인하고 골반도 함께 회전했다면, 다음의 평가들에서 뭔가 흥미로운 결과가 나올만한 상태일지도 모른다!

이제 왼발을 엎침 되지 않게(그렇게 할 수 있다고 가정하고)하면서 위 운동을 다시 해본다.

이전만큼 회전할 수 있는가?

처음 움직였을 때의 가동범위만큼 움직일 수 있는가?

그 때의 느낌이 어떠한가? 어떤 특정 부위에 느낌이 오거나 어떤 변형 혹은 불편감이 느껴지는가?

첫 번째 운동에서 발은 전체 움직임에 기여하며, 반복해서 움직여보면 몸의 나머지 부분에도 전해지는 역학적인 연쇄반응을 느낄 수 있다.
사실, 머리부터 발끝까지의 거의 모든 관절이 어느 정도는 관여한다. 하나의-확연한 복합, 다중 관절인 경우-가동 범위를 제거한다면, 예를 들어 위의 운동에서 왼발의 엎침을 제거한다면, 전체 움직임의 가동 범위가 감소한다. 하지만 그런 식의 운동 실조는 다른 부분들이 더 일을 함으로써 보상될 수 있으며 그 부분들에 약간의 불편감이 발생할 수 있다.

움직임을 생각할 때 *움직임 범위(range of movement)*와 *가동 범위(range of motion)*로 분리시켜 다루면 편하다. 걷기, 청소, 요리, 운동 등 우리의 일상생활 속 움직임에서는 모두 긴 사슬 *움직임의 범위*가 필요하다. 우리는 어떠한 목적을 위해 손, 코, 입, 발을 어딘가로 움직이다. 많은 경우 어떻게 움직일지 신경 쓰지 않고도 그저 자연스럽게 이루어지지만, 성공적인 *움직임의 범위*를 위해서는 개별적인 *가동 범위*들이 모두 성공적으로 이루어져야 한다.

불편한 부위의, 그래서 어떤 병적 상태를 보일 것이라 예상되는 관절의 가동범위만을 확인하는 경향이 있다. 하지만 우리가 방금 보았던 것처럼, 발의 엎침을 억제한 상태로 움직였을 때 자극이 오는 부위는 잘못된 부위가 아니며 일을 좀 더 하게 된 부위일 뿐이다. 역학적 사슬로 이어진 가동 범위들 사이의 상호의존적인 관계를 아는 것이 중요하며, 발은 몸과 땅 사이에 위치하고 있기 때문에 그 가동 범위가 특히 중요하다. 발에 있는 많은 관절들 하나하나의 운동 능력은 충격 흡수와 힘의 분배뿐 아니라 발의 전체적인 움직임이 원활이 이루어지기 위해서도 필요하다.

인간의 긴 보폭은 여러 부위들, 특히 뒤꿈치, 발가락, 척추, 골반의 적응을 통한 진화의 결과이다. 이 각각의 부위는 보행 중에 다른 부위의 가동 범위에 영향을 받는다. 만약 발가락 펴짐이 감소한다면 보폭이 좁아지거나 세로면 상의 가동 범위를 상쇄하기 위해 발을 회전시키게 된다. 발가락이 펴지지 않으면 무릎과 고관절로 전달되는 힘의 양과 각도가 변하고 결과적으로 움직임의 효율에도 영향을 미친다.

엄지발가락, 목말뼈, 무릎, 고관절의 가동 범위는 모두 연관되어 있으며 그 중 하나에 결함이 생기면 연쇄적으로 다른 관절에도 영향을 미친다. 가동 범위가 감소하면 운동량을 통한 조직 변형의 정도가 감소하며 결과적으로 근육이 해야 하는 일이 늘어난다 (Sawicki 外 2009, Whittington 外 2008, Silder 外 2007). 이는 간단한 실험을 통해 직접 느껴 볼 수 있는데 발가락 폄이나 발목의 발등쪽굽힘을 일부러 제한하고 잠깐 걸으며 어떤 보상작용이 일어나는지 보면 된다. 이 운동에서 가장 흔히 일어나는 보상작용은 고관절과 골반 주변의 근육 활동

통증 평가 vs 효율성 증대

생역학적 결정론-고객이 기계적인 결함이 있을 때 통증이나 기능적인 문제도 가지고 있을 것이라는 고정 관념-의 덫에 빠지지 않도록 주의하길 바란다. 3장과 5장에서 보았듯이 조직은 반복적인 응력에 적응한다. 뼈에서의 Wolff의 법칙이나 연조직의 등가 개념이나 Davis의 법칙을 통해서, 고객의 조직이 그들만의 정렬에 완벽하게 적응했을 가능성이 있다.

평가를 위한 질문들은 고객의 불편감에 생역학적인 원인이 있는지, 원래 보다 덜 효율적인 부분이 있는지에 초점이 맞춰져야 한다. 효율을 증대시키는데 에너지를 집중시킴으로써, 편안한 움직임을 통한 정신적, 정서적 건강의 도모라는 중요한 이차적 이득을 제공하는 임상의 범주에 머물러야 한다.

증가이다.

골반과 발은 양방향으로 영향을 주고 받는 관계이기 때문에 골반 움직임이 제한되면 발의 움직임에 영향을 미친다. 예를 들어, 보행 중 고관절 펴짐이 제한되면 발목의 발등쪽굽힘과 발가락이 펴지는 정도에 영향을 미친다.

단단한 지렛대

바로 앞의 두 장을 통해 보았듯이, 발가락이 펴져야 단단한 지렛대가 이루어질 수 있다. 발가락이 적절히 펴지지 않으면 내재근과 외재근 조직의 전반적인 경도가 감소하기 때문에 발의 경도 또한 감소한다.

3장에서 어떻게 넙다리뼈가 주변 근육들에 의해 보강되어 고관절과 무릎 관절 사이의 움직임을 지탱할 만큼의 견고함을 이루는지 보았다. 만약 뼈가 큰 힘이 가해졌을 때 휘어버린다면 안정성이 떨어질 것이다. 반면 넙다리뼈가 너무 고정되어 있고 단단하기만 하다면 휘는 힘이 가해졌을 때 쉽게 부서질 것이다. 이 문제에 대한 최선책으로, 뼈는 외력에 반응하여 균형을 맞추는 근육의 도움을 받아, 안전 범위[1] 까지는 유연하고, 더 큰 힘이 가해지면 단단해지도록 설계되었다.

만약 넙다리뼈가 하나의 긴 뼈가 아니라 여러 개의 작은 뼈들로 이루어져 있다면 발생할 애로사항들을 상상해보라. 그 뼈들을 안정적으로 만들기란 상당히 어려울 것이다. 분명, 움직임의 범위와 방향에 많은 관절들이 관여할수록 운동능력은 향상될 수 있다. 하지만 그렇게 얻은 운동 능력을 위해서는 안정성과 효율성의 감소라는 대가를 치러야 한다. 어떻게든 우리의 발은 이렇게 상충하는 요구들 간에 균형을 맞추며 진화해왔으며, 상당한 수준의 적응성을 가지면서도 추진력 있는 발가락 떼기에 필요한 정도의 견고함도 갖도록 그 절충안을 찾아왔다.

인간 예외주의(특별주의)

인간의 발이 갖는 위대한 적응력에 대해 찬양하고픈 충동이 들기도 하지만, 사실 인간의 발이 다른 동물의 발보다 더 특별하다고 볼 수는 없다. 당신의 앞발과 뒷발의 "발톱"으로 얼룩말을 해체하거나, 거의 수직에 가까운 절벽을 뛰어 다니거나, 나뭇가지 사이를 우아하게 넘나드는 것을 상상할 수 있는가? 모든 포유류의 발은 각자가 처한 환경에 맞게 적응한 결과물이다. 육식동물은 발톱으로 무장된 크고 잘 움직이는 발이, 염소는 깡총거리며 뛰기 위해 길고 가늘고 섬세한 굽이, 여우원숭이는 나무 사이를 이동할 수 있게 길다란 발가락과 마주 댈 수 있는 엄지발가락이 필요했다. 인간의 가동성 있고 견고한 발이 다른 종의 발보다 더 진화한 형태라는 착각은 일종의 인간 예외주의라고 볼 수 있다.

발의 뼈들이 한데 모여있게 하는 원리는 크게 세 가지이다. 첫 번째는 우리가 4장에서 보았던 뼈들의 형태적인 닫힘이다. 정강이뼈와 종아리뼈의 복사뼈의 겹침으로 인해 발목 관절에서의 움직임이 짝지어져 있어 다리뼈의 회전이 목말뼈로 전달된다. 목말뼈에서부터 가쪽회전은 발뼈를 통해 앞으로 전달되어 뼈들이 서로 잠기고 반구를 재형성하게 한다. 이 "닫힌 형태"의 핵심은 선 다리의 가쪽회전이며 가쪽회전은 반대쪽 발이 앞으로 뻗어져야 촉발된다. 만약 한쪽 발의 생역학적 문제를 해결하고자 한다면, 반대 쪽 다리의 발, 고관절, 무릎에는 이상이 없는지, 문제가 있는 발의 가쪽회전을 유발할 만큼 충분히 앞으로 뻗어지는지 항상 확인해 봐야 한다.

발의 뼈들이 서로 붙어 있게 하는 두 번째 원리는 외재근의 연조직에 의해 형성되는 힘의 닫힘이다. 보행 중 서있는 다리 발목의 발등쪽굽힘은 모든 발바닥굽힘근을 긴장시킨다. 5장에서 우리는 목말뼈관절 뒤를 가로지르는 모든 힘줄들이 어떻게 밀집 상태를 지지하기 위해 뼈들을 모아 발의 닫힘을 이루는데 일조하는지 보았다. 목말밑 축(subtalar axis)의 안쪽을 가로지르는 힘줄 지지력

1 넙다리뼈의 안전 범위란 일상적으로 가해지는 부하에 의해 휘는 정도 보다 조금 더 휠 수 있음을 의미한다. 목적에 맞는 정도로 물질을 생산하고 약간의 여유분을 두는, 몸이 택한 일종의 경제적 전략이다.

의 치우침에 의해 뒤침이 유발되는데 이때 가자미근, 뒤정강근, 긴엄지굽힘근이 특히 중요한 역할을 한다. 가자미근은 안쪽 뒤꿈치뼈에, 뒤정강근은 발 중간부분에 있는 모든 뼈에 붙어 있으며 긴엄지굽힘근은 안쪽 세로아치를 감싸며 엄지발가락까지 향한다. 이 세 근육들은 발의 뒷부분, 중간부분, 앞부분을 묶어 여러 관절들에 안정성을 부여한다.

뒤침을 돕는 세 번째 원리는 내재근의 체계이다. 6장에서 이 짧은 근육들과 근막과의 다양한 연결관계가 어떻게 그들의 아교 조직의 프리텐셔닝(pretensioning)을 통해 이점을 제공하는지 자세히 다루었다. 뒤꿈치가 들리고 발가락이 펴지기 시작하는 순간 내재근이 단단한 지렛대를 담당한다. 가자미근은 장딴지근과 함께 발바닥 근막을 긴장시켜 그 안의 근육층을 받쳐준다(그림 7.6 참고). 내재근은 디딤 단계 동안 펼쳐지는 발의 초기 벌어짐에 의해 더욱 힘을 받는데, 뼈의 펼쳐짐과 발가락을 펴는 움직임이 근육을 감싸고 있는 발바닥근막층을 프리텐셔닝하기 때문이다. 내재근은 비록 짧고 작지만 그 적절한 위치와 프리텐셔닝 덕분에 발가락 흔들지레 단계에서 발을 안정화시키는데 중요한 역할을 할 수 있다.

고객이 어떤 부상이나 불편감을 호소하든지, 거의 대부분의 경우 아래 세 가지를 확인하는 것이 도움이 되며, 증상이 서서히 발생했거나 언제 시작되었는지 모를 때 특히 유용하다.

1. 뼈들이 충분히 회전하는가?
2. 발바닥굽힘근을 긴장시킬 만큼 충분히 발등쪽굽힘이 일어나는가?
3. 내재근에 충분한 프리텐셔닝(pretensioning) 이 가해지고, 내재근이 충분히 튼튼한가?

이상적인 발가락 떼기 자세는 탄성에너지를 위에서 언급한 각 조직에 저장한다. 그 다음 다리가 땅에서 떨어지자마자 발바닥굽힘근(plantar flexors)과 발가락굽힘근(toe flexors)이 모두 어느 정도의 자유에너지를 뻗는 다리에 실어준다. 인간의 발가락 떼기는 움직이는 동안 탄성에너지를 잡고 있다가 다음 다리 뻗기를 위해 에너지를 방출하는 일종의 새총과 같은 원리로 작동한다. 하지만 무릎과 고관절이 둘 다 발의 움직임에 영향을 미치는 만큼, 새총을 장전하려면 여러 상호의존적인 관절들이 협력해야만 한다.

각 관절에서의 이상적인 탄성에너지의 저장과 분출은 모든 관절 사이의 정확한 정렬과 관절마다의 적절한 가동범위를 필요로 한다. 7장에서 인간의 발바닥 근막은 세로면에 가까워 안쪽이나 가쪽으로 힘을 분산되는 다른 영장류의 발바닥근막과 차이를 보인다고 하였다. 인간은 첫 번째와 두 번째 MTJ가 펴지는 앞방향으로 똑바로 걸어가며, 발가락이 바닥에서 떨어질 때의 최종적인 자세는 무릎 관절, 앞골반과 정렬을 이루어야 한다.

발가락이 떨어질 때 발의 가쪽회전이 골반에 미치는 영향은 빠른 실험을 통해 알아볼 수 있다. 발을 나란히 두고 런지 자세를 취하면 뒷다리의 장딴지 혹은 뒷다리의 골반 앞면이 늘어나는 느낌이 든다. 같은 자세를 뒷발을 바깥쪽으로 돌리고 다시 하면 장딴지에 오는 느낌은 줄어들고 골반의 안쪽 조직이 대신 늘어난다.

고관절 앞의 조직들은 고관절 안쪽의 조직들보다 더 큰 힘을 견딜 수 있다. 하지만 고관절이 어떻게 장력을 받는지는 발의 정렬과 안정적인 첫 번째와 두 번째 발허리뼈머리에 의해 결정된다. 일반적으로 두 번째 발허리뼈가 첫 번째 발허리뼈보다 길지만, 첫 번째 MTJ 아래에는 두 개의 종자뼈가 있어 대부분의 사람들은 그 길이 차이가 상쇄된다. 간혹 구조적 혹은 기능적인 변이로 인해 엄지발가락 관절을 따라 움직이는데 문제가 생기기도 한다. 이러한 변이들은 발허리뼈의 구조적 길이의 변이, 발의 뒤침이나 엎침의 기능적 변이, 또는 불안정한 첫 번째 열에 의해 유발될 수 있다.

추진력과 힘의 출력

진화의 역사는 우리에게 다른 발가락과 마주 보고 있어 물체를 잡을 수 있던 엄지발가락의 흔적을 남겼으며, 때문에 지금까지 첫 번째 열이 두 번째와 세 번째 열보다 불안정하게 되었다. 첫 번째 열의 관절과 인대는 두 번째 열과 같은 정도의 관절 적합과 지지를 제공해주기 못하기 때문에 주변 근육들에 의한 닫힌 힘의 도움이 필요하다. 첫 번째 발허리뼈 바닥의 안정화는 주로 긴종아리근에 의해 이루어지며, 긴종아리근은 MTJ가 펴지기 시작할 때 뼈들을 발바닥쪽으로 굽혀 더 큰 가동 범위를 만들어 내는 작용 또한 한다. 하지만, 긴종아리근은 목말뼈 관절의 뒤를 가로지르기 때문에 근섬유에 장력이 걸리려면 보행 중에 적절한 발목의 발등쪽굽힘이 필요하다. 이렇게 가동 범위, 힘의 생산, 안정화는 서로 상호의 존적이다.

발허리뼈 머리(metatarsal heads)에 올라설 때 발은 스스로를 안정화시켜야 할 뿐만 아니라, 큰 힘을 만들어내고, 감쇄하고, 흡수해야 하는 다른 모든 활동들도 해내야 한다. 도약, 착지, 달리기 모두 체중보다 몇 배나 큰 힘을 발을 통해 밀어내야 한다. 그러한 움직임들 대부분에서 발목은 발등 쪽으로 굽혀져 외재근의 도움을 받지만, 발의 힘과 안정성을 요하는 다른 많은 움직임들은 발목이 중립에 가까운 상태에서 이루어진다. 발목 중립은 강력한 발바닥굽힘근들로부터 그다지 큰 도움을 받을 수 있는 자세가 아니기 때문에 충분한 운동성, 안정성, 힘을 국소적으로 만들어내기 위해 관절과 그 주변의 근육이 더 일을 해야 한다. 힘을 증가시키기 위한 가장 흔한 운동 전략이 반동을 이용하는 것이다. 목표한 움직임이 일어나는 동안 쓸 힘을 생산하기 위한 준비로써, 우선 반대 방향으로 움직여 특정 조직에 프리텐셔닝(pre-tensioning)을 주고 탄성에너지를 저장한다. 예를 들어, 발바닥굽힘근 힘을 증가시키기 위해 발등쪽굽힘을 사용하고, 발 내재근의 힘을 증가시키기 위해 발을 펼치고 발가락을 편다. 발이 펼쳐지고(spread) 관절이 펴지면(extend) 주변 근막 조직을 견고하게 만들고 발의 구획 내 압력이 증가한다. 조직의 경도는 일반적으로 좋거나 나쁘다고 할 수 없는 특성이지만, 움직임 범위와 근육의 긴장도에 의해 적절히 조절되면 힘을 최적화 하는데 긍정적으로 활용될 수 있다. 하지만 관절 범위와 근력, 조직 경도 사이에는 또 다른 상호작용들이 있다. 관절이 조직에 힘을 실을 수 있을 만큼 충분한 가동 범위가 나와야 하고, 근육은 반동을 조절하고 수정할 수 있을 만큼 충분히 강력해야 하며, 막 조직들을 관련된 힘들을 감당할 정도로 충분히 탄력 있어야 한다. 어느 한 쪽에 결함이 있으면 전체가 원활히 작동하지 않게 되거나 다른 부위의 어느 한 곳에 과부하가 오게 된다.

충분하되 과하지 않게

균형을 제대로 잡기란 쉽지 않다. 충격 흡수, 가동 범위, 단단한 지렛대의 형성, 힘의 생산, 이 네 가지는 모두 협동과 조직력뿐만 아니라 근력과 유연성 또한 필요로 한다. 이 모든 필요조건들은 평가될 수 있고 향상될 수 있다. 어떤 훈련 프로그램이든 다양한 과제들이 포함되어야 하며, 대중 매체에서 말하는 소위 마법의 운동도, 순서에서 빼 버려야 하는 "쓸데 없는" 운동도, 완벽한 만능 열쇠와 같은 운동도 없다.

하지만 적절하지 못하게 처방되고, 적절하지 못하게 실행되고, 과하게 행해지는 운동들은 있다. 이 모든 나쁜 운동들을 피하려면 움직임 하나하나의 원인과 의미를 이해하고 있어야 한다. 움직임이 전체 근골격계에 필요로 하는 것은 무엇인가? 그리고 고객의 근골격계에는 무엇이 필요한가? 위 두 질문에 답하고 본인만의 맞춤 프로그램을 짜면 된다.

그렇게 맞는 운동을 찾기 위해 꼭 필요한 것이 제대로 된 평가와 관찰 능력이다.

지금까지 이 책을 읽어오면서 힘의 전달, 해부학적 특성, 여기에 나오는 평가와 운동들에 대한 근거에 대해 더 잘 이해하게 되었을 것이다. 그 사전 정보는 "왜"를 통해 얻어진다. 왜 우리는 그렇게 움직이는가? 왜 그 평가가 중요한가? 왜 발이 그 쪽을 향하고 있는가?

이제부터 읽게 될 내용은 "어떻게"에 관한 것이다.

평가

1. 충격 흡수

충격 흡수(Shock Absorption)를 위해서 발은 엎침 되어야 하며, 엎침은 여러 관절과 많은 연조직이 관여하는 복잡한 움직임이다. 보행 중 충격 흡수에 있어서 중요한 것은 목말밑관절이 바깥번짐(evert) 될 수 있나 없나 이며, 달리기와[2] 착지를 위해서는 여기에 발등쪽굽힘 또한 필요하다. 발의 엎침 능력을 평가하는 방법에는 여러 가지가 있으며 먼저 관찰을 통해 평가하는 방법 몇 가지를 알아본 다음에 수동적, 능동적 움직임을 통해 확인하는 방법으로 넘어가도록 하겠다.

관찰을 통한 평가

고객과 자세히 상담한 다음에는 당연히 발을 먼저 봐야 할 것이다. 보행 평가와 정지 자세 평가 중 무엇을 먼저 해야 하는지는 지침마다 다르다. 나는 어느 편이 맞는다기보다는 융통성 있게 하면 된다고 생각한다. 보행 평가는 유용한 만큼 헷갈릴 수 있고 어렵기 때문에 변수가 최대한 제거된 통제된 환경에서 이루어져야 더욱 쉽게 해석할 수 있다. 하지만 가끔 자세 평가나 정형외과 검사를 통해 고객의 병력과 관련 있는 정보를 얻어내지 못할 때에는 한 번 걸어보게 함으로써 숨어있던 특징들이 움직이는 모습을 통해 드러나기도 한다.

어떤 평가든지 그 목적은 운동 치료가 되었든 도수치료가 되었든 명확한 중재 계획을 세우는 것이다. 고객의 수요에 맞는 해결책을 찾으려면 절대 서둘러서는 안 된다. 각 부분을 체계적으로 검사하고 시간이 오래 걸리더라도 철저히 평가한 다음 결론을 내리는 것이 뚜렷한 계획 없이 치료를 시작하는 것보다 낫다.

그 점을 염두에 두길 바라며, 다음의 평가를 시행할 때 정해진 순서는 따로 없다. 평가 방법들에 익숙해지기만 한다면 여기 있는 순서를 그대로 따라 해도 좋다. 하지만 책에 있는 구성대로의 평가 순서와 문제를 풀어가는 방식이 고객의 신체적 상황과는 맞지 않을 수도 있다.

어떤 단계에서든지, 평가 단계는 물론이고 다른 단계에서도, 항상 관절과 조직이 할 수 있는 것이 무엇이고, 어디서부터 문제가 시작되는지를 확인한다. 만약 어떤 고객의 발이 아치가 높은 유형임을 파악하였다 해도, 실제 그 발의 기능에 대한 정보를 충분히 가진 것은 아니다. 고객의 발이 상대적인 뒤침 자세에서 시작한다는 것이 알고 있는 전부이다. 움직이면서 상당한 정도의 엎침이 일어날 수도 있고, 엎침이 약간만 일어날 수도 있으며, 발이 뻣뻣하고 견고할 수도 있다.

반면에, 아치가 낮은 유형의 발은 엎침이나 뒤침이 둘 다 잘 일어나거나, 하나만 잘 되거나 둘 다 잘 안될 수도 있다. 관찰을 통한 평가만으로 진단해서는 안 되며, 발을 파악하는 시작점 정도로만 생각해야 한다. 하지만 보행 평가와는 달리 혼돈을 줄 수 있는 변수들이 거의 없으므로 치료사들에게는 좋은 시작점이 되어준다.

2 달리기 자세는 다양하며 그에 대해 많은 이견이 존재하고, 인터넷에서도 늘 이와 관련해 토론의 장이 열리는 것을 보면, 달리기 자세가 어떤 사람들에게는 민감한 주제임이 분명하다. 발은 고관절 아래에서 거의 완전히 땅에 닿아 발목이 발등쪽으로 굽혀지도록 하여 장딴지 조직에 감속하는 힘을 전달하는 게 바람직하다고 본다. 하지만 이는 내 개인적인 의견일 뿐이므로 날 죽이겠다고 찾아오는 일은 자제해주시길 바란다. 관련된 내용을 더 자세히 알고 싶다면Benzie 2020 & Michaud 2021을 추천한다.

가장 먼저 파악해야 할 것은 이 발이 엎침과 뒤침 사이의 어디쯤에 해당하는지이다. 이를 보여주는 시각적 단서는 여럿 있으며 주요 지표들은 다음과 같다(그림 8.1).

- 뒤꿈치뼈의 정렬–수직인가 아니면 안쪽이나 바깥쪽으로 기울어 있는가? 목말뼈의 위치가 유지되는 데에 발꿈치뼈의 목말뼈받침돌기가 큰 역할을 하기 때문에 뒤꿈치뼈를 검사해야 하며 일반적으로 발의 엎침/뒤침 상태를 가장 잘 보여준다. 이를 '*힘을 뺀 뒤꿈치뼈 정렬(relaxed calcaneal position)*'이라 하기도 하며, 수직에서 4° 이상 벗어나 있다면 엎침되는 발이라 보기도 한다.
- 아킬레스건의 모양–이 휘어 있는가? 뒤꿈치뼈가 안쪽으로 기울어 있으면 아킬레스건이 정강이뼈의 정렬을 바로 잡기 위해 휘어있는 경우가 흔하다.
- 뒤에서 바라봤을 때 발 앞부분의 모습–"너무 많은 발가락"이 보이는가? 엎침은 발의 관절을 회전시키기 때문에, 뒤에서 보았을 때 중립에 가까운 발과 비교하여 발가락이 더 많이 보이게 된다.
- 바닥부터 발배뼈 거친면까지의 높이 (이 내용은 나중에 다루겠다)

목말밑 중립 찾기

중립 관절 자세와 비교하여 목말뼈가 어디에 있는지 파악하는 검사는 유용하다. 위에 정리된 주요 관찰 지표들도 어느 정도의 단서는 주겠지만, 목말뼈의 위치를 찾고 정강이뼈, 종아리뼈와 이루는 관절의 중심을 향해 움직일 때 발에 무슨 일이 일어나는지 관찰하기 위한 검사들을 위한 절차일 뿐이다.

목말밑 중립을 찾기 위해, 목말뼈머리 양쪽의 쑥 들어간 부분을 만져서 그 위치를 찾은 다음(그림 8.2 참고), 목말뼈와 두 다리뼈들 사이의 공간이 같아 질 때까지 다리를 회전한다(발은 고정한 상태에서). 중립을 찾기 위해 가쪽으로 다리를 돌려야 한다면, 엎침 되는 경향의 발임

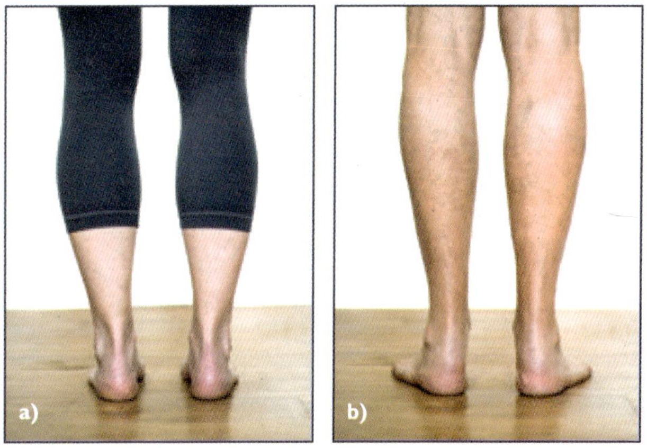

그림 8.1. a) 뒤꿈치뼈는 뒤에서 봤을 때 수직에 가까워야 한다. 안쪽으로 기울어 있다면 엎침 유형의 발 일 수 있다(위의 사진 처럼). 가쪽으로 기울어 있다면(사진에는 없음) 뒤침 되는 유형의 발임을 뜻한다. b) 에서 볼 수 있듯이 뒤꿈치뼈가 한 쪽으로 기울어 있다면, 아킬레스건이 가자미근과 장딴지근을 따라 휘어 있는 경우가 흔하다. 발을 뒤에서 봤을 때 발의 앞 쪽이 얼마나 보이는지 치료사가 확인한다. 완전히 엎침된 발의 경우 엎침에 의해 발이 회전하기 때문에 발가락이 더 많이 보인다(a와 b를 비교해보면 알 수 있다). 뒤침 되는 유형의 발에서는 발가락 쪽이 덜 보이다. 발의 안쪽을 보면 발배뼈의 위치에 대한 몇 가지 정보를 얻을 수 있으며 이는 발배뼈 떨어짐이나 부유검사를 통해서도 측정할 수 있다.

을 뜻한다. 반대로 중립을 찾기 위해 안쪽으로 다리를 돌려야 한다면, 아마도 뒤침 되는 경향의 발일 것이다.

발배뼈 떨어짐 (Navicular Drop)

관찰을 통한 발의 평가는 어떤 평가가 더 필요한지에 대한 몇 가지 단서를 제공할 뿐이므로 어떠한 기능적 의미까지 시사한다고 해석해서는 안 된다. 체중이 실렸을 때 발이 얼마나 순응하는지 가늠하기 위해 일반적으로 사용되는 측정법은 체중부하에 대해 발배뼈가 내려가는 거리를 재는 것이다.

발배뼈 거친면은 겉에서 잘 보이고 안쪽 세로아치의 꼭대기에 위치하기 때문에 유용한 기준점이 된다. 발이 엎침되면, 목말뼈받침돌기가 기울고 목말뼈도 따라가면서 목말뼈와 발배뼈 사이의 관절이 열리고, 용수철인대가 늘어나며 발배뼈도 목말뼈를 따라 아래로 내려간다. 엎침

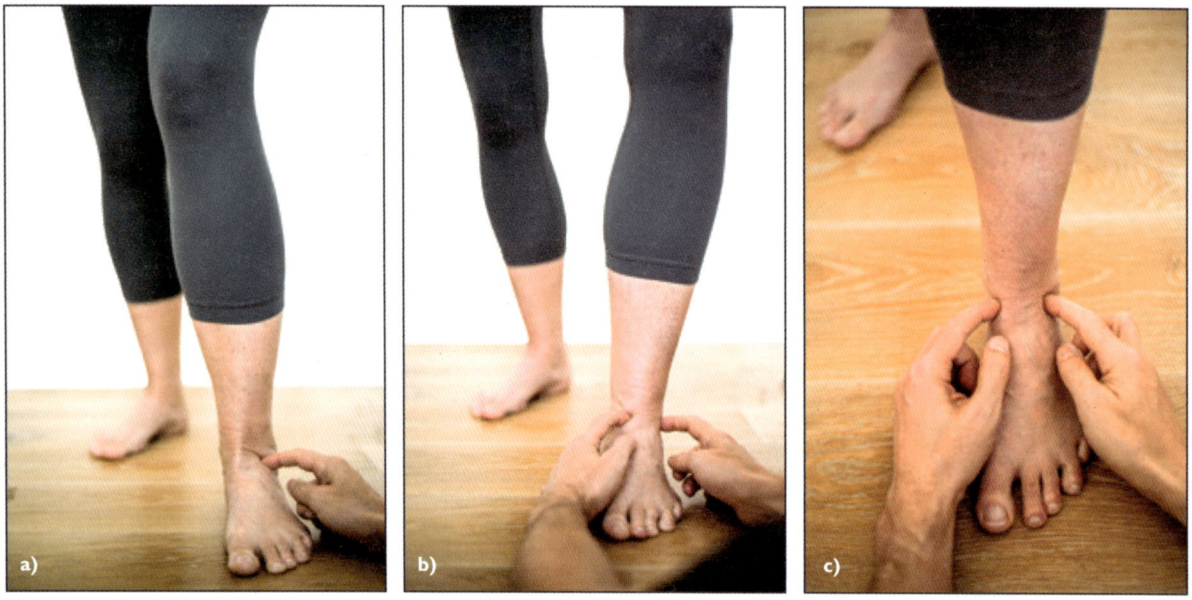

그림 8.2. **목말밑 중립** a) 가쪽의 패인 부분을 찾기 위해 그 부분에 주름이 잡히도록 발을 완전 엎침으로 만든 다음, 필요하다면 표시한다. b) 안쪽의 패인 곳을 찾기 위해 발을 완전히 뒤침 시킨다. c) 손가락을 패인 곳 안에 두고 양 쪽의 패인 곳의 느낌이 같아질 때까지 다리를 돌린다.

을 위해서는 발배뼈 거친면이 어느 정도 움직여야만 하며, 그 정도는 쉽게 측정할 수 있다(그림 8.3):

- 고객을 앉히거나 체중을 반대쪽 다리에 실어, 검사하는 발과 발목을 목말밑 중립(위의 사진처럼)에 놓고, 거친면을 찾아서 표시한 다음 거친면과 바닥 사이의 거리를 측정한다.
- 고객을 서게 하거나, 검사하려는 다리에 체중을 싣게 한 다음, 발배뼈 거친면과 바닥 사이의 거리를 다시 측정한다.

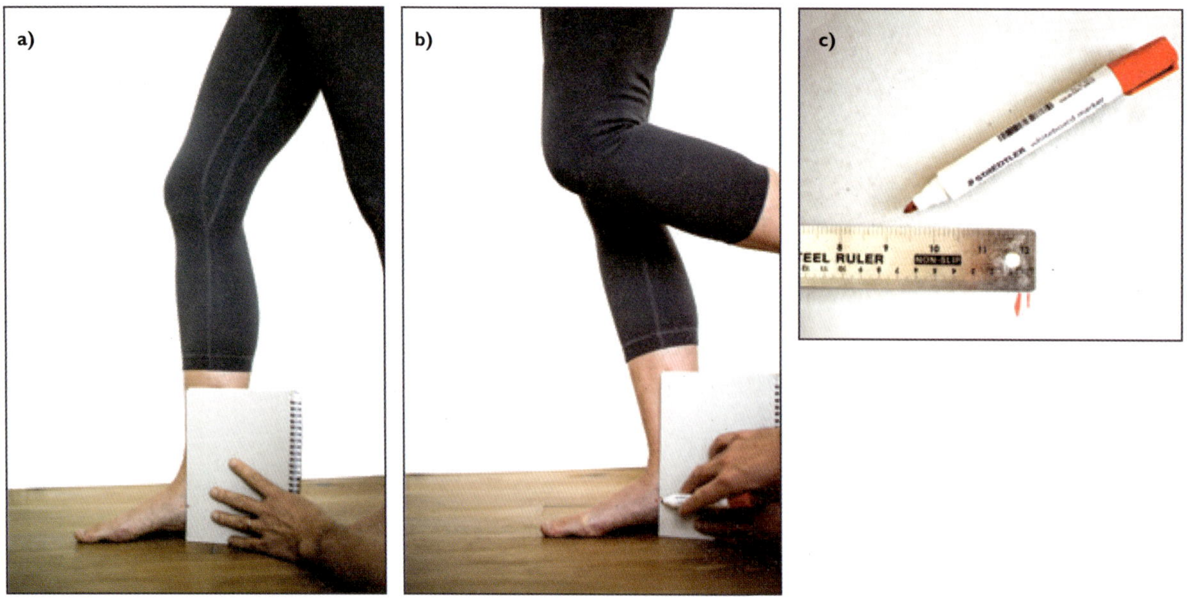

그림 8.3. **발배뼈 떨어짐 검사.** a) 고객이 발에 체중을 싣지 않은 상태에서 목말밑 중립을 취하게 한 다음 안쪽면에 빳빳한 종이를 대고 발배뼈 거친면의 높이를 표시한다. b) 고객이 검사하는 발에 체중을 싣게 한 다음, 발배뼈 거친면의 높이를 다시 측정하여 표시한다. c) 종이를 치운 다음 표시한 두 곳 사이의 거리를 측정한다.

- 일반적인 종이는 너무 얇아서 정확히 측정하기 어렵기 때문에 두꺼운 종이나 얇은 플라스틱 판을 이용하면 편하다.
- 뼈가 표시한 피부 밑에서 움직이기 때문에, 두 번째 측정을 할 때 거친면을 다시 찾아야 한다는 점에 주의해야 한다.

일반적인 지침에 의하면 발배뼈 높이 차이는 엎침이 제한된 발에서 5mm미만, "정상"에서는 5~9mm, 엎침이 증가한 발에서는 9mm 이상이다(출처: 발배뼈 떨어짐 검사 2020). 이 기준은 절대적이지는 않으며 고객의 상황을 감안하여 판단해야 한다. 체중, 연령, 전반적인 근력, 연조직의 건강상태도 함께 고려해야 한다. 6mm의 발배뼈 떨어짐이 근력이 정상인 젊은이의 경우에는 문제가 되지 않지만 조직이 약한 고령에서는 문제가 될 수 있다.

대부분의 정형외과 검사가 그러하듯이, 이 검사도 "수용 가능한 범위"에 대한 기준이 제 각각이며 그 실효성에 대해서도 논란이 있다. 나는 발배뼈 떨어짐 검사(Navicular Drop Test)나 밑의 발배뼈 이동 검사로 고객 간에 비교하는 것을 추천하지 않지만 대신, 고객의 치료 방향을 결정하거나 경과 혹은 변화를 측정하는 목적으로는 유용하게 쓸 수 있다고 생각한다. 사람마다 조직의 민감도가 다르기 때문에 6mm의 발배뼈 떨어짐이 병력에 따라 누군가에게는 별일이 아닐 수 있고 다른 누군가에게는 불편감을 유발할 수도 있다.

발배뼈 이동 (Navicular Drift)

발배뼈 떨어짐 검사에 덧붙여 빠르게 같이 할 수 있는 검사가 체중이 실린 쪽의 거친면이 안쪽으로 얼마나 "이동"하는지 측정하는 검사이다(그림 8.4).

목말밑 중립일 때와 비교하여 체중을 실었을 때 발배뼈 거친면이 안쪽으로 얼마나 움직이는지를 측정한다.

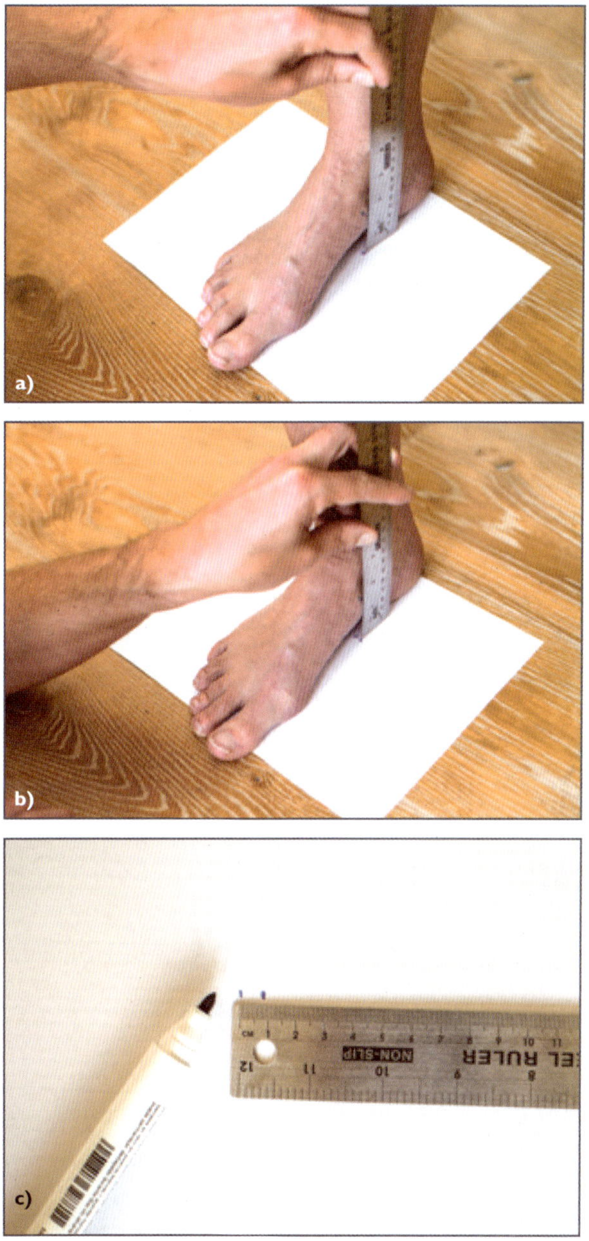

그림 8.4. 발배뼈 이동 a) 고객을 앉힌 다음 발을 목말밑중립에 놓고 안쪽면에 빳빳한 종이(그림에서는 쇠로 된 자) 한 장을 댄다. 발배뼈 거친면에서 똑바로 수직 아래로 내려갔을 때의 위치를 바닥에 둔 종이 위에 표시한다. b)고객이 발에 체중을 싣게 한 다음 다시 측정해 발배뼈의 바뀐 위치를 표시한다. c) 종이를 치우고 두 표시 사이의 거리를 측정한다.

이상적으로 두 검사(발배뼈 떨어짐과 이동)의 측정 값이 비슷해야 한다. 떨어짐 검사는 발배뼈의 수직 운동을 측정하고, 이동 검사는 뼈의 회전운동을 측정하는데, 이 서로 다른 두 평면 상의 움직임 사이에 균형이 있어야 한다. 이러한 검사들은 지침에 따라 방법이 조금씩 다르며, 그 효과에 대해서도 의견이 갈린다. 이 검사들을 통해 어떤 조직이 충격을 흡수하는 동안에 더 큰 힘을 받고 있는지 알 수 있기 때문에 치료 방향과 운동 방법을 제시해 준다는 면에서는 유용하다. 비록 발배뼈의 증가된 움직임이 용수철 인대를 늘린다 해도 다른 조직들이 발배뼈 움직임의 우세한 방향에 맞춰 도움을 줄 것이다.

예를 들어 이동(가로면)의 측정값이 떨어짐(세로면)의 측정 값보다 크다면 뼈들의 안쪽회전을 감속하는 근육을 강화시키기 위한 회전 운동이 더 필요하다. 만약 떨어짐의 측정값이 더 크다면, 내재근과 목말뼈받침돌기와 발배뼈 밑을 지나는 근육(FHL과 뒤정강근)을 둘 다 강화시키면 도움이 된다.

엎침이 많이 되는 경향을 의미하는 소견들은 "후천적 평발"이 있을 가능성 또한 시사한다. 만약 그런 경우라면 뒤정강근과 그와 관련된 발바닥굽힘근의 근력에 대해 고민해야 하며 9장에 나오는 강화 운동들을 적용해볼 수 있다. 엎침과 발배뼈 움직임이 감소된 상태라면 물론 유연성을 향상 시키는 운동이 필요하다.

2. 가동 범위(Range of Motion)

관절의 가동 범위(Range of Motion, ROM)는 크게 *능동적(actively), 수동적(passively), 보조적(assisted)*, 이렇게 세 가지 방법으로 평가할 수 있다. 위의 세 용어들은 동작을 취하는 방법을 의미한다. 예를 들어, 만약 고객이 "발가락을 바닥에서 떼 보십시오"와 같은 지시에 따라 스스로 움직인 다면, 고객의 근육 활동에 의해 동작이 이루어졌으므로 "능동적"으로 움직였다고 할 수 있다.

만약 치료사가 본인의 손가락으로 고객의 발가락을 들어서 펴 주는 것과 같이 움직임이 치료사에 의해 이루어졌다면 수동적인 움직임이라 할 수 있다.
만약 치료사가 고객의 움직임을 도와줘 고객과 치료사가 둘 다 어느 정도의 노력을 했다면 보조적 움직임이라고 할 수 있다.

움직임의 종류에 따라 다른 정보를 제공한다. 능동적 가동 범위 검사를 통해서는 고객이 할 수 있는 능력치를 확인하고 근육의 능동적인 수축에 의한 가동 범위를 알 수 있다. 능동적인 움직임을 통해 충분한 가동 범위가 나오지 않는다면 관절 가동 범위의 제한이 아니라 근력의 약화나 운동 조절 능력의 감소와 같은 다른 원인들을 생각해야 한다. 그런 경우에는 수동적 움직임도 검사해봐야 한다.

치료사가 수동적 검사를 통해 관절을 움직여 보면 고객의 근력이나 협응과 관련된 많은 변수들을 통제할 수 있다. 능동적 움직임 평가는 근력과 근육이 짧아지는 능력을 시험한다면, 수동적 움직임 평가로는 관절과 조직이 움직일 수 있는 여지를 알 수 있다.

만약 수동적 검사로는 가동 범위가 잘 나오지만 능동적 검사에서는 가동 범위가 그 정도로 나오지 않는다면, 고객의 움직임을 도와주면서 가동 범위를 검사해보면 좋다. 보조 움직임은 치료사와 고객 둘 다에게 정보를 제공하는데, 고객도 치료사의 도움으로 인해 몸을 통해 어떠한 고유감각정보를 수집함으로써 그 부위의 움직임 조절에 대한 느낌을 다시 찾는데 도움을 받을 수 있다.

관절의 가동 범위 검사는 단순히 관절을 움직일 수 있는 각도보다 더 많은 정보를 제공한다. 모든 관절은 고유의 연조직과 뼈조직으로 이루어진 정렬을 갖고 있으며 그 정렬이 관절의 자연적인 움직임의 범위 끝, 최종적으로 "막힘(block)"에 도달했을 때 무슨 일이 벌어지는 지 결정한다. 그 "막힘"에 진입할 때 생기는 느낌을 관절의 "끝 느낌(end feel)"이라고 한다.

끝 느낌은 수동적 검사 중 치료사가 조직을 가동 범위의 마지막 몇 도까지 움직일 때 느낄 수 있다. 조직의 종류에 따라 관절의 움직임을 제한할 때 전해지는 특징적인 느낌이 있다. 자료마다 그 분류는 다를 수 있지만, 주로 뼈, 탄력, 끈, 접근, 빈 끝 느낌, 이렇게 다섯 개의 주요 유형으로 나눈다.

- 뼈 끝 느낌(Bony End Feel) 두 개 혹은 그 이상의 뼈들이 움직임의 범위 끝에서 접촉할 때 발생하며 "뚜렷한", "딱딱한", "확실한" 느낌이 든다. 자연적으로 뼈 끝 느낌이 있는 관절 움직임에는 무릎과 팔꿈치의 폄, 목말밑의 바깥번짐(subtalar eversion) 등이 있다.
- 탄력있는 끝 느낌(Elastic End Feel) 근육인대 조직이 한계치까지 늘어날 때 드는 느낌으로 "튕기는", "탱탱한", "탄력 있는" 느낌이 든다. 자연적으로 탄력 있는 끝 느낌이 드는 관절 움직임에는 손목 폄, 어깨 복합체의 수평 벌림, 발목의 발등쪽굽힘, 발가락 폄 등이 있다.
- 끈같은 끝 느낌(Ropey End Feel) 인대의 연조직과 관절주머니가 수동적으로 한계치까지 움직여졌을 때 느껴진다. 자연적인 인대 끝 느낌의 예는 손목의 노뼈와 자뼈의 치우침, 목말밑의 안쪽번짐(subtalar inversion)이 있다. 끈 같은 끝 느낌과 뼈 끝 느낌은 둘 다 비슷하게 "뚜렷한" 특징이 있어 구분하기 어려울 수 있지만, 무릎 폄(뼈)과 목말밑 안쪽번짐(끈)의 끝 느낌을 비교해보면 그 미묘한 차이를 알 수 있다.
- 접근 끝 느낌(Approximation End Feel) 다른 조직이 막고 있어서 움직임의 범위 끝에 도달하지 못하는 경우이다. 예를 들어 팔꿈치나 무릎 관절은 그 한계치까지 굽혀지기 전에 위팔두갈래근과 장딴지근에 의해 움직임이 막히게 된다.
- 빈 끝 느낌(Empty End Feel) 뼈의 움직임에 제한이 느껴지지 않는 상태로 주로 나쁜 증후이다. 인대 파열, 특히 무릎의 십자인대 파열에서 흔히 나타나며 관절 내부를 지지하는 구조물의 찢김이나 파열을 진단하는 방법 중 하나이다.

모든 정상 관절은 자연적으로 움직임을 제한하는 요인들을–연조직, 뼈, 인대, 조직의 접근–이 있기 때문에 정상과 다른 끝 느낌은 모두 관절에 어떠한 변화가 있음을 시사한다. 예를 들어, 만약 관절이 정상적으로는 뼈나 끈 끝 느낌이 들어야 하는데 탄력있는 끝 느낌이 느껴진다면, 관련된 연조직인 어떠한 이유로 인해 과긴장 상태일 가능성이 높다. 반대로 탄성 있는 끝 느낌이 들어야 하는 관절에서 뼈끼리 부딪히는 듯한 뼈 끝 느낌이 든다면, 연조직이 손상되고 관절 주변에 골극과 같은 뼈변형이 있을 것이다.

정상적인 연조직 끝 느낌이 아닌 다른 끝 느낌이 확인된다면 대부분의 경우 보존적 치료 영역 밖의 상황이므로 환자가 추가적인 검사를 받을 수 있도록 의뢰해야 한다. 비정상적인 뼈, 끈, 접근, 빈 끝 느낌은 각각 관절 변형, 연조직 파열, 염증, 관절의 온전함 소실을 나타낸다. 이러한 소견들은 모두 전문가의 중재가 필요하다.[3]

통증, 부종, 혹은 최근의 부상과 같은 다른 적신호가 없다면, 탄력 있는 끝 느낌에 대해서는 보존적 치료를 시도해도 되며 적절한 가동성 운동과 스트레칭이 도움 된다.

발목의 발등쪽굽힘(Ankle Dorsiflexion)

어떤 종류의 달리기, 도약, 점프 등 착지를 위한 충격 흡수를 위해서는 목말뼈 위에서의 정강이뼈 움직임이 꼭 필요하다. 정강이뼈가 발등 쪽으로 굽혀지면서 외재근을 긴장시키고 아주 강력한 가자미근과 아킬레스건의 도움을 받는다. 발목의 발등쪽굽힘 또한 비록 그 각도는 크지 않지만(대략 무릎을 편 상태에서는 10°, 무릎을 굽힌 상태에서는 20°), 발을 더 잘 조절하기 위해 가자미근과 깊은 뒷구획 근육을 긴장시키고, 뒤꿈치 들고, 복사뼈 사이에 목말뼈의 더 넓은 면적이 잠기게 함으로써 뒤침에서 중요한 역할을 수행한다.

정강이뼈와 종아리뼈는 보행 중 목말뼈의 앞(도르래/반

3 이 주제에 대해 자세히 알고 싶다면 다음 사이트를 추천한다. https://www.massagetherapyreference.com/rom-end-feel/.

구)을 넘어갈 때 반대쪽 다리가 앞으로 휘둘러지는 힘에 의해 가쪽으로도 회전한다. 복사뼈와 목말뼈 사이 관절에서 더 넓은 부위가 겹치게 되고 발바닥굽힘근 조직이 긴장되면서 발목과 발 앞부분 흔들지레 단계 동안 닫힌 힘과 닫힌 형태를 이루게 된다.

발목다리의 발등쪽굽힘은 고객에게 검사하는 다리 무릎을 펴고 뒤에 짚은 런지 자세를 취하게 함으로써 쉽게 검사할 수 있다(그림 8.5). 주로 안전을 위해 고객이 벽을 바라본 상태에서 시행한다.

앞다리 무릎을 앞으로 구부리면 검사하는(뒷다리) 발목은 10~15° 정도 발등 쪽으로 굽혀진다.

이 검사를 통해 무릎과 고관절의 폄, 발 앞부분의 안정성에 대한 정보 또한 얻을 수 있다. 무릎을 펼 수 있어야 하며 고관절 역시 10~15° 정도는 펴져야 한다. 두 관절 중 어떤 관절이든 가동 범위가 감소하면 보행 중 조직에 부하가 걸리는 방식이 변하며 일반적으로 움직임의 효율성도 떨어지게 된다.[4]

고객이 검사를 받는 동안 치료사는 목말밑 중립을 유지하는 능력을 평가할 수 있다. 발등쪽굽힘이 제한되면, 주로 목말밑 혹은 발목뼈중간관절이 세로면상의 움직임을 일부 대신하게 된다. 만약 목말밑 관절이 관여한다면 목말밑 관절 정렬의 어긋남으로 인해 발이 엎침 되기 쉽다. 발목뼈중간관절 선에서의 발등쪽굽힘은 발목뼈중간관절의 분리를 유발한다. 이 중 어떠한 보상작용이든지 관여하는 관절들을 가로지르는 수동적인 조직들이 추가적인 응력을 받게 된다.

무릎을 펴면 장딴지근 또한 늘어나며 이 또한 검사의 일부이다. 검사 결과가 양성이면(즉, 발등쪽굽힘이 제한되면), 세 뒷구획에 있는 어떤 근육 조합도 원인이 될 수 있기 때문에 무슨 발바닥굽힘근이 문제인 건지 알 수 없다. 뒷 무릎을 굽힌 상태에서 검사를 반복해보면, 두 관

4 자세한 내용은 Born to Walk, Earls 2020 참고.

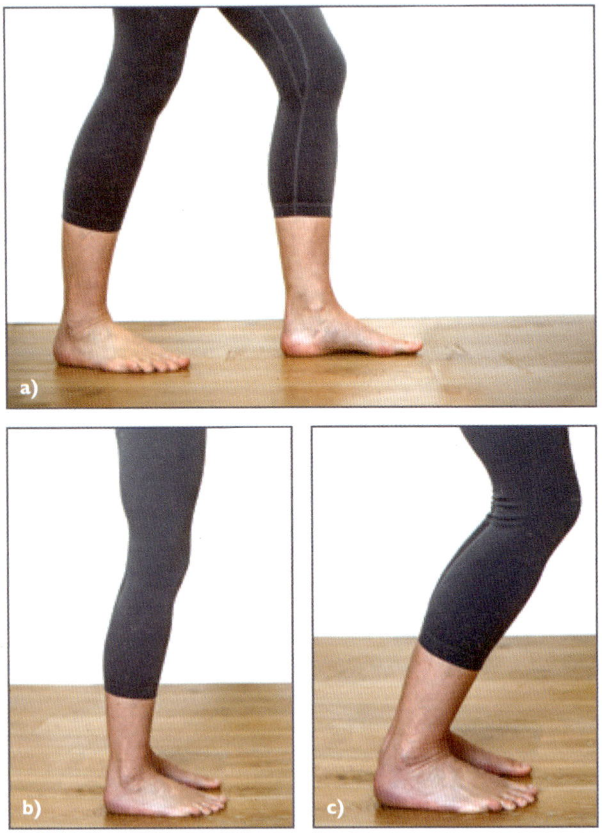

그림 8.5. 발목의 발등쪽굽힘(Ankle Dorsiflexion)
a) 벽으로부터 대략 0.5 m 정도 떨어진 곳에서 벽을 짚고 런지 자세를 취한다. 고객이 앞 무릎을 천천히 굽히게 하고 이때 치료사는 고객이 발과 발목을 둘 다 목말밑 중립으로 유지하도록 안내하거나 정강이뼈 거친면이 두 번째 발허리뼈를 따라 움직일 수 있게 지도한다. 발등쪽굽힘의 각도는 각도기나 눈대중으로 확인해도 되고 자세 평가 앱을 통해 측정해도 된다 (대략10°). 뒷 발이 똑바로 앞을 향하게 하고 앞발과 평행을 이루도록 신경 쓴다. 사진에서 보이는 것과 같이 발이 바깥쪽으로 약간 돌아간다면 발바닥굽힘근에 제한이 있는 상태일 수 있다. b) 감별 검사를 위해 발을 다시 중립으로 맞춘 다음, c) 무릎을 두 번째 발허리뼈 방향으로 굽힌다. 무릎 굽힘이 장딴지근의 긴장을 감소시키기 때문에 발등쪽굽힘이 대략 20°정도 증가해야 한다.

절근인 장딴지근은 제외시킬 수 있다.

만약 검사 결과가 음성이라면(즉, 발등쪽굽힘의 가동 범위가 충분하다면), 스트레칭 순서에 장딴지근을 늘리는 동작을 포함시켜야 한다. 무릎의 굽힘 여부가 검사 결과에 영향을 미치지 않는다면, 장딴지근이 문제일 가능성은 떨어지며 아랫다리 스트레칭 대부분을 무릎을 굽힌 상태로 시행해 다른 발바닥굽힘근들을 늘려주는 방향으로 하면 된다.

이 검사는 주로 고객을 앉히거나 침대에 눕힌 상태로 수동적으로 시행하며 검사법을 개발한 스웨덴 외과의사의 이름을 따서 Silfverskiöld 검사라 부르기도 한다. 고객의 무릎을 굽힌 상태에서 검사자가 발을 잡고 발목을 발등 쪽으로 굽혀보고, 무릎을 편 상태에서도 발목의 발등 쪽으로 굽혀본다. 고객의 전반적인 기능을 파악하는데에는 도움이 되지만 검사 자체의 신뢰도 자체는 좋지 않다고 알려져 있다.

목말밑 안쪽번짐/바깥번짐(Inversion/Eversion)

잠시 복습해 보자면 목말뼈 움직임은 발바닥쪽굽힘과 발등쪽굽힘을 위한 정강이뼈(그리고 일부이긴 하지만 종아리뼈도)와 목말뼈 사이에서 일어난다. 목말밑관절은 목말뼈와 발꿈치뼈 사이에 있으며 그 축을 따라 안쪽번짐과 바깥번짐이 일어난다. 목말밑관절은 사방으로 움직여질 수 있지만 세로면 상에서는 거의 움직이지 않으며(위에서처럼 충분하지 않은 발등쪽굽힘을 대신하기 위해 움직일 수는 있다) 이마면 상의 움직임이 제일 중요하다.

목말밑관절의 이마면 상의 움직임은 뒤꿈치를 디딜 때 발꿈치뼈가 안쪽으로 기울 수 있게 해주며(바깥번짐) 발이 뒤침 상태로 잠기도록 다시 중립으로 되돌아가게 해준다. 목말밑 움직임은 긴사슬 움직임 중에 관찰할 수도 있지만, 이마면 상의 가동 범위만 따로 검사하는 가장 좋은 방법은 고객을 엎드리게 하고 무릎을 135° 굽힌 상태에서 발목을 움직여 보는 것이다(그림 8.6). 검사자가 발꿈치뼈를 감싸 쥐고 안쪽(바깥번짐)과 가쪽(안쪽번짐)으로 기울여서 검사한다. 앞서 "끝 느낌"에서 설명했듯이, 목말밑 안쪽번짐은 끈 혹은 인대와 같은 끝 느낌이 들어야 하며, 바깥번짐 동안에는 뒤꿈치뼈가 가쪽복사뼈에 닿아서 생기는 딱딱한 뼈 끝 느낌이 들어야 한다. 엎침을 위해서는 바깥번짐이 꼭 필요하지만, 안쪽번짐의 가동 범위의 절반 밖에 안 되는 이유 중 하나는 가쪽복사뼈가 안쪽복사뼈 보다 더 낮게 위치하고 있기 때문이다(Yates 2012).

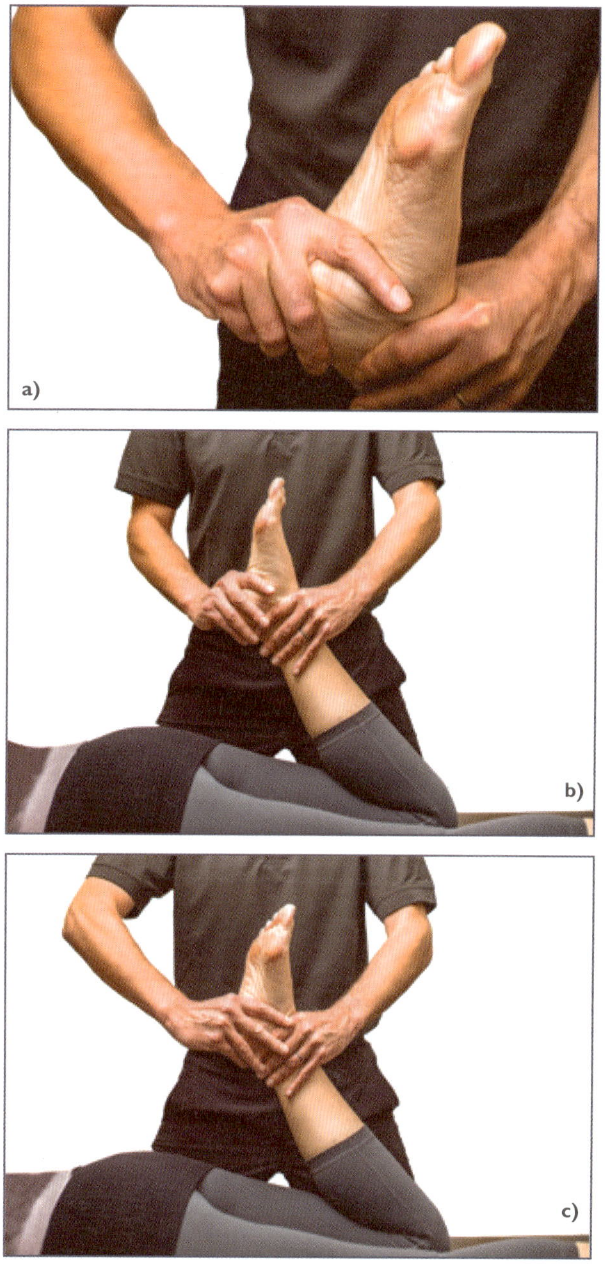

그림 8.6. 목말밑 바깥번짐/안쪽번짐(Subtalar Eversion/Inversion)

a) 목말밑관절의 이마면 상의 움직임을 평가하는 많은 방법 중 하나는 고객을 엎드리게 한 상태에서 무릎을 135° 굽히고 검사하는 것이다. b) 검사자는 발꿈치뼈를 감싸 쥐고 안쪽으로 기울여 발을 바깥번짐 시킨다. 정상적인 바깥번짐의 가동 범위는 10° 정도이다. c) 가쪽으로 기울여 목말밑관절의 안쪽번짐을 검사할 수 있다. 안쪽번짐의 정상 범위는 20° 정도로 본다.

발가락 펴기(Toe extension)

발가락 펴기는 보행 중 다리를 앞으로 뻗기 위해 발, 무릎, 고관절 조직이 에너지를 방출할 수 있게 준비시키는 중요한 마지막 자세이다. 첫 번째 MTJ가 흔히 문제를

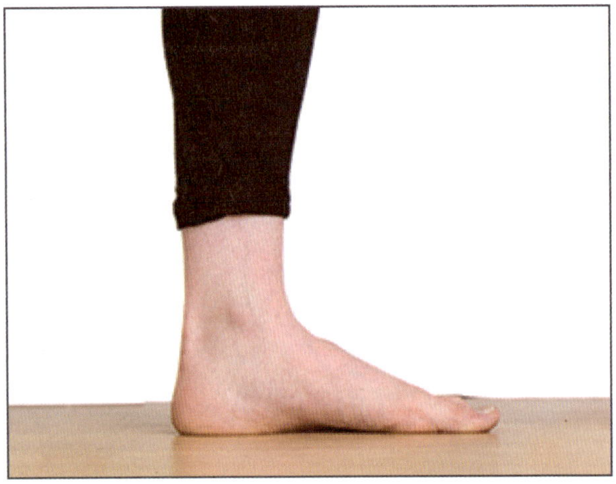

그림 8.7. 첫 번째 MTJ의 펴짐이 제한되면 어느 정도의 엄지발가락가쪽휨증을 동반하는 경우가 흔하다. MTJ의 펴짐이 소실되면서 첫마디뼈와 끝마디뼈가 이에 적응하여 발가락사이 관절들이 대신 펴지는 "거짓 발가락 폄", 즉, 엉뚱한 관절이 대신 펴지는 보상작용이 일어나기도 한다. MTJ가 충분히 펴지지 않으면 발이 안쪽으로 말리는 경우가 흔하며 발 안쪽 면을 따라 피부에 더 큰 압력이 가해지므로 피부가 스스로를 보호하기 위해 굳은살은 만든다.

일으키는 관절이며 여기가 펴지지 않으면, 지금까지 이 책에서 계속 설명한 것처럼 역학적인 사슬을 따라 힘의 정렬뿐만 아니라 에너지 사용면에서 유의미한 연쇄반응을 일으킬 수 있다.

모여있는 엄지발가락, 위를 가리키고 있는 엄지발가락 끝마디뼈, 발가락 가쪽면[5]의 굳은살과 같이 엄지발가락관절 움직임의 제한을 의미하는 단서들을 쉽게 관찰 할 수 있다(그림 8.7). 엄지건막류는 주로 발가락 폄의 제한과 관련 있으며 어느 한 쪽이 원인일 수도, 결과일 수도 있다. 발가락 펴짐이 감소하면 발은 이를 보완하기 위해 바깥쪽으로 돌아가며 MTJ에서 힘이 지나가는 각도가 변한다. 반대로 엄지건막류가 진행되어 발가락이 몰리기 시작했다면, MTJ는 제 기능을 못하게 되고 펴지는 정도가 감소한다.

발가락 펴짐의 감소는 운동과 보행 중 뒤꿈치가 들릴 때 발이 바깥쪽으로 돌아가거나 발이 발가락관절을 통해 넘어가지 않기 위해 엉덩이 근육에 의해 들리는 모습을

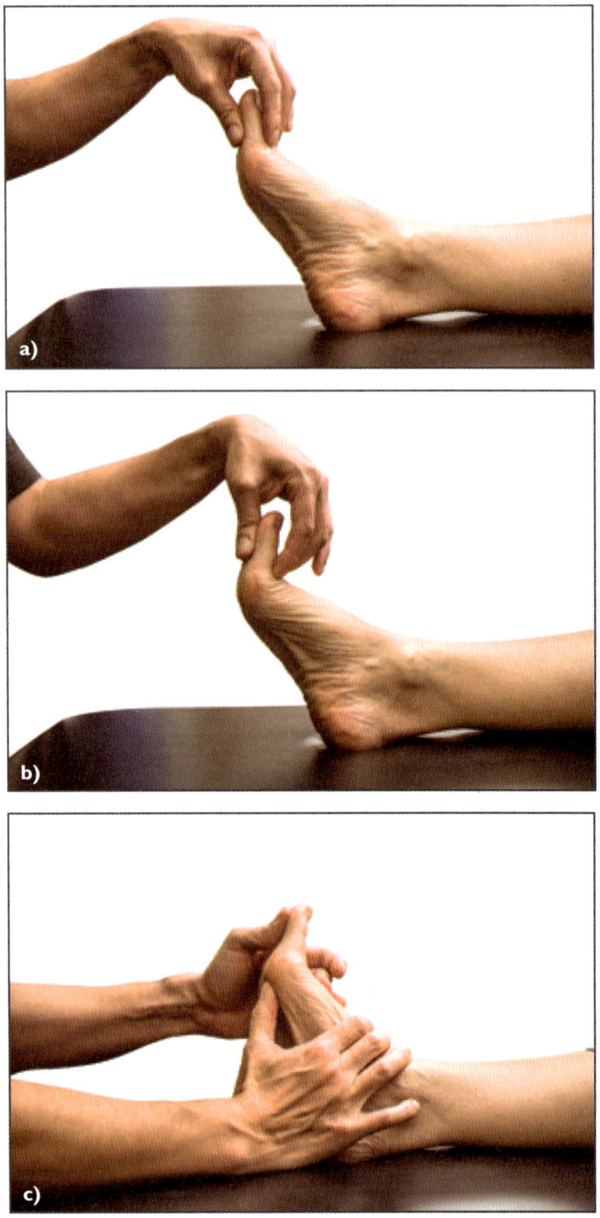

그림 8.8. **수동적 발가락 펴기** a) 고객이 힘을 완전히 빼도록 하고, 발가락 첫마디뼈를 검지와 엄지로 잡아 위로 당겨서 편다. b) MTJ는 수동적으로 55~65°정도 펴져야 하며 각도가 제한된다면 끝 느낌을 통해 제한의 원인에 대한 정보를 얻을 수 있다. c) 수동적 검사를 통해 첫 번째 발허리뼈를 최대한 펴려면 발바닥쪽굽힘이 함께 일어나야 하고, 이는 보행 중에는 자연스럽게 발생하지 않는 움직임이다. 그러므로 관절의 기능적 가동 범위를 측정하기 위한 목적이라면 일부러 힘을 줘서 최대 각도를 만들 필요는 없다.

통해 쉽게 알아챌 수 있다. 첫 번째 MTJ는 많은 응력을 받게 되며 가장 혹사당하는 관절이 되고, 위에서 언급한 것처럼 움직임의 사슬을 따라 다른 관절과도 연결되어 있다. 그러므로 수동적 검사(그림 8.8)를 통한 발가락 폄

5 몸의 정중선에 대한 가쪽이 아니라, 발의 정중선을 기준으로 한 가쪽이다.

의 확인은 고객에게 꼭 시행하야 하는 필수적인 검사이다. 기능적으로 MTJ의 발바닥쪽굽힘은 덜 중요하고 문제를 일으키는 경우가 드물지만, 철저한 검사를 위해 한 번 점검하고자 한다면 첫 번째 MTJ 발바닥쪽굽힘의 정상 범위는 대략 20°정도이다.

위와 같은 경우들에 발가락을 펴는 운동과 스트레칭을 처방하는 경향이 있지만, 관절이나 뼈에는 문제가 없는지 먼저 확인해야 한다. 가동 범위의 소실은 관절 주변의 뼈 성장 변화를 의미할 수 있고, 그렇다면 관절을 펴는 가동성 운동은 금기이다. 만약 뼈곁돌기(osteophyte) 혹은 외골증(exotoses, 그림 4.40d 참고)이 관절 주변에 생기면, 관절을 억지로 폈을 때 더 큰 자극을 유발해 비정상적인 뼈의 자라남을 더 촉진하게 된다.

다행히, 발가락을 펴는 운동이 고객들에게 적절한지 수동적 가동 범위 검사를 통해 쉽게 감별할 수 있다. 고객은 힘을 뺀 상태에서 검사자가 고객의 MTJ를 펴서 끝 느낌을 감지한다. 만약 움직임이 제한 되고 뼈 끝 느낌이 난다면 스트레칭이나 가동성 운동을 처방하면 안 되고 제한되어 있으나 탄력 있는 끝 느낌이 난다면 스트레칭과 가동성 운동을 시행하여도 좋다.

이상적인 첫 번째 MTJ의 폄 각도는 55~65°이며, 위의 수동적 가동 범위 검사를 시행했을 때 대부분의 사람들이 이 범위 안에 드는 것으로 나타나지만, 이는 첫 번째 발허리뼈의 떨어짐에 의한 잘못된 해석 때문이다(그림 8.8a & c). 비록 수동적 검사가 보행 중에 일어나는 실제 움직임과는 거리가 있지만, 뼈와 관련된 정보를 얻기 위해서는 꼭 필요하다.

기능적 검사는 고객이 선 자세에서 검사하는 발을 앞에 두고 무릎을 굽힘 상태에서 시작한다(그림 8.9). 어느 정도 앞발에 무게가 실려야 하며 의자나 벽을 짚고 균형을 잡아도 된다. 치료사는 손가락을 고객의 엄지발가락 끝마디뼈 밑에 밀어 넣고 발가락을 펴면서 위로 든다.

서서 시행하는 발가락 폄 검사는 Jack검사나 Hubscher 수기 등 다양한 이름으로 불리며 몇 가지 정보를 제공한다. 치료사의 손가락을 고객의 발가락 끝마디뼈 아래 두고 발가락사이관절을 폈을 때 아주 약간만 움직이는 것이 정상이다(그림 8.7). MTJ가 수동적으로 펴지면, 긴/짧은굽힘근(flexors)과 발바닥근막이 긴장하면서 발의 뒤침을 위한 양묘기 원리가 작동된다.

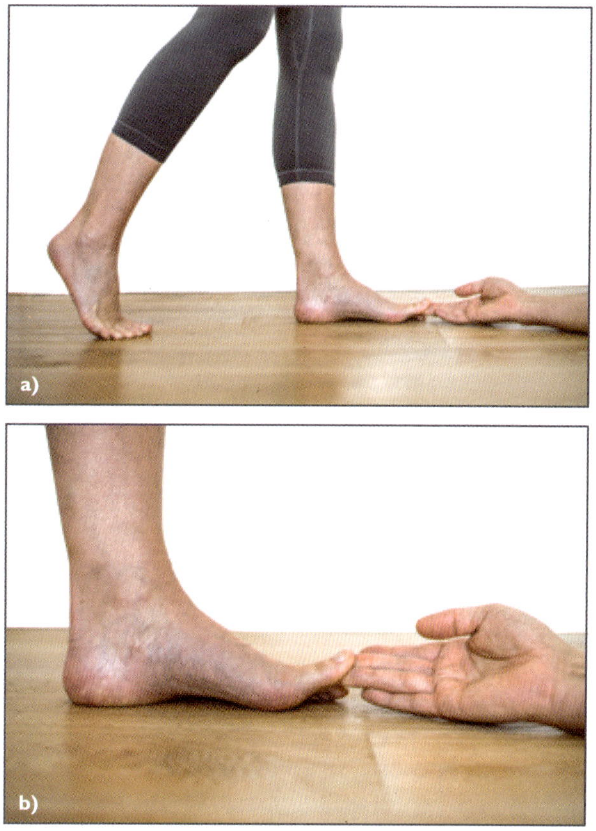

a)

b)

그림 8.9. Jack (혹은 Hubscher) 검사. 엄지발가락의 MTJ는 체중 부하를 한 상태와 하지 않는 상태 둘 다에서 검사를 해야 한다. 위의 힘을 싣지 않고 하는 수동적 검사를 통해 뼈 변형이 발생하고 펴짐이 심각하게 감소하는 엄지발가락굽음증(hallux rigidus)을 식별할 수 있다. 힘을 싣지 않은 수동적 움직임 범위가 정상이라면, 기능적 한계는 여전히 있을 수 있으며 선 자세로 하는 검사가 필요하다. Jack검사에서 펴는 각도 제한이 확인된다면 엄지제한증(hallux limitus)이 있음을 의미하며 운동과 스트레칭이 도움된다. a) 검사할 발을 앞에 짚고 고객을 바로 서게 한다. 필요하다면 고객이 균형을 잡기 위해 무언 가를 붙잡고 있어도 된다. b) 치료사가 고객의 발가락끝마디뼈 밑에 손가락을 넣고 관절을 펴면서 들어올린다. MTJ가 적절한 범위 (55~65°)로 펴지면 양묘기 원리에 의해 안쪽 세로아치가 들어올려진다. 첫 번째MTJ는 90°까지 펴질 수 있지만 하이힐을 신을 때가 아니면 이 가동 범위의 한계까지 펴야 하는 일은 거의 없다. MTJ검사에서 발가락 끝마디뼈가 사용된다면 발가락사이 관절이 보상적으로 펴진다는 것을 의미할 수 있다(그림 8.7참고).

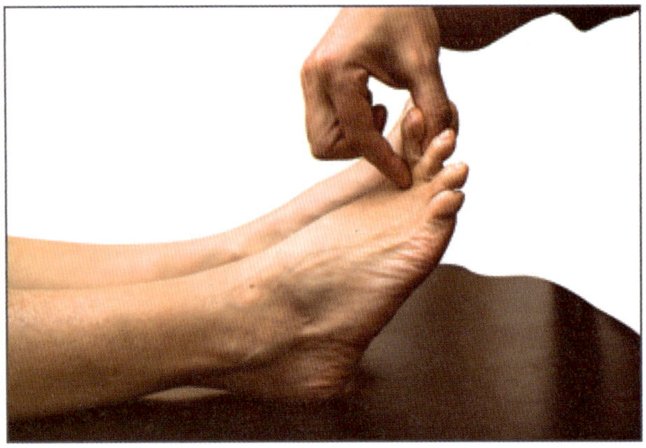

그림 8.10. 일반적으로 엄지를 제외한 다른 발가락들의 가동 범위가 감소하는 일은 흔하지 않지만 어떤 이상이 있다면 물론 검사해야 할 것이다. 먼쪽발가락뼈사이관절은 모두 발바닥쪽으로 60° 굽혀져야 하며 발등 쪽으로는 굽혀지지 않는다. 몸쪽발가락뼈사이관절은 발바닥쪽으로는 35°, 발등 쪽으로는 30° 굽혀진다. 발가락관절의 수동적 가동 범위는 손가락으로 관절을 하나씩 따로 움직여 쉽게 검사할 수 있다.

그래서 검사를 시행하는 동안, 치료사는 발가락사이관절과 MTJ 둘 다에서 구조적 온전함, 펴는 움직임에 대한 저항 정도, 가동 범위 한계에서의 끝 느낌, 양묘기가 이루어지는 시점에 대한 정보를 얻을 수 있다.

3. 단단한 지렛대 정렬의 형성

발가락이 떨어지는 동안 추진력이 부족하거나 걸을 때 발가락이 바깥쪽으로 빠진다면 "뒤침 되지 않는"발임을 의미할 수 있다. 위에서 검사 방법을 다룬, 발의 뒤침 능력을 결정하는 가동 범위들 중 어느 것 하나만 감소하더라도 발바닥근막, 뒷구획, 깊은 뒷구획, 내재근의 굽힘근들, 혹은 이들로 조합된 조직의 경도가 감소한다. 발가락 흔들지레(toe rocker) 단계 중에 발의 정렬은 세로면에 가까워야 하며 모든 관절과 조직이 발가락이 떨어질 때 에너지를 분출하기 위해 필요한 단단한 기반을 형성하기 위해 협력해야 한다.

발가락 펴짐의 감소가 발가락이 바깥으로 빠지는 원인일수도 있으나 여러 요인들이 관여하므로 그에 대한 평가가 필요하다. 그림 4.36에서 보았던 것처럼, 인간의 발허리뼈 머리들이 이루는 포물선은 다른 유인원의 발과는 다르며 인간이 보행 중에 세로면 상에서 앞으로 나아갈 수 있게 해준다. 하지만 발허리뼈의 길이는 사람마다 다르며 그 차이도 적지 않다. 평균적으로는 두 번째 발허리뼈가 첫 번째 발허리뼈보다 길며 그 다음 발가락부터는 발허리뼈의 길이가 순차적으로 짧아진다.

Morton 발

첫 번째와 두 번째 발허리뼈 머리가 발가락 흔들지레 단계 중 마지막 두 접촉점의 바닥을 이루기 때문에 이 두 발허리뼈 길이의 관계가 가장 중요하다. 만약 하나가 다른 하나보다 길다면, 발가락이 펴지면서 들리기 때문에 발이 비틀린다(그림 8.11). 나중에 다루겠지만, 발에 생긴 특정한 모양의 굳은살이 두 MTJ 관절의 상대적인 위치의 불균형이 피부에 균등하지 않는 압력을 가하는 상태인지 확인해야 하는 징표일 수 있다.

1935년, Morton은 처음으로 진지하게 비정상적인 발허리뼈의 길이의 의의에 대해 다루었으며, 그의 두 저서 모두에서 꽤 여러 장을 지금은 Morton발이라고 알려진 특징의 원인과 검사에 대한 내용에 할애하고 있다. 몇 가지 통용되는 자료들 역시 엄지발가락보다 긴 두 번째 발가락을 "Morton 발가락"이라 칭하고 있지만, 이는 내가

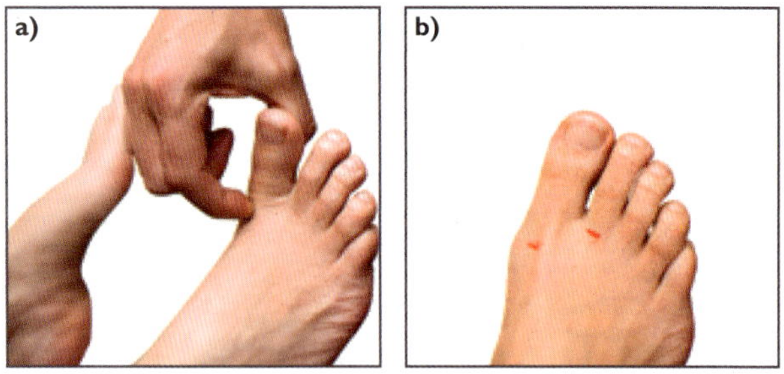

그림 8.11. Morton발인지 알아보기 위해 a) 고객이 발에 힘을 빼도록 하고 길이 차이로 인한 이차적인 징후들을 확인한 다음, b) 발허리뼈 머리의 위치가 드러나도록 관절을 굽힌다. 첫 번째 발허리뼈가 짧은 대신 관절 밑에 있는 두 개의 종자뼈가 길이 차이를 상쇄시켜 주기 때문에 그 끝의 위치는 1~2mm 정도 차이 나야 한다. 이 두 개의 유동적인 종자뼈들은 첫 번째 발허리뼈 머리가 놓이는 단상이 되어주며 두 발허리뼈 길이의 차이를 줄여준다. Morton발과 관련된 어떤 기능이상이든 이를 완화하기 위한 보존적 치료는 족부전문가에의해 맞춰진 "Morton 연장(extension)"을 사용하는 것이다. 첫 번째 MTJ 밑에 길이 연장을 위한 작은 깔개를 두면 부족한 길이가 상쇄되어 두 번째 MTJ와 위치가 맞춰진다.

그의 저서를 통해 이해한 바와는 다르다. 더 긴 두 번째 발가락은 보행을 방해하지 않으며 그것은 더 긴 두 번째 발허리뼈도 마찬가지이다. Morton 발을 정의하는 중요한 특징은 MTJ의 위치이며 발가락뼈의 길이와는 생각보다 큰 관계가 없다.

하지만 두 번째 발가락이 더 길면 신발을 고를 때 곤란할 수 있다. 대부분의 사람들이 신발 크기를 엄지발가락에서 뒤꿈치까지의 길이에 맞추며, 두 번째 발가락을 위한 공간은 거의 신경 쓰지 않는다. 잘 맞지 않는 신발을 반복적으로 신으면 발가락 끝마디뼈에 과한 압력이 가해지며 특히 내리막을 걸을 때에는 발이 신발 안에서 앞으로 쏠리기 때문에 두 번째 발가락 관절에 변형을 일으킬 수 있다. 이를 해결하는 방법은 간단하며 바로 첫 번째 발가락이 아니라 두 번째 발가락에 맞춰서 신발을 고르는 것이다.

제1열의 가동성

첫 번째와 두 번째 열 사이가 가로인대에 의해 엮여 있는 정도의 개인차에 대해서는 이전 장에서 다루었다. 유인원 조상들의 물건을 잡을 수 있던 발이 남긴 흔적일 테지만, 첫 번째 열은 태생적으로 느슨하게 고정되어 있고 잘 움직이는 경향이 있다. 불안정한 첫 번째 열은 위에서 다룬 Morton 발과 비슷한 특성을 보이며, 이 둘이 동반되는 경우도 흔하다.

MTJ 간의 운동성은 인접한 두 MTJ를 앞뒤로 움직여서 검사할 수 있으며 움직이는 정도는 다음과 같은 일반적인 경향을 따라야 한다. 다섯 번째와 네 번째 관절 사이는 꽤 잘 움직여야 하고, 네 번째와 세 번째 관절 사이는 그보다 덜 움직여야 하며, 세 번째와 두 번째 관절 사이가 가장 잘 안 움직인다. 그러다가 첫 번째와 두 번째 관절 사이에서 운동성이 다시 증가하지만, 사실 그 차이는 고작 몇 도 밖에 되지 않는다. 하지만 이 검사는 발의 평균적인 가동성에 대한 전반적인 느낌에 대해 충분히 익숙해져서 그림 8.11 & 8.12와 같은 평가를 통한 근거 없이도 열의 정상적인 운동성과 과운동성을 구분할 수 있는 사람에 의해 시행되어야 한다.

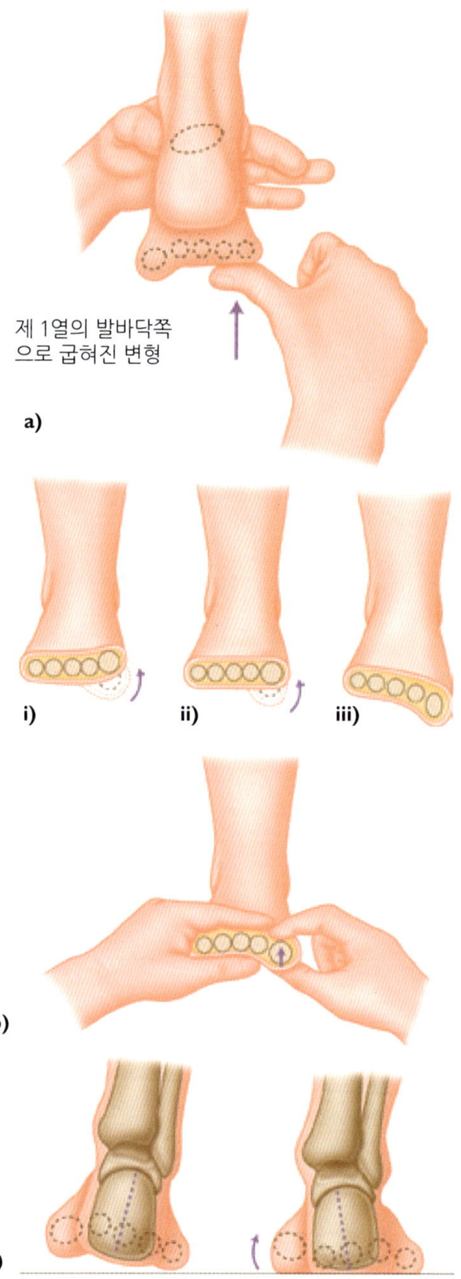

그림 8.12. 제1열의 가동성. (a) 발이 중립일 때 첫 번째 열이 다른 열들의 높이보다 아래 있다면 가동성을 확인해 봐야 하며 (b) 만약 첫 번째 열이 과운동성을 보이고 다른 열들의 높이보다 위까지 움직인다면(i–iii), 제1열이 불안정하고 엎침 되는 경향의 발일 수 있다. 첫 번째 열이 뻣뻣하다면(c), 반대로 발이 가쪽으로 밀려 뒤침이 된다. 첫 번째 발허리뼈가 원래의 절반 정도밖에 움직이지 않아 다른 열들과 같은 선상에 위치하면, 충격력이 그 밑의 종자뼈에 전달되며, 염증을 일으켜 다른 보상작용이나 보행장애를 일으킬 수 있다. 위와 같은 문제들을 해결하기 위해 긴종아리근에 대한 치료나 가동 범위가 제한 된 관절들에 대해서는 도수치료를 시행할 수 있다(출처: Michaud 2011).

굳은살(Callus Formation)

발은 수백만 년 동안 힘을 효과적이고 효율적으로 전달하는 방향으로 진화해왔다. 다양한 움직임이 가능하도록 많은 변화들이 이루어져왔으며 그 적응의 결과들이 연조직 관절 정렬에 반영되었다. 계속 강조하고 있다시피 몸은 가해지는 힘에 적응하며, 자연적인 힘의 경로가 어긋난다면 발은 그에 맞는 방어전략을 취한다. 피부가 원래 받아야 하는 압력보다 더 큰 압력을 받아서 단단해지는 굳은살은, 가장 일반적이고 일차적인 방어선이라 할 수 있다(그림 8.13).
닳은 신발에서도 굳은살과 유사한 경향성을 관찰할 수 있다. 전문가가 보자마자 닳은 신발을 해석하는 것을 보면 마치 점쟁이가 손금을 읽는 것 같겠지만, 나름의 논리와 근거가 있다. 가장 설명하기 쉬운 굳은살은 Morton 발에서 보이는 굳은살이며, 두 번째 발허리뼈가 첫 번째 발허리뼈보다 길기 때문에 발가락 흔들지레(toe rocker) 단계 중 두 번째 발허리뼈의 접촉점 중 한 곳에 강한 압력을 받는 부위가 생긴다. 그 한 점에 의해 발의 정렬이 앞방향이라면 굳은살이 선형으로, 발이 돌아간다면 굳은살이 둥근 모양으로 만들어진다.

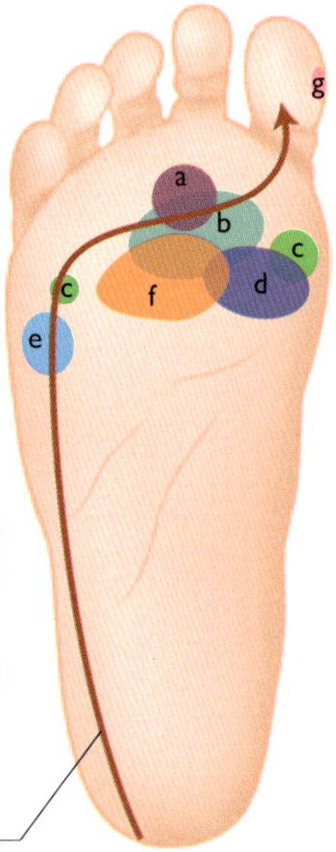

그림 8.13. 굳은살의 유형 a) Morton발의 경우 두 번째 발허리뼈 머리 밑에 선형 혹은 둥근 모양의 굳은살이 생길 수 있다. b) 첫 번째 열이 불안정한 경우에도 두 번째 발허리뼈 머리 혹은 발 앞부분의 더 넓은 면적까지 압력이 가해진다. 엄지발가락의 바깥쪽 경계에 생기는 "집힌 굳은살"은 발가락 폄의 소실에 의해 생길 수 있다 (그림 8.7 도 참고). c) 첫 번째와 다섯 번째 발허리뼈 머리 아래 생긴 굳은살은 뻣뻣하고 발바닥쪽으로 굽혀진 첫 번째 열을 의미할 수 있다. d) 발의 앞부분과 첫 번째 발허리뼈 머리 주변의 굳은살은 첫 번째 열이 반가동성일 때 생길 수 있다. e) 발바닥쪽으로 굽혀진 다섯 번째 열에 의한 압박은 다섯 번째 발허리뼈 머리 아래에 굳은 살을 만들 수 있다. f) 까치발로 걷거나 발바닥굽힘근이 과하게 긴장되어 있는 경우 발의 앞부분이 전반적으로 과도한 압력을 받게 된다.

집힌 굳은살(pinch callus)은 엄지발가락의 가장자리, 발가락뼈사이 주름 주변에 잘 생기며 발가락 펴짐의 제한과 관련 있다. 발이 앞으로 똑바로 펴지는 대신 발가락의 가장자리를 타고 넘어가기 때문에 그 부분에 집힘이 발생한다.

피부는 가해지는 힘에 맞춰 적응하기 때문에, 모든 굳은살은 보행에 의한 반복적인 힘이 발을 통해 어떻게 전달되는지 보여주는 신뢰할만한 지표이다. 굳은살의 정확한 원인을 특정할 수는 없지만, 어디에 힘이 가해지고 있는지는 보여준다.

4. 추진과 힘의 출력

우리의 움직임은 힘에 대응하여 골격, 근막, 근육들이 신경계에 의해 협력하여 출력해낸 상호작용이다. 발가락 떼기를 위한 단단한 지렛대를 이루려면 각각의 시스템들로부터 온 입력 값들을 종합해야 한다.

만약 인대와 관절이 세로 방향에 가깝게 나아갈 수 있게 해준다면, 발에 있는 모든 굽힘근, 근막, 무릎, 고관절이 앞방향으로의 추진을 도와주어 "높은 변속(high gear)" 발가락 떼기를 위해 첫 번째와 두 번째 발허리뼈 머리 쪽에 올라타게 된다. 하지만 가쪽에 있는 발허리뼈 머리들 쪽으로 치우친다면 "낮은 변속(low gear)" 발가락 떼기가 되어, 더 적은 근근막 단위들이 덜 효율적인 방식으로 사용된다.

그래서 각각의 흔들지레(rocker)를 거쳐가야 발 잠김, 조직 긴장, 발가락이 떨어질 때의 에너지 방출을 위한 집중이 가능하다. 이러한 작용들이 모두 제대로 이루어지려면, 역시 보행 단계마다 그에 맞게 발을 조절하기 위한 힘이 있어야 한다. 앞에서 자세히 다룬 바와 같이, 디딤 단계 동안만 해도 초반에는 발바닥굽힘 외재근이 관여하다가 굽힘근 내재근으로 그 책임이 넘어간다.

전반적인 힘과 조절을 평가하는 쉬운 방법은 고객에게 양 발 뒤꿈치를 들어보게 한 다음 한 다리로 서서 뒤꿈치를 들어보게 하는 것이다(그림 8.14). 이 간단한 평가

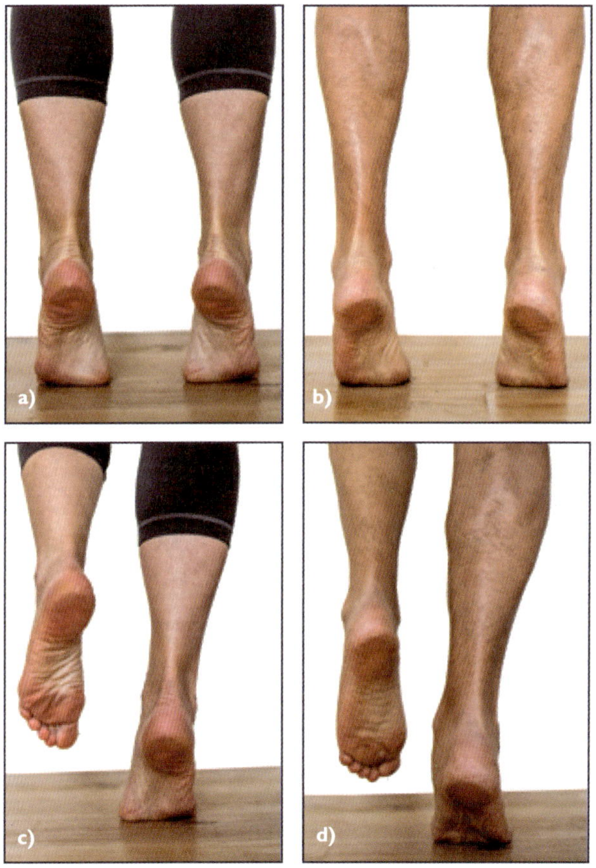

그림 8.14. **뒤꿈치 들기.** 발바닥굽힘근의 근력을 측정하기 위해 고객이 뒤꿈치를 들고 발허리뼈 머리로 균형을 잡고 서도록 한다. 바른 자세를 유지하며 동작을 몇 번 반복할 수 있는 지로 근육 집단의 상대적인 근력을 평가 할 수 있다 (9장의 내용도 참고). a) 뒤에서 관찰하면 뒤꿈치의 기울음, 뒤꿈치가 올라가는 높이, 발가락이 펴지는 방향을 알 수 있다. b) 이 경우에는 양 쪽 뒤꿈치가 모두 가쪽으로 기우는 것을 볼 수 있으며, 이는 뒤침은 잘 되는 반면 양 발이 모두 2~5번 발허리뼈 머리쪽인 바깥쪽으로 밀리며 펴진다는 뜻이다. c) 한 발 뒤꿈치 들기도 비슷하다. d) 다만 발과 발목 복합체에 더 큰 운동능력을 요구하기 때문에 발바닥굽힘근의 약화를 더 확실히 보여 준다.

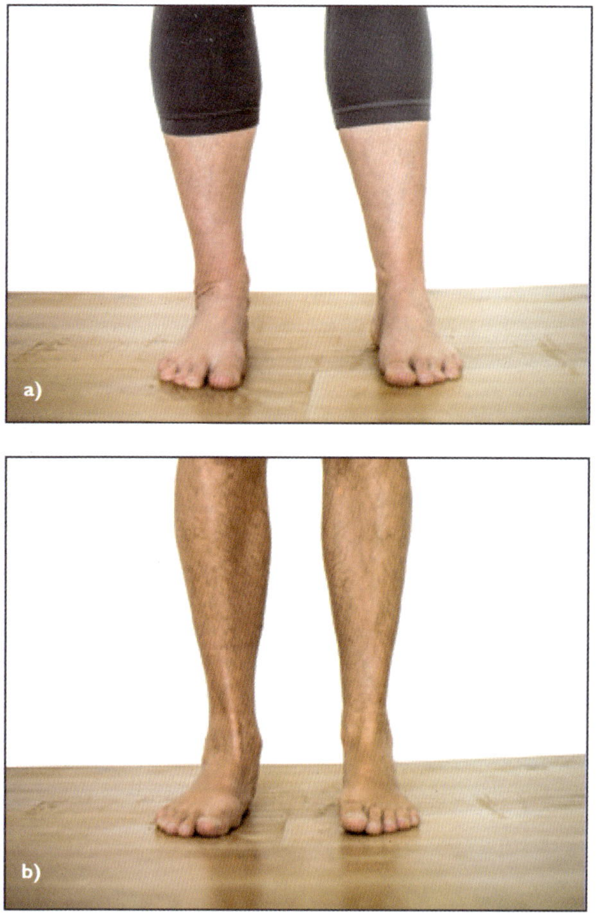

그림 8.15. 회전을 이용한 엎침 & 뒤침 평가. 중립으로 서서 왼쪽으로 돌아보면 골반 회전에 의해 오른 다리의 뼈들은 안쪽으로 돌아가고 왼 다리의 뼈들은 가쪽으로 돌아가며 오른 발은 엎침 되고 왼발은 뒤침 된다. 앞서 설명한 바와 같이, 정강이뼈와 종아리뼈의 움직임은 목말뼈와 발의 움직임까지 연결되며 이는 복사뼈와 목말뼈 사이가 장부맞춤(mortise and tenon)으로 연결되어 있기 때문이다. 이 움직임을 통해 각 발의 엎침과 뒤침 능력을 평가할 수 있지만 특히 뒤침 되는 발의 가쪽면이 열리는 정도를 파악하는데 유용하다. 발바닥근막의 가쪽 띠와 짧은종아리근은 뒤꿈치뼈와 다섯번째 발허리뼈의 붓돌기 사이의 틈을 덮고 있다. 그 부위에 어떤 제한이 있다면 9장에 나오는 "8자 그리기", "발 날개", "무릎 시계"운동이 도움이 된다. (a)와 (b)를 비교해 보면, 둘 다 오른 발의 엎침에 의해 발목을 가로지르는 주름이 잡히지만 (b)의 안쪽면이 더 무너지는 것을 볼 수 있다. 앞에서 다룬 발배뼈 떨어짐 검사 측정값을 통해 운동 처방 시행 전과 후의 변화를 비교해 볼 수 있다. 뒤침 된 왼발의 꼬임으로 인해 뒤꿈치뼈가 붓돌기로부터 멀어지게 되며 (a)와 (b)에서 둘 다 안쪽 세로아치가 들린다. (a)의 오른발을 보면 엎침이 잘 안 된다는 것을 알 수 있지만 (b)의 엄지발가락이 들리는 왼발과 비교하면 뒤침은 확연히 잘된다는 것을 알 수 있다. 일반적으로 (a)를 유연성이 더 필요한 발, (b)를 안정성이 더 필요한 발이라고 한다.

를 통해 두 근육 집단의 근력을 평가하고 관절 연쇄 작용에 대한 정보를 얻어낼 수 있으며, 고객에게 본인의 운동능력과 근력에 대해 즉각적으로 설명해줄 수 있다.

뒤꿈치뼈의 기울음을 평가할 때 5장에서 다루었던 목말밑관절을 가로지르는 힘줄의 정렬을 기억하면 된다. 깊은 뒷구획과 가자미근은 관절 안에서 교차해 목말뼈받침돌기를 들어 뒤꿈치를 안쪽으로 번지고(invert), 종아리근은 반대편에서 가로질러와 뒤꿈치를 바깥으로 번진다(evert). 까치발을 들때 뒤꿈치가 안쪽번짐되어야 뒤정강근, 특히 FDL과 FHL이 강하고 튼튼하다는 뜻이므로 바람직하다고 할 수 있다.

회전-뒤침(Supination)과 엎침(Pronation)

뒤꿈치를 들 힘은 있으나 인대가 뒤침 되는 단단한 지렛대에 필요한 만큼 충분히 길지 않을 수도 있다. 2장에서 인간의 발이 지금과 같은 반구형으로 진화하면서 발의 가쪽면이 길어져야 했다고 설명하였다. 발이 엎침 되는 동안, 관절들이 열리고 연조직이 충격을 흡수하면서 발의 안쪽이 길어지는 반면, 가쪽면, 특히, 발꿈치뼈와 붓돌기 사이의 공간은 좁아진다. 발을 다시 뒤침 시키려면 이 모든 것들이 반대로 이루어져야 하며 관절, 인대, 힘줄이 발 가쪽면을 다시 길어지게 만들어야 한다.

발 가쪽면이 제한되어있는 경우는 흔하며, 간단한 회전운동(그림 8.15 참고)을 통해 이를 확인할 수 있다. 중립으로 서서 몸을 한 쪽으로 회전시키면 한 발은 엎침 되고 다른 발은 뒤침 된다. 중립 자세에서 시작하기 때문에 힘줄은 늘어나지 않으므로, 뼈와 인대의 기능이 주로 평가 된다.

정리

고객의 발에서 무슨 일이 일어나고 있는지 확실히 알면 자신 있게 치료 계획을 세울 수 있다. 어떤 관절의 움직임이 제한되어 있는지, 어떤 경우 스트레칭이 안전하고 위험한지, 어떤 근육을 더 강화해야 하는지 숙지한 상태에서 매 회의 치료를 시작해야 한다.

평가에 대한 전반적인 원칙을 이해 하고, 평가 하는 방법을 알고, 각기 다른 움직임과 끝 느낌을 통해 얻을 수 있는 정보의 종류를 안다면, 치료사는 제한, 작용, 조직 변이의 추적에 대한 지식들로 무장된 상태라고 봐도 좋다. 발은, 제대로 이해하려면 평생을 공부해야 할 정도로 기계적으로 복잡한 부위이며, 위에서 다룬 평가만으로 발에 대한 전부를 알 수는 없다. 하지만 정형외과적 검사 하나하나의 방법보다는 전체적인 원리에 익숙해지는 편이 발의 자연스러운 움직임을 추구하는 입장에서는 더 도움이 될 것이다.

평가 방법을 자세히 외우지는 않더라도 어떠한 움직임이 행해질 때 수반되는 작용들과 조직-뼈, 인대, 근육-이 어떻게 반응하는지 그 논리를 따라가기 위해 이번 장을 적어도 한 번은 더 읽어보는 것을 추천한다. 기본적인 해부학 지식만 있어도 평가를 통해 정보를 얻어낼 수 있다. 해부학적, 기능적인 원리들에 대한 감을 잡아 둔다면 향후 더 어려운 평가들을 공부할 때 수월할 것이다.

CHAPTER 9

발 운동과 가동성 향상(Foot Exercises and Mobilizers)

날개는 꿈과 같다.
비행 전마다 새들은 날개가 제 역할을 해 줄 거라는
확신을 담아 작게 도약한다.
그 도약은 오로지 돌처럼 단단한 발에 의해서만
가능하다.

J.R. Rim(캐나다 작가)

내재근은 대체로 임상의들과 연구자들에게 크게 주목
받지 못한다. 이 근육들은 재활 프로그램에서도 거의
언급되지 않는다.
발과 관련된 문제를 중재할 때 내재근들이 그 형태에
맞게 기능할 수 있도록 단련하기 보다는 발을 외부에서
어떻게든 지지하는 쪽으로 편향되어 있다.

McKeon 外 2014

개론

우리는 그 동안 얼마나 발에 무심했던가? 지난 수년간 우리가 엉덩이를 탄탄하게, 허리를 날씬하게, 정렬과 자세를 바르게 하기 위한 운동에 치중하는 동안 그 모든 체중 부하 운동과 연관되어 있는 발은 최근까지도 주목받지 못하였다. 이 책을 여기까지 읽은 독자라면 위와 같은 세태가 바뀌어야 한다는 사실에는 모두 동의할 것이다. 문자 그대로 "돌처럼 단단한 발"을 꼭 원하지는 않더라도, 우리는 분명 생활 속에서 받는 응력과 변형을 감당할 수 있는 정도의 강하고 유연한 발은 원하고 필요할 것이다.

나는 매일 같이 소셜 미디어에 쏟아져 나오는 무수한 "극강의" 운동들을 보며 "서기, 걷기, 균형 잡기와 같은 기본이 제대로 되지 않는 상황에서 그 복잡한 운동들이 다 무슨 소용인가?"라고 자주 생각한다.

발을 교정하기 위해 꾸준히 노력한다면 결국에는 발뿐만 아니라 몸의 나머지 부분에도 놀라울 만한 변화가 일어날 것이다. 변화를 체감하기 전까지는 어느 정도 시간이 거릴 수도 있으나, 꾸준히만 한다면 장기적인 효과를 기대해도 좋다. 규칙적으로 운동을 지속하였을 때 볼 수 있는 효과로는 발목, 무릎, 골반의 힘 강화, 허리와 골반의 안정화, 균형 감각 향상 등이 있다.

이 장에서 소개할 운동들은 화려하거나 복잡하지 않으며 독자들을 올바른 방향으로 이끌고 스스로 점검하기 위한 큰 틀을 제공하기 위한 목적으로 구성되었다.

8장에서 발을 평가하는 방법을 배운 만큼, 당신의 발이 어떤 유형이고 어디서부터 시작해야 할 지는 잘 알고 있을 것이다. 모든 발은 그 시작점이 다르며 각자의 사연이 있다. 골절, 염좌, 신발 종류, 반복적으로 하는 운동, 환경 등 모든 변수가 발의 생태계에 영향을 미친다. 사람마다 발은 다 다르며 옆사람은 쉽게하는 동작을 본인의 발은 감당하지 못할 수도 있음을 기억해야 한다!

운동들은 목적에 따라 발을 강화시키는 운동과 풀어주는 운동 크게 두 가지의 범주로 나뉘며 몇몇 운동은 두 가지 목적을 모두 충족 시킨다.

모든 운동을 처음 시작할 때는 자세에 특히 유의해야 하며, 몸의 반응을 살펴 통증이 유발된다면 중단해야 한다. 명시해 놓은 운동 횟수는 권고사항일 뿐이므로 발 운동 초심자에게는 무리가 될 수도 있다. 항상 지나치다 싶을 정도로 조심하고 감과 힘이 길러지면 반복 횟수를 늘려가도록 한다. 모든 운동을 닥치는 대로 무리해서 하기보다는 두 세가지 운동을 제대로 하는 편이 낫다.

여기서 소개할 운동들에 필요한 준비물 전체는 다음과 같다:

1. 스쿼시공 정도 크기의 작고 부드러운 공.
2. 테니스공 또는 비슷한 크기의 공.
3. 충분히 긴 테라밴드 혹은 고무밴드.
4. 요가블록 혹은 대략 8cm 정도 두께의 책.
5. 반드시 필요하진 않지만 엎침된 발 혹은 뒤침된 발의 경우 유용하게 쓰이는 작은 쐐기-문이 닫히지 않게 괴어 놓을 때 쓰는 크기 정도면 충분하다.

자 이제 준비가 되었다. 발을 탐험하기 위한 여정을 즐기기 바란다!

발 안정화 운동

1. 기본 발 준비운동

발바닥 피부에 있는 기계수용체를 자극하여 발의 감각을 깨우고, 다른 운동들을 위한 준비과정으로 발을 "열어"주기 위한 운동이다. 이를 통해 발뿐만 아니라 몸의 다른 부분들도 풀리는 느낌을 받게 될 것이다. 골반과 아래 허리의 느낌마저 달라질 수도 있다. 이 운동에 옳고 그름 따위는 없으며 그냥 시원한 느낌을 즐기면 된다!

발을 자극하기 위해 스쿼시공과 비슷한 크기의, 취향에 따라 단단하거나 부드러운 공을 준비한다. 딱딱한 바닥에 서서 운동해야 효과가 더 좋다(그림 9.1a).

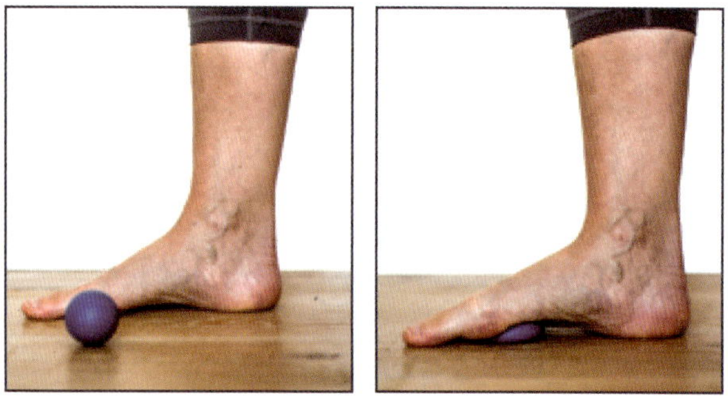

그림 9.1a. 체중을 이용하여 적당한 압력을 가해 공을 눌러준다.

- 발가락의 몸쪽 끝(각 발허리뼈 머리)밑에 공을 두고 눌렀다 힘을 뺐다 하며 모든 발가락을 하나씩 마사지 한다. 엄지발가락부터 시작해 새끼발가락까지 해도 되고 반대 순서로 해도 상관 없다. 공을 발의 반구로 옮겨 역시 눌렀다 풀었다 하며 공을 가로아치의 가쪽, 가운데, 안쪽으로 옮겨가며 자극한다. 위 과정을 몇 번 반복한다.
- 이제 공을 이리저리 자유롭게 굴려 발바닥 전체를 풀어주다가 "느낌이 오는" 곳에서 멈춘다. 거기서 공을 천천히, 점진적으로 움직여 본다. 이렇게 탐색해가며 발 전체를 풀어주되, 발의 가쪽에는 안쪽보다 연조직이 적다는 점을 유념한다.

한 쪽 발을 끝낸 다음에 잠시 서서 몸의 양쪽이 다르게 느껴지는지 본다. 풀어준 발 쪽에서 지면의 감각이 더 잘 느껴지는가? 아마 발가락이 바닥과 닿는 느낌이 더 잘 느껴지고 발가락을 더 잘 벌리고 펼 수 있을 것이다

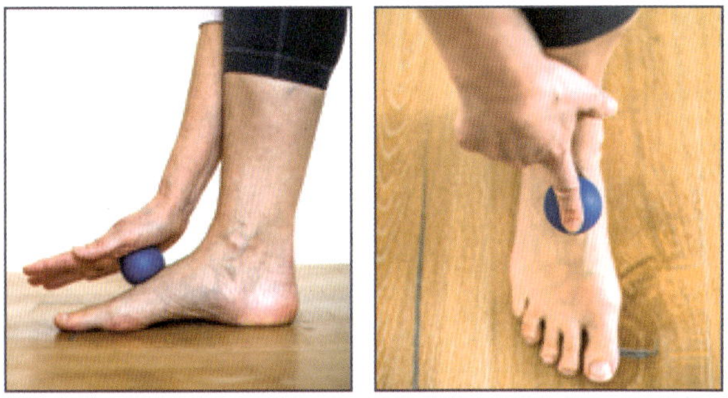

그림 9.1b. 발허리뼈 사이의 선을 하나씩 따라가며 거기에 있는 조직들이 부드럽게 펴질 수 있도록 한다.

- 다음 단계를 위해 공을 발 위에 둔다. 무릎을 꿇고 한 발을 앞에 둔 자세처럼 손을 이용해 발허리뼈 사이에서 공을 움직이기 편한 자세를 취한다. 발목부터 시작해 발가락 쪽으로 공을 발허리뼈 사이사이를 따라 가볍게 누르며 굴려준다(그림 9.1b). 한쪽 발마다 두 세 번씩 반복한다.

발이 이전보다 이완되고 땅에 밀착된 느낌이 들어 땅에 대한 감각이 잘 느껴지게 된다.

2. 발 시계, 8자 그리기, 발의 삼각형 찾기

발에 체중이 실리는 위치를 옮기는 간단한 움직임 몇 가지 만으로도 발의 중립과 중심을 찾는데 도움이 된다. 발의 여러 부분에 체중을 옮겨보면 어느 부분의 느낌이 편하고 어느 부분은 불편한지 쉽게 파악할 수 있다.

발 시계(Foot Clocks)

골반을 중립 상태로 두고 두 발을 골반 넓이로 벌리고 선다. 두 다리는 쭉 펴되 무릎은 과신전시키지 말고 몸통이 다리 위에서 일직선을 이루도록 한다. 몸이 어느 한 쪽으로 쏠리거나 골반이 구부러지지 않도록 한다.

- 체중을 오른 바깥쪽으로 옮긴다. 오른 목말밑관절은 바깥번짐되고 왼발은 안쪽번짐이 된다. 이 움직임들은 미세하게 느껴진다. 발가락과 발허리뼈는 바닥에서 떨어지지 않고 목말밑이 움직일 수 있도록 한다.
- 이제 체중을 앞으로 옮겨 발가락과 발허리뼈 머리에 두어 몸 전체가 앞으로 기울고 발목은 약간 발등쪽굽힘이 되도록 만든다(그림 9.2a).
- 체중을 왼쪽으로 옮긴다. 이번에는 왼발이 뒤침 되고 오른발은 엎침이 된다(그림 9.2b).
- 마지막으로 체중을 뒤로 옮겨 몸무게의 아주 약간만 뒤꿈치 부분에 실어본다.

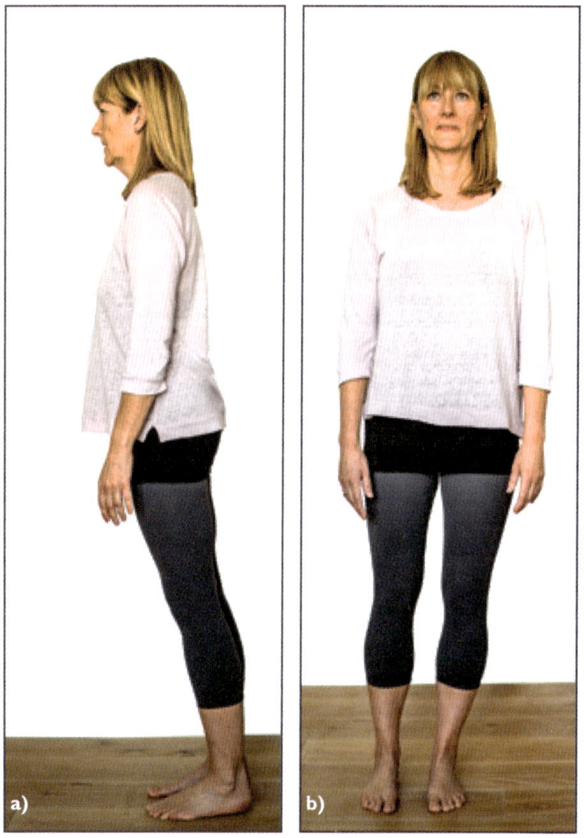

그림 9.2a & b. 땅에서 오는 느낌을 통해 체중의 이동이 골반에 어떻게 전달되는지 느껴본다.

앞 방향과 뒤 방향으로 움직일 수 있는 정도와 안정성을 비교해보면, 발의 앞부분이 뒷부분 보다 더 길기 때문에 앞 쪽으로 체중을 더 많이 실을 수 있다.

시계방향과 반시계방향 각각 4 바퀴씩 반복한다.

8자 그리기와 발의 삼각형

- 위의 체중이동 운동을 활용하여 원대신 8자 (∞)를 그린다. 체중을 좌우 한 쪽으로 옮겼다가 그 다음 앞으로, 그 다음 안쪽을 통해 반대쪽 발의 뒤꿈치로 간 다음에 그 발의 가쪽으로 옮긴다.

4회 반복한 다음에 역방향으로도 동일하게 시행한다.

조금씩만 움직여도 충분하다(필자의 경우 8자의 동그라미를 골프공 크기 정도로 그린다). 8자를 그려가면서 무게의 이동이 골반에 어떻게 전달되는 지 느껴보고 이때 발가락과 발허리뼈 머리가 바닥에서 떨어지지 않는 것이 중요하다.

원과 8자를 다 그리고 나면, 엄지와 새끼발가락의 발허리뼈 바닥, 뒤꿈치의 중앙, 이렇게 세 지점의 밑에 체중이 고루 분산되는지 확인한다. 오른발이 몸의 오른쪽을, 왼발이 몸의 왼쪽을 지탱하는 정도를 느껴본다. 중립 상태로 중심이 잘 잡혀있다면 발에 있는 삼각형의 균형점들에 체중이 분산되어 있음을 알 수 있다. 다음의 운동들을 하다 보면 이 삼각형을 더 잘 찾을 수 있게 된다. 발을 중립자세로 유지하기 위해 애쓴다기 보다는 오히려 편한 느낌이어야 한다.

3. 한 발 앞으로 디뎌 발가락 펴기

준비물-작고 부드러운 공 또는 쐐기

*관절이나 뼈의 문제로 인해 첫 번째 MTJ에 운동제한이 있으면 이 운동을 시행하지 않는다(8장 참고).

발의 많은 기능을 수행하기 위해 첫 번째 MTJ가 잘 펴지는 것이 필수조건이다. 아래 운동이 이 관절의 운동 범위와 운동 능력을 향상시키는데 도움이 된다. 이어서 나오는 운동들을 위해 발의 기본적인 생역학을 준비한다는 의미도 있다.

발을 앞뒤로 벌리고 선 자세에서 시작한다. 즉, 한 발은 앞에, 다른 한 발은 뒤에 두고 골반이 비뚤어지지 않는 자연스러운 넓이로 벌린다.

- 오른발의 발가락들을 먼저 펴보도록 하겠다. 오른발은 뒤에 두고 왼발을 한 보 앞으로 디뎌 오른발이 까치발 들리도록 한다(그림 9.3a). 첫 번째 발허리뼈는 바닥에서 떨어지지 않도록 하여 엄지발가락의 MTJ의 바닥이 펴지도록 한다.

반대쪽으로 넘어가기 전에 몇 차례 반복해준다.

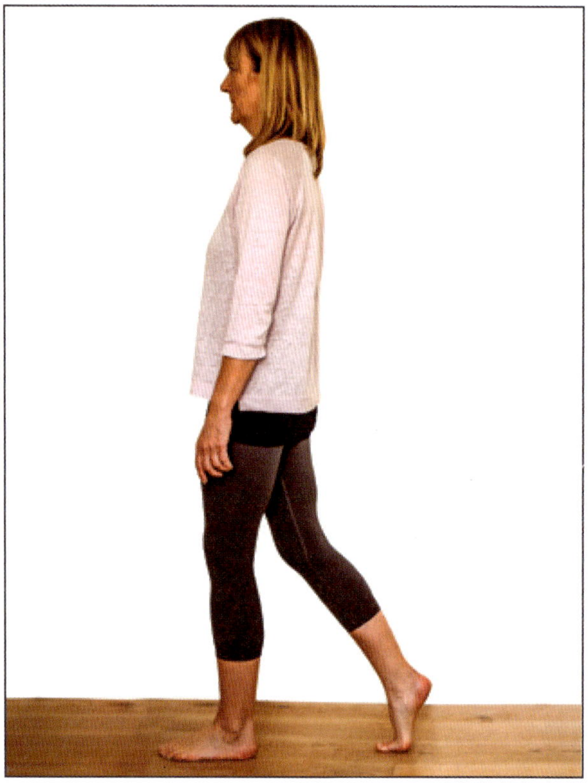

그림 9.3a. 첫 번째 MTJ가 접히고 발바닥이 긴장되면서 발이 권양기 구조를 이루는 것을 느껴본다.

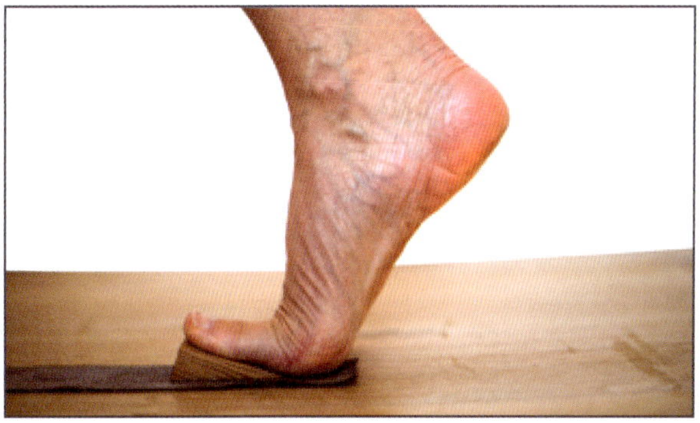

그림 9.3b. 엄지발가락 아래 받침을 하나 두면, 발가락이 MTJ에서 더 많이 펴진다.

- 첫 번째 MTJ가 충분히 잘 펴진다면, 엄지발가락(발허리뼈가 아님) 밑에 받침대를 하나 둬서 더 강한 운동 효과를 얻을 수 있다. 받침을 놓는 위치는 그림 9.3b를 참고한다. 받침대는 작고 부드러운 공이나 발가락에서부터 첫 번째 MTJ쪽으로 비스듬히 얇아지는 쐐기여도 상관 없다. 발가락 밑에 받침대를 두면 이 운동을 하는 동안 발등쪽굽힘의 정도가 증가한다. 이제 발허리뼈 머리가 바닥에서 떨어지지 않도록 주의하면서 위 운동을 반복한다.

한 쪽 발에 6회씩 반복한다.

4. 무릎을 편 상태로 양 발 뒤꿈치 들기

다리 펴고 뒤꿈치 들기는 뒷구획의 장딴지근과 긴/짧은 발가락굽힘근(toe flexors)을 위한 운동이다. 뒤꿈치를 들고 내릴 때 발가락을 바닥에 단단히 붙여두어야 한다.

- 발의 삼각형을 찾아 체중이 세 꼭지점에 고르게 실리도록 한다.
- 발가락이 구부러지거나 바닥을 움켜쥐지 않도록 완전히 펴준다.
- 한 손으로 벽이나 다른 지지할 것을 어깨 높이에서 가볍게 잡아도 된다. 하지만 잡은 손에 기대지 말고 본인의 힘으로 올라와야 한다.
- 이제 뒤꿈치를 들어 발허리뼈 머리 위에 무게중심이 오도록 하고 2초간 그 상태로 머무른다(그림9.4a).
- 천천히 내려오며 이때도 발가락의 지문쪽이 바닥에서 떨어지지 않도록 한다.

8회 반복한다.

- 균형을 잡느라 애쓰기보다는 손으로 뭔가를 잡더라도 뒤꿈치를 끝까지 들어올리는 편이 낫다!

전신 운동 효과도 얻고 싶다면 발가락 지문으로 바닥을 누르고 골반바닥과 깊은 배근육에 약간 힘을 준 상태로 운동하면 된다. 그러면 "속"이 들어올려지는 느낌이 들면서 운동을 더 수월하게 할 수 있다. 골반바닥과 배를 쓸 때와 안 쓸 때를 비교해보면 왜 속근육을 쓰라고 하는지 바로 알 수 있다.

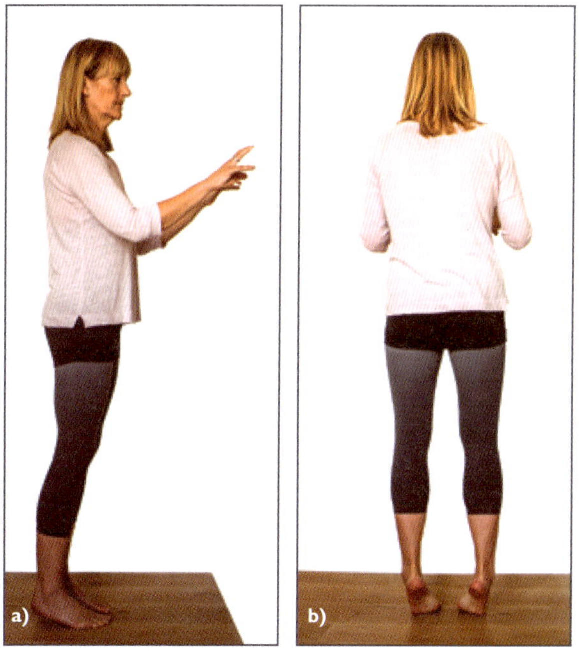

그림 9.4. (a)당신은 어느 쪽에 속하는가? 평소 체중이 뒤꿈치 쪽에 실리는 편이라면 뒤꿈치를 드는 것이 힘들다. 반대로 무게중심이 앞으로 쏠려있다면 뒤꿈치를 들 때 앞으로 약간 쏟아지는 느낌을 받는다. 스스로 뒤꿈치를 완전히 들기 힘들다면 손으로 뭔가를 살짝 잡고 올라온다. (b) 발이 사진과 같이 뒤침 된다면, 첫 번째 MTJ와 발의 안쪽면에 체중을 더 실어본다.

짧은 발운동 9.6 (이 페이지에 있는)을 제대로 해낼 수 있다면, 발 운동을 할 때 골반바닥도 함께 쓰는 느낌을 찾을 수 있다. 골반바닥만 가지고도 책 한 권을 쓸 수 있을 정도이지만, 이번 장에서는 간단하게 허리-골반 부위의 균형, 끌어올림, 조절이 필요한 운동들에서 골반바닥 근육들을 미세하게 사용하는 방법에만 초점을 맞추도록 하겠다.

5. 무릎 굽힌 상태로 양 발 뒤꿈치 들기

4번 운동을 무릎을 살짝 굽힌 상태에서 동일하게 진행한다. 무릎을 구부리면 두 관절에 연결된 장딴지근보다는 가자미근이 더 운동된다. 이 운동은 가자미근을 강화해 근육이 부착되어 있는 발꿈치뼈 안쪽면을 지지해줌으로써 엎침 되는 불안정한 발을 보완해 줄 수 있다.

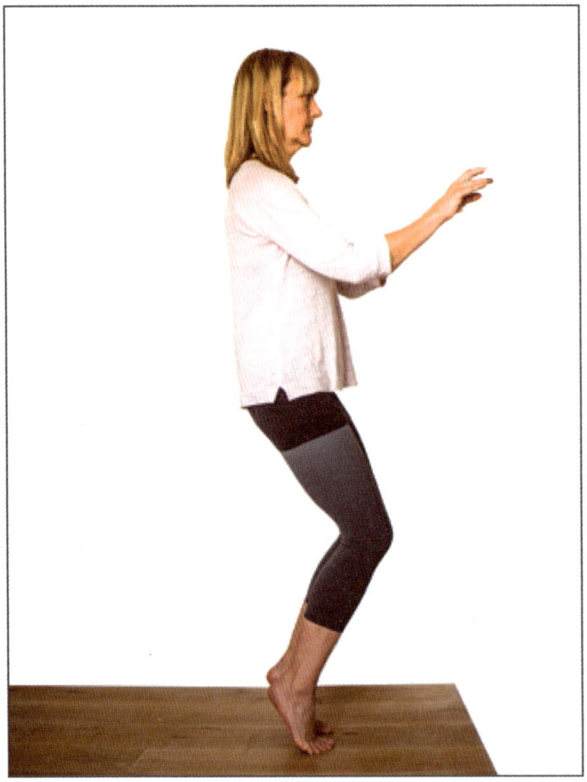

그림 9.5. 무릎을 약간 굽힌 상태에서 뒤꿈치를 천천히 조절하며 올렸다 내렸다 할 수 있는가?

- 발 삼각형을 찾아 체중이 세 꼭지점에 고루 실리도록 한다.
- 무릎을 구부린 다음 뒤꿈치를 들어 발허리뼈 머리 위에 올라탄다. 올라가면서 무릎이 펴지지 않도록 한다(그림 9.5).
- 뒤꿈치를 다시 천천히 바닥으로 내리며 이때도 무릎은 구부린 상태를 유지한다.

8회 반복한다.

이때 몸의 정렬에 신경 쓴다. 거친면을 두 번째 발가락과 같은 선상에 두면 발목 관절을 바르게 유지하고 발이 엎침 되거나 뒤침 되지 않게 하는데 도움이 된다.

6. 짧은 발-발의 반구 세우기

이 운동을 "짧은 발"로 불리며 Vladimir Janda에 의해 처음 고안되었다(Page 外 2014). 발 길이는 짧아지고 동시에 높이는 증가하면서 발의 반구가 쌓아 올려지는 동작이기 때문에 그와 같은 이름이 붙여졌다. 많은 실험들을 통해 짧은 발운동이 내재근을 강화시키고 발의 반구를 세워준다는 사실이 밝혀졌다(Hutchinson 2018, MKeon 外 2014).

7장에서 보았듯이 발바닥 내재근이 탄탄해지면 발의 아치를 세우고, 세로아치와 발배뼈의 높이를 증가시키는데 도움이 된다. 아치가 튼튼해지면 일상 생활이나 스포츠 활동 중에 발에 가해지는 부하와 응력을 더 잘 견딜 수 있다.

과거에는, 허리-골반 안정성을 향상시키기 위한 골반 바닥과 깊은 배근육의 강화가 더 중요시 되었었다. 이제는 발바닥 내재근의 단련을 통해 발 아치의 안정성을 기르는데 주목할 때이다.

이 운동은 발의 네 개의 층 중 겉 층의 근육들-긴엄지벌

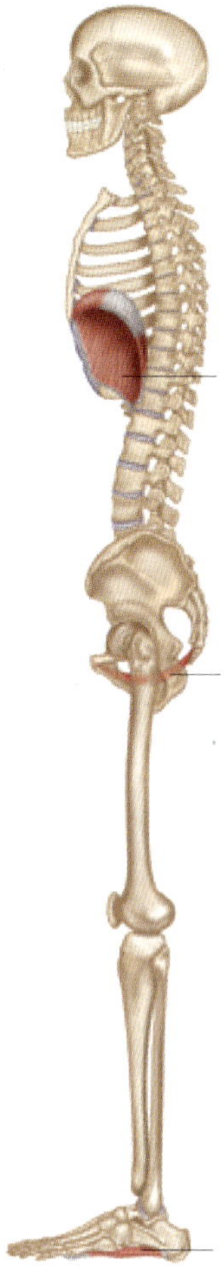

그림 9.6. 몸은 발, 골반, 가로막, 이렇게 세 개의 반구로 도식화할 수 있다.

림근, 짧은발가락굽힘근, 발바닥네모근–을 분리해서 쓸 수 있게 하는 묘한 운동이다. 발로 물건을 집어 올리거나 수건이나 밴드를 움켜쥐는 운동들도 비슷한 목적으로 시행하지만, 이 운동들은 외재근인 긴엄지굽힘근이나 긴발가락굽힘근도 함께 사용되는 경향이 있다. 짧은 발운동은 좀 더 내재근 운동에 집중되어 있고 특화되어 있다.

- 처음에 이 운동을 몇 번 하며 내재근을 쓰는 느낌을 익히고 난 다음에는 그 느낌을 통해 세로아치의 안쪽을 집중적으로 강화할 수 있다. 나중에는 내재근, 골반바닥, 가로막까지 복합적으로 운동할 수 있게 된다.

짧은 발운동 시작자세

1단계–발 반구

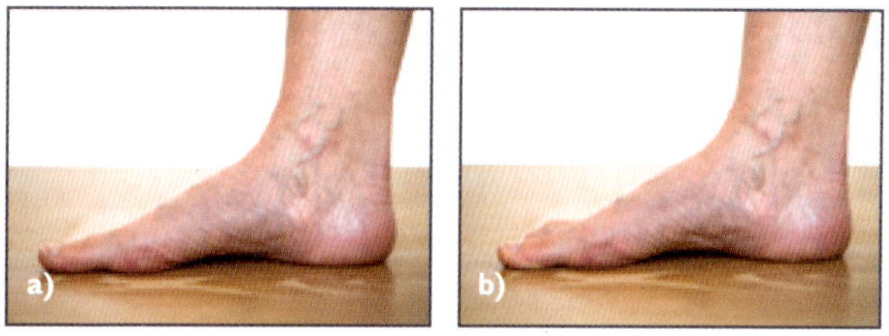

그림 9.7. 힘을 완전히 뺀 상태에서(a) 내재근을 쓰면 세로아치가 약간 들리게 된다(b).

- 발의 삼각형을 찾아 체중이 세 꼭지점에 고르게 실리도록 한다.
- 발가락 지문 있는 곳을 바닥에 지긋이 눌러준다. 뒤꿈치를 약간 발허리뼈 머리 쪽으로 당기고 발허리뼈는 뒤꿈치 쪽으로 당겨 발 아치의 연조직이 반구를 살짝 들어올리는 느낌을 찾는다(그림 9.7b). 힘을 빼 발 아치를 풀어 내려놓는다. 발가락을 구부리거나 무릎이 과신전되지 않게 한다. 내전근 쓰는 느낌을 찾기 어렵다면 반구가 들린다고 생각하며 운동해본다.

4회 반복한다.

2단계–골반바닥 반구

- 발가락으로 바닥을 가볍게 누르고 골반바닥을 끌어올리면서 발의 반구를 들어올린다. 두덩뼈와 꼬리뼈 사이, 양쪽 궁둥뼈가지 사이에 늘어져 있는 근육들을 위로 볼록한 반구 모양으로 끌어올린다는 느낌으로 시행한다. 근육들이 제대로 사용된다면 속근육의 협응과 들어올려지는 느낌이 든다.

4회 반복한다.

3단계–가로막 반구

- 발가락으로 바닥을 가볍게 누르고 숨을 내쉬면서 발과 골반바닥의 반구를 끌어올린다. 숨을 끝까지 내쉬어 가로막의 돔이 지긋이 들어올려지는 느낌을 찾는다. 허파에 있는 공기가 비워지면서 몸통을 감싸고 있

는 원통의 직경이 작아지는 느낌이 든다. 숨을 다 내쉬면, 모든 반구들이 "들린"위치에 있게 된다.

- 숨을 부드럽게 내쉬며 반구의 긴장을 다시 풀어 내려놓는다.

이 운동을 제대로 하기 위한 핵심은 너무 잘하려고 애쓰지 않는 것이다. 이런 종류의 "속(inner)"근육 운동에 익숙하지 않다면, 처음에는 세 단계를 동시에 제대로 해내기 어려울 수 있다. 만약 그렇다 하더라도 "코어(core)"의 느낌을 찾는 방법이 될 수 있으며 특히 발에서부터 움직임을 시작할 때 그러하다.

처음에는 이 운동만 따로 가르쳐 줘도 되지만 발 근육, 골반 바닥, 배근육을 동시에 쓰는 데에 익숙해지면, 다른 많은 운동들, 특히 균형과 힘이 필요한 운동들에서 기본 자세로 활용할 수 있다. 예를 들어, 이 장의 뒷부분에서 다룰 한 다리로 서서 균형을 잡는 운동이 그에 해당된다. 서 있는 발을 짧은 발로 만들어 내재근을 사용할 수 있다.

운동 전문가라면 한 다리로 서서 균형을 잡아야 하는 어떤 자세든지(요가의 나무 자세처럼) 짧은 발로 했을 때 더 잘된다는 사실을 알 것이다. 세로축을 늘리는데 중점을 두는 모든 훈련들과 스쿼트나 런지 같이 바닥으로부터 멀어지는 힘을 요하는 운동들에도 도움이 된다. 발 운동에 시간과 노력을 투자할 가치는 충분하다.

이 운동은 바른 자세를 유지하는 좋은 방법이기도 하다. 예를 들어, 자세가 비뚤어져 있어 골반 혹은 갈비우리의 정렬이 흐트러져 있다면 "반구"의 협응에 영향을 미칠 수 있다. 바른 자세를 위한 몸 안의 연결성을 느끼기 위한 좋은 운동이다.

Integration sequence

7. 무릎 펴고 발꿈치뼈 안쪽에 공을 낀 상태로 양 발 뒤꿈치 들기

다음은 반구의 견고함과 높이를 유지하는데 매우 중요한 근육들인 뒤정강근과 내재근에 중점을 둔 운동이다.

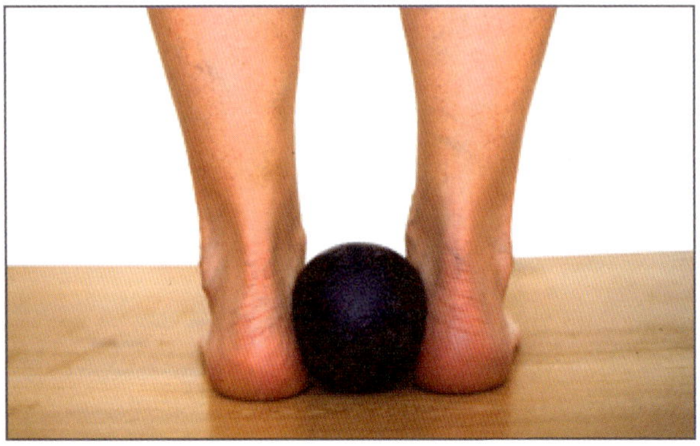

그림 9.8a. 발을 평행으로 둔 상태에서 공을 두 발의 복사뼈 안쪽면에 두고 그 자리에서 양 발 뒤꿈치를 함께 사용해 공을 쥐어짠다.

- 테니스공만한 공을 뒤꿈치 사이 바닥에 둔다(그림 9.8a).
- 발의 삼각형을 찾아 체중이 세 꼭지점에 고르게 실리도록 한다.
- 바닥을 움켜쥐거나 구부러지는 발가락이 없도록 발가락을 길게 늘려준다.
- 한 손으로 벽이나 다른 적당한 지지할 것을 어깨 높이에서 가볍게 잡아도 된다.
- 뒤꿈치를 들어 발허리뼈 머리 위에 무게중심이 오도록 한다. 그렇게 하면서 발꿈치뼈를 가쪽으로 기울여 발이 뒤침 되는 "단단한 지렛대" 자세로 만들며 뒤꿈치 사이의 공을 쥐어짠다(그림 9.8b).

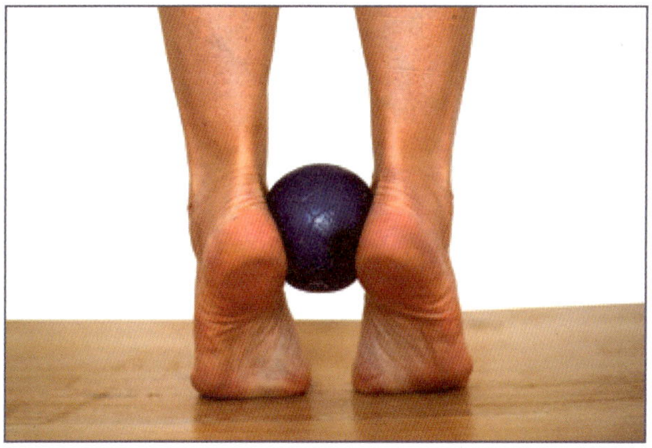

그림 9.8b. 뒤꿈치로 공을 잡으면 "단단한 지렛대"를 의도적으로 만들어낼 수 있다

- 천천히 내려와 쥐어짰던 공을 놓고 발꿈치뼈가 중립자세로 돌아가게 한다.

12회 반복한다.

8. 한 다리 서기-한 쪽 발에 체중 싣기

성공적으로 걷기 위해서는 한 다리로 서는 과정이 꼭 필요하다. 발이 체중 이동과 한 발에 실려 증가된 무게를 견디는 능력은, 발뿐만 아니라 엉덩이와 허리 근육 강화를 위해서도 필수적이다.

동적 균형과 정적 균형 감각을 위한 두 가지 운동을 배울 것이며 둘 다 똑같이 중요하다. 처음에는 한 다리로 균형을 잡는 운동을 할 때 발이 불안정하게 느껴지고 많이 휘청거릴 수 있지만, 이는 정상이며 근력 강화와 고유감각재활을 시작할 때 거치는 과정일 뿐이다.

운동의 일차적 목적은 안정적인 발이지만, 몸의 나머지 부분의 안정화 역시 요구된다. 고유감각에 대한 정보 대부분을 제공하고 땅과 몸 사이의 유일한 접촉점인 발은, 몸의 무게중심 변화에 끊임 없이 반응한다. 내재근의 미세조작을 통한 균형 훈련은 강하고 똑똑한 발을 만들어낼 것이다.

1단계

- 발을 골반 넓이보다 조금 작게 벌리고 서서 시작하며 이때 손은 양 옆에 자연스럽게 늘어뜨리거나 골반의 위치를 확인하며 운동하고 싶다면 엉덩뼈능선 위에 두어도 된다.

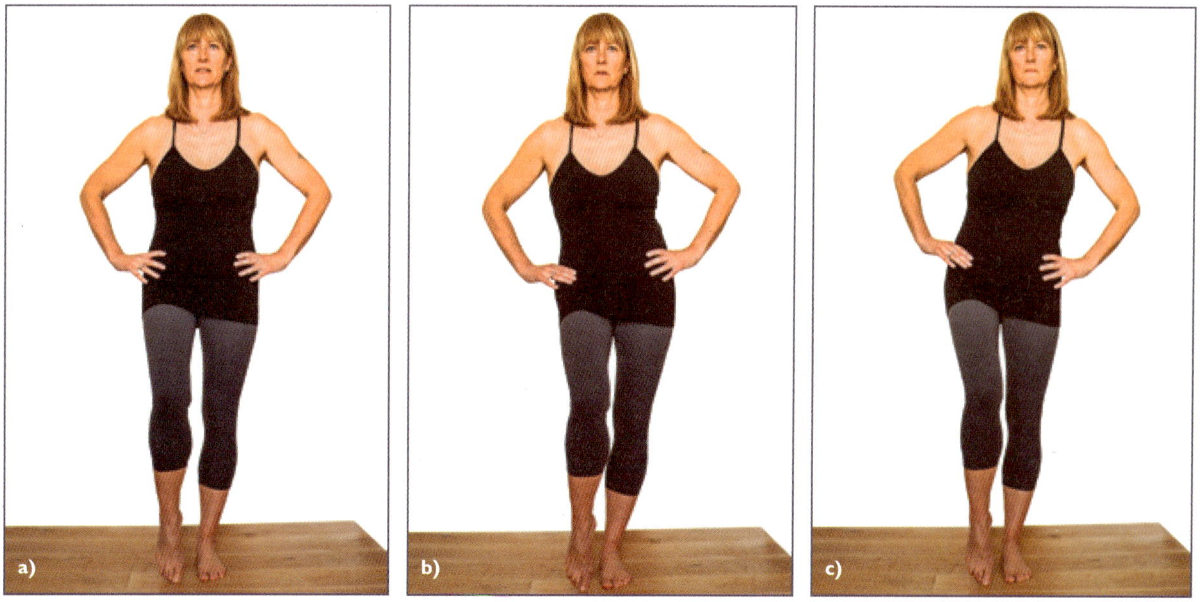

그림 9.9. a) 자세를 취할 때, 서는 쪽 다리 골반의 높이가 맞는지 확인한다. (b & c) 골반이 너무 떨어지거나 들리지 않게 하기 위해 여러 보상기전이 골반 주변에 발생할 수 있다.

- 발의 삼각형을 찾아 체중이 세 꼭지점에 고루 실리도록 한다.
- 오른발을 바닥에서 들어올리기 위해, 체중을 왼발과 엉덩이로 옮긴다. 왼발의 반구를 "짧은 발"로 만들어 안정적으로 균형 잡을 수 있게 한 다음, 오른발 뒤꿈치부터 천천히 들어 엄지발가락 끝만 바닥에 남겨둔다(오른쪽 고관절과 무릎 관절은 구부러진다). 발가락 끝으로 바닥을 가볍게 짚도록 한다(그림 9.9a참고).

다음 단계로 넘어가기 전에 자세를 점검한다. 허리-골반의 중립 자세를 유지할 수 있는가? 왼 발이 몸 전체의 체중을 견딜 수 있는가? 발이 엎침 되어 안쪽 세로아치가 무너지지 않는가? 만약 그렇다면 발배뼈의 높이가 주저앉을 것이며, 이는 8장의 발배뼈 떨어짐과 이동에 대한 평가를 통해 점검할 수 있다. 그런 경우라면 발을 강화하고 안정화 시키는 운동을 더 한 다음에 다음 단계로 넘어가야 한다.

2 단계

- 오른발 엄지발가락으로 바닥을 아주 가볍게 짚은 다음, 오른 무릎을 천천히 들어올려 오른 골반과 무릎이 더 굽혀지게 한다(그림 9.9d. 만약 아치를 무너뜨리지 않은 상태로 균형을 잡을 수 있다면 응용 동작으로 오른 다리를 천천히 내린 다음 엄지발가락으로 바닥을 가볍게 톡 하고 친다. 이렇게 들린 다리를 움직임으로써 더 효과적으로 근력을 향상시키고 운동 조절 능력을 기를 수 있다.

만약 이마면 상에서 발의 움직임을 조절하는 게 어렵고 발꿈치뼈가 과도하게 안쪽으로 기운다면(엎침 발), 문에 괴어 놓는 얇은 쐐기나 작은 천을 접은 것과 같은 받침을 발꿈치뼈 안쪽면 아래 둠으로써(그림 9.9e) 발이 더 안정적인 자세를 취하도록 도와줄 수 있다. 발의 안정성과 골반의 균형을 계속 확인하며 운동을 이어나간다. 받침대를 두면 중간볼기근에 힘이 들어가는 느낌이 들며

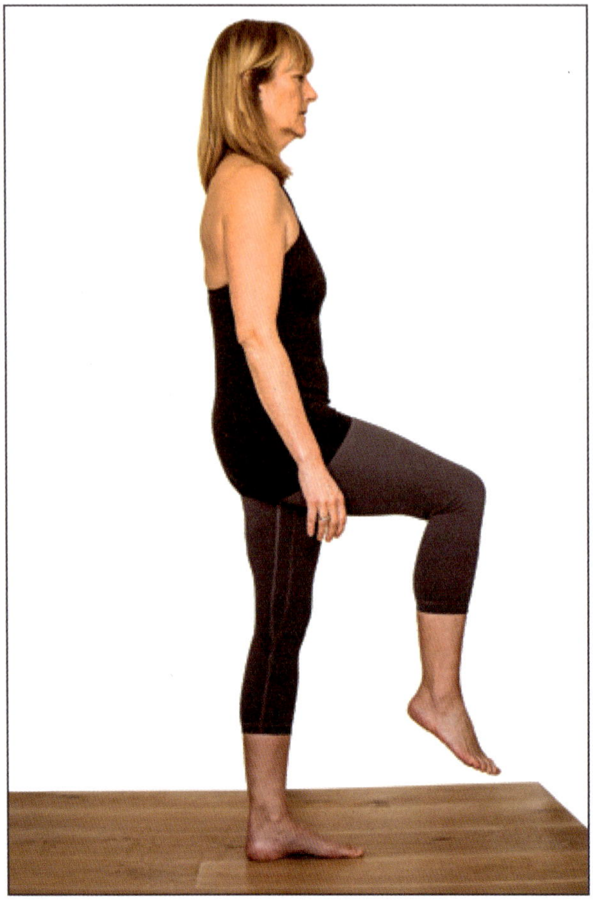

그림 9.9d. 바닥을 짚고 있던 발가락을 들어올리면 지탱하는 다리에 더 무게가 실리며 발의 반구도 운동이 되어 조절능력과 안정성이 길러진다.

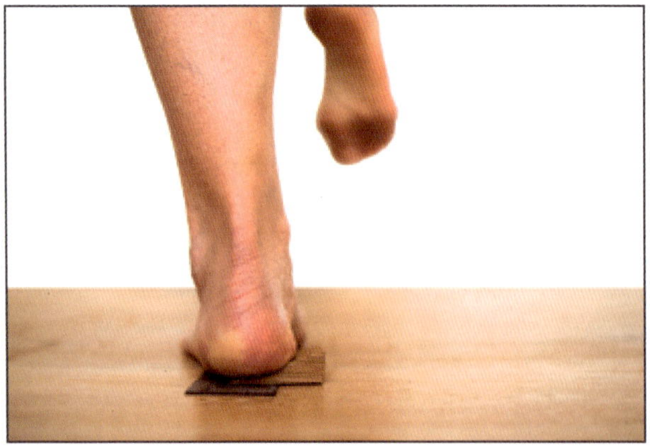

그림 9.9e. 한 발에 실리는 체중이 증가하면서 발이 엎침될 수 있다. 발의 아치가 무너지면 무릎과 골반의 정렬에 영향을 미칠 수 있다. 아치를 받치는 깔창을 조심스럽게 사용해보는 것이 발, 무릎, 골반의 정렬을 바로잡는데 도움이 될 수 있다.

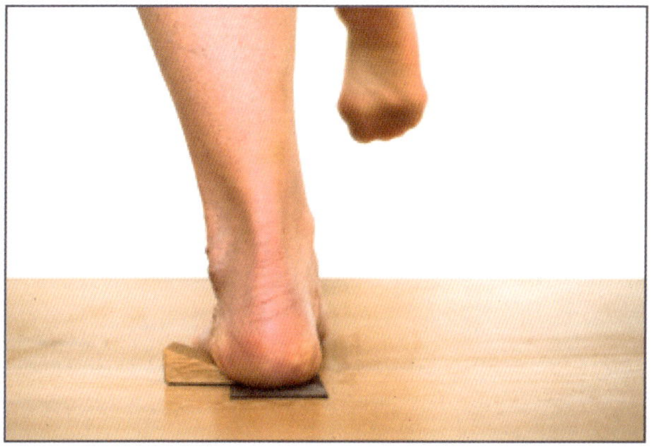

그림 9.9f. 받침대를 두었을 때 발의 안쪽면을 통해 더 효과적으로 체중을 지탱할 수 있는가?

골반 정렬을 맞추는데 도움이 된다.

반대로, 발꿈치뼈가 과도하게 가쪽으로 기울어진다면(뒤침 발), 발꿈치뼈 가쪽 아래 받침대를 두어(그림 9.9f) 발바닥 쪽에 더 체중이 실리게 해 바닥과 접촉하는 면적이 넓어지게 하면 도움이 된다. 이렇게 하면 엄지발가락의 느낌이 고관절의 안쪽면에 더 잘 전달된다.

9. 한 다리 뒤꿈치 들기

한 발로 서서 선 발의 뒤꿈치를 들어올리는 운동을 통해 더 큰 운동효과를 기대할 수 있다. 이 운동은 발바닥 굽힘근, 내재근을 단련하고 균형감각을 향상시키는 가장 좋은 방법이다. 처음에는 보기보다 어렵기 때문에 무언가를 붙잡고 하는 것을 추천한다.

- 발의 삼각형을 찾아 체중이 세 꼭지점에 고루 실리도록 선다.
- 발가락을 완전히 펴서 구부러지거나 매트를 움켜쥐는 발가락이 없도록 한다.
- 한 손으로 벽이나 다른 적당한 것을 가볍게 잡아 균형을 잡는다. 하지만 매달리거나 기대면 안된다!
- 오른발을 몸의 뒤쪽에서 바닥으로부터 들어올린다(즉, 무릎은 굽히되 고관절은 굽히지 않는다).

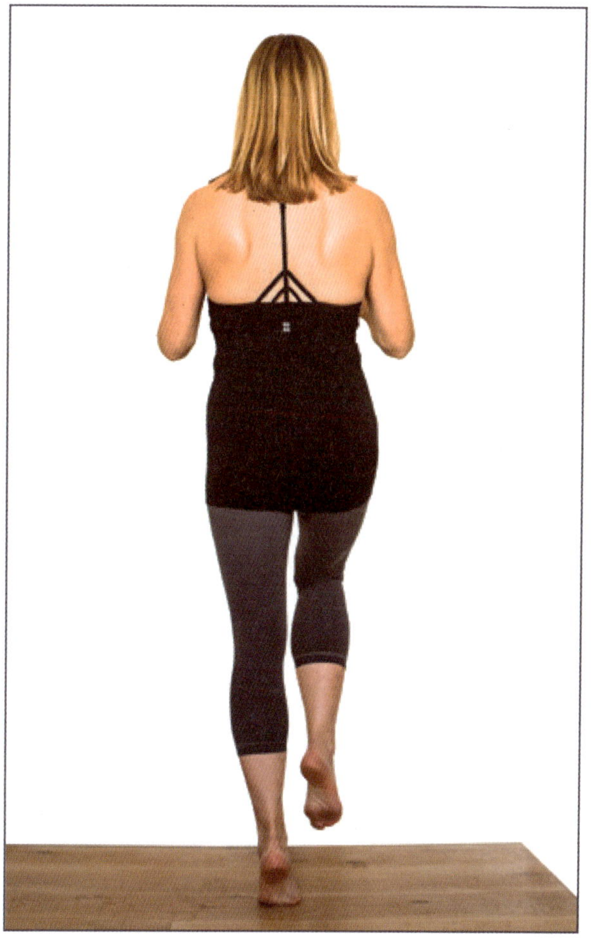

그림 9.10. 단단한 지렛대 자세가 되려면 발꿈치뼈가 가쪽으로 기울어져야 한다.

- 체중은 왼발의 발허리뼈 머리에 싣고 발은 약간 뒤침되어 "단단한 지렛대"가 되도록 한다(그림 9.10).
- 조절하면서 천천히 내려오고, 이때에도 발가락이 바닥에서 떨어지지 않도록 주의한다.

6회 반복한다.

이 운동은 발이 불안정하고 발바닥굽힘근이 약한 사람한테는 꽤 힘들 수 있으므로 무리하지 않는 선에서 반복해줘야 한다. Michaud이 2021년 연구를 통해 제안한 바에 따르면 신체활동이 많은 사람들, 특히 러너들은 점진적으로 횟수를 늘려나가 적어도 양쪽을 3세트씩 15회 반복해 좌우 근력을 같게 만드는 것을 목표로 해야 한다.

10. 가쪽과 안쪽에 저항을 준 상태로 한 다리 뒤꿈치 들기

준비물-밴드

각자의 발 유형에 맞는 운동을 선택적으로 시행할 수 있다. 엎침 되는 경향의 약한 발은 깊은 뒷근육 강화가 도움이 되는 반면(응용 동작1), 뒤침 되는 경향의 발이나 첫 번째 열이 불안정한 경우에는 가쪽 구획을 강화하는 것이 도움이 된다(응용 동작2).

앞에 의자를 둔 다음 가볍게 짚고 하면 편하다.

밴드를 튼튼하고 움직이지 않는 기둥 같은 곳에 묶는다. 그 다음 밴드로 고리를 만든 다음(안에 다리를 집어 넣을 수 있을 만큼 충분히 크게) 묶는다. 이 과정이 다소 귀찮을 수 있으며 충분히 긴 밴드를 사용해야 쉽다. 예를 들면 나는 밴드 길이를 조절 할 때 자루를 묶을 때 쓰는 클립을 사용한다(그림 9.11, 9.12의 검은색 물건)

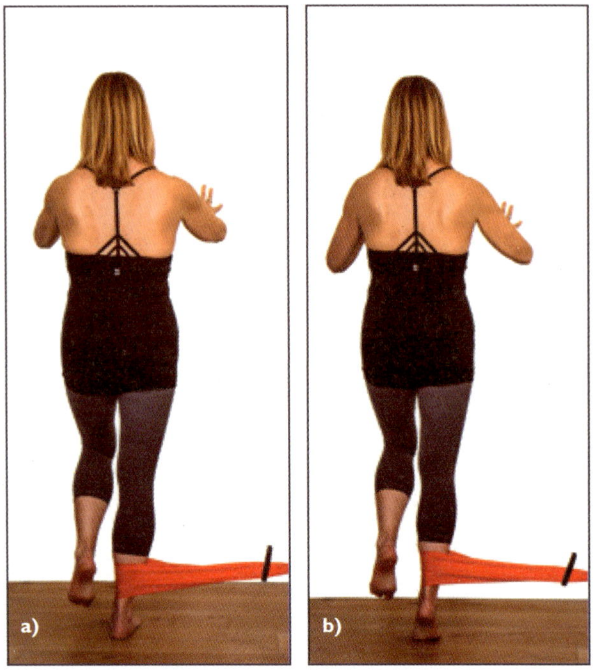

그림 9.11. a) 밴드로 다리를 감고 알맞은 밴드의 긴장도를 찾아 운동을 시작하는 위치를 잡는다. b) 뒤꿈치를 들었다 내렸다 할 때 적당한 저항이 느껴지는 위치에서 시작한다. 저항을 더 주려면 발을 더 멀리 짚는다.

응용동작 1

오른 다리를 고리 안에 두고 밴드가 발목 관절의 바로 위에 올 수 있도록 한다.

- 밴드가 묶인 곳에서 한 발자국 떨어져 밴드가 팽팽해지도록 하면 다리가 가쪽으로 당겨질 것이다(그림 9.11a).
- 오른 다리로 균형을 잡으며 뒤꿈치를 들고 가쪽으로 당겨지는 밴드에 저항하면서 발과 발목을 안정적으로 유지한다. 이 운동은 깊은 뒷구획의 뒤정강근, 긴엄지굽힘근, 긴발가락굽힘근을 강화하는데 도움이 된다.
- 지도하는 사람이 운동하는 사람의 발꿈치뼈 위치를 확인해주면 도움이 된다.

6~8회 반복한다. 응용동작 2까지 이어서 한 다음에 발을 바꾼다.

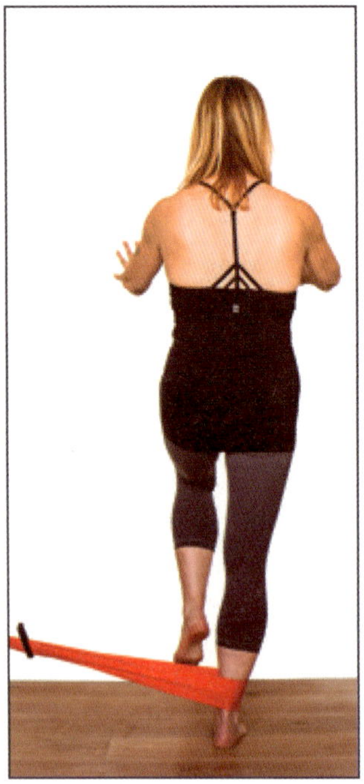

그림 9.12. 밴드로 다리 주변을 감싸 안쪽으로 당겨지도록 한다.

응용동작 2

- 그대로 뒤로 돌아 밴드가 계속 오른 다리를 감고 있도록 한다. 이제 다리가 안쪽으로 당겨진다.

- 오른 다리로 균형을 잡으며 안쪽으로 당겨지는 밴드에 저항하며 다시 뒤꿈치를 든다. 이번에는 가쪽 구획의 종아리근에 자극이 올 것이다. 긴종아리근에 자극을 줌으로써 근육을 안정화시키고 발가락흔들지레 단계 중에 제1열이 발바닥쪽으로 굽혀지는데 도움을 준다.

6~8회 반복한다.

왼발을 밴드 안에 두고 가쪽과 안쪽에 저항을 주며 위 과정을 반복한다.

11. 무릎 작게 굽히기

준비물-쐐기

여러 운동관련 수업에서 다양한 운동을 할 때 다리의 정렬을 바르게 하기 위해 무릎 사이에 무언가를 끼고 하는 경우가 많다. 무릎이 정강이뼈 윗면과 넙다리뼈 아랫면 사이에 있는 "부유관절(floating joint)"이라는 사실을 좀 더 생각한다면, 무릎이 아닌 발(지금 소개할 운동에서처럼)이나 골반(일반적으로 벌림근을 쓰는)의 균형을 맞추는 편이 더 합리적일 것이다. 양쪽 발의 유형이 다를 수 있다는 것도 기억해야 한다. 예를 들어, 골반이 틀어진 사람의 경우 한 발은 뒤침 되고 다른 발은 엎침 되는 경향일 수 있으므로 적절한 쐐기를 이용하여 양 발의 균형을 맞출 수 있다.

- 발을 골반 넓이로 벌린 다음 양 발의 삼각형을 찾아 체중이 세 꼭지점에 고루 실리도록 선다.
- 등이 길어진다는 느낌으로 똑바로 편 상태로 무릎을 구부린다. 무릎이 발가락을 향해 앞으로 움직이고 발목이 발등 쪽으로 굽혀진다. 발목관절의 움직임을 느끼면서 이를 몇 번 반복해 뒷구획의 연조직을 늘려준다.
- 무릎굽힘을 반복하며 거울을 통해 정강이뼈거친면이 움직이는 방향을 확인한다. 정강이뼈거친면이 두 번째 발허리뼈를 따라 중립으로 움직이는지, 엄지발가락을 향해 안쪽으로 쏠리거나(엎침) 세 번째 발가락을 향해 가쪽으로 움직이는지(뒤침) 관찰한다. 양쪽이 같은 방향으로 움직이는지도 확인한다.

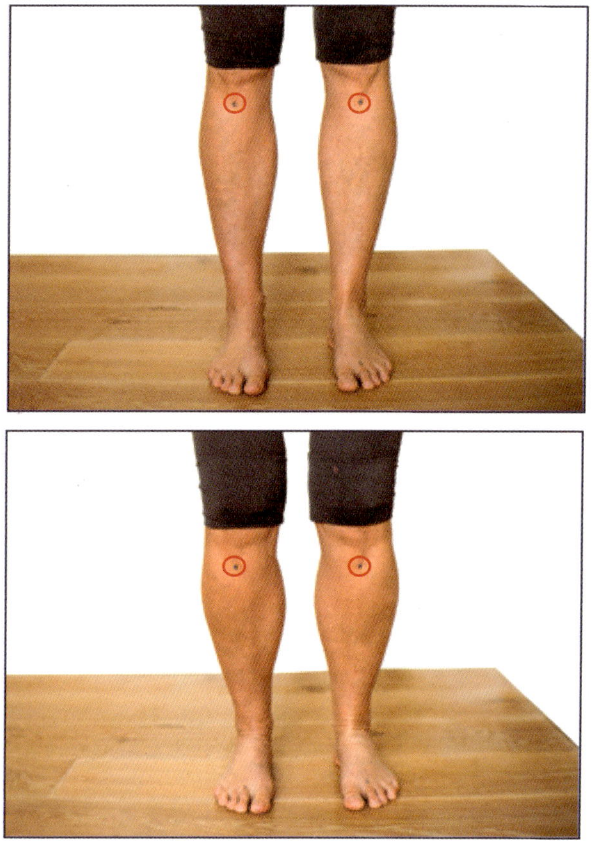

그림 9.13a. 정강이뼈거친면은 유용하고 쉽게 찾을 수 있는 뼈 기준점이다. 무릎뼈 바로 아래의 작고 둥근 융기이며 네갈래근 힘줄이 붙는 위치이기도 하다. 거울을 보며 그 위치를 확인하면서 무릎 작게 굽히기 운동을 하면 좋다.

6회 반복한다.

많은 사람들에게 이 운동은 쉽지 않는데, 정강이뼈거친면의 위치를 맞춰야 하기 때문만이 아니라 발목운동범위의 제한 때문에도 그러하다. 뒷구획과 가쪽 구획이 둘 다 뻣뻣한 다리는 발목의 발등쪽굽힘 가동 범위가 감소되었을 수 있다. 이에 대해서는 이 장의 뒷부분에 있는 발의 가동성 운동에서 다시 다루도록 하겠다.

- 종강이뼈거친면이 엄지발가락을 향해 안쪽으로 움직

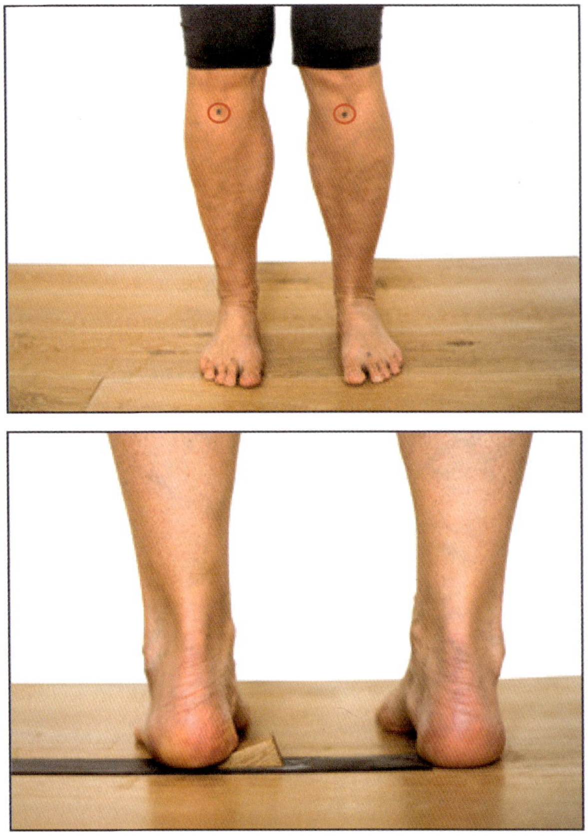

그림 9.13b. 엎침 되는 발의 발꿈치뼈 안쪽에 받침대를 두면, 발의 중심을 따라 무릎을 움직이는데 도움이 된다.

인다면, 받침대를 발 뒷부분의 안쪽면 밑에 둔다, 그러면 발꿈치뼈가 보다 중립에 가깝게 되며 안쪽으로 덜 기울어진다. 이제 위의 운동을 반복하면서 발등 쪽으로 발목을 굽힐 때 정강이뼈거친면의 이동하는 방향을 확인한다. 변화가 있는가? 정강이뼈거친면이 두 번째 발허리뼈와 같은 선상에서 움직이고 발이 중립자세에 가깝게 유지되는가?

6회 반복한다.

- 정강이뼈거친면이 가쪽으로 치우쳐 세 번째 발가락 쪽으로 움직인다면, 받침대를 뒤꿈치 가쪽에 괴어 가쪽으로 기우는 발꿈치뼈를 중립으로 세울 수 있다. 그 상태로 다시 무릎을 구부려 정강이뼈 거친면의 위치가 수정되었는지 확인한다.

6회 반복한다.

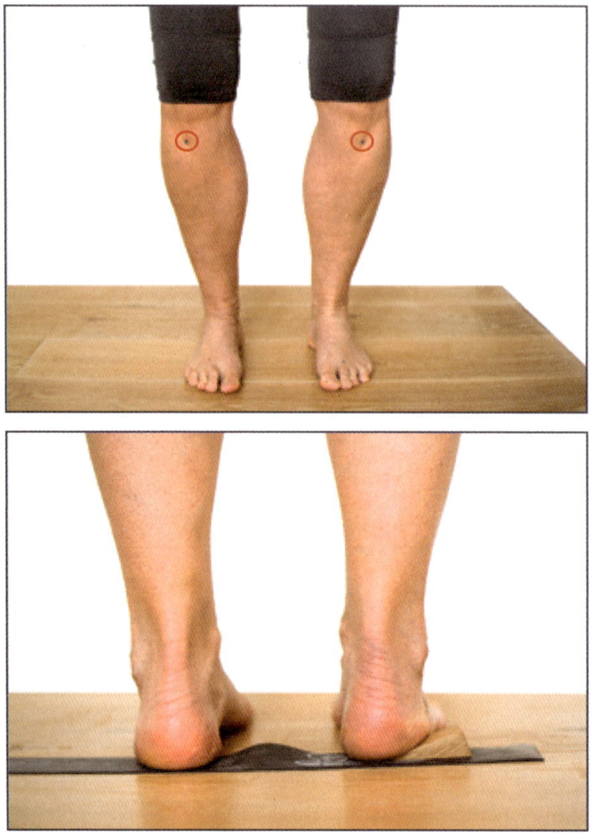

그림 9.13c. 뒤침 되는 발의 발꿈치뼈 가쪽에 받침대를 두면 발이 열리면서 무릎이 움직이는 방향이 교정된다.

12. 엄지벌림근-엄지발가락 훈련

준비물-짧은 자

이 근육을 강화시키는 것은 단기전이 아니라 장기전이다. 어느 정도의 조절 능력이 생기려면 꾸준히 연습해야 한다. 처음에는 손가락을 이용하면 감각운동 조절을 자극하는데 도움이 된다. 많은 사람들이 엄지발가락가쪽휨증이 악화되지 않으려면 어떻게 해야 하는지 궁금해 한다. 짧은 발 (운동 9.6)과 함께 이 운동부터 시작하면 된다. 이 두 운동을 매일 시행하고 경과를 본다.

이 운동을 시작하기에 앞서 엄지발가락의 능동적, 수동적 가동범위를 먼저 파악해 두면 좋다. 수동 가동 범위와 끝 느낌을 검사하는 법은 8장에서 다루었다.

발이 약하거나 엄지발가락가쪽휨증이 진행된 상태라면

이 운동이 어렵겠지만 그럼에도 불구하고 할만한 가치가 충분한 운동이다. 엄지벌림근을 강화하면 안쪽으로 쏠린 엄지발가락이 발의 안정성을 저해할 정도의 엄지발가락가쪽휨증으로 진행되는 것을 예방할 수 있다.

1단계

- 오른발부터 시작하면, 발의 안쪽면을 따라 짧은 자(혹은 나무 조각)을 두거나 바닥에 그어져 있는 선 또는 마루틈에 발 안쪽 날을 맞춰서 선다.
- 이렇게 하면 첫 번째 발허리뼈 머리의 정렬을 쉽게 확인할 수 있다. 엄지발가락이 자로부터 멀어지며 오른쪽으로 치우치면 (그림 9.14a), 엄지발가락가쪽휨증이 있음을 의미한다.
- 내재근을 사용하여 엄지발가락을 들어올려 자를 향해 안쪽으로 움직여본다(그림 9.14b). 거기서 5초 멈춘 다음 힘을 푼다. 이때 발이 여러 변칙적인 보상기전을 취할 수도 있다. 첫 번째 발허리뼈 머리는 바닥에서 떨어지지 않게 하고 발이 뒤침 되지 않게 한다.

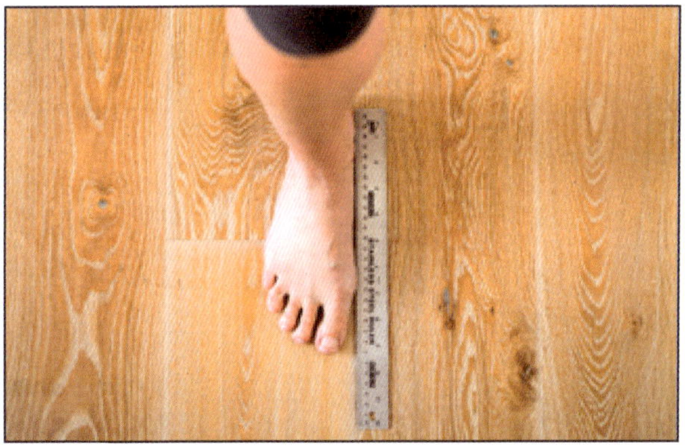

그림 9.14a. 엄지발가락가쪽휨증에 해당하는 부정렬의 예. 엄지벌림근이 약한 경우가 많다.

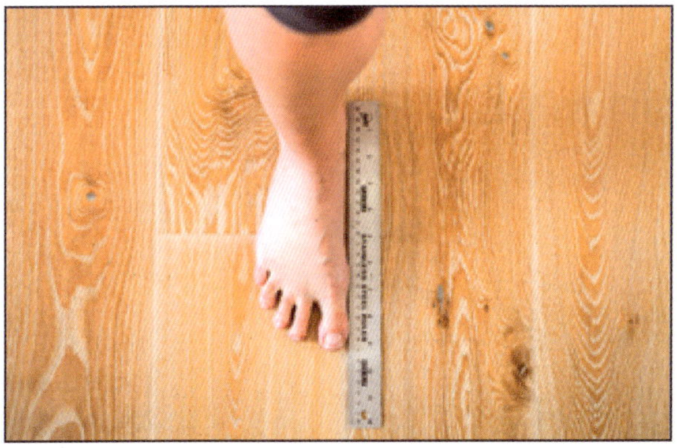

그림 9.14b. 엄지발가락 지문으로 바닥을 눌러 엄지벌림근을 사용한다.

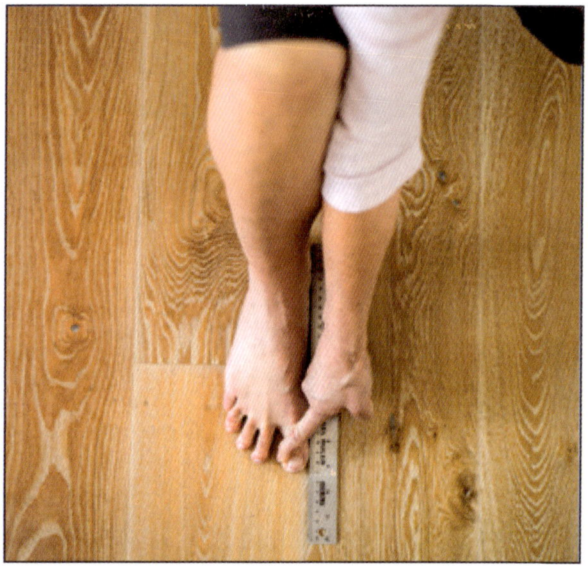

그림 9.14c. 손을 이용해서 엄지발가락의 방향을 맞춰주면 엄지벌림근의 느낌을 찾는데 도움이 된다.

6~8회 반복한다.

엄지발가락이 거의 움직이지 않는다면, 자를 그대로 두고 오른 발은 여전히 앞에 둔 상태로 무릎을 꿇는다. 오른손 검지로 엄지발가락을 조심스럽게 들어 두 번째 발가락과 떨어뜨려 놓는다(그림 9.14c). 거기서 5초간 멈춘 다음 처음의 위치로 자연스럽게 되돌려 놓는다.

2 단계

보상기전 없이 엄지발가락을 자 쪽으로 독립적으로 움직일 수 있다면, 다음 단계로 넘어간다.

- 엄지발가락을 벌려 지문 쪽을 바닥에 지긋이 누르고, 그림 9.14d처럼 2~5번 발가락을 가쪽으로 펼쳐본다(엄지발가락은 움직이지 말아야 한다). 마치 엄지발가락은 고정되어 있고 다른 발가락들이 움직여 가쪽으로 펴지면서 발의 앞부분이 넓어지는 듯한 느낌이 들어야 한다.

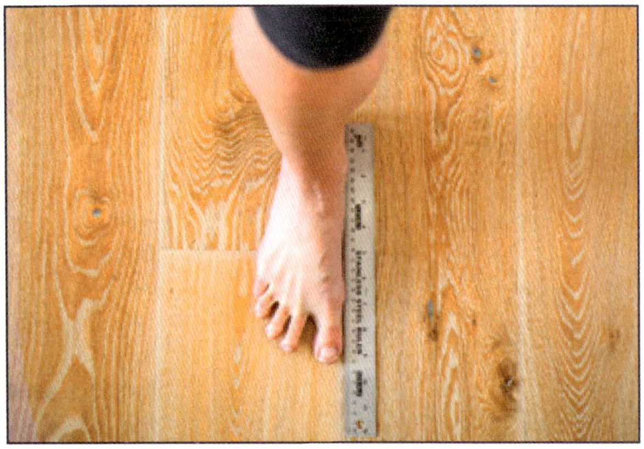

그림 9.14d. 엄지발가락을 고정한 상태에서 다른 발가락들을 펼칠 수 있는가?

4~8회 반복한다.

처음에는 위 운동을 할 때 물리적으로 엄지발가락을 고정시켜 놓는 것이 발가락의 움직임을 찾아가는데 도움이 된다. 발가락을 벌리려고 노력해본다. 발가락이 분리되고 펴지는가? 아니면 발가락 관절들이 자꾸 구부러지는가?

발가락 스페이서(Toe Spacers)/발가락 교정기

시중에 발가락을 중립자세에 가깝게 잡아주도록 고안된 다양한 제품들이 있다. 발가락 정렬 틀어짐의 원인은 다양하며 발의 기능과 안정성을 저해한다. 갈퀴발가락(claw toe), 망치발가락(hammer toe), 발가락가쪽휨증 모두 발가락의 부정렬을 유발하며 발가락 사이에 끼는

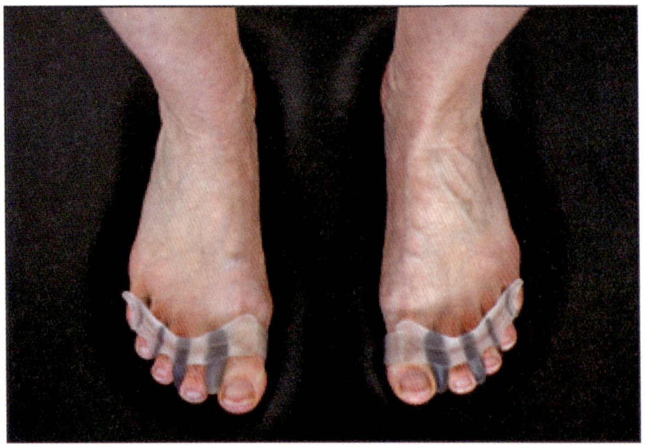

그림 9.14e. 발가락 사이에 끼우는 스페이서나 교정기를 사용함으로써 발가락끼리 분리되는 느낌과 안정성을 기대할 수 있다.

보조기의 도움을 받을 수 있다(그림 9.14e). 발가락 운동을 시작하려는데 발가락들이 서로 붙어 각각의 발가락이 분리된 느낌이 전혀 없다면 발가락 벌리는 연습이 다음 단계로 넘어가는데 도움이 된다.

발의 가동성 운동

발과 발목이 충분히 튼튼하고 유연해야 연조직의 탄성력이 발휘될 수 있다. 앞서 발에서 흔히 약해지기 쉬운 부분을 위한 운동을 다루었다면, 이번에는 주요 관절들이 적절한 가동범위를 가질 수 있도록 하는 운동들을 소개하겠다.

흔히 발의 아치가 높으면 좋다고 생각하지만 발의 뒤침과 열린 자세를 위해 발이 충분히 펼쳐지지 않는다면 연조직이 충격력을 흡수할 수 없으며 발이 지면과 이상적으로 접촉하기 힘들어 혹사당하게 된다. 닫히거나 과도하게 뒤침 되어 경직되고 단단한 발은 유연성과 순응도가 떨어지게 된다.

점프를 뛰었다가 착지할 때를 상상해보면, 발이 탄력적으로 열려 충격력이 다리의 큰 근육과 근막, 넙다리, 골반, 또 그 위에까지 전달되어야 한다. 몸의 장력조합은, 충격력에 대해 발이 몸을 통해 전달되는 연쇄작용을 시작하는 능력에 달려 있다. 이제부터는 가동 범위를 늘리고 움직임을 편하게 하는 대략적은 방법들에 대해 알아볼 것이다.

13. 발 이완운동

운동 9.1을 시행한다. 발 뒤꿈치에 있는 시원한 지점을 찾아 공으로 꼼꼼하게 마사지 해준다

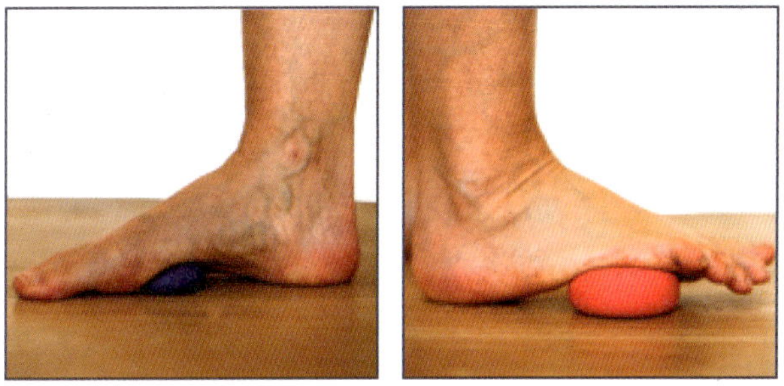

그림 9.15a. 아치가 높은 사람들은 뒤정강근과 긴/ 짧은발가락굽힘근의 부착부위를 압박했을 때의 느낌으로 몇 가지 유용한 정보를 얻을 수 있다.

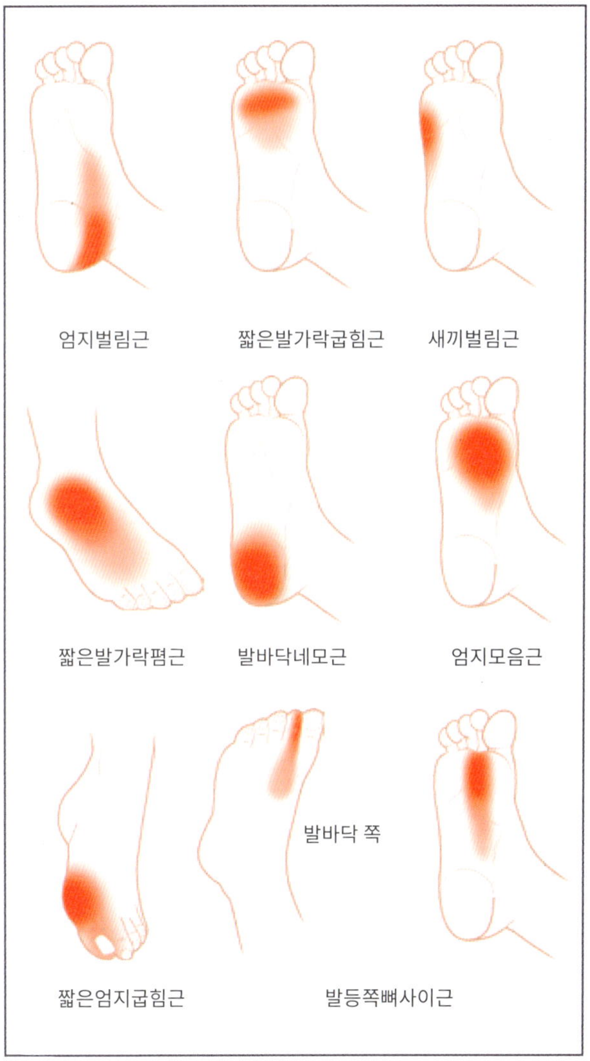

그림 9.15b. 발의 자극점.

14. 발목 가동성 운동–발의 자체 가동성

발로 원을 그리는 운동을 통해 본인의 움직임을 파악해 본다. 움직임이 뻣뻣하게 느껴지는가 부드럽게 느껴지는

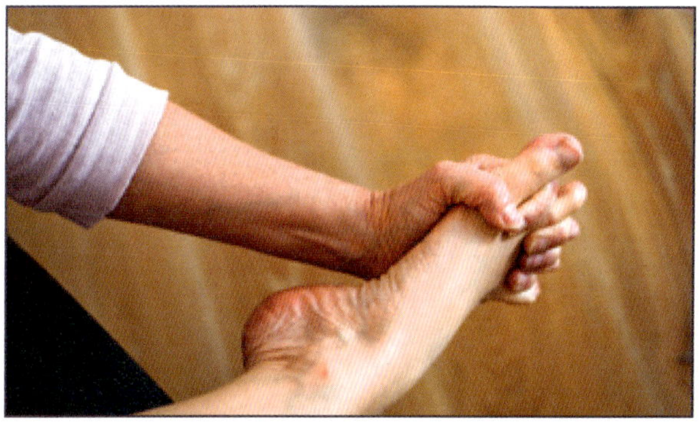

그림 9.16. 손가락으로 발가락을 분리시킨 상태로 발과 발목을 움직여 준다.

가? 원을 그릴 때 뼈, 관절, 근육, 결합조직의 느낌이 어떠한가? 뼈들이 서로 단단히 붙어있고 압축된 것처럼 느껴지는가, 아니면 마치 탄력 있는 그물 위에 떠있는 것처럼 느껴지나? 운동이 제한되는 부분이 있는가? 연조직에 의한 제한과 뼈에 의한 제한의 느낌을 구분할 수 있는가?

오른발을 왼쪽 넙다리 위에 올리고 왼손의 손가락을 발가락 사이사이에 넣는다. 새끼손가락을 네 번째 발가락과 새끼발가락 사이에 끼고 다른 손가락들도 하나씩 발가락 사이에 끼운다(그림 9.16). 엄지손가락으로 첫 번째 MTJ의 바깥쪽을 감싼다.

- 발로 원을 그리며 시계방향으로 돌려 발목을 움직인다. 발목이 움직임을 주도하도록 하고 손은 수동적으로 따라 움직이게 한다. 크고 꽉 찬 원을 그린다.

6번 반복한 다음 반시계 방향으로도 똑같이 시행한다.

- 이번에는 왼손을 움직이고 발목이 수동적으로 움직이게 한다.

한 쪽 발을 양 방향으로 6번씩 돌려준다.

15. 발날개(바깥번짐과 안쪽번짐) –발 자체의 가동성

이 운동을 통해 발 앞부분과 뒷부분의 반대 운동에 대한 감을 기를 수 있으며, 전반적인 유연성(혹은 부족한

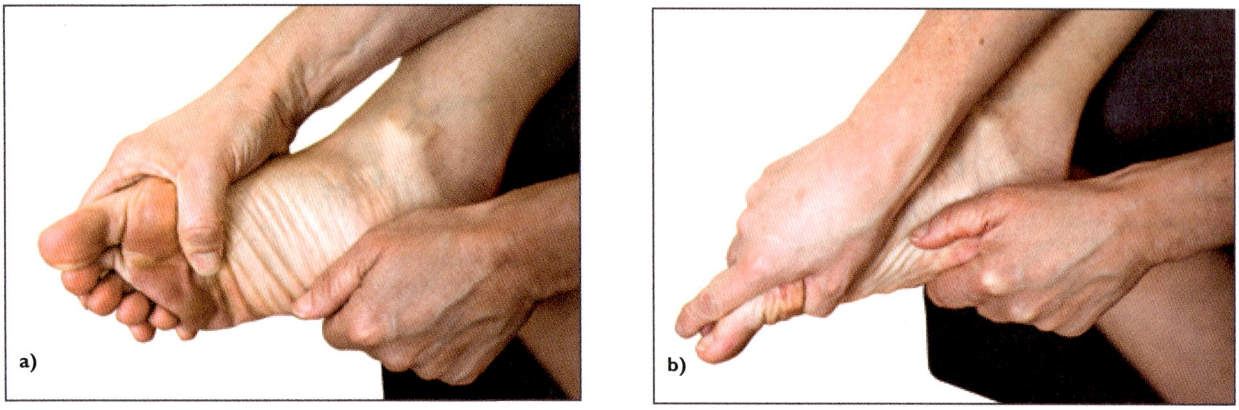

그림 9.17. a & b. 오른발은 최대한 힘을 뺀다. 오른손으로 발의 앞부분을 잡고 왼손으로 발의 뒷부분을 잡는다. 오른손의 위치를 조금씩 바꾸면서 발의 앞부분과 중간부분을 빠짐없이 풀어준다. 이때 왼손으로 발꿈치뼈를 감싸고 있어야 한다.

유연성)을 가늠할 수 있다.

한쪽 방향이 다른 방향보다 편한가? 어느 방향으로 움직일 때 사각지대가 있거나 감각운동건망증(sensory motor amnesia, SMA)[1]이 있는가?

한 다리를 다른 다리 위에 걸쳐두고 시작한다. 여기서는 예를 들어, 오른 다리를 왼쪽 넙다리 위에 걸쳐두고 시작하도록 하겠다.

- 발꿈치뼈를 부드럽게 밀어 바닥을 바라보게 하고(그림 9.17a) 발의 중간부분과 앞부분은 몸쪽을 향하게 한 다음, 이번에는 반대로 발꿈치뼈를 몸쪽으로 당기고 발의 중간부분을 바닥쪽으로 돌려준다(그림 9.17b).
- 다리를 바꾼다. 이번에는 왼손으로 발의 앞부분과 중간 부분을 움직이고 오른손으로 발꿈치뼈를 움직인다. 위 과정을 반복한다.

양 발로 "날개짓"하는 움직임을 반복해준다.

마치 손으로 발을 조심스럽게 달래준다는 느낌으로 움직이면서 발을 부드럽고 유연하게 만들어준다. 너무 강하게 밀거나 당겨서 발 안쪽면에 있는 신경을 자극하지 말고, 엄지손가락으로 누르기보다는 뒤꿈치에 둔 손바닥으로 발꿈치뼈를 움직인다는 느낌으로 시행한다.

16. 발가락 폄근 늘리기와 앞 구획 이완

아랫다리의 앞 구획은 발목을 발등 쪽으로 당기는 근육들로 이루어져 있으며, 이 근육들은 물론 발바닥쪽굽힘에 저항하는 역할도 한다. 폄근들은 발을 향해 다리를 주행하면서 피부지지띠에 의해 제 자리에 붙들려 있다(6장 참고). 이 폄근들과 피부지지띠에 의해서 발목의 운동범위가 일부 제한되기도 한다. 이번 운동의 목적은 이 근육들을 늘리고 피부지지띠에 의해 조여지거나 묶여 있는 부분을 풀어줘 그 밑에서 근육들이 잘 미끄러져 움직일 수 있도록 하는 것이다.

발을 앞뒤로 벌리고 벽 옆에 서서(균형을 잡는데 도움이 되도록) 뒤에 있는 오른발을 발바닥쪽으로 굽혀 발가락을 말아 바닥을 짚는다(그림 9.18a).

1단계

- 오른발을 뒤에 남겨둔다는 느낌으로 골반과 갈비뼈를 앞으로 보내 무게중심을 앞으로 이동시킨다. 오른발은 그 자리에 두고 오른쪽 아랫다리의 앞 구획이 들어나

1 운동건망증이란 "특정 근육 무리의 느낌과 움직이는 방법에 대한 기억 상실이다. 중추신경계 차원의 증상이기 때문에 인식할 수는 없지만 코어에도 영향을 미친다."Hannah (2004), Somatics.

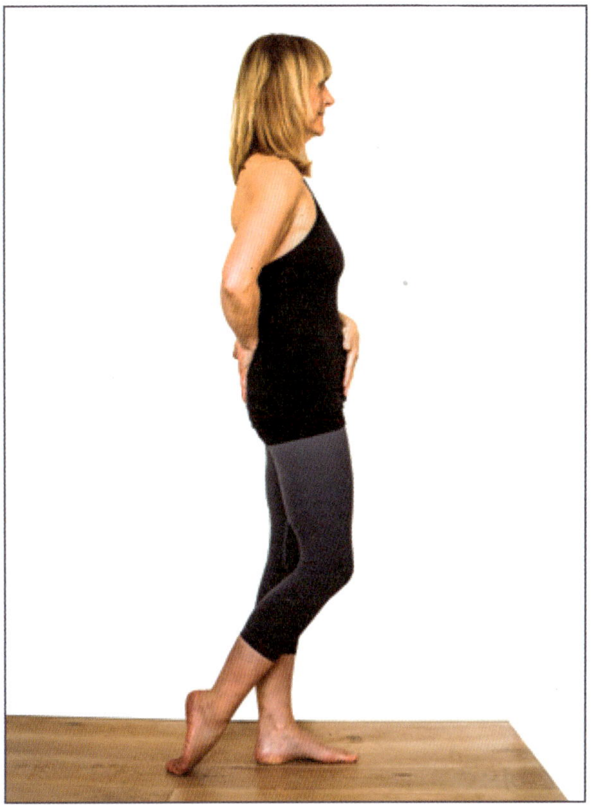

그림 9.18a. 오른발가락으로 너무 바닥을 짓누르지 말고 아주 가볍게 얹어 둔다. 오른손을 골반 뒤에 두어 골반을 앞으로 보낼 때 뒤로 기울어지는 골반의 경사가 유지되도록 집중한다.

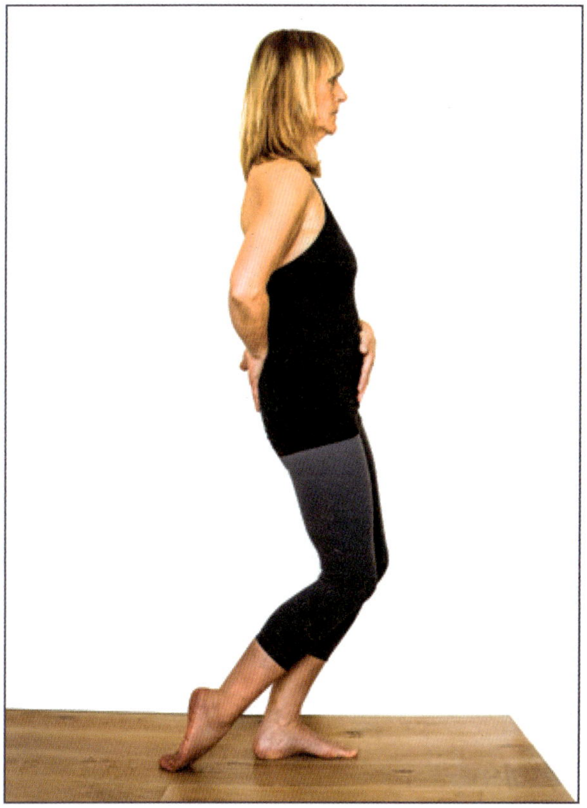

그림 9.18b. 앞다리의 무릎을 살짝 구부려봄으로써 왼쪽 몸의 균형감각을 기르고 짧은 발 반구를 연습해볼 수도 있다. 이때에도 무릎을 구부리는 동안 골반이 뒤쪽으로 기울어 있도록 한다.

는 느낌이 들어야 한다. 오른 다리의 앞쪽을 전체적으로 열어주기 위해, 무게중심을 앞으로 이동시킬 때 골반은 약간 뒤로 기울게 한다(후방경사).

- 그 상태로 천천히 4를 센 다음 풀어준다.

위 동작을 4회 반복한다.

왼 다리로 넘어가기 전에 오른 다리로 2단계와 3단계를 먼저 시행한다.

2 단계

- 위의 오른 발가락을 발바닥쪽으로 굽히고 발을 끌고 있는 듯한 준비 자세에서, 왼 무릎을 천천히 구부린다(그림 9.18b). 등은 똑바로 세우도록 노력하고 골반은 뒤로 약간 기울어진다. 늘어나는 느낌이 꽤 강하게 들 수도 있다. 필요하다면 벽을 짚어도 된다.
- 반대쪽 다리로 바꾸기 전에 3단계를 먼저 한다.

3 단계

- 무릎을 구부려 오른 발을 바닥으로부터 들어올려 오른손으로 오른발 앞부부을 감싸 쥔다(그림 9.18c 참고). 정강이뼈와 발 사이의 공간이 늘어나는 느낌이 든다. 발을 당겼다가 반대로 손이 발쪽으로 당겨지게 힘을 풀기도 하면서 등척성 수축 후 이완(post-isometric relaxation)[2]을 이용하여 스트레칭 한다.
- 오른다리 앞 구획 전체를 늘려준다.
- 8을 세는 동안 당겨준 다음 힘을 풀어 수동적으로 늘어날 시간을 준다.

반대쪽도 동일하게 시행한다.

---

2 등척성 수축 후 이완은 긴장도가 높은 부위를 스트레칭 할 때 자주 사용되는 방법이다.

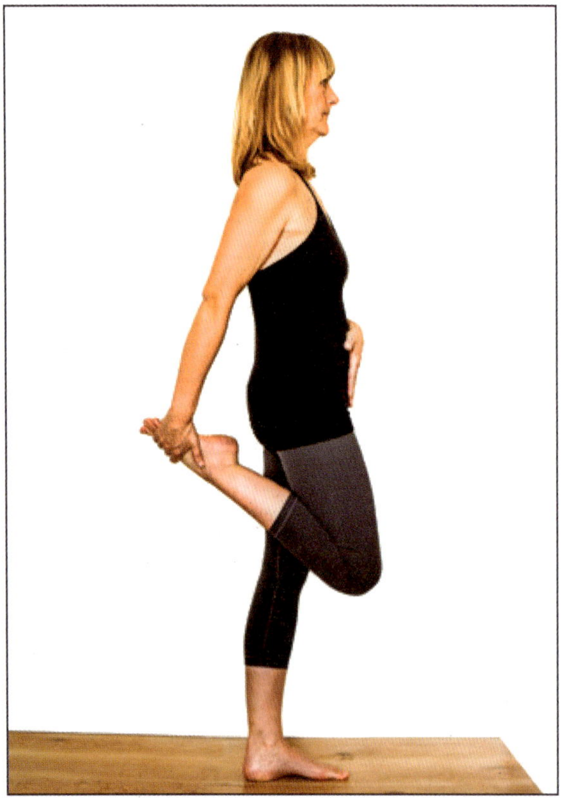

그림 9.18c. 오른발을 잡을 때 골반이 뒤로 기울어져 있도록 유지한다(꼬리뼈에서 무게중심이 떨어진다고 상상한다).

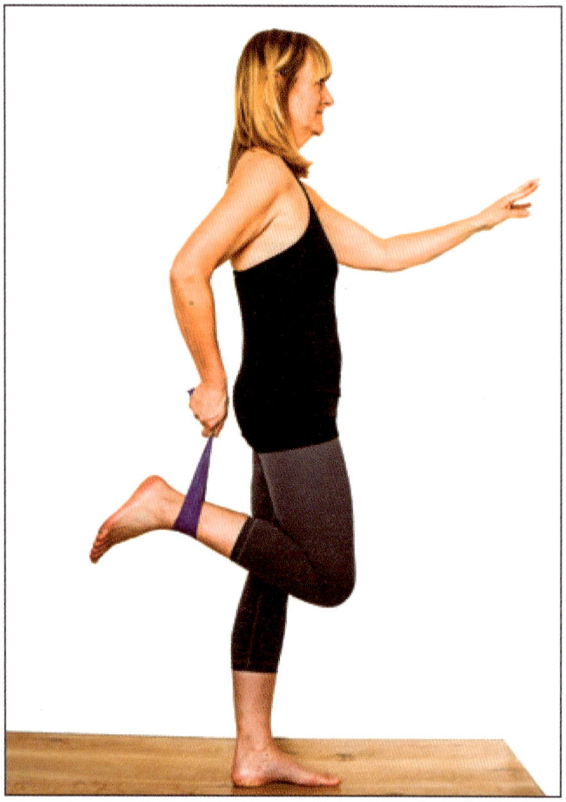

그림 9.18d. 손으로 발을 몸 뒤에서 잡을 수 없다면, 테라밴드나 요가밴드를 발목에 걸고 뒷 발을 끌어당긴다.

17. 무릎 꿇고 발목 발등 쪽으로 굽히기와 발닥쪽으로 굽히기

오른 다리를 앞에 세운 상태로 왼 무릎이 바닥에 오게 무릎을 꿇는다. 필요하다면 왼 무릎 아래에 푹신한 것을 깔아도 된다.

오른 무릎이 발목 관절의 바로 위에 있게 하여, 정강이뼈가 목말뼈의 중앙에 오도록 한다(그림 9.19a). 균형을 잡기 위해 손으로 양 옆 바닥을 짚거나 양 쪽에 요가블록을 두고 잡아도 된다.

- 체중을 앞으로 보내 앞 발의 발목이 발등 쪽으로 굽혀지도록 한다. 발꿈치뼈가 땅에서 떨어지지 않는 선에서 최대한 멀리 앞으로 움직인다(그림 9.19c). 이렇게 움직이면 발바닥근막과 아킬레스건이 늘어나면서 닫힌 발이 된다.

둘 다 과신전되기 쉬운 조직이므로 "한계치"까지 늘려서 무릎관절과 발목 관절에 무리를 주지 않도록 주의한다. 유연성이 좋지 않은 사람은 발꿈치뼈가 바닥에서 떨어지지 않도록 하는데 집중해야 한다.

- 이번에는 골반을 뒤로 움직여 오른 무릎이 펴지도록 한다. 그러면 앞발의 발목이 발바닥쪽으로 굽혀진다. 몸통을 뒤로 움직이면서 발가락이 바닥에서 떨어지지 않도록 하여 내재근이 쓰이도록 하고 위에서 발등쪽 굽힘을 했을 때와는 또 다른 층의 조직들에 의해 다시 한 번 발이 닫히도록 한다.
- 천천히 몸통을 앞으로 보냈다가 뒤로 보냈다가 하며, 정강이뼈 거친면이 발목위에서 어느 방향으로 움직이는지 관찰한다.

엎침 되는 발은 몸을 앞으로 보낼 때 정강이뼈 거친면이 안쪽으로(엄지발가락 쪽으로) 치우치는 경향이 있다. 뒤침 되는 발은 정강이뼈 거친면이 세 번째 발가락을 향해 바깥쪽으로 움직이는 경향이 있다.

받침을 이용한 교정운동

엎침 되는 경향의 발

- 작은 받침대(쐐기나 작은 천을 돌돌 만 것 등)를 발꿈치뼈의 안쪽면 밑에 둔다. 다시 몸을 앞 뒤로 움직이며 정강이뼈 거친면이 두 번째 발가락을 따라 움직여본다.

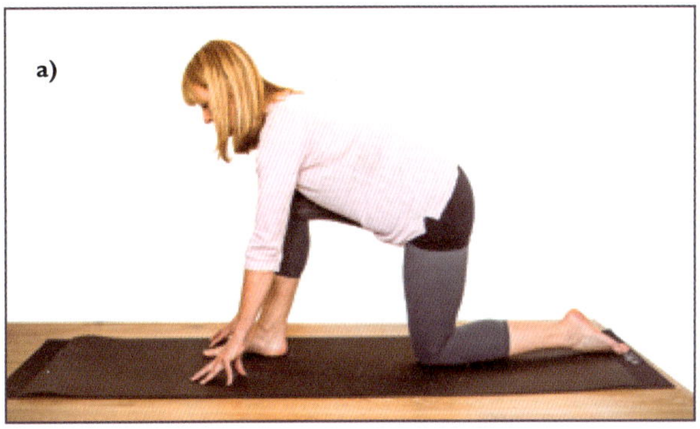

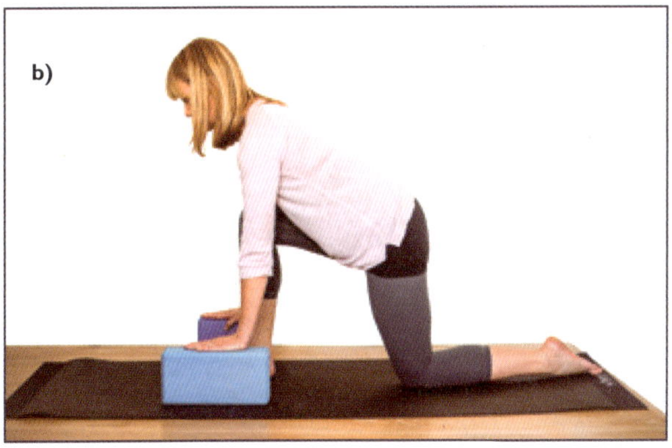

그림 9.19a & b. a) 오른 다리를 앞에 두고 왼 다리는 무릎 꿇은 자세에서 양쪽 무릎 모두 90°로 굽히고 손은 양 옆 바닥을 짚는다. b) 몸이 너무 아래로 숙여지거나 갈비우리가 무너지려 한다면 요가블록을 두고 손을 짚어도 된다.

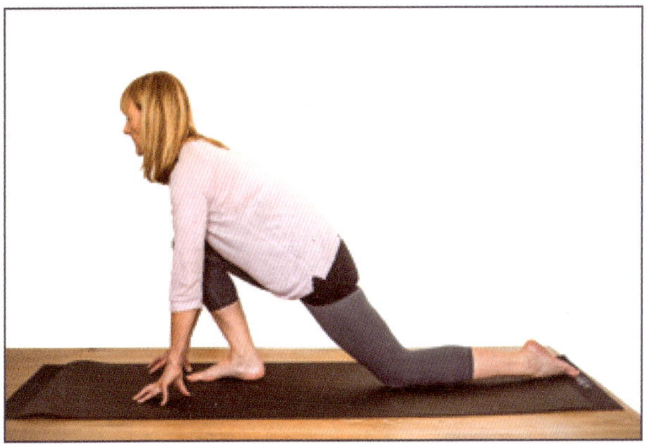

그림 9.19c. 앞 무릎을 더 앞으로 보내면서 오른발 뒤꿈치로 바닥을 누른다. 만약 뒤꿈치가 들린다면 너무 많이 나간 것이다.

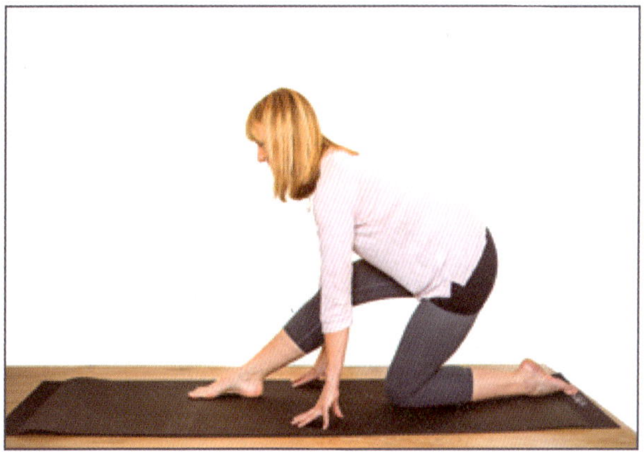

그림 9.19d. 반을 뒤로 보내고 앞 무릎을 펴면서 발가락으로 바닥을 누른다. 만약 발가락이 들린다면 너무 많이 뒤로 간 것이다.

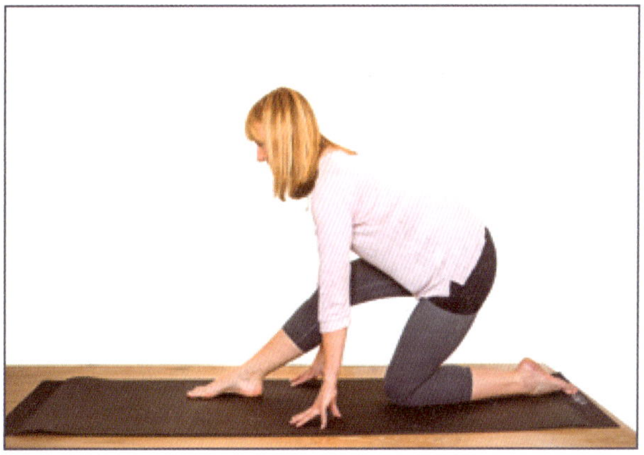

그림 9.19e. 앞 발이 발등 쪽으로 굽혀질 때 정강이뼈 거친면의 위치를 확인한다. 두 번째 발가락을 따라 중립으로 움직이는가?

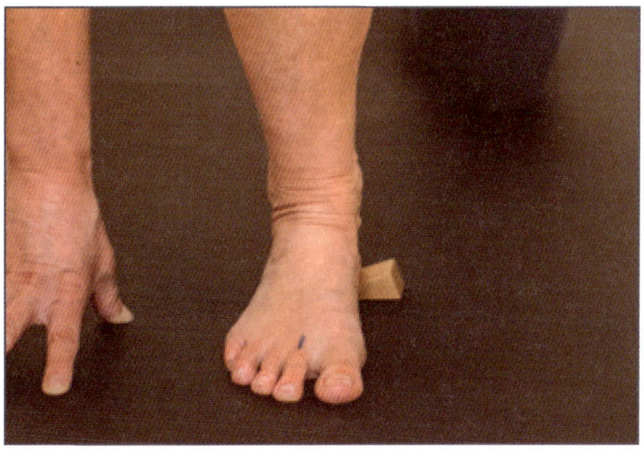

그림 9.19f. 발꿈치뼈 안쪽에 받침대를 두었을 때 무릎의 이동 방향이 개선되었는지 확인한다

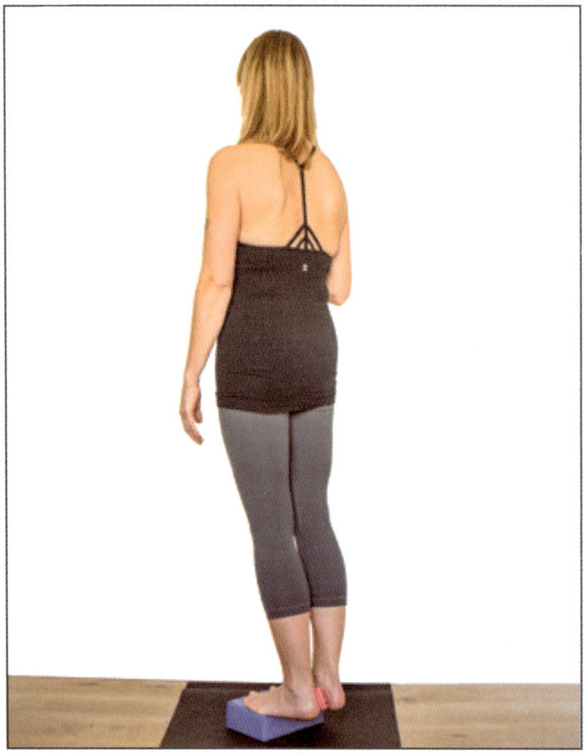

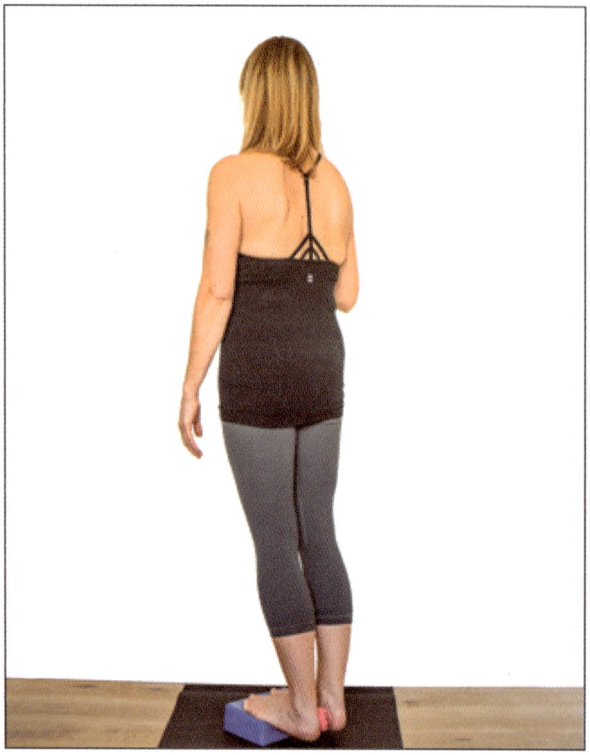

그림 9.20a & b. 장딴지근을 늘려주면서 발가락은 블록에 단단히 고정되도록 한다.

뒤침 되는 경향의 발

엄지발가락이 바닥에서 들린다면, 받침대를 발꿈치뼈의 가쪽이나 발 중간부분의 가쪽에 두어 뼈들이 더 "열리게" 해준다. 다시 몸을 앞뒤로 움직이며 발목의 움직임에 따라 발이 더 편안하게 움직이는지 본다.

이미 운동 9.11에서도 같은 연습을 하였으나 이 응용동작이 더 정강이뼈의 앞, 뒤를 강하게 늘려준다. 발목이 발등 쪽으로 굽혀질 때와 발바닥쪽으로 굽혀질 때 발이 어느 정도 순응하는지를 잘 보여주는 운동이다.

18. 요가블록을 이용한 늘리기

이 운동은 발과 발목복합체의 힘과 유연성을 둘 다 길러준다. 약한 발과 발목을 위해, 올라갈 때와 내려올 때 모두 공을 쥐어짜며 움직임에 집중한다. 밑으로 내려왔을 때는 발목이 늘어나기 위한 시간을 충분히 준다.

요가블록의 크기는 제품마다 다르다. 여기서 사용한 요가블록의 두께는 8cm"정도 이다.

뒤꿈치 사이에 공을 끼운 상태로 요가블록 위에 선다.

- 처음에는 균형을 잡기 위해 벽을 짚은 상태로 뒤꿈치를 천천히 바닥을 향해 내리며 이때, 발가락은 최대한 펴서 블록에 단단히 뿌리내리고 있게 한다. 다리는 편 상태를 유지하여 뒷구획의 장딴지근을 늘리는데 집중한다. 천천히 5를 세면서 그 상태를 유지한다.
- 까치발을 들면서 올라갈 때 공을 쥐어짠다(그림 9.20b). 앞서 했던 뒤꿈치 들기 운동과 같다. 다시 내려오면서 "쥐어짜는" 힘을 푼다.
- 다시 뒤꿈치를 바닥쪽으로 내린다. 뒤꿈치를 내리면서, 무릎을 약간 구부려 장딴지근은 이완시키고 가자미근을 늘리는데 집중한다. 5를 셀 동안 자세를 유지하고 다시 올라온다.

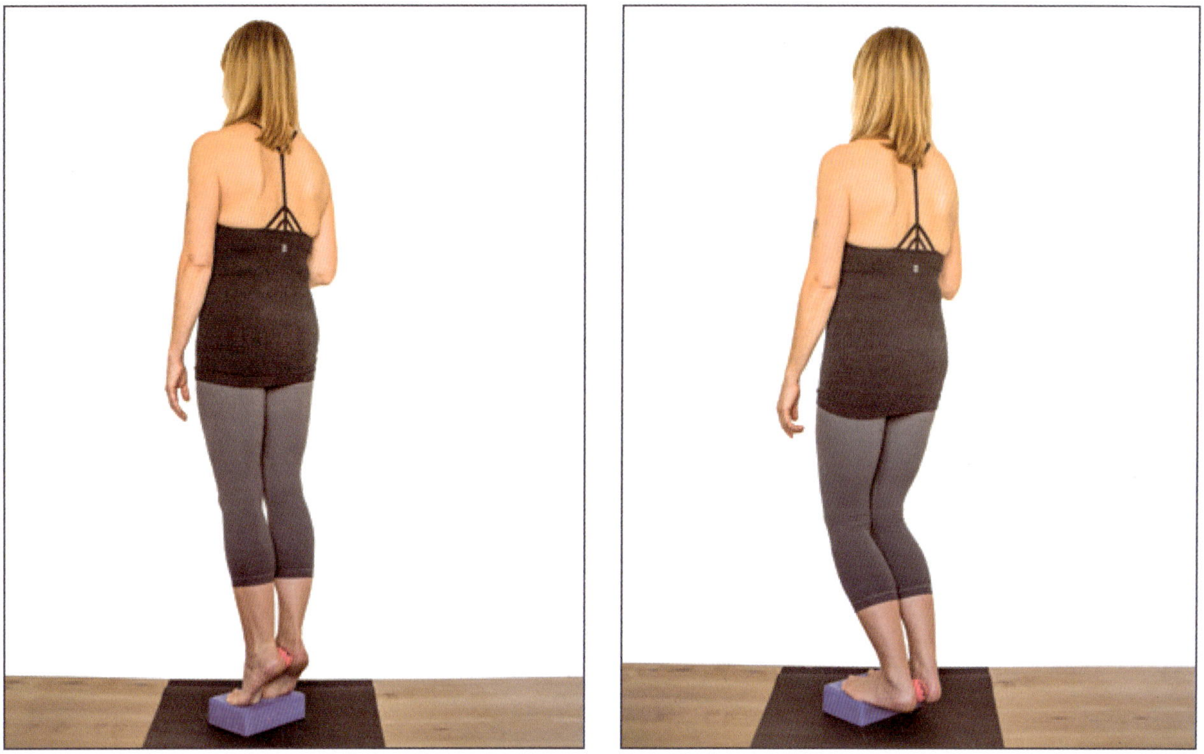

그림 9.20a & b. 장딴지근을 늘려주면서 발가락은 블록에 단단히 고정되도록 한다.

- 뒤꿈치를 내릴 때마다 무릎을 펴서 장딴지근을 늘렸다가, 무릎을 구부려서 가자미근을 늘렸다가 하며 번갈아 가며 해준다.

8회 반복한다.

19. 무릎 시계-목말밑관절 유연성 운동

준비물-작고 부드러운 공

- 오른 발을 앞에 두고 서서 공을 목말밑관절의 바로 아래에 둔다.
- 아래를 내려 보면서 오른 무릎을 오른쪽 발목 관절을 중심으로 원을 그리며 움직인다. 무릎이 3시 방향으로 바깥쪽으로 움직이면 목말밑관절은 안쪽으로 번진다. 그 다음 무릎을 12시 방향으로 움직이면 발목이 발등 쪽으로 굽혀진다. 9시 방향에서는 목말밑관절이 바깥쪽으로 번지며 마지막으로 6시 방향에 오면 목말밑관절이 발바닥쪽으로 굽혀진다. 천천히 순차적으로 움직이면서 목말밑관절이 마사지되는 것을 느낀다.

4바퀴 반복한 다음 시계방향으로도 동일하게 시행한다. 반대쪽 발로 넘어가기 전에 발의 느낌이 달라졌는지 확인한다.

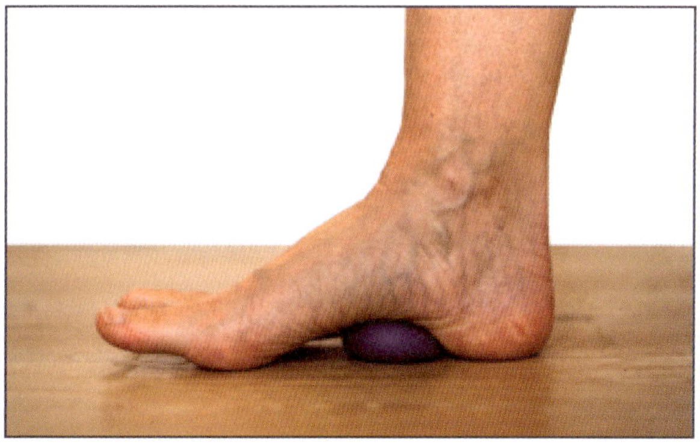

그림 9.21. 발에서 목말뼈와 목말밑관절이 교차하는 것이 느껴지는 부위 아래 공을 둔다(6장과 8장의 기능 평가 부분 참고). 공은 각 축 사이의 흔들지레 역할을 하여 발등쪽굽힘과 발바닥쪽굽힘, 안쪽번짐과 바깥번짐이 좀 더 부드럽게 이루어지도록 해준다.

반대 쪽으로 바꿔서 왼발을 앞에 놓고 공을 목말밑관절 바로 아래 둔다.

- 왼쪽 무릎으로 원을 그리며 가쪽인 9시 방향으로 움직이면 발은 안쪽번짐이 되며, 12시 방향에서는 발목이 발등 쪽으로 굽혀지고, 안쪽인 3시 방향에서는 바깥번짐이 되었다가 6시 방향에서는 발목이 발바닥쪽으로 굽혀진다.

시계방향으로 4번, 반시계방향으로 4번 반복한다.

위의 운동들은 모두 초심자들도 쉽게 따라 할 수 있다. 발이 할 수 있는 부분과 제한 되는 부분을 위 운동들을 통해 파악할 수 있다. 그렇게 얻은 정보들로 무장하면, 발 유형에 맞게 고안된 운동들을 더 제대로 할 준비가 된 것이다. 규칙적인 연습과 "발 관리"는 모든 이들에게 꼭 필요하며, 골격 구조 전체에 작지만 전반적인 변화를 가져다 줄 수 있는 가장 좋은 방법이기도 하다. 절대 발이 도달할 수 있는 힘을 과소평가하거나 움직임의 잠재력 전체를 무시하지 않았으면 한다.

아래 세 개의 짧은 순서 목록이 있다. 하나는 전반적인 발 건강을 위한 순서이고, 나머지 두 개는 발의 유형에 맞는 운동 순서들이다. 아래 나열된 운동 끝에 있는 괄호 안의 숫자는 본문에서의 운동 번호들로, 운동법을 찾아보기 쉽도록 적어 둔 것이다.

10~15분 정도 소요되는 이 순서들을 꾸준히 따라 하다 보면 전보다 구조적으로 균형 잡힌 발을 가질 수 있다.

일반적인 발건강을 위한 순서

1. 기본 발 준비운동 (1)
2. 발 시계, 8자 그리기, 발의 삼각형 찾기 (2)
3. 한 발 앞으로 디뎌 발가락 펴기(3)
4. 짧은 발(반구) (6)
5. 무릎 펴고 발꿈치뼈 안쪽에 공을 낀 상태로 양 발 뒤꿈치 들기(7)
6. 한 다리 서기-한 쪽 발에 체중 싣기-무릎 들어 균형잡기 추가 (8)
7. 요가블록을 이용한 늘리기(18)

전체적인 근력 강화가 필요한 발을 위한 순서

1. 기본 발 준비운동 (1)
2. 발 시계, 8자 그리기, 발의 삼각형 찾기(2)
3. 한 발 앞으로 디뎌 발가락 펴기 (3)
4. 무릎 굽힌 상태로 양 발 뒤꿈치 들기 (5)
5. 짧은 발 (반구) (6)
6. 무릎 펴고 발꿈치뼈 안쪽에 공을 낀 상태로 양 발 뒤꿈치 들기 (7)
7. 한 다리 뒤꿈치 들기 (9)
8. 가쪽에 저항을 준 상태로 한 다리 뒤꿈치 들기 (10a)
9. 긴엄지벌림근-엄지발가락 훈련 (12)
10. 무릎 작게 굽히기와 받침대를 두고 작게 스쿼트하기 (11)
11. 받침대를 사용한 무릎 꿇고 발목발등 쪽으로 굽히기, 발바닥쪽으로 굽히기 (17)
12. 요가블록을 이용하여 무릎 편 상태로 늘리기 (18)

이완이 필요한 발을 위한 순서

1. 기본 발 준비운동과 이완 (1)
2. 발 시계, 8자 그리기, 발의 삼각형 찾기 (2)
3. 한 발 앞으로 디뎌 발가락 펴기 (3)
4. 발가락폄근 늘리기와 앞 구획 이완 (16)
5. 무릎 시계-목말밑관절 마사지 (19)
6. 발목 가동성 운동(14)
7. 발 날개 (15)
8. 무릎 편 상태로 양발 뒤꿈치 들기(4)
9. 안쪽에 저항을 준 상태로 한 다리 뒤꿈치 들기 (10b)
10. 요가블록을 이용한 늘리기(스트레칭 중심) (18)
11. 무릎 꿇고 발목 발등 쪽으로 굽히기, 발등 쪽으로 굽히기 (발이 엎침 되게 받침대를 놓고) (17)

CHAPTER 10

발을 위한 디자인(Designed for Life)

좋은 하루는 완벽한 신발에서 시작한다.

작자미상

개론

완벽한 신발을 신었을 때 삶의 질이 나아진다는 데에는 이견이 없을 것이다. 하지만 '완벽한 신발의'의 정의가 무엇일까? 정확한 사이즈? 완벽한 디자인과 색? 적당한 굽높이? 편안함?

다소 감성적인 이 질문들에 대한 답은 연령, 환경, 성정체성, 하루 중 어느 시간대인지, 문화, 종교, 특정 옷을 입어야 하는 상황 혹은 벗어야 하는 상황(?)에 따라 달라질 수 있다.

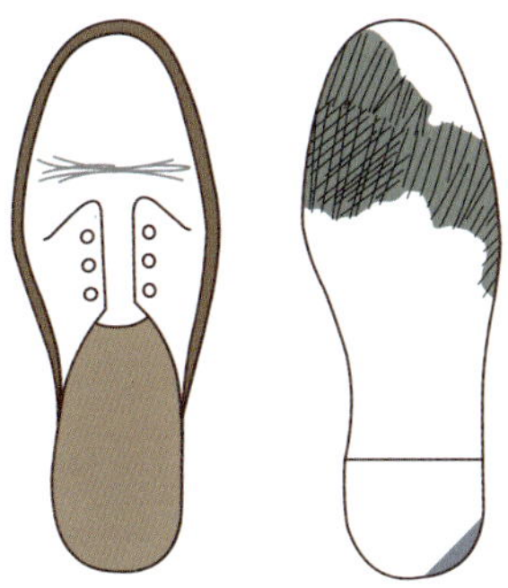

그림 10.1. 신발의 일반적인 정상 마모 형태.

신발만큼 섹슈얼한 패션아이템도 없을 것이다. 섹시한 구두의 명장인 크리스찬 루부텡 (프랑스 패션 디자이너, 높은 굽과 빨간색 바닥의 하이힐로 유명: 역주)의 말대로 *"신발은 당신의 신체 언어와 태도를 바꾼다. 신발은 당신을 물리적으로뿐만 아니라 감정적으로도 끌어올려 준다"*하지만 안 좋은 신발은 반대로 사기 저하의 원인이 되며 대부분의 사람들은 불편한 신발로 인해 통증에 시달리거나 패션 테러리스트가 되어 비참한 기분을 느낀 경험이 한번쯤은 있을 것이다.

신발은 크게 두 가지 기능이 있다. 패션의 일부로서 다양한 사회적 언어를 표현하는 기능과 발을 보호하는 기능이다. 슬프게도 이 두 기능은 상충하는 경우가 대부분이다. 패션 지향적인 신발은, 물론 반박의 여지가 있긴 하나, 발을 주로 안 좋은 쪽으로 변형시키는 경향이 있다. 미학적인 이유로 인해 발모양에 맞춰 만들어진 신발은 거의 없는 반면, 신발 모양으로 변형된 발들은 흔하다(그림 10.2 참고).

발을 위한 신발 디자인과 브랜드가 있고 발을 못살게 굴어서 변형시키는 디자인과 브랜드가 있다. 이 마지막 장에서는 신발의 해부학에 대해 탐구하고 신발이 어떻게 발의 자연스러운 움직임에 도움이 되고 방해가 되는지 알아볼 예정이다. 이상적인 신발 역학에 대한 공부는 신발제조업에서 뿐만 아니라 합리적인 신발 구매에서 작은

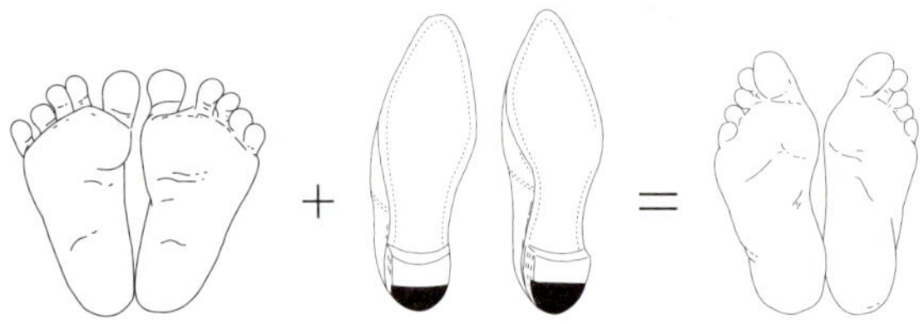

그림 10.2. 자연적으로 발은 발가락쪽 가로폭이 넓으나 일반적인 신발은 발가락 쪽으로 갈수록 좁아지기 때문에 발 모양을 변형시킨다. 그림 출처vivobarefoot

도움이나마 될 것임을 확신한다.

바른 신발 치수의 중요성

> 그는 신데렐라를 자리에 앉힌 다음 그녀의 작은 발에 유리구두를 신겼습니다. 신데렐라의 발은 유리구두에 아주 부드럽게 들어갔고 유리구두는 마치 밀랍으로 틀을 뜬 것처럼 발에 딱 맞았습니다.
>
> 샤를 페로 (프랑스 동화작가)

부엌데기에서 왕세자비로 신분 상승하는 운 좋은 소녀가 드물듯이, 발의 일부분을 희생하지 않아도 되는 멋진 신발은 드물다. 종종 우리는 더 잘 맞는 신발을 찾기 보다는 맞지 않는 신발에 발을 구겨 넣는 편을 택한다. 우리가 신데렐라 언니들처럼 발가락을 자르지는 않지만, 발의 순응도를 남용하여 발의 기능을 신발의 모양에 양보해 버리는 일이 흔하다.

> 신발이 맞지 않다면,
> 발을 바꿔야 하는 것일까?
>
> 글로리아 스타이넘 (미국 1세대 여성운동가이자 작가)

일반적인 모양의 신발을 반복하여 신다 보면 신발 모양의 발을 갖게 된다. 중국인들은 익히 알고 있던 것처럼 우리의 발은 그 틀에 의해 주조된다. 다행히, 미니멀리즘 신발회사들이 늘어나고 있으며 이 회사들은 빠른 속도로 환경보호, 재활용, 채식지향적인 기술력과 홍보를 펼치고 있다.

비보베어풋(Vivobarefoot), 렘스(Lems), 머렐(Merrell) 같은 브랜드는 신발을 디자인하고 생산하는 과정에서 발 본연의 형태와 기능을 고려한다.

아직 미니멀리즘 신발회사들의 전체 신발시장에서의 점유율은 높지 않으며 2018년 기준 6630만 켤레의 신발을 생산해내는 글로벌 브랜드들과 경쟁해야 하는 상황이다.[1] 많은 신발, 가죽, 접착제, 플라스틱 뿐만 아니라 막대한 수익과 마케팅 역량과도 경쟁해야 한다.

다른 사업에서도 마찬가지지만 신발사업에서도 쓰레기, 오염, 노동력 착취, 경제학과 같은 문제들이 소비자의 선택에 영향을 미친다. 소비자들은 그들 스스로에게 이로운 브랜드–환경오염을 시키지 않고, 유독성 접착제를 쓰지 않고, 노동자를 착취하지 않고, 세금을 성실히 납부하며 노동자의 복지에 힘쓰는–를 선택할 능력이 있다.

> 월급은 신발과 같다.
> 너무 작으면 우리를 화나게 하고 옥죈다;
> 반대로 너무 크면, 걸려 넘어지고 헛디디게 한다.
>
> 존 로크(영국 철학자, 정치사상가)

하지만 신발을 고르는 일은 그리 간단하지만은 않으며, 환경적, 도덕적, 생화학적, 성심리학적, 감정적 요인들에 영향을 받는다. 예를 들어, 연구에 따르면(Barnish 外 2017) 많은 여성들이 생체역학적인 문제들과 근골격계

1 Data from Hoskins 2020.

이상을 유발할 수 있음을 인지하고 있음에도 불구하고 하이힐을 자주 신는다고 응답했다.

연구자들은 "무언의 강요와 유언의 강요"가 원인 중 하나라고 지적한다. 여성들이 하이힐을 신는 데에는 자유의지 뿐만 아니라 타인의 영향도 받는 다는 의미이다. 이 신발 선택 역학의 주요 변수는 하이힐 착용자의 매력이 더 높게 평가된다는 사실이다. 저자는 누구도 "자신의 의지에 반하여 하이힐을 신도록"강요 받아서는 안 된다고 조심스럽게 지적했다.

하지만 자유의지란 그리 간단한 문제가 아니며 우리는 선택에 영향을 미치는 많은 요인들에 노출되어 있다. 영국 성인들을 대상으로 한 2016년 연구에서는 "작은 키와 높은 BMI는 낮은 사회경제적 지위와 관계 있음"이 관찰되었다(Tyrrell 外 2016). 이 상관관계는 남성의 경우에는 신장이, 여성의 경우에는 BMI에서 더 현저하게 나타났으나 그 의미는 동일하다. 키가 크고 날씬할수록 남들보다 윤택한 삶을 산다는 뜻이다. 하이힐을 신으면 신장과 체형이 동시에 보정되며 키와 외모의 가치가 인체공학보다 중요해 보이는 이 세상에서, 개인의 선택은 자유이며 판단의 대상이 아니라고 말하고 싶다.

신발의 해부학

대부분의 신발을 보면 발을 신발에 맞추라고 만들어진 것 같다.

모코코마 마코노아나(남아공 작가)

신발은 발과 지면 사이의 접점이며, 신발의 특성이 그 접점에서 일어나는 작용들에 영향을 미친다. 최초의 신발은 4만년전에 만들어진 것으로 추정되며(Trinkaus & Shang 2008), 멋을 위해서 보다는 발을 보호하는 목적으로 만들었다고 생각된다. 한가지 흥미로운 점은 연구자들이 이 즈음부터 인간의 발가락 길이가 짧아졌다고 추정한다는 점이다. 이전에는 발달했던 발가락이 약해진 이유가 그 사용이 적어졌기 때문일까, 아니면 작은 앞코에 쑤셔 넣어졌기 때문일까? 지금으로선 알 수 없는 노릇이다.

지난 수 백만 년 동안 이루어진 문화 적응과 해부학적, 생리학적 진화 사이의 간극인 이 "불일치 상태"는 현재에도 몇 가지 그 흔적을 찾아볼 수 있다.

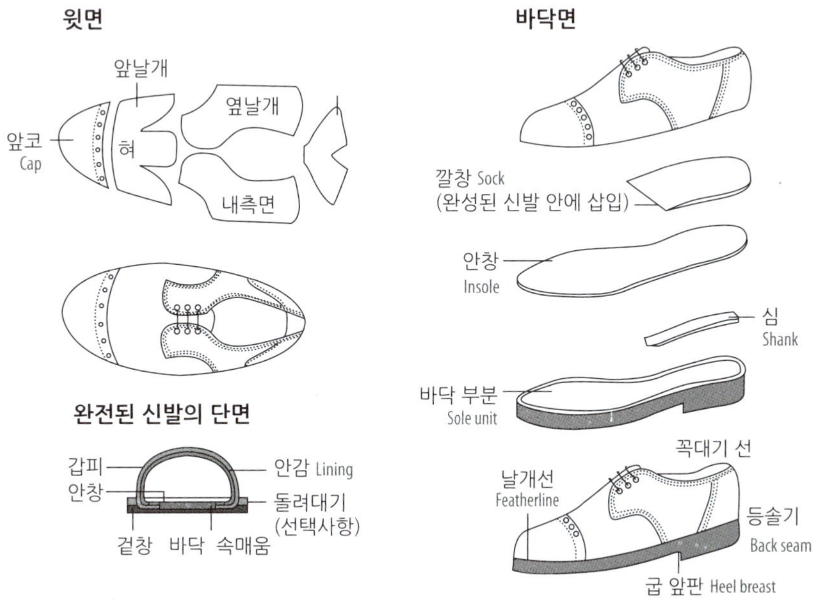

그림 10.3. 일반적인 깁슨/더비 스타일의 신발 재단

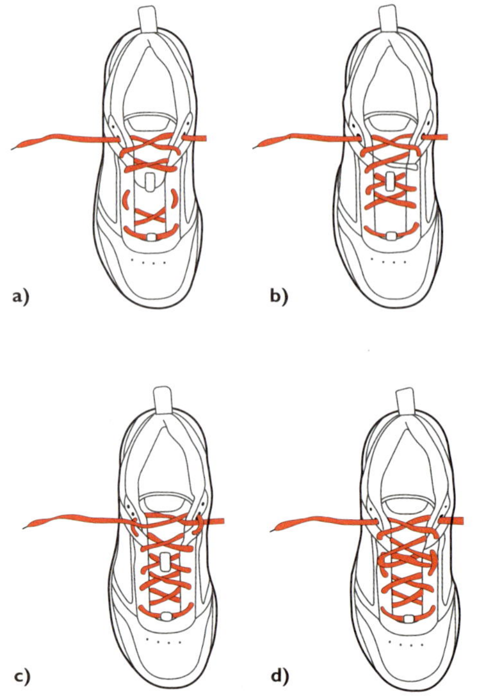

그림 10.4. 발 유형에 맞는 신발끈 묶는 법.
a)발등이 높고, 뒤침 되는 경향이 있는 발은 발의 중간 부위에 간격을 두고 끈을 매어 발등에 가해지는 압력을 줄여주면 좋다.

b) 발볼이 넓은 발은 발가락 쪽을 건너 뛰고 끈을 묶어 공간을 확보해 줄 수 있다.

c) 뒷꿈치가 좁은 경우 발꿈치가 신발 밖으로 미끄러져 나오는 경향이 있으므로 발목쪽을 보강하여 신발끈을 묶는다.

d) 엎침 되는 경향의 발은 발의 중간 부위를 보강하여 묶어준다.

(출처: 슈라커(Shoe Locker) 인포그래픽.)

농업이 시작된 만년 전부터 산업혁명이 시작된 150년 전을 거쳐 어디에서나 개인컴퓨터와 통신기기를 볼 수 있는 최근 20년까지의 모든 변화는, 우리가 몸을 어떻게 쓰고 대하는 지에 영향을 미쳐왔다. 소화기관은 새로운 음식에 맞춰 적응했고 산업 중심의 삶에 문화적으로, 또 가족전체가 적응하였으며, 현재는 항상 곁에 두는 통신기기에 맞춰 몸을 변형시켜야 한다. 신발의 발명은 이런 사건들보다 앞서 일어났으며 신발에 맞춰 발을 쥐어짜는 일이 그리 새삼스럽지는 않다는 뜻이다.

신발의 해부학을 탐험하는 우리의 여정은 발뒤꿈치 닫기부터 발가락 떼기까지의 과정이며, 계속 언급하고 있는 네 개의 아치에 대한 복습이다. 모든 유형의 신발에 대해 다룰 수는 없겠지만, 비슷한 신발 유형이면 그 장단점 또한 비슷할 것이다. 완벽한 신발은 없고, 인체친화적인 신발도 어떤 사람에게는 맞지 않을 수 있으므로, 그 신발은 신는 발의 주 기능과 궁합을 고려해야 한다. 이 궁합은 단순히 사이즈의 문제뿐 아니라 기능의 문제도 포함하는 개념이다.

지금까지 설명한 바와 같이, 뒤꿈치를 디딜 때의 충격력은 사방으로 분산되어 흡수되어야 한다. 신발은 이 분산된 힘들의 완충에 영향을 미친다. 처음 가해진 충격력은 굽의 소재에 의해 감소되며 굽이 충격을 받아들여 발에 전달하는 방향은 굽의 각도와 모양에 영향을 받는다. 깁슨 신발 굽의 가장자리는 각이 져있고 발꿈치뼈와 거리가 있기 때문에 뒤꿈치를 디딜 때의 발바닥쪽굽힘이 정상보다 급격히 일어나며, 내려가는 발을 감속시키기 위해 앞정강근이 더 일을 해야 한다(그림. 5.2 참고). 굽의 각진 모서리는 앞 정강이의 통증을 유발할 수 있으므로 평가 시에 확인되어야 한다.

발에 체중이 실려 바닥에 닿는 순간, 발꿈치뼈는 기울어져야 한다. 대부분의 신발은 발꿈치를 감싸는 둥글고 오목한 부분이 있으며, 이 "신발 뒤축"의 모양은 다양하다. 만약 뒤축이 너무 꽉 낀다면 발꿈치뼈가 바깥쪽으로 뒤집히는 것(엎침을 유발한다)을 막을 것이고, 너무 헐거우면 발꿈치뼈의 기울어짐이 조절되지 않아 뒤축의 뻣뻣한 소재와 피부가 마찰을 일으켜 자극될 것이다. 뒤축의 내부가 많이 해졌다면 발꿈치뼈가 불안정하다는 유의미한 지표가 될 수 있다. 신발 뒤축이 발꿈치뼈의 좋은 안정화 장치가 될 수도 있지만 엎침을 막는 현상 없이 딱 적절한 만큼만 감싸주기란 쉬운 일이 아니다.

효율적인 보행을 위해서 어느 정도의 엎침은 꼭 필요하며, 발은 충격력을 어느 정도는 흡수해야 한다. 엎침이 가능할 만한 공간이 있어야 발의 뼈가 충격력의 일부를 흡수할 수 있으며, 그 다음에야 옆날개, 앞날개, 내측면에 대해 논할 수 있다. 신발의 옆날개와 내측면은 발의

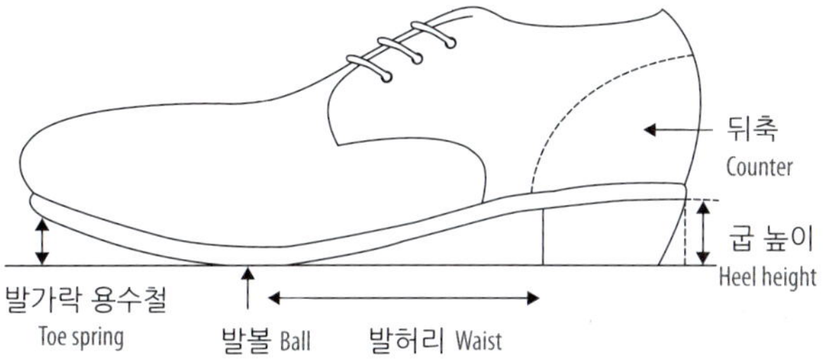

그림 10.5. 일반적인 신발의 모양

중간부위를 감싸며 발의 모양에 따라 신발끈을 달리 묶음으로서 조정 가능하다(그림 10.4). 앞날개는 발가락 부분의 윗부분을 이루며 발허리뼈 머리와 발가락을 감싸는 부위로, 엎침 시에 발허리뼈관절선을 따라 가장 넓게 펼쳐지는 부위이기도 하다.

정상적으로 마모된 신발에 그어지는 주름은(그림. 10.1) 발허리뼈관절선이 접히는 위치이다. 이 주름은 신발에서 가장 폭이 넓은 부분과 일치해야 하며 옆에서 봤을 때 보이는 "공"과도 일치해야 한다(그림. 10.5). 신발의 공은 신발 안에서 발 앞부분의 아치가 위치하는 곳과 일치해야 한다. 발의 공과 신발의 공은 모두 앞날개의 접히는 부드러운 부분 아래에 위치해 발허리뼈관절선을 기준으로 구부러질 수 있어야 한다.

앞날개의 모양과 크기는 유행을 따른다. "정상"과 "자연스러움" 사이에는 간극이 있으며, 자연적 발은 발가락 쪽으로 갈 수록 넓어진다. 하지만 발 넓이만큼 충분한 공간을 제공하는 대신, 비좁은 앞코 안에 발을 쑤셔 넣는 것이 "정상"이 되었으며 시간이 지남에 따라 발모양이 변형되고 기능까지 변하게 되었다. 공간이 충분하지 않으면, 발허리뼈는 펼쳐져서 가로방향의 고정핀을 이룰 수 없으며, 중앙세로아치 역시 늘어날 수 없어 발의 자연스러운 꼬임이 불가능해 발바닥의 조직이 변형 될 수 없다

보행의 몇 가지 작용들을 신발이 도와줄 수 있다. 신발이 안정화의 매개체가 될 수 있고 신발의 소재가 GRF를 약화시킬 수도 있다. 고기능성 신발들에서 특히 그러하며 효율, 발 보호, 능률 향상을 위한 신소재공학이 눈부시게 발달하였다. 그래서 신발은 논할 때 기능과 관계된 많은 변수들이 추가되었다. 신발을 자연적인 기능에 중점을 두고 고를 수 도 있지만 속도, 효율 같이 개개인에게 필요한 운동능력에 초점을 맞춰 고를 수도 있다. 중요한 것은 자연에 호소하는 오류[2]를 범하거나 "자연스러움"이 당연히 더 우월하다고 가정하면 안 된다는 점이다.

하지만, 앞코와 앞날개의 경우 자연스럽지 못한 크기와 각진 모양이 발 건강과 기능에 좋지 못하다는 것만은 분명하다. 발을 옥죄면 발가락, 특히 엄지발가락이 발의 세로축을 향해 몰리며 관절의 정렬이 틀어지게 된다. 젊을 때는 후천적인 신체 가소성으로 신발에 맞춰 발 모양이 변형되지만, 나이가 들어서는 건강과 가동성에 악영향을 미친다고 연구결과는 말하고 있다.

최근의 연구에 따르면 남성 노인의 85%, 여성 노인의 93%가 더 이상 횡단보도를 안전하게 건널 수 없는 정도로 현저한 보행속도 감소를 보인다(Asher 外 2012). 영국에서만 이루어진 연구이지만, 아일랜드, 남아프라카공화국, 스페인, 미국에서 진행 중인 연구들에서도 비슷한 결과를 보이고 있다. 이 연구결과가 인구의 85%가 맞지 않는 사이즈의 신발을 신고 있다는 통계(Tyrrell, in Yates 2012), 87%의 노인이 발의 기능적 장애를 갖고 있다는 통계(Franklin 外 2015), 50세 이상의 74%이상이 엄지발가락가쪽휨증, 2.5%가 엄지굽음증이라는 통계(Rodríguez-Sanz 外 2018)와 아예 관련이 없다고 보기는 어려울 것이다.

모든 기능장애 범주에서 여성의 발이 남성의 발보다 안 좋은 상태이며, 여성의 신발이 남성의 신발보다 자연적인 발 모양과 거리가 있다는 데에는 대부분의 사람들이 동의할 것이다. 여성 신발의 높은 굽은 발허리뼈 머리에 더 많은 압력을 가하게 되며 발목 정렬을 발바닥쪽으로 굽

2 자연에 호소하는 오류란 자연적인 것이 무조건 인위적이거나 비자연적인 대안들보다 우월하다고 가정하는 것이다.

힌 상태로 고정시켜 시간이 지날수록 장딴지근을 짧아지게 하고 아킬래스건을 뻣뻣하게 만든다(Franklin 外 2015).

모든 부정렬과 제한된 움직임이 뼈와 연조직에 영향을 미친다. 5장에서 다루었듯이, 자연스러운 움직임은 아교조직에 탄력을 주는 많은 이로운 작용들을 하며, 여러 관절과 연조직 정렬 간의 상호작용이 근골격계의 작용을 원활히 한다. 발가락의 정렬을 바꾸거나 인위적으로 관절 움직임의 가동범위를 제한하면 프리텐셔닝에 의한 운동량 전달과 힘의 증강이 이루어지지 않는다.

신발 디자인은 다방면으로 발바닥 연조직의 프리텐셔닝에 영향을 미친다. 가장 대표적인 것이 발가락용수철인데 발바닥에서 발 공을 넘어가는 위로 볼록한 곡선인 이 부분을, 밑창을 딱딱하게 만들어 희생시켜버리는 경우가 많다. 구부러지기 힘든 소재로 밑창을 만들면 발허리뼈 관절이 펼쳐지지 못한다. 신발 제조업자들은 발가락 용수철을 신발에 내장해 신발의 공을 확장시켜 이 문제를 해결한다.

신발은 발가락이 펴지는 정도를 줄이거나 없애버리며 그렇게 함으로써 굽힘근 조직들이 해야 하는 일의 양을 줄여준다. 발이 해야 할 일을 신발이 대신 해주면, 근육이 더 이상 감속이나 조절을 위해 사용되지 않고, 결과적으로 발이 약해진 다는 사실이 그리 놀랍지는 않을 것이다. Sichting 外 (2020)는 연구를 통해 발가락 용수철이 발이 하는 일의 양을 줄이고 안쪽 세로아치의 경도를 감소시킨다는 것을 밝혀냈으며, 내재근이 적게 사용되므로 근력이 약해져 장기적으로는 발 건강에 악 영향을 미친다고 경고하였다.

이와 같은 자연의 섭리에 반박하고자 하는 것은 아니지만, 연구 결과를 임상에 적용하려면 해석할 때 비판적인 시각을 잃지 말아야 한다. Sichting와 동료들은 발가락 용수철이 발바닥 조직이 해야 할 일을 신발로 우회시켜 발건강에 좋지 않은 영향을 미친다고 하였다. 만약 발에 이미 기능 저하가 있다면 얘기가 완전히 달라진다. 발바닥 뒤꿈치의 통증, 발바닥 근막 통증, 혹은 발허리 통증이 있는 경우, 발가락 용수철은 압박을 받는 조직에 가해지는 부담을 일시적으로 덜어준다는 면에서 임상적으로 유용한 장치일 수 있다. 그래서 발가락 용수철을 활용하면 환자들이 절대 안정을 취하지 않더라도 조직이 회복될 시간을 벌어줄 수 있다.

관련 자료들에 대한 Holowka와 Lieberman의 종합적인 고찰 논문(2018)에 따르면 일상적으로 신발을 신고 생활하는 사람들이 신발을 신지 않는 군보다 약한 발을 가지고 있으며 안쪽 세로아치가 뻣뻣하며 그 높이가 낮다. 이 논문에서 Holowka와 Lieberman 는 최소화 신발을 신으면 엄지벌림근의 단면적이 유의미하게 증가하고, 그 정도는 덜하지만 새끼벌림근과 짧은발가락굽힘근의 단면적도 증가한다는 것을 보여주었다. 최소화 신발은 발이 펼쳐지고 발가락이 펴질 수 있게 해주기 때문에 그와 연관된 내재근들이 좀 더 열심히 일하게 함으로써 발이 그 본연의 기능을 수행하게 한다. 이러한 내재근들은 우리가 1장에서 언급했던 McKeon 外 (2014)이 제안한 개념인 “발의 핵심(core)”의 일부이며 몸의 다른 “코어”근육들이 그러하듯이 발 근육도 운동을 할수록 발달한다. 다행히 우리는 발 운동을 하기 위해 피트니스 센터에 갈 필요 없이, 매 걸음마다 발을 운동 시킬 수 있다. 제대로 된 신발만 신는다면 말이다!

최소화 신발의 밑창은 유연하고 얇게 만들어져 발바닥 조직이 제 기능을 할 수 있게 할 뿐만 아니라 발이 감각자극도 잘 느낄 수 있게 한다. 발은 지면을 더 선명하게 느끼게 되고 발의 조직을 단단하게 만들어, 뻣뻣하고 꽉 조이는 신발을 신고서는 감지할 수 없는 압력, 전단력, 늘어남과 같은 정보를 기계수용체들이 적절히 수용하도록 도와준다. 여기서 다시 한번, 현대의 신발이 발을 병들게 한다는 사실을 실감하게 된다. 신발의 주된 기능이 발을 보호인 만큼, 손상된 조직에 입각해서 신발을 생각해야 한다. 말초 혈관과 신경에 문제가 있으면 발이 민감해지며 혹은 질환이 진행되어 오히려 민감도가 감소하면, 조직이 손상되어도 이를 알아채지 못하는 위험한 상황까지 올 수 있다. 민감도의 증가와 감소 모두 당뇨 환자에서 아주 흔한 증상이며, 발의 조직 손상이 심각한 합병증으로 이어져 사지를 절단해야만 하는 상황이 오기도 한다. 그러므로 삶의 질 향상을 위한 치료 계획에는, 잘 맞는 신발의 중요성에 대한 교육이 포함되어야 한다.

발바닥 근막염과 같이 좀 덜 심각한 경우에는, 충격을 흡수해주는 밑창으로 일시적으로 조직의 변형을 줄여주고 회복을 촉진할 수 있다. 사실, 연조직에 문제가 생기는 어떤 상황에서든지 적절한 휴식, 회복할 시간, 신발에 의한 지지가 도움이 된다. 예를 들어, 지방패드 감소는 뒤꿈치에 완충제가 든 신발 착용으로 인해 증상이 완화될 수 있다. 최소화 신발을 착용하면 지방 패드 변형이 최대 60%까지 발생하는데 반해 일반적인 러닝화를 신은 경우 35%에 그쳤다는 연구 결과도 있다.

발에 맞는 신발 찾기

꽉 끼는 신발도 장점은 있다;
다른 고민들은 잊게 만든다
조쉬 빌링스(미국 작가)

발에 잘 맞는 신발을 사기 위해 다음의 몇 가지 간단한 조언들을 참고하면 좋을 것이다.

- 일단 발의 부피는 낮 동안 최대 3%까지 증가하기 때문에 신발은 반드시 오후에 사러 가야 한다. 격한 운동 중에는 발의 부피가 8% 정도 증가하므로(Yates 2012) 신발을 사러 가는 시간을 잘 선택해야 한다
- 대부분의 사람들은 한 쪽 발이 다른 쪽 발보다 조금 더 길기 때문에 큰 발에 맞춰 신발을 사야 한다. 작은 발 쪽의 신발에는 깔창이나 뒤꿈치 패드를 넣어 신발 내부 공간을 쉽게 좁힐 수 있기 때문이다.
- 신발과 함께 신을 양말과 동일한 양말을 신고 가서 신발을 고른다. 두꺼운 양모 양말과 함께 신을 신발을 사러 가는데 얇은 나일론 스타킹을 신고 가면 안 된다.
- 신발 끝이 가장 긴 발가락 끝 보다 10~12 m가량 길어야 한다. 엄지발가락이 아니라 두 번째 발가락이 가장 긴 사람도 있다.
- MTJ 선이 신발 폭 가장 넓은 곳과 일치해야 한다. 그 부분이 유연해야 하고 박음질이나 장식 때문에 발가락 떼기를 위해 신발 주름이 지어질 때 발 날개의 형태가 왜곡되지 않는지 확인해야 한다.
- 넓은 발볼에 맞추기 위해 긴 신발을 살 때 조심해야 한다. 사람마다 발볼의 크기가 다양함에도 불구하고 많은 제조업체들이 발볼 크기를 다양하게 해서 신발을 만들지 않기 때문에 발볼에 맞추려면 본인의 발 길이보다 긴 신발을 살 수 밖에 없다. 그러면 신발의 공과 접지선에 대한 MTJ선의 상대적 위치가 변하게 된다. 신발 바닥에는 보통 플라스틱, 철, 나무 등으로 만들어진 심(shank)이라고 불리는 단단한 막대가 들어 있다(그림 10.3참고. 하이힐의 안쪽 밑창에 그 윤곽이 보이는 경우가 흔하다). 심은 신발의 허리를 보호하기 위해 필요하지만 발 길이보다 긴 신발을 신으면 심이 MTJ선과 충돌할 수 있다. "접힌는 선"들이 조화를 이루어야 하며 발의 공, 접지선, MTJ 선이 모두 심의 끝보다 멀리 있어야 한다(그림 10.6)

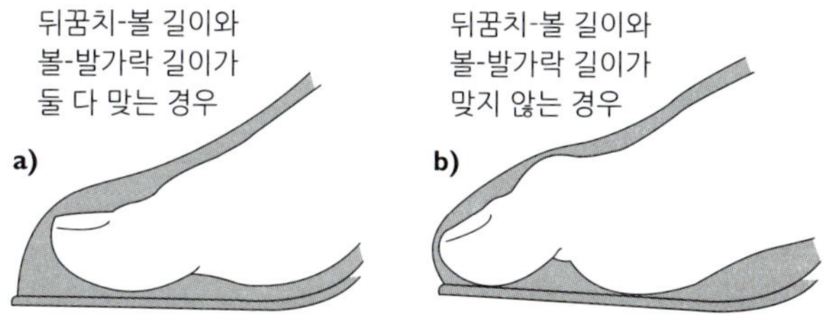

그림 10.6. 잘 맞는 신발은(a) 발의 공이 신발의 접지선과 일치한다. 너무 짧은 신발은(b) MTJ선과 신발 주름이 잡히는 위치가 일치하지 않아 발가락 상자 안에서 발가락들이 구겨지게 된다.

- 발가락 상자의 폭은 발의 폭과 맞거나 조금 더 넓어야 한다. 신발 날개 소재가 발가락 상자의 폭에 크게 영향을 미치며, 부드럽고 유연한 소재로 만들어지면 사이즈가 딱 맞아야 발을 유연하게 사용할 수 있다. 발가락 상자가 좁은데다가 뻣뻣한 소재로 만들어진 신발은 피해야 한다.
- 뒤축이 있는 신발을 산다면 착용자의 필요에 맞게 선택해야 한다. 발을 더 잡아주길 원하는가? 굽이 너무 무르거나 단단하지는 않는가? 신발마다 뒤축의 높이도 다양하며 발꿈치뼈의 높이보다 뒤축이 너무 높으면 자극이 될 수 있다.
- 신발의 높이(pitch)는 접지선에서부터 뒤꿈치까지의 높이 차이이다(그림 10.4참고). 높이가 증가하면 발허리뼈에 더 큰 압력이 가해지고 가만히 서 있는 자세에서 발허리뼈 머리가 펴지는 각도가 증가한다. 굽이 높은 신발을 신으면 발목과 MTJ가 이루는 각도가 둘 다 변하면서 보행 중 발이 단단해 지는 정도도 따라서 변한다. 발목이 신발에 의해 발바닥쪽굽힘 상태로 고정되기 때문에 목말관절도 중립 상태보다 발바닥쪽으로 굽혀진 다음에 발등 쪽으로 굽혀지므로 발등쪽굽힘 능력이 증가 할 수도 있다. 하지만 관절은 이미 펴져있는 발가락으로 인해 가동범위의 한계치까지 꺾이지는 않고 자연스럽게 발바닥굽힘근 힘줄을 단단하게 만든다. 신발 높이의 변화는 발의 외재근과 내재근 조직의 자연스러운 역학과 상충되어 골반이나 허리에 추가적인 보상작용을 유발할 수 있다.

처방 받은 보조기구든, 처방 없이 구매 가능한 제품이나 대량 생산 제품이든, 발 보조기구를 신발을 신고 착용해야 하는 경우가 있다. 신발은 보조기구와 정확히 맞아서 걷는 동안 발이 어느 정도 움직일 수 있는 적절한 공간이 확보되어야 한다. 올바른 보조기구를 찾으려면 전문가의 자세한 상담이 필요하지만, 많은 소비자들이 시중에 나와있는 제품들도 훨씬 비싼 맞춤 기구들과 비등한 정도의 완화효과를 준다고 판단해 일차적으로 싸고 합리적인 기성품을 선택한다. 하지만, 보조기구를 잘 못 선택하면, 마치 뻣뻣하고 잘 맞지 않는 신발을 신었을 때처럼, 발에 가해지는 응력과 변형이 줄어들어 발을 더 약하게 만들고 보조기구에 의존하는 기간이 길어질 수 있으므로 보조기구를 고를 때 신중 할 필요가 있다. 앞서 신발에 대해 설명한 내용과 마찬가지로, 보조기구 역시 조직에 가해지는 부담을 덜어주기 때문에 적절한 운동과 스트레칭 프로그램이 효력을 발휘할 때까지 시간을 벌어줄, 일시적이지만 유용한 조치가 될 수는 있다.

발가락 상자의 모양과 각도는 발가락 떼기의 각도에 영향을 미칠 수 있다. 8장에서 Morton발에 대해 다루며 보았다시피, 관절의 부정렬은 관절뿐만 아니라 그 위 몸의 나머지 부분에 전해지는 운동량의 방향까지 바꾸기도 한다. 신발은 디자인에 따라 다양한 정도의 *펼침(flaring)*을 가지는데(그림 10.7), 이는 뒤꿈치의 중심선과 신발 가장 바깥부분의 길이 차이를 말한다. 중심선은 뒤꿈치의 한가운데를 관통하는 선으로, 신발을 제작할 때 그 선으로부터의 거리를 접지선의 안쪽이나 바깥쪽으로 늘릴 수도 있고 두 거리를 비슷하게 할 수 도 있

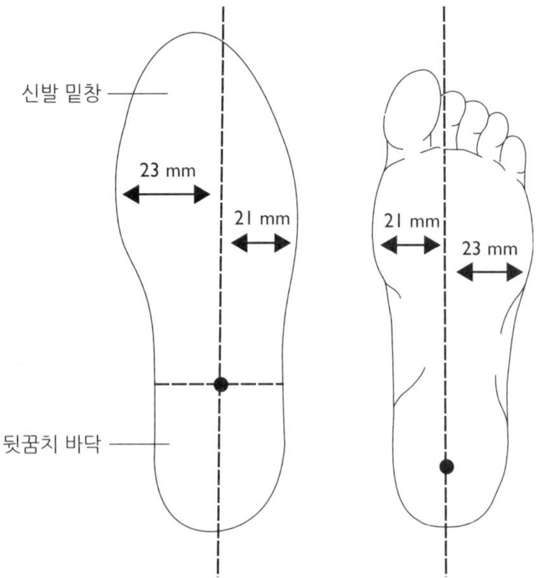

그림 10.7. 신발에서 뒤꿈치 중심선을 기준으로 가장 먼 곳 사이의 길이는 발에서 가장 폭이 넓은 곳의 길이보다 길어야 한다. 중심선 안쪽이 넓은 신발은 안쪽으로 펼쳐져 있다 하고, 바깥쪽이 넓은 신발은 바깥쪽으로 펼쳐져 있다고 한다. 안쪽의 거리와 바깥쪽의 거리가 같으면 신발은 중립(neutral)이라고 한다.

다. 안쪽으로 펼쳐지면(in-flare) 신발의 중심선 안쪽이 넓어지고, 바깥쪽으로 펼쳐지면(out-flare) 중앙선 바깥쪽 부분이 넓어진다. 이러한 안-밖 치우침을 각각 뒤침 되는 발과 엎침 되는 발에 맞게 고르면, 신발 안쪽에서 발생하는 피부 자극을 줄일 수 있다.

맺음말

> 신발은 친구와 같아서 당신을 지지할 수도, 당신을 무너뜨릴 수도 있다.
>
> 작자미상

지금까지의 이야기는 한마디로 정리하자면, 우리가 발을 잘 돌보고 신발을 잘 고르기만 한다면, 발과 신발이 우리의 가장 좋은 친구[3]가 되어 준다는 것이다. 우리는 발을 위해 때때로 모래사장 위를 맨발로 뛰어 운동시키거나 바닥이 유연한, 발 모양 친화적인 최소화 신발에 돈을 쓸 수도 있다. 항상 목적에 맞는 신발을 신어야 하며, 그렇게 해야지만 발 또한 우리의 말년까지 목적에 맞게 유지되어 줄 것이다. 결국에는 느리고 덜 만족스러운, 때로는 고통스러운 보행으로 인해 이 세상을 경험하고 세상과 관계 맺을 일이 줄어들게 되겠지만 말이다.

Shane O'Mara 교수는 보행에 대한 그의 훌륭한 연구에서(2019) 걷기가 주는 많은 정신적, 신체적 효능들을 열거하였다. 걷기라는 단순한 움직임이 주는 많은 보상들은 근력과 탄력의 유지부터 근육감소증으로 인한 위약의 예방, 정서적, 정신적인 고양까지 다양하다. O'Mara는 매일 산책하기 위해 스스로를 집 밖으로 끄집어내어 돌아다니게 하는 일이 우리를 "수용적, 외향적, 기분좋게"해주며 우울증을 감소 시킨다고 하였다. 하지만 그가 말하는 가장 큰 보상은 자연을 탐구하고 우리를 확장시킴(extension)으로서 얻을 수 있다. 비록 O'Mara가 extension이 뜻하는 바를 정확하게 명시하지는 않았지만, 나는 그 것이 발가락을 떼기 직전의 "펴진"자세라고 자체 해석하고 싶다. 그 시점에서 우리의 몸 앞면은 문자 그대로 펴지고 긴장한다.

잘 움직이고 유연한 발을 유지하려고 노력하면 우리의 발도 그에 상응하는 보상을 해 줄 것이다.

우리는 자리에서 일어나 스스로를 펼쳐야 한다. 그리고 그렇게 펼치기 위해서는, 글쎄, 특히 엄지발가락을 펼 수 있어야 한다! 발을 잘 돌보고 강하고 유연하게 유지하며 좋은 신발을 선택하는 일은 절대 손해 보는 장사가 아니다. 가동 범위를 충분히 활용하여 노인이 되었을 때 안전하게 길을 건널 수 있게 해주니 말이다.

Morton 박사의 말을 인용하자면 '인간의 발에는 아무 이유 없이 만들어진 부분이 없다.' (인간의 움직임과 형태, 1963, pg. 28.)

발의 모든 부분, 모든 조직, 뼈 고랑을 지나는 모든 인대와 힘줄들은 그렇게 생겨야만 하는 이유가 있다. 자주 서로 상충하기도 하는 다양한 요구들 간에 균형을 맞추는 인간의 발은 경이로우며 '완전한 생물학적 복합체'이기 때문에, 발을 이해하고 탐구하는데 시간과 노력을 투자할 가치는 충분하다고 본다.

나는 독자들이 좁은 틀에 갇힌 이분법적인 생각-그것이 인종과 성의 개념에 대한 사회적 편견이든, 근육의 작용에 대한 지나치게 단순화된 접근이든 간에-에서 스스로 벗어나 복잡성과 다차원성 안에서 즐겁게 머무를 수 있게 된다면 더 바랄 나위가 없으며 그것이야말로 참된 해부학이 우리에게 바라는 점이 아닐까 한다.

책에 유익한 내용을 최대한 많이 담으려 노력하였으며, 이 책이 나에게 쓸만한 가치가 있는 책이었듯이, 독자들에게는 다시 읽을 만한 가치가 있는 책이 되길 바란다.

3 발이 우리의 가장 좋은 친구인 이유는? 왜냐면…그건…발이 항상 나의 편에 "서"있기 때문에!

APPENDIX 1

참고문헌(References)

Abdalbary, S., E. Elshaarawy, and B. Khalid. 2016. "Tensile Properties of the Deep Transverse Metatarsal Ligament in Hallux Valgus."*Medicine* 95 (8): 2843.

Abitbol, M. 1988. "Effect of Posture and Locomotion on Energy Expenditure."*American Journal of Physical Anthropology* 77 (2): 191–199.

Adstrum, S., G. Hedley, R. Schleip, C. Stecco, and C. Yucesoy. 2017. "Defining the Fascial System."*Journal of Bodywork and Movement Therapies* 21 (1): 173–177.

Aiello, L., C. Dean, and J. Cameron. 2002. *An Introduction to Human Evolutionary Anatomy*. 1st edn. London: Academic Press.

Aiello, L., and J. Wells. 2002. "Energetics and the Evolution of the Genus HOMO."*Annual Review of Anthropology* 31: 323–338.

Asher, L., M. Aresu, E. Falaschetti, and J. Mindell. 2012. "Most Older Pedestrians are Unable to Cross the Road in Time: A Cross-sectional Study."*Age and Ageing* 41 (5): 690–694.

Barak, M., D. Lieberman, and J. Hublin. 2011. "A Wolff in Sheep's Clothing: Trabecular Bone Adaptation in Response to Changes in Joint Loading Orientation."*Bone* 49 (6): 1141–1151.

Barnish, M., H. Morgan, and J. Barnish. 2017. "The 2016 HIGh Heels: Health effects And psychosexual BenefITS (HIGH HABITS) study: Systematic Review of Reviews and Additional Primary Studies."*BMC Public Health* 18: 37.

Batson, E., G. Reilly, J. Currey, and D. Balderson. 2010. "Postexercise and Positional Variation in Mechanical Properties of the Radius in Young Horses."*Equine Veterinary Journal* 32 (2): 95–100.

Benzie, S. 2020. *Lost Art of Running*. London: Bloomsbury Sport.

Biel, A., and R. Dorn. 2015. *Trail Guide to the Body* .5th edn. Boulder: Books of Discovery.

Bramble, D., and D. Lieberman. 2004. "Endurance Running and the Evolution of *Homo*."*Nature* 432 (7015): 345–352.

Brockett, C., and G. Chapman. 2016. "Biomechanics of the Ankle."*Orthopaedics and Trauma* 30 (3): 232–238.

Carter, D., and G. Beaupré. 2001. *Skeletal Function and Form*. Cambridge: Cambridge University Press.

Chen, C., and D. Ingber. 1999. "Tensegrity and Mechano regulation: From Skeleton to Cytoskeleton ."*Osteoarthritis and Cartilage* 7 (1):81–94.

Clarke, R., and P. Tobias. 1995. "Sterkfontein Member 2 Foot Bones of the Oldest South African Hominid."*Science* 269 (5223): 521–524.

Cowgill, L., A. Warrener, H. Pontzer, and C. Ocobock. 2010. "Waddling and Toddling: The Biomechanical Effects of an Immature Gait."*American Journal of Physical Anthropology* 143 (1): 52–61.

Coyne, J. 2014. *Why Evolution Is True*. New York: Penguin Books.

Crompton, R., E. Vereecke, and S. Thorpe. 2008. "Locomotion and Posture from the Common Hominoid Ancestor to Fully Modern Hominins, with Special Reference to the Last Ccommon Panin/ Hominin Ancestor."*Journal of Anatomy* 212 (4): 501–543.

Currey, J. 2013. *Bones*. Princeton: Princeton University Press.

Dalmau-Pastor, M., B. Fargues-Polo, D. Casanova- Martínez, J. Vega, and P. Golanó. 2014. "Anatomy of the Triceps Surae."*Foot and Ankle Clinics* 19 (4): 603–635.

Darwin, C. 1872. *The Origin of Species By Means of Natural Selection*. 6th edn. London: John Murray.

DeSilva, J., E. McNutt, J. Benoit, and B. Zipfel. 2018. "One Small Step: A Review of Plio-Pleistocene Hominin Foot Evolution."*American Journal of Physical Anthropology* 168 (S67): 63–140.

Duda, G., M. Heller, J. Albinger, O. Schulz, E. Schneider, and L. Claes. 1998. "Influence of Muscle Forces on Femoral Strain Distribution."*Journal of Biomechanics* 31 (9): 841–846.

Earls, J. 2020. *Born to Walk*. Nutbourne: Lotus Publishing.

Ellis, T. 1889. *The Human Foot – Its Form and Structure, Functions and Clothing*. 1st edn. London: Churchill.

Farris, D., and B. Raiteri. 2017a. "Elastic Ankle Muscle–Tendon Interactions are Adjusted to Produce Acceleration During Walking in Humans."*The Journal of Experimental Biology* 220

(22): 4252–4260.

Farris, D., and B. Raiteri. 2017b. "Modulation of Leg Joint Function to Produce Emulated Acceleration During Walking and Running in Humans."*Royal Society Open Science* 4 (3): 160901.

Farris, D., J. Birch, and L. Kelly. 2020. "Foot Stiffening During the Push-off Phase of Human Walking is Linked to Active Muscle Contraction, and not the Windlass Mechanism."*Journal of The Royal Society Interface* 17 (168): 20200208.

Fede, C., C. Pirri, C. Fan, G. Albertin, A. Porzionato,

V. Macchi, R. De Caro, and C. Stecco. 2019. "Sensitivity of the Fasciae to Sex Hormone Levels: Modulation of Collagen-I, Collagen-III and Fibrillin Production."*PLOS ONE* 14 (9): e0223195.

Fleagle, J. 2013. *Primate Adaptation and Evolution*. 3rd edn. Edinburgh: Elsevier.

Foster, A., D. Raichlen, and H. Pontzer. 2013. "Muscle Force Production During Bent–Knee, Bent–Hip Walking in Humans."*Journal of Human Evolution* 65 (3): 294–302.

Franklin, S., M. Grey, N. Heneghan, L. Bowen, and F-X. Li. 2015. "Barefoot vs Common Footwear: A Systematic Review of the Kinematic, Kinetic and Muscle Activity Differences During Walking."*Gait & Posture* 42 (3): 230–239.

Fukunaga, T., K. Kubo, Y. Kawakami, S. Fukashiro, H. Kanehisa, and C. Maganaris. 2001. "*In Vivo* Behaviour of Human Muscle Tendon During Walking."*Proceedings of the Royal Society of London Series B: Biological Sciences* 268 (1464): 229–233.

Galway–Witham, J., and C. Stringer. 2018. "How did *Homo Sapiens* Evolve?"*Science* 360 (6395): 1296–1298.

Garfin, S., C. Tipton, S. Mubarak, S. Woo, A. Hargens, and W. Akeson. 1981. "Role of Fascia in Maintenance of Muscle Tension and Pressure."*Journal of Applied Physiology* 51 (2): 317–320.

Gosman, J., Z. Hubbell, C. Shaw, and T. Ryan. 2013. "Development of Cortical Bone Geometry in the Human Femoral and Tibial Diaphysis."*The Anatomical Record* 296 (5): 774–787.

Grant, R., and Grant, P. 1993. "Evolution of Darwin's finches caused by a rare climatic event. Proceedings of the Royal Society of London."*Series B: Biological Sciences* 251 (1331): 111–117.

Grant, P., and B. Grant, B. 2008. *How and Why Species Multiply* . 1st edn. Princeton: Princeton University Press.

Hallinan, J., W. Wang, M. Pathria, E. Smitaman, and B. Huang. 2019. "The Peroneus Longus Muscle and Tendon: a Review of its Anatomy and Pathology."*Skeletal Radiology* 48 (9): 1329–1344.

Hanna, T. 2004. *Somatics*. Cambridge, Mass.: Da Capo.

Hicks, J. 1955. "The Foot as a Support."*Cells Tissues Organs* 25 (1): 34–45. Hicks, J. 1956. "The Mechanics of the Foot, IV."*Cells Tissues Organs* 27 (3): 180–192.

Holowka, N., and D. Lieberman. 2018. "Rethinking the Evolution of the Human Foot: Insights from Experimental Research."*The Journal of Experimental Biology* 221 (17): jeb174425.

Holowka, N., I. Wallace, and D. Lieberman. 2018. "Foot Strength and Stiffness are Related to

Footwear Use in a Comparison of Minimally- vs. Conventionally-Shod Populations."*Scientific Reports* 8 (1): 3679.

Holowka, N., Wynands, B., Drechsel, T., Yegian, A., Tobolsky, V., Okutoyi, P., Mang'eni Ojiambo, R., Haile, D., Sigei, T., Zippenfennig, C., Milani, T. and Lieberman, D. 2019. Foot Callus Thickness Does Not Trade Off Protection for Tactile Sensitivity During Walking. *Nature*, 571(7764): 261–264.

Hoskins, T. 2020. *Footwork: What Your Shoes Are Doing to the World*. 1st ed. London: Weidenfield & Nicolson.

Huijing, P., H. Maas, and G. Baan. 2003. "Compartmental Fasciotomy and Isolating a Muscle from Neighboring Muscles Interfere with Myofascial Force Transmission within the Rat Anterior Crural Compartment."*Journal of Morphology* 256 (3): 306–321.

Hutchison, M. 2018. "Can Foot Exercises and Barefoot Weight Bearing Improve Foot Function in Participants with Flat Feet?"*Orthopedic Research Online Journal* 3 (4): 000567.

Ishikawa, M., J. Pakaslahti, and P. Komi. 2007. "Medial Gastrocnemius Muscle Behavior During Human Running and Walking."*Gait & Posture* 25 (3): 380–384.

Jones, F. 1944. *Structure and Function as Seen in the Foot*. 1st edn. Baltimore: Williams & Wilkins.

Kapandji, I., L. Honoré, and R. Tubiana. 2019. *The Physiology of the Joints*. 7th edn. Edinburgh: Handspring.

Kidd, R., P. O'Higgins, and C. Oxnard. 1996. "The OH8 Foot: A Reappraisal of the Functional Morphology of the Hindfoot Utilizing a Multivariate Analysis."*Journal of Human Evolution* 31 (3): 269–291.

Kim, P., Richey, J., Wissman, L. and Steinberg, J.

2010. The Variability of the Achilles Tendon Insertion: A Cadaveric Examination. *The Journal of Foot and Ankle Surgery*, 49(5): 417–420.

Kurihara, T., J. Yamauchi, M. Otsuka, N. Tottori, T. Hashimoto, and T. Isaka. 2014. "Maximum Toe Flexor Muscle Strength and Quantitative Analysis of Human Plantar Intrinsic and Extrinsic Muscles by a Magnetic Resonance Imaging Technique."*Journal of Foot and Ankle Research* 7 (1): 26.

Lai, A., A. Schache, N. Brown, and M. Pandy. 2016. "Human Ankle Plantar Flexor Muscle-Tendon Mechanics and Energetics During Maximum Acceleration Sprinting."*Journal of The Royal Society Interface* 13 (121): 20160391.

Lewis, O. 1989. *Functional Morphology of the Evolving Hand and*

Foot. Oxford: Clarendon VIII.

Lidstone, D., H. van Werkhoven, A. Needle, P. Rice, and J. McBride. 2018. "Gastrocnemius Fascicle and Achilles Tendon Length at the End of the Eccentric Phase in a Single and Multiple Countermovement Hop."*Journal of Electromyography and Kinesiology* 38: 175–181.

Lieber, R., and S. Ward. 2011. "Skeletal Muscle Design to Meet Functional Demands."*Philosophical Transactions of the Royal Society B: Biological Sciences* 366 (1570): 1466–1476.

Lieberman, D. 1997. "Making Behavioral and Phylogenetic Inferences from Hominid Fossils: Considering the Developmental Influence of Mechanical Forces."*Annual Review of Anthropology* 26 (1): 185–210.

Lieberman, D. 2014. *The Story of the Human Body*. 1st edn. Vintage.

Lutz, F., R. Mastel, M. Runge, F. Stief, A. Schmidt, A. Meurer, and H. Witte. 2016. "Calculation of Muscle Forces During Normal Gait Under Consideration of Femoral Bending Moments."*Medical Engineering & Physics* 38 (9): 1008–1015.

McDougall, C. 2009. *Born to Run*. New York: Random House.

McKenzie, J. 1955. "The Foot as a Half-Dome."*British Medical Journal* 1 (4921): 1068–1069.

McKeon, P., J. Hertel, D. Bramble, and I. Davis, I. 2014. "The Foot Core System: A New Paradigm for Understanding Intrinsic Foot Muscle Function."*British Journal of Sports Medicine*49 (5): 290–290.

Medical Massage Therapy. 2020. *Range of Motion*. [online] Available at: <https://www. massagetherapyreference.com/ range-of-motion/> [Accessed 3 December 2020].

Michaud, T. 2021. *Injury-Free Running: YourIllustrated Guide to Biomechanics, Gait Analysis, and Injury Prevention*. Chichester: Lotus Publishing.

Mickle, K., C. Nester, G. Crofts, and J. Steele. 2012. "Reliability of Ultrasound to Measure Morphology of the Toe Flexor Muscles."*Journal of Foot and Ankle Research* 5 (S1).

Miller, E., Whitcome, K., Lieberman, D., Norton, H. and Dyer, R. 2014. "The Effect of Minimal Shoes On Arch Structure and Intrinsic Foot Muscle Strength."*Journal of Sport and Health Science* 3(2): 74–85.

Morton, D., and D. Fuller. 1952. *Human Locomotion and Body Form*. Baltimore: Williams & Wilkins.

Morton, D. 1922. "Evolution of the Human Foot."*American Journal of Physical Anthropology* 5 (4): 305–336.

Morton, D. 1935. *The Human Foot*. New York: Columbia University Press.

Nash, L., M. Phillips, H. Nicholson, R. Barnett, and M. Zhang. 2004. "Skin Ligaments: Regional Distribution and Variation in Morphology."*Clinical Anatomy* 17 (4): 287–293.

Navarrete, A., C. van Schaik, and K. Isler. 2011. "Energetics and the Evolution of Human Brain size."*Nature* 480 (7375): 91–93.

Nigg, B. 2010. *Biomechanics of Sport Shoes*. Calgary, Alta: University of Calgary.

Olewnik, Ł. 2019. "A proposal for a new classification for the tendon of insertion of tibialis posterior."*Clinical Anatomy* 32 (4): 557–565.

Olewnik, Ł., M. Podgórski, M. Polguj, and M. Topol. 2019. "A Cadaveric and Sonographic Study of the Morphology of the Tibialis Anterior Tendon – a Proposal for a New Classification."*Journal of Foot and Ankle Research* 12 (9).

Olson, M., T. Lockhart, and A. Lieberman. 2019. "Motor Learning Deficits in Parkinson's Disease (PD) and Their Effect on Training Response in Gait and Balance: A Narrative Review."*Frontiers in Neurology* 10: 62.

O'Mara, S. 2019. *In Praise of Walking*. London: Bodley Head.

Pablos, A. 2015. "The Foot in the Homo Fossil Record."*Mitteilungen derGesellschaft für Urgeschichte* 24 (11): 11–28.

Page, P., C. Frank, and R. Lardner. 2014. *Assessment and Treatment of Muscle Imbalance*. Champaign, IL: Human Kinetics.

Perry, J., and J. Burnfield. 2010. *GaitAnalysis*. Canada: Trafford.

Physiopedia. 2020. *Navicular Drop Test*. [online] Available at: <https://www.physio-pedia.com/ Navicular_Drop_Test> [Accessed 2 December 2020].

Pontzer, H. 2017. "Economy and Endurance in Human Evolution."*Current Biology* 27 (12): R613–R621.

Pretterklieber, B. 2018. "Morphological Characteristics and Variations of the Human Quadratus Plantae Muscle."*Annals of Anatomy: Anatomischer Anzeiger* 216: 9–22.

Rajakulasingam, R., J. Murphy, H. Panchal, S. James, and R. Botchu. 2019. "Master Knot of Henry Revisited: a Radiologist's Perspective on MRI."*Clinical Radiology* 74 (12): 972.e1–972.e8.

Reach, J., K. Amrami, J. Felmlee, D. Stanley, J. Alcorn, and N. Turner. 2007. "The Compartments of the Foot: A 3-Tesla Magnetic Resonance Imaging Study with Clinical Correlates for Needle Pressure Testing."*Foot & Ankle International* 28 (5): 584–594.

Rios Nascimento, S., R. Watanabe Costa, C. Ruiz, and N. Wafae. 2012. "Analysis on the Incidence of the Fibularis Quartus Muscle Using Magnetic Resonance Imaging."*Anatomy Research International* 2012: 485149.

Robbins, S., E. Waked, and J. McClaran. 1995. "Proprioception and Stability: Foot Position Awareness as a Function of Age and Footware."*Age and Ageing* 24 (1): 67–72.

Roberts, T., and E. Azizi. 2011. "Flexible Mechanisms: The Diverse Roles of Biological Springs in Vertebrate Movement."*Journal of Experimental Biology* 214 (3): 353–361.

Rodríguez-Sanz, D., N. Tovaruela-Carrión, D. López-López, P. Palomo-López, C. Romero-Morales, E. Navarro-Flores, and C. Calvo-Lobo. 2018.

"Foot Disorders in the Elderly: A Mini-Review."*Disease–a–Month* 64 (3): 64–91.

Rolian, C., D. Lieberman, J. Hamill, J. Scott, and W. Werbel. 2009. "Walking, Running and the Evolution of Short Toes in Humans."*Journal of Experimental Biology* 212 (5): 713–721.

Rubenson, J., N. Pires, H. Loi, G. Pinniger, and D. Shannon. 2012. "On the Ascent: The Soleus Operating Length is Conserved to the Ascending Limb of the Force-Length Curve Across Gait Mechanics in Humans."*Journal of Experimental Biology* 215 (20): 3539–3551.

Ruff, C., B. Holt, and E. Trinkaus. 2006. "Who's Afraid of the Big Bad Wolff?: "Wolff's law"and Bone Functional Adaptation."*American Journal of Physical Anthropology* 129 (4): 484–498.

Sawicki, G., C, Lewis, and D. Ferris. 2009. "It Pays to Have a Spring in Your Step."*Exercise and Sport Sciences Reviews* 37 (3): 130–138.

Shubin, N. 2014. *Your Inner Fish*. New York: Vintage Books.

Shubin, N. 2021. *Some Assembly Required*. London: Oneworld Publications.

Shubin, N., E. Daeschler, and F. Jenkins. 2014. "Pelvic Girdle and Fin of Tiktaalik Roseae."*Proceedings of the National Academy of Sciences* 111 (3): 893–899.

Sichting, F., N. Holowka, F. Ebrecht, and D. Lieberman. 2020. "Evolutionary Anatomy of the Plantar Aponeurosis in Primates, Including Humans."*Journal of Anatomy* 237 (1): 85–104.

Silder, A., B. Whittington, B. Heiderscheit, and D. Thelen. 2007. "Identification of Passive Elastic Joint Moment-Angle Relationships in the Lower Extremity."*Journal of Biomechanics* 40 (12): 2628–2635.

Singh, A., Zwirner, J., Templer, F., Kieser, D., Klima, S. and Hammer, N. 2021. On the Morphological Relations of the Achilles Tendon and Plantar Fascia via the Calcaneus: a Cadaveric Study. *Scientific Reports*, 11(1).

Snow, S., Bohne, W., DiCarlo, E. and Chang, V. 1995. Anatomy of the Achilles Tendon and Plantar Fascia in Relation to the Calcaneus in Various Age Groups. *Foot & Ankle International*, 16(7): 418–421.

Solórzano, S. 2020. *Everything Moves*. 1st edn. Edinburgh: Handspring.

Sorrentino, R., K. Carlson, E. Bortolini, C. Minghetti, F. Feletti, L. Fiorenza, S. Frost, T. Jashashvili, W. Parr, C. Shaw, A. Su, K. Turley, S. Wroe, T. Ryan, M. Belcastro, and S. Benazzi, 2020. "Morphometric Analysis of the Hominin Talus: Evolutionary and Functional Implications."*Journal of Human Evolution* 142: 102747.

Stainsby, G. 1997. "Pathological Anatomy and Dynamic Effect of the Displaced Plantar Plate and the Iimportance of the Integrity of the Plantar Plate- Deep Transverse Metatarsal Ligament Tie-Bar."*Annals of The Royal College of Surgeons of England* 79 (1): 58–68.

Standring, S. 2008. *Gray's Anatomy*. Edinburgh: Elsevier Health Sciences UK.

Stecco, C. 2015. *Functional Atlas of the Human Fascial System*. 1st edn. Edinburgh: Elsevier.

Stecco, C., V. Macchi, A. Porzionato, A. Morra, A. Parenti, A. Stecco, V. Delmas, and R. De Caro. 2010. "The Ankle Retinacula: Morphological Evidence of the Proprioceptive Role of the Fascial System."*Cells Tissues Organs* 192 (3): 200–210.

Taleb, N. 2013. *Anti-Fragile*. London: Allen Lane.

Tamer, P., and S. Simpson. 2017. "Evolutionary Medicine: Why do Humans get Bunions?"*Evolution, Medicine, and Public Health* 2017 (1): 48–49.

Thompson, D. 1968. *On Growth and Form*. Cambridge: Cambridge University Press.

Thorpe, S., R. Holder, and R. Crompton. 2007. "Origin of Human Bipedalism as an Adaptation for Locomotion on Flexible Branches."*Science* 316 (5829): 1328–1331.

Trinkaus, E., and H. Shang. 2008. "Anatomical Evidence for the Antiquity of Human Footwear: Tianyuan and Sunghir."*Journal of Archaeological Science* 35 (7): 1928–1933.

Tyrrell, J., S. Jones, R. Beaumont, C. Astley, R. Lovell, H. Yaghootkar, M. Tuke, K. Ruth, R. Freathy, J. Hirschhorn, A. Wood, A. Murray, M. Weedon, and T. Frayling. 2016. "Height, Body Mass Index, and Socioeconomic Status: Mendelian Randomisation Study in UK Biobank."*British Medical Journal* 352: i582.

van der Wal, J. 2009. "The Architecture of the Connective Tissue in the Musculoskeletal System An Often Overlooked Functional Parameter as to Proprioception in the Locomotor Apparatus."*International Journal of Therapeutic Massage & Bodywork* 2 (4): 9–23.

van Wingerden, J., A. Vleeming, C. Snijders, and R. Stoeckart. 1993. "A Functional-Anatomical Approach to the Spine-Pelvis Mechanism: Interaction Between The Biceps Femoris Muscle and the Sacrotuberous Ligament."*European Spine Journal* 2 (3):140–144.

Venkadesan, M., A. Yawar, C. Eng, M. Dias, D. Singh, S. Tommasini, A. Haims, M. Bandi, and S. Mandre. 2020. "Stiffness of the Human Foot and Evolution of the Transverse Arch."*Nature* 579 (7797): 97–100.

Viseux, F. 2020. "The Sensory Role of the Sole of the Foot: Review and Update on Clinical Perspectives."*Neurophysiologie Clinique* 50 (1): 55–68.

Webber, J., and D, Raichlen. 2016. "The role of Plantigrady and Heel-Strike in the Mechanics and Energetics of Human Walking with Implications for the Evolution of the Human Foot."*The Journal of Experimental Biology* 219 (23): 3729–3737.

Whittington, B., A. Silder, B. Heiderscheit, and D. Thelen. 2008. "The Contribution of Passive-Elastic Mechanisms to Lower Extremity Joint Kinetics During Human Walking."*Gait &*

Posture 27 (4): 628–634.

Wilson, A., and G. Lichtwark. 2011. "The Anatomical Arrangement of Muscle and Tendon Enhances Limb Versatility and Locomotor Performance." *Philosophical Transactions of the Royal Society B: Biological Sciences* 366 (1570): 1540–1553.

Wood Jones, F. 1944. *Structure and Function as Seen in the Foot.* 1st edn. Baltimore: Williams and Wilkins.

Yamauchi, J., and K. Koyama. 2019. "Force-Generating Capacity of the Toe Flexor Muscles and Dynamic Function of the Foot Arch in Upright Standing." *Journal of Anatomy* 234 (4): 515–522.

Yates, B., and L. Merriman. 2009. *Merriman's Assessment of the Lower Limb.* Edinburgh: Churchill Livingstone.

Yates, B. 2012. *Merriman's Assessment of the Lower Limb.* Edinburgh: Churchill Livingstone.

Yi, T., G. Lee, I. Seo, W. Huh, T. Yoon, and B. Kim. 2011. "Clinical Characteristics of the Causes of Plantar Heel Pain." *Annals of Rehabilitation Medicine* 35 (4): 507–513.

Young, N., T. Capellini, N. Roach, and Z. Alemseged. 2015. "Fossil Hominin Shoulders Support an African Ape-Like Last Common Ancestor of Humans and Chimpanzees." *Proceedings of the National Academy of Sciences* 112 (38): 11829–11834.

Zelik, K., V. La Scaleia, Y. Ivanenko, and F. Lacquaniti. 2014. "Coordination of Intrinsic and Extrinsic Foot Muscles During Walking." *European Journal of Applied Physiology* 115 (4): 691–701.

Zügel, M., C. Maganaris, J. Wilke, K. Jurkat-Rott, W. Klingler, S. Wearing, T. Findley, M. Barbe, J. Steinacker, A. Vleeming, W. Bloch, R. Schleip, and P. Hodges. 2018. "Fascial Tissue Research in Sports Medicine: From Molecules to Tissue Adaptation, Injury and Diagnostics: Consensus Statement." *British Journal of Sports Medicine* 52 (23): 1497.

Zwirner, J., Zhang, M., Ondruschka, B., Akita, K. and Hammer, N. 2020. An Ossifying Bridge – on the Structural Continuity Between the Achilles Tendon and the Plantar Fascia. *Scientific Reports*, 10(1).

INDEX
찾아보기